MEDICINA USP

Hospital das Clínicas Fmusp

DMIP HC - FMUSP

Manual de **Antimicrobianos**

Departamento de Infectologia e Medicina Tropical da Faculdade de Medicina da USP

MEDICINA USP

Hospital das Clínicas Fmusp

DMIP HC - FMUSP

Manual de **Antimicrobianos**

Departamento de Infectologia e Medicina Tropical da Faculdade de Medicina da USP

ORGANIZADORES

PROFESSORES TITULARES

Aluísio Augusto Cotrim Segurado

Anna Sara Shafferman Levin

Esper Georges Kallas

CHEFE DO DEPARTAMENTO

Silvia Figueiredo Costa

EDITORES

Bianca Leal de Almeida

Gabriel Fialkovitz da Costa Leite

Igor Maia Marinho

Laína Bubach Carvalho

manole

editora

Produção editorial: Rosana Arruda da Silva
Projeto gráfico: Departamento de arte da Editora Manole
Editoração eletrônica e ilustrações: Estúdio Castellani
Capa: Ricardo Yoshiaki Nitta Rodrigues
Imagem de capa: www.freepick.com

CIP-BRASIL. CATALOGAÇÃO NA PUBLICAÇÃO
SINDICATO NACIONAL DOS EDITORES DE LIVROS, RJ

M251

Manual de antimicrobianos : departamento de infectologia e medicina tropical da faculdade de medicina da USP / organização Aluísio Augusto Cotrim Segurado ... [et al.] ; coordenação Bianca Leal de Almeida ... [et al.]. - 1. ed. - Barueri [SP] : Manole, 2025.
512 p. ; 24 cm.

ISBN 9788520458945

1. Agentes antiinfecciosos - Manuais, guias, etc. 2. Antibióticos. I. Segurado, Aluísio Augusto Cotrim. II. Almeida, Bianca Leal de.

25-95985 CDD: 615.329
CDU: 615.33

Gabriela Faray Ferreira Lopes - Bibliotecária - CRB-7/6643

Editora Manole Ltda.
Alameda Rio Negro, 967, cj. 717
06454-000 – Barueri – SP – Brasil
Tel.: (11) 4196-6000
www.manole.com.br
https://atendimento.manole.com.br

Impresso no Brasil
Printed in Brazil

Dedicatória

Dedicamos esta obra a todos os pacientes que um dia cuidamos e que ainda cuidaremos em nossas vidas.

Agradecemos pelas lições de vida e pelo aprendizado de esperança a partir das nossas vivências compartilhadas.

Esperamos que este livro possa ser útil para aqueles que um dia nos confiaram suas vidas.

E que possamos aprender juntos. E em paz.

Os Editores

Agradecimentos

Agradecemos aos pacientes que contribuem para o nosso constante crescimento, com suas histórias, patologias e a permissão para cuidarmos de sua saúde.

Agradecemos a todos os Mestres que já compartilharam ou ainda compartilham conosco experiências e seu conhecimento durante essa trajetória.

Agradecemos também aos colegas infectologistas, aos residentes de Infectologia e às demais pessoas que contribuíram para a realização deste projeto.

Agradecemos, por fim, a todos do Hospital das Clínicas da Faculdade de Medicina da Universidade de São Paulo por serem nossa inspiração diária para seguirmos fazendo uma medicina de qualidade.

Agradecemos a todos que colaboraram na realização deste projeto e aos leitores que se dispõem a embarcar nessa jornada de aprendizado.

Os Editores

Organizadores

Professores titulares

Aluísio Augusto Cotrim Segurado
Professor Titular do Departamento de Infectologia e Medicina Tropical da Faculdade de Medicina da Universidade de São Paulo (FMUSP).

Anna Sara Shafferman Levin
Professora Titular do Departamento de Infectologia e Medicina Tropical da Faculdade de Medicina da Universidade de São Paulo (FMUSP).

Esper Georges Kallas
Professor Titular do Departamento de Infectologia e Medicina Tropical da Faculdade de Medicina da Universidade de São Paulo (FMUSP).

Chefe do departamento

Silvia Figueiredo Costa
Médica Infectologista. Chefe do Laboratório de Investigação Médica 49 do Hospital das Clínicas da Faculdade de Medicina da Universidade de São Paulo (HCFMUSP). Professora Associada do Departamento de Infectologia e Medicina Tropical da FMUSP.

Editores

Bianca Leal de Almeida
Médica pela Pontifícia Universidade Católica do Paraná (PUCPR). Infectologista pelo Departamento de Infectologia e Medicina Tropical da Faculdade de Medicina da Universidade de São Paulo (FMUSP). Doutoranda em Ciências Médicas pelo Departamento de Infectologia e Medicina Tropical da FMUSP. Médica do Serviço de Controle de Infecção Hospitalar do Instituto do Câncer do Estado de São Paulo (ICESP).

Gabriel Fialkovitz da Costa Leite
Médico pela Faculdade de Ciências Médicas da Santa Casa de São Paulo (FCMSCSP). Infectologista pelo Departamento de Infectologia e Medicina Tropical da Faculdade de Medicina da Universidade de São Paulo (FMUSP). Doutorando em Ciências Médicas pelo Departamento de Infectologia e Medicina Tropical da FMUSP. Médico do Serviço de Controle de Infecção Hospitalar do Instituto do Coração (InCor) do Hospital das Clínicas da FMUSP.

Igor Maia Marinho
Médico pela Faculdade de Medicina da Universidade de São Paulo (FMUSP). Infectologista pelo Departamento de Infectologia e Medicina Tropical da Faculdade de Medicina da Universidade de São Paulo (FMUSP). Médico infectologista da Divisão de Moléstias infecciosas e parasitárias do Instituto Central do Hospital das Clínicas da FMUSP.

Laína Bubach Carvalho
Médica pela Universidade Federal Fluminense (UFF). Infectologista pelo Departamento de Infectologia e Medicina Tropical da Faculdade de Medicina da Universidade de São Paulo (FMUSP). Médica da Subcomissão de Controle de Infecção Hospitalar do Instituto Central do Hospital das Clínicas da FMUSP.

Coautores

Adriana Satie Gonçalves Kono Magri
Médica do Departamento de Infectologia e Medicina Tropical do Hospital das Clínicas da Faculdade de Medicina da Universidade de São Paulo (HCFMUSP) e do Instituto do Câncer do Estado de São Paulo (ICESP).

Adriana Coracini Tonacio de Proença
Médica pela Faculdade de Medicina da Universidade de São Paulo (FMUSP). Doutorado em Ciências pelo Departamento de Infectologia e Medicina Tropical do Hospital das Clínicas da FMUSP. Médica do Departamento de Infectologia e Medicina Tropical do HCFMUSP.

Alan dos Santos Moreira
Médico pela Faculdade de Medicina da Universidade de São Paulo (FMUSP). Infectologista pelo Departamento de Infectologia e Medicina Tropical da FMUSP. Especialista em Medicina Tropical pelo Departamento de Infectologia e Medicina Tropical da FMUSP.

Aléia Faustina Campos
Médica Infectologista. Assistente da Subcomissão de Controle de Infecção Hospitalar do Hospital das Clínicas da Faculdade de Medicina da Universidade de São Paulo (HCFMUSP).

Alessandra J. Luna Muschi
Médica pela Faculdade de Medicina da Universidade de São Paulo (FMUSP). Infectologista pelo Departamento de Infectologia e Medicina Tropical da FMUSP.

Alexandre Pereira Funari
Médico pela Faculdade de Medicina da Universidade de São Paulo (FMUSP). Infectologista pelo Departamento de Infectologia e Medicina Tropical da FMUSP.

Alice Tung Wan Song
Doutorado em Ciências pelo Departamento de Infectologia e Medicina Tropical da Faculdade de Medicina da Universidade de São Paulo (FMUSP). Médica Infectologista da Divisão de Transplante de Fígado e Órgãos do Aparelho Digestivo do Hospital das Clínicas da FMUSP.

Aluísio Augusto Cotrim Segurado
Professor Titular do Departamento de Infectologia e Medicina Tropical da Faculdade de Medicina da Universidade de São Paulo (FMUSP).

Álvaro Furtado da Costa
Médico pela Faculdade de Medicina da Universidade de São Paulo (FMUSP). Médica do Departamento de Infectologia e

Medicina Tropical do Hospital das Clínicas da FMUSP.

Ana Catharina de Seixas Santos Nastri
Médica pela Faculdade de Medicina da Universidade de São Paulo (FMUSP). Doutorado em Ciências pelo Departamento de Gastroenterologia da FMUSP. Médica do Departamento de Infectologia e Medicina Tropical do Hospital das Clínicas da CFMUSP.

Ana Lucia Lei Munhoz Lima
Graduação em Medicina pela Faculdade de Ciências Médicas de Santos. Mestrado e Doutorado em Medicina (Infectologia) pela Faculdade de Medicina da Universidade de São Paulo (FMUSP). Livre-docência pela USP. Chefe do Serviço de Infecção do Instituto de Ortopedia e Traumatologia do Hospital das Clínicas da FMUSP (IOT--HCFMUSP). Presidente da Subcomissão de Infecção Hospitalar do IOT-HCFMUSP.

Andrés Mello López
Médico Voluntário da Divisão de Moléstias Infecciosas e Parasitárias do Hospital das Clínicas da Faculdade de Medicina da Universidade de São Paulo (HCFMUSP).

Anna Sara Shafferman Levin
Professora Titular do Departamento de Infectologia e Medicina Tropical da Faculdade de Medicina da Universidade de São Paulo (FMUSP).

Barbara de Almeida Lessa Castro
Médica Infectologista. Preceptora do Programa de Residência Médica de Infectologia em Controle de Infecção Hospitalar do Hospital das Clínicas da Faculdade de Medicina da Universidade de São Paulo (HCFMUSP).

Bárbara Labella Henriques
Médica pela Faculdade de Medicina da Universidade de São Paulo (FMUSP). Infectologista pelo Departamento de Infectologia e Medicina Tropical da FMUSP.

Beatriz Nobre Monteiro Paiatto
Medica Residente de Infectologia pelo Departamento de Infectologia e Medicina Tropical da Faculdade de Medicina da Universidade de São Paulo (FMUSP).

B. Zambon
Médico pela Faculdade de Medicina da Universidade de São Paulo (FMUSP). Infectologista pelo Departamento de Infectologia e Medicina Tropical da FMUSP.

Bianca Leal de Almeida
Médica pela Pontifícia Universidade Católica do Paraná (PUCPR). Infectologista pelo Departamento de Infectologia e Medicina Tropical da Faculdade de Medicina da Universidade de São Paulo (FMUSP). Doutoranda em Ciências Médicas pelo Departamento de Infectologia e Medicina Tropical da FMUSP. Médica do Serviço de Controle de Infecção Hospitalar do Instituto do Câncer do Estado de São Paulo (ICESP).

Bruno Tavares
Médico do Grupo de Controle de Infecção Hospitalar do Hospital das Clínicas da Faculdade de Medicina da Universidade de São Paulo (HCFMUSP). Médico do Hospital Alemão Oswaldo Cruz.

Caio Trevelin Sambo
Médica Residente de Infectologia pelo Departamento de Infectologia e Medicina Tropical da Faculdade de Medicina da Universidade de São Paulo (FMUSP).

Camila da Silva Bicalho
Professora do Curso de Medicina da Pontifícia Universidade Católica de São Paulo (PUC-SP).

Camila Loredana Pereira Alves Madeira Bezerra
Médica Infectologista. Preceptora do Programa de Residência Médica de Infectologia em Controle de Infecção Hospitalar do Hospital das Clínicas da Faculdade de Medicina da Universidade de São Paulo (HCFMUSP).

Camila Rodrigues
Graduação em Medicina pela Faculdade de Ciências Médicas de Santos. Residência Médica em Infectologia pelo Instituto de Infectologia Emílio Ribas. Médica Assistente do Serviço de Extensão ao Atendimento de Pacientes do Hospital das Clínicas da Faculdade de Medicina da Universidade de São Paulo (SEAP-HCFMUSP). Médica do Instituto de Infectologia Emílio Ribas. Médica subinvestigadora da Casa de Pesquisa do Centro de Pesquisa Clínica do Centro de Referência e Treinamento IST/Aids Santa Cruz e do Centro de Pesquisas Clínicas do HCFMUSP. Médica de Referência em Genotipagem.

Camila Sunaitis Donini
Infectologista formada pelo Departamento de Infectologia e Medicina Tropical da Faculdade de Medicina da Universidade de São Paulo (FMUSP).

Carolina Andrade Lopes
Médica pela Faculdade de Ciências Médicas de Minas Gerais (FCMMG). Infectologista em formação pelo Departamento de Infectologia e Medicina Tropical da Faculdade de Medicina da Universidade de São Paulo (FMUSP).

Carolina Larocca
Infectologista pelo Departamento de Infectologia e Medicina Tropical da Faculdade de Medicina da Universidade de São Paulo (FMUSP).

Denise Brandão de Assis
Médica Infectologista. Mestre em Saúde Pública pela Faculdade de Saúde Pública da Universidade de São Paulo (FSP-USP). Coordenadora do Programa Estadual de Prevenção e Controle de Infecções Relacionadas a Assistência à Saúde (IRAS) do Estado de São Paulo. Coordenadora da Subcomissão de Controle de Infecção Hospitalar do Instituto de Psiquiatria do Hospital das Clínicas da Faculdade de Medicina da USP (IPq/HCFMUSP).

Diego Augusto Medeiros Santos
Médico pela Universidade Federal de Alagoas (Ufal). Residência Médica em Clínica Médica pelo Hospital das Clínicas da Faculdade de Medicina da Universidade de São Paulo de Ribeirão Preto (HCFMUSP-RP). Infectologia pelo HCFMUSP.

Edson Abdalla
Professor Associado do Departamento de Infectologia e Medicina Tropical da Faculdade de Medicina da Universidade de São Paulo (FMUSP). Médico do Grupo de Infecção em Imunodeprimidos do Hospital das Clínicas da FMUSP (HCFMUSP). Médico Chefe da Equipe de Infectologia do Serviço de Transplante de Fígado e Órgãos do Aparelho Digestivo do HCFMUSP. Livre-docência em Moléstias Infecciosas e Parasitárias pela FMUSP.

Eduardo Guandelini da Silva
Médico pela Faculdade de Medicina da Universidade de São Paulo (FMUSP).

Infectologista pelo Departamento de Infectologia e Medicina Tropical da FMUSP.

Elisabeth Lima Nicodemo
Médica Assistente do Grupo de Interconsultas da Divisão de Clínica de Moléstias Infecciosas e Parasitárias do Hospital das Clínicas da Faculdade de Medicina da Universidade de São Paulo (HCFMUSP).

Esper Georges Kallas
Professor Titular do Departamento de Infectologia e Medicina Tropical da Faculdade de Medicina da Universidade de São Paulo (FMUSP).

Eusébio Lino dos Santos Júnior
Infectologista pelo Hospital das Clínicas da Faculdade de Medicina da Universidade de São Paulo (HCFMUSP).

Gabriel Fialkovitz da Costa Leite
Médico pela Faculdade de Ciências Médicas da Santa Casa de São Paulo (FCMSCSP). Infectologista pelo Departamento de Infectologia e Medicina Tropical da Faculdade de Medicina da Universidade de São Paulo (FMUSP). Doutorando em Ciências Médicas pelo Departamento de Infectologia e Medicina Tropical da FMUSP. Médico do Serviço de Controle de Infecção Hospitalar do Instituto do Coração (InCor) do Hospital das Clínicas da FMUSP.

Gabriel Trova Cuba
Graduação em Medicina pela Universidade Federal de Uberlândia. Residência Médica e Doutorado em Infectologia pela Universidade Federal de São Paulo (Unifesp). Médico Supervisor do Serviço de Extensão ao Atendimento de Pacientes do Hospital das Clínicas da Faculdade de Medicina da Universidade de São Paulo (SEAP-HCFMUSP).

Gabriela Takeshigue Lemos
Infectologista pelo Departamento de Infectologia e Medicina Tropical da Faculdade de Medicina da Universidade de São Paulo (FMUSP).

Gisela Serra Rodrigues Costa
Médica pela Universidade Federal da Bahia (UFBA). Infectologista pela Faculdade de Medicina da Universidade de São Paulo (FMUSP). Doutoranda em Doenças Infecciosas e Parasitárias pela FMUSP. Médica Assistente do Departamento de Infectologia e Medicina Tropical do Hospital das Clínicas da FMUSP (HCFMUSP) e do Instituto de Infectologia Emílio Ribas.

Glória Selegatto
Infectologista pelo Hospital das Clínicas da Faculdade de Medicina da Universidade de São Paulo (HCFMUSP).

Hermes Ryoiti Higashino
Médico pela Faculdade de Medicina da Universidade de São Paulo (FMUSP). Doutorado em Ciências pelo Departamento de Infectologia e Medicina Tropical da FMUSP. Médico do Departamento de Infectologia e Medicina Tropical do Hospital das Clínicas da FMUSP (HCFMUSP).

Ícaro Boszczowski
Médico Assistente da Subcomissão de Controle de Infecção Hospitalar do Hospital das Clínicas da Faculdade de Medicina da Universidade de São Paulo (HCFMUSP).

Igor Carmo Borges
Infectologista pelo Hospital das Clínicas da Faculdade de Medicina da Universidade de São Paulo (HCFMUSP). Médico do Departamento de Infectologia e Medicina Tropical do HCFMUSP.

Igor Maia Marinho
Médico pela Faculdade de Medicina da Universidade de São Paulo (FMUSP). Infectologista pelo Departamento de Infectologia e Medicina Tropical da Faculdade de Medicina da Universidade de São Paulo (FMUSP). Médico infectologista da Divisão de Moléstias infecciosas e parasitárias do Instituto Central do Hospital das Clínicas da FMUSP.

Isabela Carvalho Leme Vieira da Cruz
Infectologista pelo Hospital das Clínicas da Faculdade de Medicina da Universidade de São Paulo (HCFMUSP). Médica do Departamento de Infectologia e Medicina Tropical do HCFMUSP.

Jordana Machado de Araújo
Médica Infectologista do Hospital das Clínicas da Faculdade de Medicina da Universidade de São Paulo (HCFMUSP).

Jorge Salomão Moreira
Infectologista pelo Hospital das Clínicas da Faculdade de Medicina da Universidade de São Paulo (HCFMUSP). Médico do Departamento de Infectologia e Medicina Tropical do HCFMUSP.

José Victor Bortolotto Bampi
Infectologista pelo Hospital das Clínicas da Faculdade de Medicina da Universidade de São Paulo (HCFMUSP).

Julia Barbosa Silva
Infectologista pelo Hospital das Clínicas da Faculdade de Medicina da Universidade de São Paulo (HCFMUSP).

Julia Ferreira Mari
Infectologista pelo Hospital das Clínicas da Faculdade de Medicina da Universidade de São Paulo (HCFMUSP).

Juliana Cavadas
Infectologista pelo Hospital das Clínicas da Faculdade de Medicina da Universidade de São Paulo (HCFMUSP).

Juliana de Angelo Morás Marinho
Médica do Departamento de Infectologia e Medicina Tropical do Hospital das Clínicas da Faculdade de Medicina da Universidade de São Paulo (HCFMUSP).

Juliana Yamashiro
Mestre em Doenças Infecciosas e Parasitárias pela Faculdade de Medicina da Universidade de São Paulo (FMUSP). Médica Assistente da Divisão de Clínica de Moléstias Infecciosas e Parasitárias do Hospital das Clínicas da FMUSP (HCFMUSP). Médica do Centro de Vigilância Epidemiológica Dr. Alexandre Vranjac (CVE).

Karim Yaqub Ibrahim
Médico Infectologista pelo Hospital das Clínicas da Faculdade de Medicina da Universidade de São Paulo (HCFMUSP). Doutorado em Ciências pelo Departamento de Infectologia e Medicina Tropical do HCFMUSP.

Laína Bubach Carvalho
Médica pela Universidade Federal Fluminense (UFF). Infectologista pelo Departamento de Infectologia e Medicina Tropical da Faculdade de Medicina da Universidade de São Paulo (FMUSP). Médica da Subcomissão de Controle de Infecção Hospitalar do Instituto Central do Hospital das Clínicas da FMUSP.

Lara Silva Pereira Guimarães
Infectologista pelo Hospital das Clínicas da Faculdade de Medicina da Universidade de São Paulo (HCFMUSP).

Larissa Nunes de Almeida Gouveia
Médica Infectologista pelo Hospital das Clínicas da Faculdade de Medicina da Universidade de São Paulo (HCFMUSP). *Fellowship* em Infecções em Pacientes Imunodeprimidos pelo HCFMUSP. Doutoranda da Divisão de Clínica de Moléstias Infecciosas e Parasitárias (DMIP) do HCFMUSP.

Lauro Vieira Perdigão Neto
Médico Infectologista. Mestre em Microbiologia Médica pela Universidade Federal do Ceará (UFC). Doutor em Doenças Infecciosas e Parasitárias pela Faculdade de Medicina da Universidade de São Paulo (FMUSP).

Lígia Camera Pierrotti
Professora da Pós-graduação do Departamento de Infectologia e Medicina Tropical da Faculdade de Medicina da Universidade de São Paulo (FMUSP).

Lucas Chaves Netto
Graduação em Medicina pela Faculdade de Medicina da Universidade de São Paulo (FMUSP). Especialização em Moléstias Infecciosas pelo Hospital das Clínicas da FMUSP (HCFMUSP). Médico do Departamento de Infectologia e Medicina Tropical do HCFMUSP.

Luciana Vilas Boas Casadio
Doutora em Ciências em Gastroenterologia pela Faculdade de Medicina da Universidade de São Paulo (FMUSP). Médica Assistente da Divisão de Moléstias Infecciosas e Parasitárias do Hospital das Clínicas da FMUSP (HCFMUSP).

Luís Arthur Brasil Gadelha Farias
Médico Infectologista do Hospital São José de Doenças Infecciosas – Fortaleza, Ceará. Professor Substituto da Disciplina de Infectologia da Universidade Federal do Ceará (UFC). Professor do Centro Universitário Christus. Doutorando do Programa de Pós-Graduação em Doenças Infecciosas e Parasitárias da Faculdade de Medicina da Universidade de São Paulo (FMUSP).

Luiza Arcas Gonçalves
Infectologista pelo Hospital das Clínicas da Faculdade de Medicina da Universidade de São Paulo (HCFMUSP).

Marcela Símaro Gomes
Médica Residente de Infectologia pelo Departamento de Infectologia e Medicina Tropical da Faculdade de Medicina da Universidade de São Paulo (FMUSP).

Marcello Mihailenko Chaves Magri
Doutorado em Doenças Infecciosas e Parasitárias pela Faculdade de Medicina da Universidade de São Paulo (FMUSP). Médico Infectologista da Divisão de Clínica de Moléstias Infecciosas e Parasitárias do Hospital das Clínicas da FMUSP (HCFMUSP).

Maria Cristina Carvalho do Espírito Santo
Doutorado e Mestrado em Doenças Infecciosas e Parasitárias pela Faculdade de Medicina da Universidade de São Paulo (FMUSP). Médica pesquisadora do LIM-06 do Departamento de Infectologia e Medicina Tropical da FMUSP.

Maria Luísa do Nascimento Moura
Médica pela Universidade Federal do Rio Grande do Norte (UFRG). Infectologista pela Faculdade de Medicina da Universidade de São Paulo (FMUSP). Doutora em Doenças Infecciosas e Parasitárias pela FMUSP.

Médica Assistente do Departamento de Infectologia e Medicina Tropical do Hospital das Clínicas da FMUSP (HCFMUSP).

Mariane Taborda
Médica pela Faculdade de Medicina da Universidade de São Paulo (FMUSP). Médica do Departamento de Infectologia e Medicina Tropical do Hospital das Clínicas da FMUSP (HCFMUSP).

Maristela Pinheiro Freire
Doutorado em Ciências pelo Departamento de Infectologia e Medicina Tropical da Faculdade de Medicina da Universidade de São Paulo (FMUSP). Médica do Departamento de Infectologia e Medicina Tropical do Hospital das Clínicas da FMUSP (HCFMUSP).

Matheus Polly
Médico Infectologista. Assistente da Enfermaria de Moléstias Infecciosas e Parasitárias do Hospital das Clínicas da Faculdade de Medicina da Universidade de São Paulo (HCFMUSP).

Matias Chiarastelli Salomão
Doutor em Infectologia pela Faculdade de Medicina da Universidade de São Paulo. Médico Infectologista da Subcomissão de Controle de Infecção Hospitalar do Instituto Central do Hospital das Clínicas da FMUSP (IC-HCFMUSP).

Maura Salaroli de Oliveira
Doutorado em Ciências pelo Departamento de Infectologia e Medicina Tropical da Faculdade de Medicina da Universidade de São Paulo (FMUSP). Médica do Departamento de Infectologia e Medicina Tropical do Hospital das Clínicas da FMUSP (HCFMUSP).

Max Igor Banks Ferreira Lopes
Médico pela Faculdade de Medicina da Universidade de São Paulo (FMUSP). Médico do Departamento de Infectologia e Medicina Tropical do Hospital das Clínicas da FMUSP (HCFMUSP).

Nathália Neves Nunes
Infectologista pelo Hospital das Clínicas da Faculdade de Medicina da Universidade de São Paulo (HCFMUSP).

Olavo Henrique Munhoz Leite
Médico da Divisão de Moléstias Infecciosas e Parasitárias do Hospital das Clínicas da Faculdade de Medicina da Universidade de São Paulo (HCFMUSP).

Pablo Andres Munoz Torres
Infectologista pelo Hospital das Clínicas da Faculdade de Medicina da Universidade de São Paulo (HCFMUSP).

Patrick Leon de Godoy Macedo
Médico Residente do Departamento de Infectologia e Medicina Tropical do Hospital das Clínicas da Faculdade de Medicina da Universidade de São Paulo (HCFMUSP).

Pedro Henrique Silveira Carvalho
Infectologista pelo Hospital das Clínicas da Faculdade de Medicina da Universidade de São Paulo (HCFMUSP).

Priscila Rosalba Domingos de Oliveira
Graduação em Medicina e Pós-graduação (Residência Médica, Mestrado e Doutorado) pela Faculdade de Medicina da Universidade de São Paulo (FMUSP). Médica Assistente da Subcomissão de Controle de Infecção Hospitalar do Instituto de Ortopedia e Traumatologia do Hospital das Clínicas da FMUSP (IOT-HCFMUSP).

Rinaldo Focaccia Siciliano
Graduação em Medicina pela Universidade Federal do Paraná (UFPR). Residência Médica em Infectologia pelo Hospital das Clínicas da Faculdade de Medicina da Universidade de São Paulo (HCFMUSP). Doutorado e Pós-doutorado em Ciências da Saúde pela FMUSP. Médico Assistente da Unidade de Controle de Infecção Hospitalar do Instituto do Coração (InCor) do HCFMUSP.

Ronaldo Cesar Borges Gryschek
Livre-docente e Professor Associado do Departamento de Infectologia e Medicina Tropical da Faculdade de Medicina da Universidade de São Paulo (FMUSP).

Silvia Figueiredo Costa
Médica Infectologista. Chefe do Laboratório de Investigação Médica 49 do Hospital das Clínicas da Faculdade de Medicina da Universidade de São Paulo (HCFMUSP). Professora Associada do Departamento de Infectologia e Medicina Tropical da FMUSP.

Tania Mara Varejão Strabelli
Doutorado e Mestrado em Doenças Infecciosas e Parasitárias pela Universidade de São Paulo (FMUSP). Professora Livre-docente do Departamento de Cardiopneumologia da FMUSP. Diretora da Unidade de Controle de Infecção Hospitalar do Instituto do Coração do Hospital das Clínicas da FMUSP (InCor-HCFMUSP).

Thaís Guimarães
Médica Infectologista. Presidente da Subcomissão de Controle de Infecção Hospitalar do Instituto Central do Hospital das Clínicas da Faculdade de Medicina da Universidade de São Paulo (IC-HCFMUSP) e do Hospital do Servidor Público Estadual de São Paulo (Iamspe).

Tiago Azambuja
Infectologista pelo Hospital das Clínicas da Faculdade de Medicina da Universidade de São Paulo (HCFMUSP).

Vitor Ciampone Arcieri
Infectologista pelo Hospital das Clínicas da Faculdade de Medicina da Universidade de São Paulo (HCFMUSP).

Vitor de Medeiros Milczwski
Médico Residente do Departamento de Infectologia e Medicina Tropical do Hospital das Clínicas da Faculdade de Medicina da Universidade de São Paulo (HCFMUSP).

Vítor Falcão de Oliveira
Infectologista pelo Hospital das Clínicas da Faculdade de Medicina da Universidade de São Paulo (HCFMUSP).

Vladimir Cordeiro de Carvalho
Graduação em Medicina e Pós-graduação (Residência Médica e Doutorado) pela Faculdade de Medicina da Universidade de São Paulo (FMUSP). Médico Infectologista do Instituto de Ortopedia e Traumatologia do Hospital das Clínicas da FMUSP (IOT-HCFMUSP).

William Kazunori Sekiguchi
Médico pela Faculdade de Medicina da Universidade de São Paulo (FMUSP). Médico do Departamento de Infectologia e Medicina Tropical do Hospital das Clínicas da FMUSP (HCFMUSP).

Colaboradores na elaboração das tabelas do livro

Fabiola Claro
Graduação em Farmácia pela Faculdade Paulista. Aprimoramento em Farmácia Hospitalar pela Universidade de São Paulo (USP). Farmacêutica Clínica do Hospital das Clínicas da Faculdade de Medicina da USP (HCFMUSP).

Jessica Toshie Katayose Goto
Graduação em Farmácia pelo Centro Universitário São Camilo. Residência Multiprofissional em Farmácia Clínica pelo Hospital das Clínicas da Faculdade de Medicina da Universidade de São Paulo (HCFMUSP). Pós-graduação em Farmácia Clínica em Infectologia pela Universidade de São Caetano do Sul.

Nathalia Fernanda dos Santos
Graduação em Farmácia pela Fundação Hermínio Ometto. Residência Multiprofissional em Farmácia Clínica pelo Hospital das Clínicas da Faculdade de Medicina da Universidade de São Paulo (HCFMUSP). Pós-graduação em Health and Medical Administrative Services pelo Centro Universitário Leonardo da Vinci (UNIASSELVI).

Tiago Arantes
Graduação em Farmácia pela Universidade Cruzeiro do Sul (Unicsul). Pós-graduação em Farmácia Hospitalar pela Faculdade Oswaldo Cruz. Pós-graduação em Farmácia Clínica pela Universidade Paulista (Unip). Coordenador do Almoxarifado de Suprimentos e Farmácia do Instituto de Ortopedia e Traumatologia do Hospital das Clínicas da Faculdade de Medicina da Universidade de São Paulo (IOT-HCFMUSP).

Sumário

SEÇÃO VI
ANTIRRETROVIRAIS

SEÇÃO VII
ANTIFÚNGICOS

SEÇÃO VIII
OUTRAS TERAPIAS ANTIMICROBIANAS

Prefácio

A descoberta dos antimicrobianos foi um dos grandes marcos da Medicina, modificando consideravelmente o tratamento de moléstias infecciosas e contribuindo de maneira substancial para o aumento da expectativa de vida e a sobrevida da população mundial.

Este livro tem como objetivo proporcionar uma análise abrangente dos antimicrobianos, explorando sua história, mecanismos de ação, farmacocinética e farmacodinâmica, além das complexidades associadas ao seu uso. Por meio de uma série de capítulos, os leitores terão acesso a informações essenciais para clarificar e auxiliar a compreensão sobre o uso dos antimicrobianos e suas particularidades.

Manual de antimicrobianos foi elaborado para ser um guia para profissionais da saúde, assim como um recurso educativo para estudantes e pesquisadores, inspirando um entendimento mais profundo sobre a relevância dos antimicrobianos. Esperamos que esta obra não apenas contribua para o conhecimento técnico na área, mas também promova reflexões sobre a responsabilidade que todos compartilhamos na utilização desses medicamentos vitais.

Agradecemos a todos os que colaboraram para a realização deste projeto e aos leitores que se dispõem a embarcar nesta jornada de aprendizado.

Os Editores

Apresentação

A descoberta de agentes microscópicos como causa de infecções fez com que a ciência se empenhasse para descobrir medicações que pudessem controlar esses patógenos e que, consequentemente, favorecessem melhores condições de saúde às pessoas.

Os antimicrobianos, assim, tornaram-se, nos últimos cem anos, ferramentas essenciais para o tratamento de infecções. Entretanto, seu uso indiscriminado e sem o conhecimento aliado, pode gerar inconvenientes e danos tanto individuais quanto coletivos imensuráveis.

Os profissionais de saúde que trabalham diretamente ou indiretamente com antimicrobianos, fundamentalmente, devem ter conhecimento aprofundado sobre os diferentes tipos de drogas antimicrobianas.

Este livro, voltado para prescritores, apresenta uma abordagem prática e atualizada sobre os antimicrobianos em suas diversas classes. De forma sistematicamente estruturada, busca organizar o raciocínio daqueles que precisam prescrever quaisquer das medicações aqui contempladas. Para isso, os capítulos apresentam mecanismo de ação, principais efeitos adversos, interações farmacológicas, espectro de atividade, aplicações clínicas e detalhes sobre farmacocinética e farmacodinâmica. E, ainda, uma breve introdução sobre a origem histórica da droga.

A obra também inclui um capítulo em que estão descritos os principais mecanismos de resistência bacteriana, bem como algumas opções terapêuticas diante desses cenários.

De forma abrangente e atualizada, com a participação de alguns dos maiores especialistas na área, pretendemos entregar aos nossos leitores as informações necessárias para prescrever esses medicamentos com clareza e eficácia. Uma obra escrita de forma clara e objetiva, inclui ilustrações e tabelas que facilitam a compreensão do conteúdo, para que muitos pacientes possam ser beneficiados com melhores práticas.

Boa leitura!

Os Editores

SEÇÃO I

Introdução

1

Microbiologia direcionada à antibioticoterapia

Lauro Vieira Perdigão Neto
Luís Arthur Brasil Gadelha Farias
Silvia Figueiredo Costa

INTRODUÇÃO

A preocupação com as bactérias, especialmente em ambiente hospitalar, tem sido alarmante. A Organização Mundial da Saúde (OMS) estima que as infecções relacionadas à assistência à saúde (IRAS), causadas principalmente por bactérias, atuam como um agravante durante o período de internação, visto que aumentam o tempo de hospitalização, os custos e a chance de desfecho fatal. De acordo com o Centers for Disease Control and Prevention (CDC), as IRAS acometem 2,8 milhões de pacientes internados em hospitais americanos, com 80 mil mortos a cada ano, e, no Brasil, dados recentes estimam que mais de 45 mil pessoas morrem anualmente por complicações de IRAS.

Bactérias pertencentes ao grupo dos Gram-positivos, como *Staphylococcus aureus* e *Enterococcus faecium*; à ordem Enterobacterales de Gram-negativos, como *Escherichia coli*, *Klebsiella pneumoniae*, *Enterobacter* spp., *Proteus* spp. e *Serratia marcescens*; e ao grupo dos não fermentadores, como *Pseudomonas aeruginosa* e *Acinetobacter baumannii*, têm se tornado uma ameaça em todo o mundo, pela frequência de multirresistência apresentada. Além disso, diante do número crescente de pacientes imunossuprimidos e de tratamentos mais invasivos em oncologia e em terapia intensiva, novos patógenos têm sido descritos, o que leva a novos desafios para a microbiologia clínica, que está experimentando avanços revolucionários.

É importante pontuar que a tecnologia também tem sido utilizada a favor da qualidade dos dados gerados pelo laboratório de microbiologia. Automação laboratorial, interface de sistemas de informação para gerenciamento de dados e abordagens de inteligência artificial têm sido introduzidas nesse cenário, com impacto direto na assistência para o paciente.

Contraintuitivamente, apesar da tecnologia crescente, o papel do microbiologista se torna cada vez mais importante ao longo dos anos. O microbiologista hoje debate novas interpretações, novas ferramentas e intervenções, com a visão de saúde dentro dos conceitos de *One Health*, englobando a saúde humana, animal e ambiental, e cada vez mais associada a experiência da bancada. Esse novo conceito envolve conhecimentos sobre a doença do paciente e questões relacionadas às dificuldades terapêuticas impostas pela resistência antimicrobiana, ao diálogo interprofissional para mitigação de problemas e à gestão hospitalar, desde a farmacoeconomia até a qualidade da água, a circulação do ar e a gestão de leitos.

O LABORATÓRIO DE MICROBIOLOGIA: IMPORTÂNCIA E AVANÇOS

Além da detecção e identificação corretas de microrganismos e da determinação da sensibilidade a antimicrobianos, o laboratório de microbiologia é essencial para a implementação de programas de prevenção de infecção eficazes. Desse modo, o laboratório de microbiologia exerce vários papéis no controle de IRAS, como reconhecimento e manejo de surtos, realização de exames complementares para estudos epidemiológicos, tipagem de microrganismos, vigilância epidemiológica e confecção de relatórios sobre novos micróbios de alerta ou com resistência incomum. A comunicação diária entre o laboratório e a Comissão de Controle de Infecção Hospitalar (CCIH) é essencial, por garantir o compartilhamento rápido e oportuno de informações sobre os agentes e as IRAS, bem como a participação na educação em saúde. Idealmente, o laboratório de microbiologia estabelece valores críticos que devem ser comunicados imediatamente às CCIH.

Nos últimos anos, a identificação de microrganismos está passando por evoluções que muito ajudam na praticidade e na assertividade dos testes. A miniaturização de testes bioquímicos, por exemplo, trouxe facilidade para a realização da determinação de espécies, bem como maior agilidade na geração de laudos.

Outra grande evolução envolvendo esse assunto é a possibilidade de uso da proteômica a favor da microbiologia clínica. O estudo do proteoma permite o uso na rotina do laboratório da espectrometria de massa, que permite a identificação rápida e precisa de microrganismos. A técnica de MALDI-TOF (*matrix-assisted laser desorption/ionization time of flight mass spectrometry*) surgiu há quase duas décadas para a identificação rápida de microrganismos, mas só recentemente se estabeleceu como uma técnica possível na rotina no laboratório de microbiologia clínica. Essa técnica se baseia no padrão proteico único exibido por cada espécie microbiana, e sua detecção ocorre por meio da aplicação de uma dessorção/ionização suave – usando *laser* UV – à biomassa do microrganismo, embebida em uma matriz orgânica. Embora os aparelhos ainda tenham custo elevado para a maioria dos laboratórios de microbiologia, o valor do teste por amostra é rentável quando comparado aos outros métodos.

O ANTIBIOGRAMA E A BIOLOGIA MOLECULAR NA ERA DA MULTIRRESISTÊNCIA

O antibiograma ou teste de sensibilidade antimicrobiana (TSA) é o método capaz de identificar os padrões fenotípicos de sensibilidade/resistência dos microrganismos diante de vários antimicrobianos. Os métodos de TSA são classificados em quantitativos, semiquantitativos e qualitativos.

Os métodos quantitativos são capazes de informar a medida mais frequentemente utilizada para que um microrganismo seja classificado como sensível ou resistente: a concentração inibitória mínima (CIM). A CIM é a menor concentração de um antimicrobiano responsável por limitar o crescimento visível de uma bactéria. Dessa forma, uma vez determinada a CIM (de acordo com o microrganismo e com o sítio da infecção), o agente é classificado como sensível ou resistente, a partir dos pontos de corte definidos com base em parâmetros farmacocinéticos e farmacodinâmicos pelos principais comitês internacionais: *Clinical and Laboratory Standards Institute* (CLSI, EUA) e *European Committee on Antimicrobial Susceptibility Testing* (EUCAST, Europa). O *Brazilian Committee on Antimicrobial Susceptibility Testing* (BrCAST) é o comitê brasileiro designado conjuntamente com outras sociedades afins que tem o intuito de padronizar o teste no Brasil.

A macrodiluição em caldo, a microdiluição em caldo (padrão-ouro) e o teste epsilométrico são os métodos capazes de determinar a CIM. Alguns métodos comerciais, amplamente utilizados pela sua facilidade, são capazes de informar a própria CIM de um microrganismo ou um intervalo ao qual ela pertença; esses testes comerciais são ditos semiquantitativos e, uma vez validados, têm relevante aplicação em um laboratório de microbiologia clínica. Para comparação de diferentes testes de sensibilidade a determinado antimicrobiano, "erros" são considerados para validação ou não desta avaliação. "Erro muito grave" refere-se à caracterização do isolado resistente como sensível. "Erro grave" acontece quando um isolado sensível é caracterizado como resistente. Acontece um "erro menor" quando um isolado intermediário é caracterizado como sensível ou resistente, bem como quando um isolado sensível ou resistente é relatado como intermediário. Avaliações de erros em testes de sensibilidade antimicrobiana são fundamentais para que os antimicrobianos possam ser avaliados por métodos comerciais, que devem ser monitorados por laboratórios e cuidadosamente analisados.

Métodos qualitativos são capazes de prever sensibilidade, não por determinação da CIM, mas por medidas indiretas (determinação de halos mensurados na superfície do ágar, decorrentes da interação do antimicrobiano com a bactéria a ser testada). O mais utilizado é o método de disco-difusão (Kirby-Bauer), realizado pela aplicação de discos de antimicrobianos sobre placa de ágar após a aplicação do inóculo bacteriano. Esse método é simples, flexível quanto à escolha dos antimicrobianos escolhidos, reprodutível, confiável e de fácil execução.

Nas últimas décadas, a biologia molecular tem complementado a prática do laboratório de microbiologia clínica com grandes benefícios no diagnóstico de doenças infecciosas, pela velocidade de resposta, sensibilidade e especificidade. A PCR (reação em cadeia da polimerase) e suas variações (*nested*-PCR, PCR em tempo real, PCR *multiplex*) permitem a obtenção de diversas cópias de uma determinada sequência de ácidos nucleicos. Podem ser aplicadas diretamente a amostras clínicas ou a colônias para confirmar a identificação, por meio do estudo do RNA 16S ribossômico, para determinar linhagens, genes de resistência e virulência. Estudos têm mostrado benefício da detecção de genes de resistência diretamente de frascos de hemoculturas, com impacto no tempo de permanência hospitalar e em UTI, no consumo e nos custos de antimicrobianos. Além disso, plataformas comerciais de biologia molecular são capazes de detectar multirresistentes diretamente de *swabs*, com tempo de resposta significativamente menor quando comparado à cultura.

Outras estratégias de biologia molecular utilizadas para melhor entendimento dos microrganismos – suas disseminações em ambiente hospitalar – e na investigação de surtos são o sequenciamento do genoma completo (SGC) e as técnicas de metagenômica para estudo de microbioma. O SGC é considerado o método ideal para estudo de marcadores genéticos de resistência e virulência de microrganismos e para a análise de surtos (como alternativa ao *Pulsed-Field Gel Electrophoresis*) e da dinâmica de transmissão de patógenos bacterianos. Apesar de ainda ser de difícil acesso para a maioria dos serviços, a aplicação rotineira de vigilância genômica prospectiva em ambiente hospitalar para microrganismos multirresistentes pode ser viável, fornecendo notificação de *clusters* e prováveis eventos de transmissão intra-hospitalar, facilitando respostas de controle de infecção. O sequenciamento metagenômico clínico de nova geração (mNGS, do inglês *Clinical Metagenomic Next-Generation Sequencing*) é uma abordagem emergente que permite estudos em resistência antimicrobiana, microbioma e expressão gênica (transcriptômica). Até o momento, as aplicações da metagenômica clínica incluíram principalmente investigação de agentes infecciosos em quadros pouco elucidados e para análises de microbioma em pacientes doentes, comparados a indivíduos saudáveis. O uso do mNGS é mais frequente em laboratórios de pesquisa; em laboratórios clínicos tem sido lento, e a maioria das aplicações ainda não foi incorporada à prática clínica de rotina.

A MICROBIOLOGIA E AS NOVAS ESTRATÉGIAS DE DIAGNÓSTICO E TRATAMENTO

A resistência antimicrobiana se tornou importante problema de saúde pública no mundo, como consequência da seleção imposta pelo amplo uso dos antimicrobianos. São ameaçadoras da era antimicrobiana cepas de *S. aureus* resistente à meticilina (MRSA), *E. faecium* resistente à vancomicina (VRE), Enterobacterales resistente a carbapenêmicos (CRE), *P. aeruginosa* e *A. baumannii* resistentes a carbapenêmicos.

Diante do exposto, as possibilidades terapêuticas para infecções causadas por microrganismos multirresistentes têm se tornado cada vez mais difíceis. A disponibilização de novas opções de tratamento não tem acompanhado os mecanismos de resistência bacteriana. Mais recentemente, novos agentes com atividade contra Gram-positivos multirresistentes (delafloxacina, tedizolida, dalbavancina) e contra Gram-negativos resistentes a carbapenêmicos (ceftazidima/avibactam, ceftolozane/tazobactam, meropenem/vaborbactam, imipenem/relebactam, plazomicina, eravaciclina e cefiderocol) foram aprovados para uso clínico. No entanto, esses novos antibióticos devem ser reservados apenas para infecções refratárias às outras opções de tratamento, a fim de evitar o desenvolvimento de resistência e prolongar sua vida útil. Além disso, a validação em microbiologia, bem como a correlação clínica com os achados *in vitro*, ainda precisam de avaliações mais pormenorizadas.

O reposicionamento de drogas antigas tem sido cogitado como uma esperança de tratamento, já que alguns desses antimicrobianos antigos mantêm alguma atividade *in vitro* contra patógenos multirresistentes, como polimixinas, aminoglicosídeos, cloranfenicol, tetraciclinas e fosfomicina. No entanto, são necessárias atenção e revalidação dos pontos de corte de drogas antigas, diante da era da multirresistência e das mais recentemente conhecidas limitações farmacocinéticas/farmacodinâmicas e toxicidade dessas drogas.

Por causa do panorama atual da resistência bacteriana que tem comprometido os principais esquemas terapêuticos, novos estudos têm investigado diferentes combinações entre antibióticos, pelo benefício teórico de mecanismos de destruição bacteriana combinados. Estudos *in vitro* e *in vivo* mostraram dados promissores da interação de antimicrobianos, sobre o risco de mortalidade entre os pacientes graves infectados por microrganismos multirresistentes, envolvendo combinações com tigeciclina, carbapenêmicos, ceftazidima/avibactam, fosfomicina e polimixinas. A terapia combinada tem sido considerada com frequência pelos *guidelines* de tratamento de microrganismos multirresistentes, como o da European Society of Clinical Microbiology and Infectious Diseases (ESCMID). Alguns métodos de sinergismo são capazes de estudar a interação entre agentes antimicrobianos: *time-kill* (considerado o padrão-ouro), *checkerboard*, combinação de testes epsilométricos e a disco-aproximação. Esses métodos são os mais usados na prática clínica e em estudos de pesquisa. No entanto, ainda precisam ser mais bem estudados e padronizados.

CONCLUSÕES

Nos últimos anos, o laboratório de microbiologia clínica tem se adaptado às novas demandas, diante da multirresistência e da necessidade de melhor entendimento dos microrganismos e sua dinâmica de disseminação. Laboratórios adequadamente financiados, devidamente equipados e dotados de pessoal, que acompanham e dispõem de novas tecnologias proporcionam melhores resultados para os pacientes. Novas tecnologias diagnósticas têm sido aprimoradas, por meio da miniaturização, com maior velocidade da avaliação, menos espaço e mais eficiência. O uso da biologia molecular está cada vez mais acessível e fazendo parte da rotina diagnóstica, com impacto no tempo de diagnóstico. Por fim, novos antimicrobianos e reposicionamento de antigas drogas trazem esperança, bem como os estudos de sinergismo *in vitro*, importantes para a avaliação da eficácia da combinação de diferentes antibióticos.

REFERÊNCIAS

Assis DB, Madalosso G, Padoveze MC, Lobo RD, Oliveira MS, Boszczowski Í, et al. Implementation of tailored interventions in a statewide programme to reduce central line-associated bloodstream infections. J Hosp Infect. 2018;100(3):e163-e168.

Brasil. Agência Nacional de Saúde Suplementar. ANS alerta sobre o controle das infecções hospitalares [Internet]. Disponível em: https://www.gov.br/ans/pt-br/assuntos/noticias/qualidade-dasaude/ans-alerta-sobre-o-controle-das-infeccoes.

Brasil. Anvisa. Programa Nacional de Prevenção e Controle de Infecções Relacionadas à Assistência à Saúde (PNPCIRAS) 2021 a 2025. 2021. Disponível em: https://www.gov.br/anvisa/pt-br/centraisdeconteudo/publicacoes/servicosdesaude/publicacoes/pnpciras_2021_2025.pdf.

Brasil. Ministério da Saúde. Secretaria de Vigilância em Saúde. Departamento de Vigilância Epidemiológica. Doenças infecciosas e parasitárias: guia de bolso. 8. ed. Rev. Brasília: Ministério da Saúde; 2010.

Campos AF, Arantes T, Cambiais AMVB, Cury AP, Tiroli CG, Rossi F, et al. Impact of an antimicrobial stewardship program intervention associated with the rapid identification of microorganisms by MALDI-TOF and detection of resistance genes in ICU patients with Gram-negative bacteremia. Antibiotics (Basel). 2022;11(9):1226.

Carey RB, Bhattacharyya S, Kehl SC, Matukas LM, Pentella MA, Salfinger M, et al. Practical guidance for clinical microbiology laboratories: implementing a quality management system in the medical microbiology laboratory. Clin Microbiol Rev. 2018;31(3): e00062-17.

Cury AP, Almeida Junior JN, Costa SF, Salomão MC, Boszczowski Í, Duarte AJS, et al. Diagnostic performance of the Xpert Carba-R™ assay directly from rectal swabs for active surveillance of carbapenemase-producing organisms in the largest Brazilian University Hospital. J Microbiol Methods. 2020;171: 105884.

Denissen J, Reyneke B, Waso-Reyneke M, Havenga B, Barnard T, Khan S, et al. Prevalence of ESKAPE pathogens in the environment: antibiotic resistance status, community-acquired infection and risk to human health. Int J Hyg Environ Health. 2022;244: 114006.

Feigin RD, Christie AB, Garg R. Infectious disease: Encyclopedia Britannica [Internet]. 2020. Disponível em: https://www.britannica.com/science/infectious-disease (acesso jul 2021).

Forde BM, Bergh H, Cuddihy T, Hajkowicz K, Hurst K, Playford EG. Clinical implementation of routine whole-genome sequencing for hospital infection control of multi-drug resistant pathogens. Clin Infect Dis. 2023;76(3):e1277-e1284.

Gaudereto JJ, Neto LVP, Leite GC, Espinoza EPS, Martins RCR, Prado GVB, et al. Comparison of methods for the detection of in vitro synergy in multidrug-resistant gram-negative bacteria. BMC Microbiol. 2020;20(1):97.

Oviaño M, Rodríguez-Sánchez B. MALDI-TOF mass spectrometry in the 21st century clinical microbiology laboratory. Enferm Infecc Microbiol Clin (Engl Ed). 2021;39(4):192-200.

Perdigão Neto LV, Machado AS, da Silva RG, de Souza RBC, Coutinho SM, Comello F, et al. Case report: successful treatment of recurrent urinary tract infection due to extensively drug-resistant *Klebsiella pneumoniae* in a kidney transplant recipient using chloramphenicol. Transplant Proc. 2023;55(3): 654-659.

Perdigão Neto LV, Oliveira MS, Orsi TD, Prado GVBD, Martins RCR, Leite GC, et al. Alternative drugs against multiresistant Gram-negative bacteria. J Glob Antimicrob Resist. 2020;23:33-37.

Porto APM, Tavares BM, de Assis DB, Mendes ET, Girão ES, Perdigão Neto LV, et al. Brazilian perspective: antimicrobial stewardship in solid organ transplant. Transpl Infect Dis. 2022;24(5):e13874.

2

Introdução ao uso de antimicrobianos

Anna Sara Shafferman Levin

O QUE SÃO ANTIMICROBIANOS

Drogas antimicrobianas são substâncias químicas de origem natural ou sintética utilizadas para tratar infecções, pois inibem o crescimento ou eliminam microrganismos, incluindo bactérias, fungos, helmintos, protozoários e vírus. Na prática, as noções descritas neste capítulo se referem, na maioria, às drogas antibacterianas, que são as mais estudadas. No entanto, vários desses princípios também se aplicam a drogas antifúngicas, antiparasitárias e antivirais.

A história do desenvolvimento de drogas antimicrobianas começa no início do século XX. Ao perceber que microrganismos coravam diferentemente entre si, Paul Ehrlich imaginou que poderiam ser descobertas substâncias que atuassem sobre microrganismos e não tivessem efeito sobre as células do hospedeiro. Começou um processo de triagem *in vitro* de diversos compostos químicos. Surgiram os mercuriais para tratamento da sífilis (infelizmente drogas muito tóxicas) e depois derivados de arsênico, cujo derivado arsfenamina, depois produzido como Salvarsan, foi também utilizado para tratar sífilis. Além disso, desse processo de triagem de compostos surgiu a primeira classe de drogas amplamente comercializadas como antimicrobianos, as sulfas, que são utilizadas até hoje. Em 1928, Alexander Fleming descobriu e purificou a penicilina, graças a um evento casual. Uma placa de cultura contendo *Staphylococcus aureus* foi acidentalmente contaminada por um fungo, chamado *Penicillium*, e Fleming percebeu que ao redor do fungo formou-se um halo de inibição de crescimento da bactéria. Após a publicação do processo de purificação pelos pesquisadores de Oxford, Howard Florey e Ernest Chain, a penicilina foi utilizada com sucesso no tratamento de infecções em ferimentos de guerra nos soldados britânicos durante a Segunda Guerra Mundial.

Esse foi o início da era antimicrobiana e contribuiu eficientemente para a sobrevida de pacientes com infecções bacterianas.

A IMPORTÂNCIA DO USO DE ANTIMICROBIANOS (BENEFÍCIOS E ADVERSIDADES)

Os antimicrobianos (ATM) têm papel importante na cura de infecções, que apresentavam taxas de letalidade muito mais elevadas antes do seu uso clínico.

Efeitos adversos de drogas como toxicidade (p. ex., nefrotoxicidade, hepatotoxicidade e neurotoxicidade, frequentes em várias classes) ou processos de hipersensibilidade podem ocorrer com o uso de quaisquer drogas.

Uma particularidade dos ATM é o desenvolvimento de resistência às próprias drogas utilizadas.

Resistência antimicrobiana é o fenômeno da resistência dos microrganismos, em geral bactérias, aos antimicrobianos que são habitualmente usados para tratar infecções causadas por eles. É considerada pela Organização Mundial da Saúde (OMS) como um dos grandes problemas de saúde pública mundial. Há duas forças que facilitam o surgimento e a disseminação de resistência, sendo a primeira o uso dessas drogas, que leva à seleção de microrganismos resistentes. Por exemplo, quando uma pessoa usa um ATM para tratar uma faringite bacteriana, ele afeta também a sua microbiota intestinal, oral, de trato genital e oral, levando à morte de bactérias sensíveis e à proliferação de microrganismos resistentes àquela droga, que depois podem se tornar dominantes na microbiota do paciente. O segundo mecanismo é a disseminação interpessoal de microrganismos resistentes.

PROGRAMAS DE MELHORIA DO USO DE ANTIMICROBIANOS (*ANTIMICROBIAL STEWARDSHIP PROGRAMS*)

Antimicrobianos são drogas muito importantes e salvam vidas. Por outro lado, o seu uso é a força motriz para o aparecimento de resistência. O equilíbrio entre o uso adequado e o uso que irá produzir resistência desnecessariamente, sem produzir benefícios, é difícil de ser atingido.

Para mitigar essa questão, foram desenvolvidas estratégias integrativas para melhorar a indicação, a dose e a duração de uso de ATM. Essas estratégias foram chamadas coletivamente de *antimicrobial stewardship programs*. Seus benefícios incluem a melhoria da qualidade da atenção à saúde, a segurança do paciente, a redução do surgimento de bactérias resistentes e a redução de custos de assistência à saúde.

As bases para a implantação de um programa de uso racional de ATM são:

- Apoio da alta administração e das lideranças (inclui contratação de pessoas, orçamento e tecnologia da informação).
- Responsabilização de líderes pelos resultados. Espera-se que líderes passem visitas, promovam discussões com os prescritores de ATM e relatem os resultados do programa.
- Participação, conhecimento e habilidade da farmácia clínica, incluindo a realização de atividades diretas pelos farmacêuticos.
- Ações concretas como limitação de uso de algumas classes de drogas e instituição de retaguarda laboratorial para diagnóstico etiológico de infecções virais, bacterianas e fúngicas.
- Avaliação do consumo de ATM e do perfil de resistência/sensibilidade dos microrganismos ao longo do tempo.
- Divulgação regular de dados atualizados aos profissionais prescritores, farmácia, administração e lideranças.
- Educação contínua sobre aspectos técnicos para profissionais de saúde e informação aos pacientes.

NOÇÕES DE FARMACOCINÉTICA E FARMACODINÂMICA (PK/PD) PARA USO DE ANTIMICROBIANOS

A sensibilidade de uma bactéria a um ATM é determinada pela concentração inibitória mínima (CIM) de uma droga que inibe o crescimento de um microrganismo *in vitro*. O ponto de corte para definir se, por exemplo, uma bactéria é sensível ao ATM é definida pela concentração plasmática atingível pela droga comparando-a com a CIM. Se não for possível atingir a CIM no plasma, a bactéria é considerada resistente àquela droga.

Outra questão foi a descoberta de que há três tipos de relações PK/PD que determinam a atividade dos ATM. Essas relações determinam qual será a dose e o intervalo de administração melhor para cada droga.

A curva de concentração ao longo do tempo de um ATM e sua CIM pode ser vista na Figura 1.

Há três modelos de comportamento de ATM relacionados com os resultados esperados do tratamento:

1. Efeito concentração-dependente: o pico de concentração da droga (Cmáx) em relação à CIM é o mecanismo mais associado aos aminoglicosídeos. A atividade da droga contra o microrganismo cresce na proporção da concentração máxima obtida. Por exemplo, a Cmáx de 8 vezes a CIM é mais eficaz do que Cmáx/CIM de 4 vezes. Essa é a base teórica para a administração de uma droga como

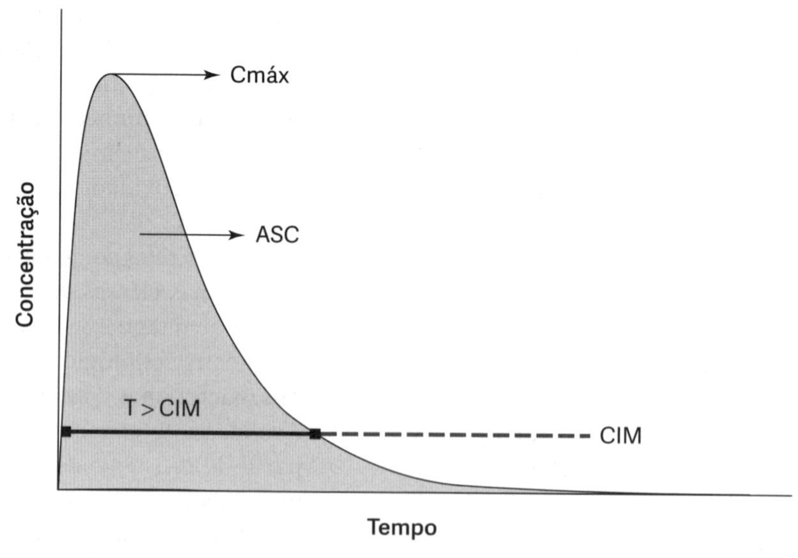

FIGURA 1 Curva de concentração de antimicrobiano ao longo do tempo e concentração inibitória mínima.

ASC: área sob a curva; CIM: concentração inibitória mínima; Cmáx: concentração máxima; T > CIM: tempo em que a concentração da droga é mantida acima da CIM.

Fonte: adaptada de Velde et al., 2018.

amicacina, em uma dose única diária, em vez de fracioná-la em doses menores ao longo das 24 horas.

2. Efeito tempo-dependente: proporção cumulativa do tempo em que a droga permanece em concentrações acima da CIM (T > CIM) está relacionada à atividade do antimicrobiano. É o mecanismo mais associado aos betalactâmicos. Por exemplo, para uma cefalosporina, T > CIM de 90%, ou seja, em 90% do tempo a droga está em concentração acima da CIM, deverá produzir resultados superiores a T > CIM de 40%. Essa é a base teórica para o uso de betalactâmicos em infusão contínua ou para o encurtamento do intervalo entre as doses diárias.
3. Efeito misto: a área sobre a curva (ASC) de concentração ao longo do tempo em relação à CIM. Essa avaliação gera valores menos intuitivos para a compreensão do clínico. Por exemplo, o valor ideal da ASC/CIM de 24 horas para otimizar a atividade de vancomicina seria de 400-600.

Esses mecanismos foram definidos *in vitro* e em modelos animais, portanto talvez não se apliquem diretamente a pacientes individuais. Além disso, pode-se estimar em modelos populacionais a probabilidade de atingir o alvo PK/PD ideal utilizando diferentes doses e intervalos de administração de cada droga para cada CIM.

Uma outra potencial utilidade dos modelos PK/PD é a possibilidade de prever toxicidade. Esta pode estar associada à Cmáx, à concentração mínima (Cmín) ou à ASC, e é diferente para cada droga. Por exemplo, para a cefalosporina cefepima, a toxicidade está associada à Cmáx. Para aminoglicosídeos, a toxicidade renal está associada a receptores de transporte da droga nos túbulos que são saturáveis. Ou seja, não há um aumento de toxicidade elevando-se a Cmáx acima do máximo de saturação dos receptores. Por outro lado, manter concentrações baixas no intervalo entre doses poderia minimizar a lesão renal, levando a Cmín a ser um marcador interessante para reduzir a nefrotoxicidade.

MONITORAMENTO TERAPÊUTICO DE DROGAS EM ANTIMICROBIANOS

Diante dos diferentes modelos de relação PK/PD, surgiu a possibilidade de otimizar o uso de diversos ATM dosando a sua concentração no paciente, com o objetivo de guiar a prescrição em relação às doses e intervalos de administração. O monitoramento terapêutico de drogas em ATM (sigla em inglês, TDM) acabou sendo adotado na prática clínica para algumas classes de ATM: aminoglicosídeos (amicacina, gentamicina, tobramicina, por exemplo) e para glicopeptídeos (vancomicina e teicoplanina). Para outras classes de drogas, como betalactâmicos e quinolonas, não se costuma usar TDM na prática clínica. Infelizmente, há uma comprovação tênue de que haja resultados clínicos melhores com TDM. Alguns estudos usaram modelos bayesianos para ajuste das drogas mostrando menor toxicidade ou melhor resposta clínica. Existem *softwares* comercialmente disponíveis usando TDM para determinar o melhor uso de ATM. Na prática, muitas vezes esses ajustes são feitos manualmente e não há estudos que mostrem efetividade dessa estratégia. Além disso, para usar TDM é necessário obter, além de dados do paciente como sexo, idade e função renal, a CIM do agente etiológico das infecções e as concentrações plasmáticas ou teciduais da droga. Na grande maioria das situações clínicas não dispomos dessas informações. Por fim, costuma-se fazer TDM baseado em resultados de concentrações em soro ou plasma. Para cada sítio de infecção e para cada droga há uma concentração diferente e pode ser difícil prever resultados baseados em soro ou plasma. Por isso, discute-se utilizar saliva e até fluido intersticial.

RACIOCÍNIO CLÍNICO PARA O TRATAMENTO ANTIMICROBIANO

Ante um paciente febril ou com outra queixa sugestiva, o médico deve avaliar se o quadro pode ser causado por uma infecção.

A. Se houver a possibilidade de se tratar de uma infecção, por meio de história clínica e exame físico, deve-se tentar determinar o provável foco da infecção. Para isso, às vezes será necessário recorrer a exames de imagem.
B. Uma vez determinado o foco provável de infecção e avaliada a gravidade clínica do paciente, deve-se decidir sobre a coleta de culturas. Colhem-se culturas em pacientes que apresentem um quadro clínico grave ou que tenham uma infecção potencialmente grave, como pielonefrite ou meningite. Esse procedimento não é necessário em pacientes em bom estado geral com indicação de tratamento ambulatorial e que tem infecções que habitualmente são causadas predominantemente por um único agente etiológico conhecido. Exemplos dessa condição são as cistites não complicadas em mulheres jovens que, na sua grande maioria, são causadas por *Escherichia coli*. Não se deve colher culturas de sítios que apresentem colonização, como a garganta ou feridas abertas, pois os resultados poderão não refletir os agentes causadores da infecção.
C. A decisão do tratamento inicial de uma infecção raramente é tomada tendo os resultados de culturas em mãos. O raciocínio clínico deverá levar em conta os agentes etiológicos mais frequentes, para aquele sítio de infecção e a gravidade clínica do paciente. Faz-se a escolha da droga, da dose e da via de administração com base nessas informações. É o que se denomina tratamento empírico de infecção.
D. Ao longo do seguimento clínico do paciente, são feitos ajustes de terapêutica baseados nos resultados de culturas, na resposta ao tratamento e na ocorrência de eventos adversos.
E. A duração de tratamento deverá ser a menor possível e que não comprometa o resultado. Não há, para a maioria das infecções, uma duração definida de tratamento, e prolongá-lo além do necessário é um dos fatores que favorecem o surgimento de resistência antimicrobiana.

PROFILAXIA ANTIMICROBIANA

Profilaxia antimicrobiana se refere ao uso de ATM para prevenir a infecção e não para tratá-la. Existem duas estratégias principais de profilaxia:

A. Cirúrgica: é iniciada na indução anestésica e se mantém durante todo o ato operatório. Indicada em cirurgias de maior risco de infecção pós-operatória, como cirurgias potencialmente contaminadas e contaminadas, e em cirurgias com a colocação de próteses, em especial próteses ortopédicas. O uso de antimicrobianos em cirurgias infectadas não é profilaxia, e sim tratamento de infecção.

B. Clínica: o uso clínico de profilaxia é ainda mais raro. Indica-se o uso de ATM em pessoas com valvopatia que serão submetidos a procedimentos que podem gerar bacteremia e com isso aumentarem o risco de endocardite na valva lesada.

A profilaxia traz o risco de surgimento de resistência. Por isso, deve ser utilizada com parcimônia, apenas em situações de risco e por curto tempo de administração, por até 24 horas do início de procedimento cirúrgico, por exemplo.

REFERÊNCIAS

Aminov R. History of antimicrobial drug discovery – major classes and health impact. Biochem Pharmacol. 2017;133: 4-19.

Hwang S, Kwon KT. Core elements for successful implementation of antimicrobial stewardship programs. Infect Chemother. 2021;53:421-35.

Velde F, Mouton JW, Winter BCM, van Gelder T, Koch BCP. Clinical applications of population pharmacokinetic models of antibiotics: challenges and perspectives. Pharmacol Res. 2018; 134:280-8.

Wicha SG, Märtson AG, Nielsen EI, Koch BCP, Friberg LE, Alffenaar JW, et al. From therapeutic drug monitoring to model-informed precision dosing for antibiotics. Clin Pharmacol Ther. 2021;109:928-41.

World Health Organization. Antimicrobial resistance. Disponível em: https://www.who.int/news-room/fact-sheets/detail/antimicrobial-resistance.

SEÇÃO II

Antibacterianos

3

Penicilinas

Bárbara Labella Henriques
Lucas Chaves Netto
Igor Maia Marinho

Breve história

As penicilinas foram descobertas em 1928 pelo bacteriologista escocês Alexander Fleming. A descoberta ocorreu acidentalmente quando ele observou que uma cultura de bactérias *Staphylococcus aureus* havia sido contaminada por um fungo *Penicillium notatum*, e ao redor do fungo, as bactérias tinham sido destruídas. Esse fungo produzia uma substância, que Fleming chamou de penicilina, capaz de matar várias bactérias patogênicas. Essa descoberta revolucionou a medicina, levando ao desenvolvimento do primeiro antibiótico eficaz para tratar infecções bacterianas, salvando incontáveis vidas desde então. Nos anos seguintes, cientistas como Howard Florey e Ernst Boris Chain contribuíram para a purificação e a produção em massa da penicilina, especialmente durante a Segunda Guerra Mundial, marcando o início da era dos antibióticos e contribuindo para a descoberta de vários outros compostos betalactâmicos: cefalosporinas, inibidores de betalactamases, carbapenêmicos e monobactâmicos, sendo os antibióticos mais comumente usados na prática clínica desde então.

Mecanismo de ação

Como os demais betalactâmicos, as penicilinas se ligam à enzimas transpeptidases específicas (PBP, do inglês *penicilin binding proteins* ou *proteínas de ligação à penicilina),* as quais têm função específica, geralmente relacionada à ligação entre as moléculas de peptidoglicano, formando uma cadeia linear. A ligação da penicilina às transpeptidases PBP impede a formação da cadeia linear de peptideoglicanos, o que leva à lise osmótica da célula bacteriana e à sua morte.

Mecanismos de resistência

Os mecanismos de resistência às penicilinas e aos antibióticos betalactâmicos, em geral, incluem várias estratégias desenvolvidas por bactérias para evitar a ação desses medicamentos. Entre os principais mecanismos estão:

1. Produção de betalactamases: hidrolisam o anel betalactâmico das penicilinas, desativando-as.
2. Modificação de PBP (proteínas de ligação a penicilina): algumas bactérias

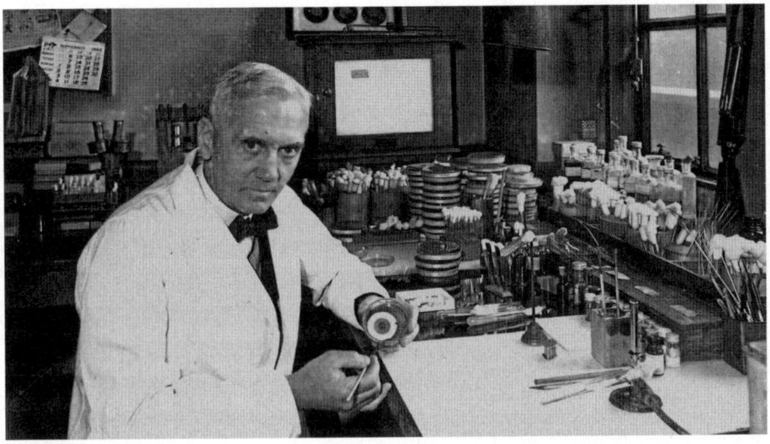

FIGURA 1 Alexander Flemming em seu laboratório, no Hospital St Mary, Londres.
Fonte: www.gettyimages.com.

adquirem mutações nos genes que codificam essas proteínas, alterando sua afinidade pelas penicilinas e, consequentemente, reduzindo a eficácia do antibiótico. Um exemplo clássico é o *Staphylococcus aureus* resistente à meticilina (MRSA), que produz uma PBP alterada (PBP 2a) com baixa afinidade por betalactâmicos.

3. Alterações na permeabilidade da membrana: bactérias Gram-negativas podem desenvolver resistência por meio de alterações na permeabilidade de sua membrana externa. Elas podem modificar as porinas, proteínas que formam canais na membrana, reduzindo a entrada de penicilinas na célula bacteriana.
4. Bombas de efluxo: algumas bactérias possuem bombas de efluxo que ativamente expulsam os antibióticos do interior da célula antes que eles possam atingir suas PBP.

Espectro de ação

As penicilinas são classificadas conforme seu espectro de ação em:

- Penicilinas naturais: penicilina G (cristalina, benzatina e procaína) e penicilina V.
- Aminopenicilinas: ampicilina e amoxicilina.
- Penicilinas resistentes a penicilinases: meticilina e oxacilina.
- Ureidopenicilina: piperacilina, azlocilina e mezlocilina.
- Carboxipenicilina: ticarcilina.

Cada um desses grupos de penicilinas tem um espectro próprio, que será mais bem descrito a seguir.

Efeitos adversos

As penicilinas são geralmente bem toleradas, mas, como qualquer medicamento, podem causar efeitos adversos em alguns pacientes. Os efeitos colaterais variam em gravidade e podem ser divididos em comuns, menos comuns e raros, mas graves.

Efeitos adversos comuns

1. Reações alérgicas: a alergia às penicilinas é o efeito adverso mais comum, variando de leves erupções cutâneas a reações

graves como anafilaxia, que pode ser fatal se não tratada imediatamente. Os sintomas alérgicos incluem urticária, prurido, inchaço e, em casos graves, dificuldade respiratória e choque anafilático.
2. Distúrbios gastrointestinais: náuseas, vômitos, diarreia e dor abdominal são efeitos colaterais comuns, especialmente com penicilinas orais como a amoxicilina.

Efeitos adversos menos comuns

1. Alterações hematológicas: o uso de penicilinas pode, raramente, causar alterações no sangue, como anemia, leucopenia, trombocitopenia e eosinofilia.
2. Distúrbios hepáticos: em alguns casos, pode ocorrer elevação das enzimas hepáticas e, raramente, hepatite.
3. Distúrbios renais: algumas penicilinas podem causar nefrotoxicidade, especialmente em pacientes com função renal comprometida.

Efeitos adversos raros, mas graves

1. Reações neurológicas: em doses elevadas ou em pacientes com insuficiência renal, penicilinas podem causar convulsões, especialmente a penicilina G.
2. Síndrome de Stevens-Johnson e necrólise epidérmica tóxica.
3. Colite pseudomembranosa.

Outras considerações

- Superinfecções: o uso prolongado de penicilinas pode desencadear superinfecções por organismos resistentes, como fungos ou bactérias não suscetíveis ao antibiótico.
- Interações medicamentosas: as penicilinas podem interagir com outros medicamentos, como anticoagulantes e contraceptivos orais, alterando sua eficácia. Interações que valem destaque são:
  - Metotrexato: redução da excreção do metotrexato, com maior o risco de intoxicação por esse fármaco.
  - Probenecida: diminui a taxa de excreção das penicilinas, assim, prolonga e aumenta os níveis sanguíneos do antimicrobiano.
  - Tetraciclinas podem reduzir o efeito terapêutico das penicilinas.
  - Micofenolato de mofetila: tem seu nível sérico diminuído, possivelmente por interação das penicilinas com a circulação êntero-hepática.

Outra interação importante é que pode haver redução da eficácia contraceptiva dos anticoncepcionais orais. Além disso, pode reagir com alguns testes de laboratório e ocasionar falsos resultados, como no teste de glicosúria pelo método do sulfato de cobre.

Em resumo, apesar de as penicilinas serem geralmente seguras e eficazes, é importante estar ciente dos possíveis efeitos adversos e monitorar os pacientes durante o tratamento, especialmente aqueles com história de alergias ou outras condições médicas subjacentes.

Farmacocinética e farmacodinâmica

As penicilinas são um grupo de antibióticos amplamente utilizados em virtude de sua eficácia e perfil de segurança. A farmacocinética das penicilinas envolve absorção, distribuição, metabolismo e excreção desses medicamentos. Em termos de absorção, muitas penicilinas são bem absorvidas quando administradas por via oral, embora a biodisponibilidade possa variar entre os diferentes grupos de penicilinas.

Uma vez absorvidas, as penicilinas distribuem-se amplamente pelos tecidos do corpo, mas a sua capacidade de penetrar no sistema nervoso central (SNC) é limitada, a menos que haja inflamação, como ocorre na meningite. As penicilinas ligam-se em diferentes graus às proteínas plasmáticas, o que influencia sua distribuição e meia-vida no organismo. Elas são bem distribuídas no pulmão, no fígado, na placenta, no rim, nos músculos e nos ossos. O nível da droga na orelha média, na pleura, no peritônio, nos líquidos sinoviais é o suficiente em situações em que há inflamação tecidual. A distribuição é mínima no SNC, nos olhos e na próstata, na ausência de inflamação.

O metabolismo das penicilinas é geralmente mínimo, com a maior parte da droga sendo excretada inalterada na urina. As penicilinas são hidrossolúveis, logo, são eliminadas principalmente por metabolização renal, por secreção tubular e por filtração glomerular. A secreção biliar é de menor relevância para essa classe. A eliminação, então, ocorre principalmente através da filtração glomerular e da secreção tubular ativa nos rins. Em pacientes com insuficiência renal, pode ser necessário ajustar a dosagem para evitar a acumulação do medicamento e efeitos adversos.

No que diz respeito à farmacodinâmica, as penicilinas atuam inibindo a síntese da parede celular bacteriana. A eficácia das penicilinas é dependente do tempo, ou seja, sua atividade bactericida é mais eficaz quando a concentração do medicamento permanece acima da concentração inibitória mínima (MIC) por um período prolongado. Portanto, a frequência de administração é crucial para manter a eficácia terapêutica.

Em resumo, as penicilinas possuem características específicas de farmacocinética e farmacodinâmica que influenciam sua absorção, distribuição, metabolismo, excreção e mecanismo de ação. A compreensão dessas características é fundamental para o uso eficaz e seguro desses antibióticos no tratamento de infecções bacterianas.

Aplicações clínicas

As penicilinas são amplamente utilizadas na prática clínica devido à sua eficácia no tratamento de uma variedade de infecções bacterianas. Elas atuam interferindo na síntese da parede celular bacteriana, causando a morte da célula. As aplicações clínicas das penicilinas variam conforme o tipo específico da droga dentro dessa classe, sendo mais bem especificados no texto a seguir para as diferentes classificações das penicilinas.

PENICILINAS NATURAIS: PENICILINA G (BENZILPENICILINAS) E PENICILINA V (FENOXIMETILPENICILINA)

Breve história

A penicilina G foi o primeiro composto sintetizado a partir da cultura do *Penicilium notatume*. Possui três representantes, penicilina G cristalina, penicilina G benzatina e penicilina G procaína, distintas pelas características farmacológicas apesar de apresentarem o mesmo espectro de ação.

A penicilina V foi descoberta em 1959 por pesquisadores da Eli Lilly and Company. Ela é um análogo da penicilina G, mas é mais estável no ácido estomacal e, portanto, pode ser administrada por via oral. Apesar disso, a droga tem uso pouco comum, por atingir baixos níveis séricos, portanto atualmente tem papel limitado em infecções leves (p. ex., faringite) e profilaxias (p. ex., febre reumática e erisipela de repetição).

Mecanismos de ação

Semelhante ao mecanismo das demais penicilinas, como descrito no início do capítulo, sem demais particularidades.

Espectro de ação

- Gram-positivos: boa atividade contra a maior parte dos *Streptococcus* spp., incluindo *Streptococcus pneumoniae*, *Streptococcus pyogenes* (beta-hemolítico, grupo A), *Streptococcus agalactiae* (grupo B), *Streptococcus* do grupo *viridans* (*S. mitis, S. sanguis, S. salivarius* etc.). No entanto, é necessário lembrar que a penicilina G tem atividade moderada contra *Enterococcus* spp., não sendo primeira escolha; e praticamente não tem atividade contra *Staphylococcus* spp., dada a alta ocorrência de penicilinases nessas bactérias. Tem boa atividade contra bacilos Gram-positivos, como *Corynebacterium diphteriae* e *Listeria monocytogenes*.
- Gram-negativas: *Neisseria meningitidis, Neisseria gonorrhoeae, Lepstopira interrogans* e *Treponema pallidum*.
- Anaeróbias: *Clostridium, Actinomyces, Bacterioides, Veillonella, Fusobacterium, Peptococcus, Peptostreptococcus* etc. Exceto *B. fragilis* e algumas cepas de *Fusobacterium*.

Efeitos adversos

Semelhante ao mecanismo das demais penicilinas, como descrito no início do capítulo, sem demais particularidades.

TABELA 1 Parâmetros farmacológicos das penicilinas G e V

	Penicilina G	Penicilina V
Meia-vida média	Cristalina 30 min Procaína 8 a 12 h Benzatina 36 h	30 min
Biodisponibilidade por via oral (VO)/intramuscular (IM)	15 a 30% (VO) Sem dados (IM)	60 a 70% (VO)
Eliminação	Renal	Renal
Parâmetro PK/PD	Tempo acima da concentração inibitória mínima	
Ligação proteica	65%	65%
Volume de distribuição	Baixo	Sem dados
Nível terapêutico no sistema nervoso central	Sim (cristalina) Não (benzatina e procaína)	Sem dados
Uso na gravidez	Categoria B	Categoria B
Uso na lactação	Autorizado	Autorizado
Ajuste hepático	Não	Não
Ajuste renal	Sim	Sim
Ajuste à obesidade	Sem dados	Sem dados

Fonte: adaptada de Gilbert et al., 2022.

Farmacocinética e farmacodinâmica

As benzilpenicilinas de ação rápida (sódica e potássica) apresentam pico de ação com Tmáx de 30 minutos, necessitando de várias aplicações diárias (4 a 6 vezes), com exceção da penicilina G benzatina (intramuscular) que possui tempo de meia-vida estimado em 4 dias.

A penicilina G é degradada em pH ácido apresentando baixa absorção por via oral com biodisponibilidade menor que 30%, por isso, a via de escolha é intramuscular (penicilina G benzatina) ou intravenosa (penicilina G cristalina).

A penicilina V é um antibiótico betalactâmico que é absorvido rapidamente no trato gastrointestinal após a administração oral. A absorção é maior quando o medicamento é tomado com o estômago vazio, dada a maior estabilidade em meio ácido. A biodisponibilidade da penicilina V é de cerca de 60 a 70% e a meia-vida de eliminação é de cerca de 30 minutos.

O ajuste de dose das penicilinas G e V deve ser realizado de acordo com o *clearance* renal, conforme demonstrado na Tabela 2.

Aplicações clínicas

Uma das principais aplicações clínicas da penicilina G é no tratamento de infecções graves causadas por Streptococcus, como pneumonia, endocardite e meningite. Sua capacidade de atravessar a barreira hematoencefálica inflamada a torna especialmente útil no tratamento de meningites bacterianas. Também é utilizada no tratamento da sífilis, além de ser eficaz no tratamento de infecções por *Clostridium* spp., como tétano e gangrena gasosa. Seu uso é crucial em casos de infecções anaeróbicas graves, em que sua ação bactericida pode prevenir a progressão da infecção.

A penicilina V, por sua vez, tem uso pouco comum, por atingir baixos níveis séricos, tendo papel limitado clinicamente para tratar infecções leves a moderadas causadas por organismos sensíveis.

Entre as aplicações mais comuns de uso tanto da penicilina V quanto da penicilina G está o tratamento de infecções estreptocócicas, como a faringite estreptocócica (amigdalite), que é particularmente prevalente em crianças e adolescentes. A penicilina natural é eficaz na erradicação do *Streptococcus pyogenes*, o agente causador

TABELA 2 Ajuste de dose das penicilinas G e V de acordo com *clearance* renal

Clearance de creatinina[1]	Dose recomendada	
	Penicilina G (cristalina)	Penicilina V
ClCr > 50	500.000 a 4.000.000 U a cada 4 h	250 a 500 mg a cada 6 ou 8 h
ClCr 10 a 50	500.000 a 4.000.000 U a cada 8 h	
ClCr < 10	500.000 a 4.000.000 U a cada 12 h	
Hemodiálise intermitente	500.000 a 4.000.000 U a cada 12 h (dose após HD)	250 a 500 mg a cada 6 h (dose após HD)
Diálise contínua	1.000.000 a 4.000.000 U a cada 6 ou 8 h	Sem dados

[1]ClCr: *clearance* calculado com Crockoft-Gault.
Fonte: adaptada de Gilbert et al., 2022.

TABELA 3 Formulações da droga

Representante	Apresentação	Via de administração	Reconstituição	Diluição	Diluente	Tempo de infusão	Outros	Recomendações VO	SNE/SNG/GTT	Referências
Penicilina V (fenoximetilpenicilina potássica)	500.000 UI comprimido 400.000 U/5 mL suspensão oral frasco 60 mL (400.000 UI equivalente a 250 mg).	Oral	Suspensão oral: reconstituir o pó da suspensão adicionando água filtrada fria até a marca indicativa no frasco. A suspensão se mantém estável por 7 dias em temperatura ambiente e por 14 dias sob refrigeração	Não se aplica	Não se aplica	Não se aplica	1 mg de fenoximetilpenicilina corresponde a 1.695 UI (0,7 mEq de potássio = 250 mg de penicilina V = 400.000 UI). Verificar se o paciente é alérgico a penicilina ou cefalosporina (risco de reação cruzada)	Necessária apenas na disfunção renal grave, ou seja, pacientes com Cl creatinina < 10mg/min devem ter as doses administradas a cada 8 h. Pode ser administrada durante as refeições, entretanto se obtêm níveis sanguíneos mais elevados quando administrada antes das refeições, ou com o estômago vazio	Via sonda: administrar suspensão oral via sonda, separadamente da dieta enteral	Micromedex e bula do medicamento penicilina V oral e medicamentos de A a Z (2016/8)
Penicilina G procaína	400.000 UI frasco-ampola (300.000 UI de benzilpenicilina procaína + 100.000 UI de benzilpenicilina potássica)	Via intramuscular: profundamente no glúteo ou na coxa em adultos e apenas na coxa em crianças	Reconstituir o pó com 2 mL de água destilada	Não se aplica	Não se aplica	Não se aplica		Não se aplica	Não se aplica	Micromedex e bula do medicamento penicilina V oral e medicamentos de A a Z (2016/8)
Penicilina G potássica	5.000.000 UI frasco-ampola	Via intramuscular; intravenosa, intratcal, intra-articular e intrapleural	Via intramuscular Reconstituinte: água estéril para injeção Via intravenosa Reconstituinte: cloreto de sódio 0,9% ou glicose 5%	Volume: 50 a 100 mL; 1 a 2 L	Cloreto de sódio 0,9% ou glicose 5%	1 a 2 horas (produto diluído em 50 – 100 mL) 24 horas (produto diluído em 1 a 2 L) 15 a 30 minutos (crianças e neonatos)	pH após reconstituição: 6 a 8,5. osmolaridade em torno de 400 a 560 mOsmol/kg, portanto não é vesicante. Possui 1,7 mEq de potássio e 0,3 mEq de sódio para cada milhão de unidades	Não se aplica	Não se aplica	Micromedex, bula do medicamento de referência e *up to date*
Penicilina G Benzatina (benzilpenicilina)	1.200.000 UI pó para suspensão injetável 300.000 UI/mL frasco 4 mL suspensão injetável (1.200.000 UI/4 mL)	Via intramuscular	Reconstituir em água estéril para injetáveis em volume de 2 a 4 mL	Não se aplica	Não se aplica	Não se aplica	É uma penicilina de depósito que mantém níveis séricos baixos, mas relativamente constantes, durante 1 a 3 semanas	Não se aplica	Não se aplica	Micromedex e medicamentos de A a Z (2016/8)

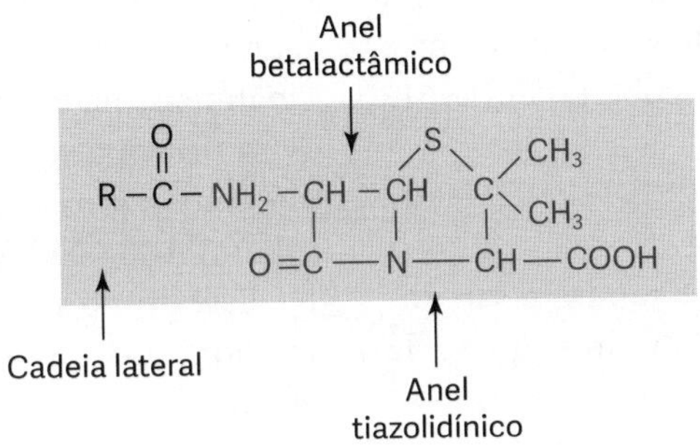

FIGURA 2 A estrutura base da penicilina.
Fonte: Castells et al., 2019.

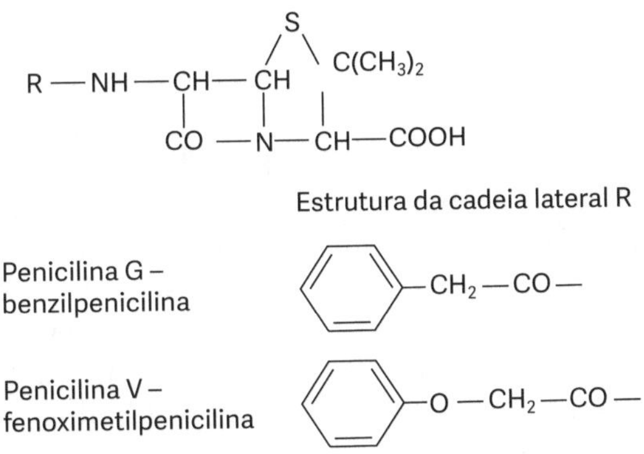

FIGURA 3 Penicilinas naturais.
Fonte: Castells et al., 2019.

dessa condição, ajudando a reduzir a incidência de complicações como a febre reumática.

A profilaxia de febre reumática recorrente é outra indicação importante das penicilinas naturais, especialmente em pacientes com história de febre reumática. A administração regular pode prevenir novos episódios e complicações associadas.

Por fim, podem ser utilizadas no tratamento de infecções odontogênicas graves e na prevenção de endocardite bacteriana em pacientes de alto risco submetidos a procedimentos odontológicos invasivos.

AMINOPENICILINAS (PENICILINAS COM ATIVIDADE OTIMIZADA CONTRA BACTÉRIAS GRAM-NEGATIVAS): AMOXICILINA E AMPICILINA

Breve história

As aminopenicilinas são um grupo de antibióticos betalactâmicos desenvolvidos na década de 1960. Elas são derivadas da penicilina G, mas são penicilinas semissintéticas compostas pela mudança da cadeia lateral, por meio da adição de um grupo amino

(NH2) à molécula de benzilpenicilina. As primeiras aminopenicilinas, a ampicilina e a amoxicilina, foram descobertas em 1961.

Mecanismo de ação

As aminopenicilinas também são antibióticos que atuam inibindo a síntese da parede celular bacteriana, assim como os demais betalactâmicos. A adição de um grupo amino (NH2) à molécula de benzilpenicilina confere a esse grupo um espectro de ação mais amplo, incluindo atividade melhorada contra bactérias Gram-negativas.

Espectro de ação

- Gram-positivos: boa atividade contra *Streptococcus* spp. e *Enterococcus* spp., porém ruim para *Staphylococcus* spp.
- Gram-negativos: atividade moderada contra enterobactérias que não apresentem betalactamases e *Haemophilus* spp. Não apresentam atividade contra *Pseudomonas* spp.
- Anaeróbios: atividade ruim.

Efeitos adversos

Semelhante ao das demais penicilinas, como descrito no início do capítulo, sem demais particularidades.

Farmacocinética e farmacodinâmica

As aminopenicilinas são geralmente bem absorvidas pelo trato gastrointestinal. A biodisponibilidade oral da amoxicilina é melhor do que a formulação oral da ampicilina. São amplamente distribuídas pelo corpo, inclusive no líquido cefalorraquidiano. Elas são excretadas pelos rins, principalmente na forma inalterada.

A principal diferença entre a ampicilina e a amoxicilina é a presença de um grupo amino na cadeia lateral da amoxicilina. Esse grupo amino confere à droga uma melhor absorção oral, o que a torna mais eficaz nessa apresentação, enquanto a ampicilina é mais indicada em apresentação endovenosa. Por outro lado, a ampicilina oral pode ter uma vantagem específica com relação à amoxicilina, a qual, pela boa absorção da formulação oral, acaba tendo menor concentração luminal intestinal, sendo de eficácia inferior à administração de ampicilina oral para infecções por *Shigella* spp.

A ampicilina pode ser administrada via oral, porém atualmente é utilizada nas formulações intravenosas, com a Tmáx de aproximadamente 2 horas, administrada nos intervalos de 4 a 6 horas. Já a amoxicilina é administrada exclusivamente via oral, com espectro de ação semelhante ao da ampicilina, ambas com as mesmas indicações, mas para infecções mais leves. Devido à maior absorção da amoxicilina, e menor concentração luminal intestinal, a amoxicilina tem eficácia inferior à administração de ampicilina oral para infecções por *Shigella* spp.

Aplicações clínicas

Por ampliar o espectro inicial das penicilinas naturais contra espécies de Gram-negativos, principalmente relacionados às enterobactérias, as aminopenicilinas são uma classe de antibióticos betalactâmicos usados para tratar uma variedade de infecções bacterianas.

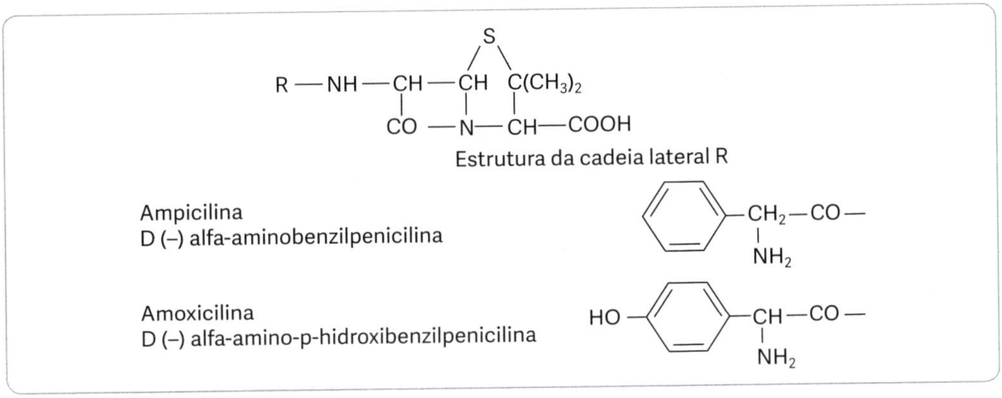

FIGURA 4 Aminopenicilinas.

Fonte: Castells et al., 2019.

TABELA 4 Parâmetros farmacológicos das aminopenicilinas (ampicilina e amoxicilina)

	Ampicilina	Amoxicilina
Meia-vida média	1:30 h	1:30 h
Biodisponibilidade por via oral/intramuscular	30 a 50%	74 a 92%
Eliminação	Renal	Renal
Parâmetro PK/PD	Tempo acima da concentração inibitória mínima	
Ligação proteica	18 a 22%	17 a 20%
Volume de distribuição	Baixo	Baixo
Nível terapêutico no sistema nervoso central	Sim	Sim (se aplicação endovenosa)
Uso na gravidez	Categoria C	Categoria B
Uso na lactação	Autorizado	Autorizado
Ajuste hepático	Não	Não
Ajuste renal	Sim	Sim
Ajuste à obesidade	Sem dados	Sem dados

Fonte: adaptada de Gilbert et al., 2022.

TABELA 5 Ajuste de dose da ampicilina e amoxicilina de acordo com *clearance* renal

Clearance de creatinina[1]	Dose recomendada	
	Ampicilina	Amoxicilina
ClCr > 50	1 a 2 g a cada 4 ou 6 h	500 mg a cada 8 h ou 875 mg a cada 12 h
ClCr 30 a 49	1 a 2 g a cada 6 ou 8 h	500 mg a cada 8 h ou 875 mg a cada 12 h
ClCr 10 a 29	1 a 2 g a cada 8 ou 12 h	250 a 500 mg a cada 12 h
ClCr < 10	1 a 2 g a cada 12 h	250 a 500 mg a cada 24 h
Hemodiálise intermitente	1 a 2 g a cada 12 h (dose após HD)	250 a 500 mg a cada 24 h (dose após HD)
Diálise contínua	1 a 2 g a cada 8 ou 12 h	250 a 500 mg a cada 8 a 12 h

[1]ClCr: *clearance* calculado com Crockoft-Gault.

Fonte: adaptada de Gilbert et al., 2022.

TABELA 6 Formulações da droga

Representante	Apresentação	Via de administração	Reconstituição	Diluição	Diluente	Tempo de infusão	Outros	Recomendações VO	SNE/SNG/GTT	Referências
Amoxicilina	500 mg cápsula 875 mg comprimido revestido 80 mg/mL suspensão oral – frasco 100 mL 125 mg/5 mL suspensão oral – frasco 150 mL 250 mg/5 mL suspensão oral – frasco 150 mL 500 mg/5 mL suspensão oral – frasco 150 mL 50 mg/mL suspensão oral – frasco 150 mL	Via oral	Não se aplica	Não se aplica	Não se aplica	Não se aplica	Cada grama de amoxicilina sódica contém 3,3 mmol de sódio	Pode ser administrada com ou sem alimentos. A suspensão oral pode ser misturada em leite, sucos, pudins e água para uso imediato. Conservação: manter em temperatura ambiente. Preparo da suspensão oral: após reconstituição com água fria (até a marca no frasco), a suspensão é quimicamente estável por 14 dias sob refrigeração ou à temperatura ambiente	Via sonda: os comprimidos podem ser dispersos em água para uso imediato. Recomenda-se que, via sonda, a suspensão oral seja administrada, rediluindo-se em volume adequado de água. No momento da administração: pausar a dieta enteral, irrigar a sonda com 10 a 30 mL de água, administrar o medicamento e, ao término, irrigar novamente a sonda com água. Se o paciente receber mais de um medicamento, administrar um de cada vez, sempre irrigando a sonda com água (5 a 10 mL) entre as administrações	Medicamentos de A a Z (2016/2018)
Ampicilina	500 mg cápsula gel dura 50 mg/mL pó suspensão oral 60 mL comprimido de 500 ou 1.000 mg; comprimidos de 500 mg; frasco-ampola com 100, 500 ou 1.000 mg; suspensão oral com 50 mg/mL de 60 ou 150 mL	Via intravenosa e intramuscular e oral	Reconstituir o pó com 5 mL (500 mg) e 10 mL (1 g) de SF 0,9% ou água destilada	Via intravenosa: *Bolus*: diluir a dose em 5-10 mL. Infusão intermitente: diluir a dose em 100 mL. Concentração máxima de 30 mg/mL Via intramuscular: 2-3 mL	Intravenoso: SF 0,9% ou SG 5%	Via intravenosa: *Bolus*: de 3 a 5 min Infusão intermitente: de 15 a 30 min	pH após reconstituição varia de 8,8 a 9,3. Soluções com 100 mg/mL apresentam osmolaridade de aproximadamente 600 mOsmol/kg. 1 g de ampicilina contém 2,7 mEq de sódio. A solução para infusão IV é mais estável em SF 0,9% por 8 h, em temperatura ambiente, ou 48 h, sob refrigeração; em SG 5%, é estável por 2 h, em temperatura ambiente	Via oral: administrar com o estômago vazio, 1 h antes das refeições ou 2 h após. A suspensão oral, reconstituída com água fria, é quimicamente estável por 7 dias, em temperatura ambiente, ou 14 dias, sob refrigeração	Via sonda: preferencialmente administrar a suspensão oral via sonda. Também, pode-se abrir as cápsulas e dispersar o pó em água para uso imediato. No momento da administração: pausar a dieta enteral o maior tempo possível, irrigar a sonda com 10 a 30 mL de água, administrar o medicamento e, ao término, irrigar novamente a sonda com água. Se o paciente receber mais de um medicamento, administrar um de cada vez, sempre irrigando a sonda com água (5 a 10 mL) entre as administrações	Medicamentos de A a Z (2016/2018)

As aplicações clínicas das aminopenicilinas incluem:

1. Infecções do trato respiratório: superior, como sinusite, otite média e bronquite; e inferior, como pneumonia.
2. Infecções do trato urinário: cistite e pielonefrite, por exemplo.
3. Infecções da pele e dos tecidos moles: celulite e abscessos, por exemplo.
4. Outras infecções: meningite, endocardite e infecção do trato digestivo, por exemplo.

PENICILINAS COM ATIVIDADE ANTI-PENICILINASES (PENICILINAS ANTIESTAFILOCÓCICAS): OXACILINA, NAFCILINA, METICILINA, CLOXACILINA, FLUCLOXACILINA E DICLOXACILINA

Breve história

Em 1959, um marco essencial na história dos antibióticos foi alcançado com a criação da meticilina, a primeira penicilina semissintética resistente à ação das penicilinases. Em seguida, a nafcilina e a oxacilina foram desenvolvidas e patenteadas, com suas variações, como cloxacilina, dicloxacilina e flucloxacilina. Esses avanços representaram uma revolução no tratamento de infecções estafilocócicas, oferecendo alternativas eficazes contra cepas resistentes.

No Brasil, a única penicilina antiestafilocócica disponível é a oxacilina.

Mecanismos de ação

Apresentam um mecanismo de ação semelhante ao das demais penicilinas, porém as penicilinas dessa categoria resistem à hidrólise dos anéis betalactâmicos pelas enzimas penicilinase, pois possuem uma estrutura química modificada que impede a penicilinase de inativá-las. Especificamente, essas penicilinas têm cadeias laterais volumosas que protegem o anel betalactâmico da degradação enzimática. Isso permite que elas permaneçam ativas e se liguem às proteínas ligadoras de penicilina (PBP) nas bactérias. Embora ainda sejam a opção primária para infecções graves de origem comunitária, seu uso tem sido limitado pelo surgimento de resistência. Após um uso significativo na prática clínica, algumas cepas de *S. aureus* começaram a expressar uma PBP de baixa afinidade (PBB 2a, via gene mecA), conferindo resistência a todos os betalactâmicos, exceto formulações modernas de cefalosporinas, como ceftaroline ou ceftobiprole. Essas cepas, denominadas MRSA (*Staphylococcus aureus* resistente à meticilina), tornaram-se altamente prevalentes, principalmente em infecções associadas à assistência em saúde (IRAS). Importante ressaltar que infecções estafilocócicas sensíveis a penicilinas têm uma morbimortalidade muito inferior (2 a 3 vezes) quando tratadas com penicilinas, em comparação com vancomicina.

Espectro de ação

- Gram-positivos: *Streptococcus* spp. e *Staphylococcus* spp.
- Gram-negativas: sem ação.
- Anaeróbias: sem ação.

Efeitos adversos

Semelhante ao das demais penicilinas, como descrito no início do capítulo, sem outras particularidades.

Farmacocinética e farmacodinâmica

A oxacilina, a única droga dessa classe oferecida no Brasil, está disponível exclusivamente em formulação intravenosa. A oxacilina se conecta às proteínas séricas, principalmente à albumina, em uma taxa que varia de 90 a 94%. É distribuída para diversos líquidos do corpo, como o sinovial, pleural e pericárdico, bile, escarro, pulmões e ossos. Entretanto, após a administração de doses comuns, quantidades mínimas de oxacilina são detectadas nos fluidos cerebroespinhal e ascítico (exceto se inflamados).

Em adultos com função renal normal, a meia-vida sérica da oxacilina varia de 0,3 a 0,8 hora. A oxacilina é parcialmente metabolizada; alguns metabólitos mantêm atividade antimicrobiana, enquanto outros são inativos. Tanto a oxacilina quanto seus metabólitos são prontamente eliminados pela urina pela secreção tubular e filtração glomerular. A oxacilina também é excretada na bile e não é removida por diálise.

Embora não haja recomendação específica para ajustes com base na função renal ou hepática, é crucial ter uma atenção especial aos eventos adversos em pacientes com disfunções nesses órgãos.

Aplicações clínicas

A oxacilina é recomendada para o tratamento de infecções causadas por *Staphylococcus aureus* sensíveis à meticilina (MSSA),

TABELA 7 Parâmetros farmacológicos da oxacilina

Meia-vida média	0,5 a 0,7 h
Biodisponibilidade por via oral/intramuscular	Não se aplica (droga endovenosa)
Eliminação	Renal
Parâmetro PK/PD	Tempo acima da concentração inibitória mínima
Ligação proteica	90 a 94%
Volume de distribuição	Baixo
Nível terapêutico no sistema nervoso central	Sim, se uso de dose elevada
Uso na gravidez	Categoria B
Uso na lactação	Sem dados (evitar uso)
Ajuste hepático	Não (considerar monitorização de pacientes com disfunção hepática por maior risco de evento adverso)
Ajuste renal	Não (considerar monitorização de pacientes com disfunção renal por maior risco de evento adverso)
Ajuste à obesidade	Sem dados

Fonte: adaptada de Gilbert et al., 2022.

TABELA 8 Ajuste de dose da oxacilina de acordo com *clearance* renal

Clearance de creatinina[1]	Dose recomendada
Sem ajuste	2 g a cada 4 h

[1]ClCr: *clearance* calculado com Crockoft-Gault.
Fonte: adaptada de Gilbert et al., 2022.

assim como infecções decorrentes de *Staphylococcus* coagulase negativos com suscetibilidade à oxacilina. Sua aplicação abrange diversas síndromes clínicas provocadas por esses agentes:

- Infecções de pele e tecidos moles: celulite, impetigo, erisipela e furunculose.
- Infecções ósseas e articulares: osteomielite e pioartrite.
- Infecções respiratórias: pneumonia.
- Infecções sanguíneas: bacteremia.

TABELA 9 Formulações disponíveis

Representante	Apresentação	Via de administração	Reconstituição	Diluição	Diluente	Tempo de infusão	Outros	Recomendações VO	SNE/SNG/GTT	Referências
Oxacilina	500 mg pó liofilizado para solução injetável	Via intravenosa e intramuscular	Intramuscular: reconstituir 500 mg com 3 mL de AD ou SF 0,9% Intravenoso: reconstituir com 5 mL de AD ou SF 0,9%	*Bolus*: diluir a dose em SF 0,9% ou SG 5% concentração máxima 100 mg/mL administrada a partir de 10 min Intravenoso/intermitente: diluir a dose em 50 a 100 mL de SF 0,9% ou SG 5% concentração máxima 40 mg/mL administrar em 15 a 30 min	SG 5% ou SF 0,9%	*Bolus*: a partir de 10 min; intravenoso 15 a 30 min	Durante a administração endovenosa, se houver dor ou irritação local, aumentar o tempo de infusão para 1 h	Não se aplica	Não se aplica	Medicamentos de A a Z (2016/2018); bulário

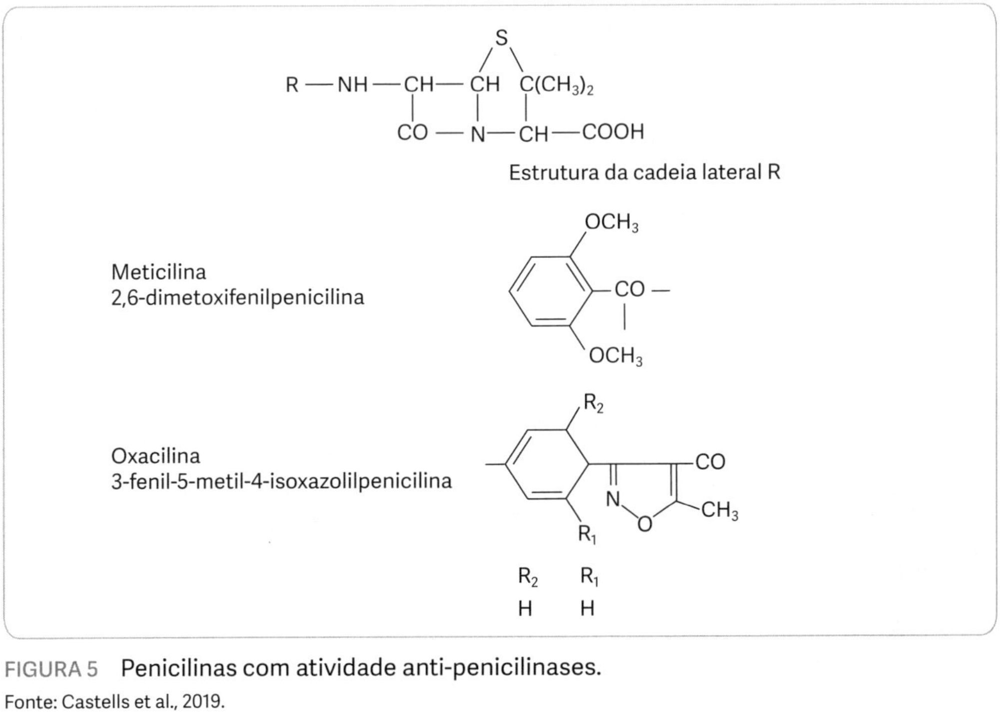

FIGURA 5 Penicilinas com atividade anti-penicilinases.

Fonte: Castells et al., 2019.

UREIDOPENICILINAS E CARBOXIPENICILINAS (PENICILINAS COM ESPECTRO AMPLIADO CONTRA BACTÉRIAS GRAM-NEGATIVAS): PIPERACILINA, AZLOCILINA, MEZLOCILINA, CARBENICILINA E TICARCILINA

Breve história

Com o avanço da medicina na primeira metade do século XX, em especial com a modernização dos hospitais, houve também o advento de infecções por bactérias Gram-negativas intrinsecamente resistentes às aminopenicilinas, em especial a *Pseudomonas aeruginosa*, um Gram-negativo não fermentador, que passou então a ser um importante patógeno relacionado a IRAS. Dessa maneira, houve a necessidade de produção de compostos com espectro ainda mais amplo que os já utilizados anteriormente. Nesse intuito, foram formulados novos compostos na década de 1970, em especial a cabernicilina, a ticarcilina e a piperacilina. Esses antibióticos mantêm o espectro de ação contra Gram-positivos semelhantes às aminopenicilinas, porém ampliados em relação a Gram-negativos, incluindo bactérias não fermentadoras como a *Pseudomonas aeruginosa*.

Atualmente, só a piperacilina (ureidopenicilina) está disponível para uso clínico, em associação com o inibidor de betalactamases tazobactam.

Mecanismos de ação

Os mecanismos de ação são semelhantes ao das aminopenicilinas e demais betalactâmicos, por atuação em PBP. No entanto, as ureidopenicilinas e carboxipenicilinas têm melhor atividade contra Gram-negativos que as aminopenicilinas por duas razões principais:

- Maior estabilidade às betalactamases: têm um grupo amino na cadeia lateral que se liga às betalactamases, impedindo que essas enzimas as degradem.
- Melhor penetração na parede celular: têm uma cadeia lateral mais hidrofílica que as aminopenicilinas. Isso permite que penetrem melhor na parede celular das bactérias Gram-negativas, que é mais lipídica do que a parede celular das bactérias Gram-positivas.

Com relação à possível ocorrência de mecanismos de resistência, a expressão de genes de resistência de amplo espectro contra betalactâmicos (ESBL e/ou AmpC) impacta diretamente sobre a eficácia da piperacilina, mesmo no uso combinado com o tazobactam, o que desencoraja o uso do antibiótico caso haja expressão de alguns desses genes, mesmo que o antibiograma demonstre sensibilidade.

Espectro de ação

- Gram-positivos: boa atividade contra *Streptococcus* spp. e *Enterococcus* spp., porém espectro de atividade ruim para *Staphylococcus* spp.
- Gram-negativos: atividade moderada contra enterobactérias intestinais e *Haemophilus* spp. O grande ganho desse grupo de penicilinas está relacionado ao espectro de atividade contra *Pseudomonas* spp.
- Anaeróbios: atividade ruim.

Piperacilina

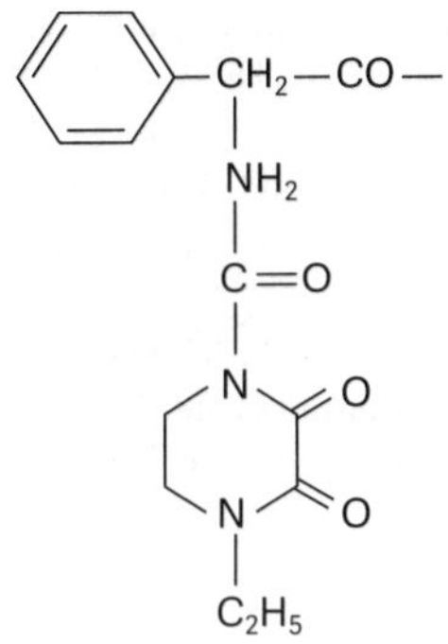

FIGURA 6 Ureidopenicilinas.
Fonte: Castells et al., 2019.

Efeitos adversos

A piperacilina é um antibiótico betalactâmico geralmente bem tolerado, com poucos efeitos adversos, sendo os gastrointestinais os mais comuns, como náusea, vômitos e diarreia. Reações alérgicas graves, como anafilaxia, são raras. A injúria renal aguda pode ocorrer com o uso do antibiótico.

Farmacocinética e farmacodinâmica

A piperacilina é rapidamente absorvida após a administração intravenosa, com concentrações plasmáticas máximas atingidas em 30 a 60 minutos. É amplamente distribuída pelo corpo, incluindo o líquido cefalorraquidiano, e é excretada pelos rins, principalmente na forma inalterada. Porém, em seu uso clínico, sempre será administrada em conjunto com o inibidor de betalactamase tazobactam.

Aplicações clínicas

A ticarcilina não tem uso clínico na atualidade e a piperacilina, para fins de aplicações clínicas, sempre será usada em conjunto com o inibidor de betalactamase tazobactam. O tema é mais bem explorado no Capítulo 6 – Inibidores de betalactamases.

Formulações da droga

Apenas a piperacilina, em combinação com o tazobactam.

REFERÊNCIAS

Barker C, Germovsek E, Sharland M. What do I need to know about penicillin antibiotics? Arch Dis Child Educ Pract Ed. 2017;102(1):44-50.

Bendiner E. Alexander Fleming: player with microbes. Hosp Pract (Off Ed). 1989;24(2):283-5, 290, 293-6 passim.

Broderick MP, Hansen CJ, Russell KL, Kaplan EL, Blumer JL, Faix DJ. Serum penicillin G levels are lower than expected in adults within two weeks of administration of 1.2 million units. PLoS One. 2011;6(10): e25308.

Brogden RN, Heel RC, Speight TM, Avery GS. Ticarcillin: a review of its pharmacological properties and therapeutic efficacy. Drugs. 1980;20(5):325-52.

Brunton L, Bjorn CK. Goodman & Gilman's the pharmacological basis of therapeutics. 14.ed. New York: McGraw Hill; 2022.

Castells M, Khan DA, Phillips EJ. Penicillin allergy. N Engl J Med. 2019;381(24):2338-51.

Gilbert DN, Chambers HF, Saag MS, Pavia AT, Boucher HW, et al. The Sanford guide to antimicrobial therapy 2022. Sperryville: Antimicrobial Therapy, Inc.; 2022.

Levison M, Levison J. Pharmacokinetics and pharmacodynamics of antibacterial agents. Infect Dis Clin North Am. 2009;23(4):791-815.

McConeghy KW, Bleasdale SC, Rodvold KA. The empirical combination of vancomycin and a beta-lactam for Staphylococcal bacteremia. Clin Infect Dis. 2013;57(12):1760-5.

Neu HC. Carbenicillin and ticarcillin. Med Clin North Am. 1982;66(1):61-77.

Olsen JE, Christensen H, Aarestrup FM. Diversity and evolution of blaZ from Staphylococcus aureus and coagulase-negative staphylococci. J Antimicrob Chemother. 2006;57(3):450-60.

Tamma PD, Aitken SL, Bonomo RA, Mathers AJ, van Duin D, Clancy CJ. Infectious Diseases Society of America Antimicrobial-Resistant Treatment Guidance: Gram--Negative Bacterial Infections. Clin Infect Dis. 2023:ciad 428. doi: 10.1093/cid/ciad428. Online ahead of print.

4

Cefalosporinas

Maria Luísa do Nascimento Moura
Gisela Serra Rodrigues Costa

Breve história

Cefalosporinas são antibióticos semissintéticos da família dos betalactâmicos, que compartilham em posição central de sua estrutura molecular um anel de 4 carbonos – o anel betalactâmico. Essa classe de betalactâmicos foi introduzida para uso clínico na década de 1960, tendo algumas vantagens quando comparada com outros antimicrobianos da época, como as sulfas e aminoglicosídeos, sendo elas:

- Poucos efeitos adversos.
- Amplo espectro de atividade.
- Bom perfil farmacocinético.

Desde então, houve uma significativa evolução na criação e aplicações dessas drogas, sendo hoje uma das classes de antimicrobianos mais utilizadas em todo o planeta.

Mecanismos de ação

Assim como os demais antibióticos betalactâmicos, atuam inibindo a síntese da parede celular bacteriana, a partir da ligação às proteínas ligadoras de penicilina (PBP).

As cefalosporinas são classificadas em diferentes gerações, cada uma com um espectro de atividade distinto, conforme veremos a seguir.

Espectro de ação

Varia conforme a geração da cefalosporina, como veremos nos subcapítulos a seguir. Em geral, a primeira e segunda gerações possuem maior atividade contra Gram-positivos, enquanto a terceira possui maior atividade para Gram-negativos. Exceção a essa regra ocorre na quarta geração, com a cefepima, que possui amplo espectro para Gram-positivos e Gram-negativos – e os últimos membros da classe cujas características bastante peculiares abordaremos ao final deste capítulo: cefalosporinas anti-MRSA e cefalosporina siderófora.

Efeitos adversos

Possuem poucos efeitos adversos, como os demais antimicrobianos betalactâmicos.

- Hipersensibilidade e reações alérgicas ocorrem em 1 a 3% dos pacientes com *rash* maculopapular, urticária, prurido,

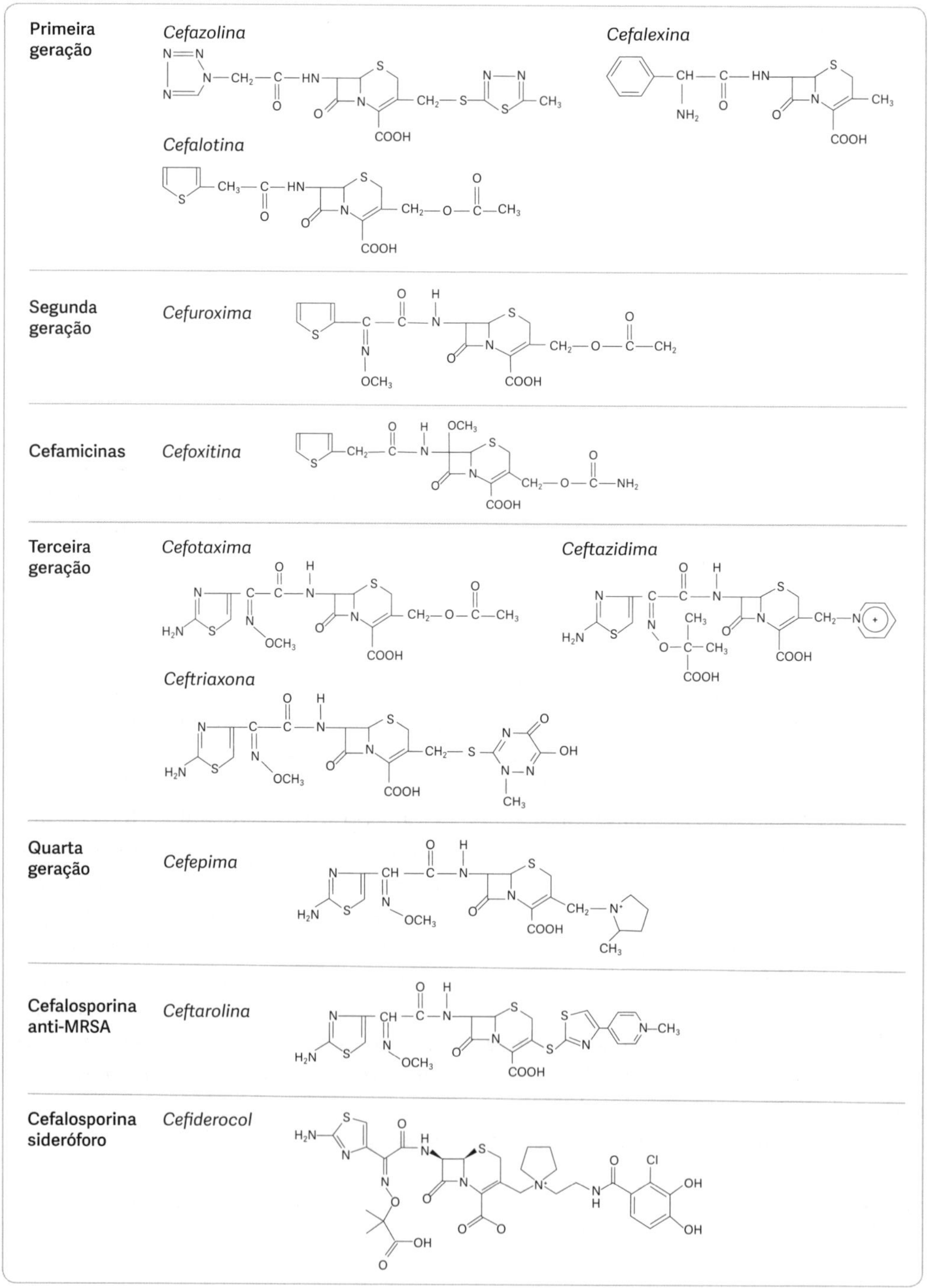

FIGURA 1 **Classificação e estruturas moleculares das cefalosporinas.**

MRSA: *Staphylococcus aureus* resistente à meticilina.
Fonte: adaptada de Bennett et al., 2019.

febre relacionada a droga, angioedema e anafilaxia (muito rara, < 0,02%). Alergia à penicilina/amoxicilina muito raramente desencadeia reação cruzada.

- Alterações hematológicas: eosinofilia (1 a 10%), citopenias raramente (< 1 a 3%), plaquetopenia, neutropenia, anemia hemolítica (< 1%), *Coombs* positivo em 3% por reação cruzada sem anemia hemolítica.
- Alterações de trato gastrointestinal: náuseas, vômitos, anorexia ou diarreia ocasional.
- Alterações neurológicas: muito raramente pode ocorrer encefalopatia e convulsões (< 1%) em pacientes com insuficiência renal.
- Alterações renais: nefrite intersticial (< 1%).

Farmacocinética e farmacodinâmica

Cefalosporinas são moléculas polares, hidrofílicas e estáveis à temperatura ambiente, facilitando seu uso em terapia infusional extra-hospitalar. As cefalosporinas de primeira geração são drogas de boa absorção via oral e têm meia-vida variável. Em contraste com outros betalactâmicos, as preparações orais de cefalosporinas apresentam estabilidade em meio ácido do trato gastrointestinal alto e são ativamente absorvidas no intestino delgado. Melhor absorção em jejum das apresentações orais.

A distribuição das cefalosporinas se dá por ligação a proteínas plasmáticas. Elas apresentam boa penetração tissular, atingindo concentrações terapêuticas em pele e partes moles, parênquima pulmonar, pleura, biliar, fluido sinovial e rins. As cefalosporinas de primeira geração são contraindicadas para tratamento de infecções no sistema nervoso central (SNC), pois, por não serem capazes de atravessar a barreira hematoencefálica, não ocorrem concentrações adequadas no SNC. Em gestantes, há alta concentração no líquido amniótico. Em geral, as cefalosporinas possuem ação bactericida no meio extracelular e não são recomendadas para tratamento de agentes intracelulares, pois não atingem níveis terapêuticos para a maioria dos patógenos.

Em sua grande maioria, serão excretadas na forma ativa por via renal.

Aplicações clínicas

As cefalosporinas são uma classe de antibióticos betalactâmicos amplamente utilizada em virtude de seu amplo espectro de ação e eficácia contra várias infecções bacterianas. As suas aplicações clínicas mudarão conforme a geração (vide Figura 1) e serão abordadas a seguir.

CEFALOSPORINAS DE PRIMEIRA GERAÇÃO: CEFAZOLINA, CEFADROXILA, CEFALOTINA E CEFALEXINA

Breve história

As cefalosporinas de primeira geração foram desenvolvidas como uma classe de antibióticos betalactâmicos derivados do fungo *Cephalosporium acremonium*. O desenvolvimento dessas drogas começou nos anos 1940 e 1950, com a descoberta inicial da cefalosporina C, que apresentou atividade antibacteriana significativa e resistência a algumas betalactamases, enzimas que destroem a penicilina.

A cefalotina, o primeiro antibiótico da classe das cefalosporinas de primeira geração, foi introduzida na década de 1960. Sua estrutura foi modificada para melhorar a estabilidade e aumentar a eficácia contra bactérias Gram-positivas e algumas Gram-negativas.

Mecanismo de ação

Semelhante ao das demais cefalosporinas, conforme descrito no início do capítulo.

Espectro de ação

- Gram-positivos: atividade antimicrobiana contra cocos Gram-positivos aeróbios como *Staphylococcus aureus* sensível a oxacilina (MSSA) e *Streptococcus* spp. Não possuem atividade contra *Enterococcus* spp., *Staphylococcus aureus* resistente à oxacilina e *Listeria* spp.
- Gram-negativos: atividade antimicrobiana moderada para bacilos Gram-negativos entéricos multissensíveis, como *Escherichia coli, Klebsiella* spp. e *Proteus mirabilis.* Não possuem atividade contra *Pseudomonas* spp.
- Anaeróbicos: sem ação.

Efeitos adversos

Semelhantes aos das demais cefalosporinas, conforme descrito no início do capítulo.

Farmacocinética e farmacodinâmica

Poucas cefalosporinas sofrem metabolização; grande parte é excretada em sua forma ativa por via renal. A cefalotina da primeira geração é uma exceção e sofre metabolismo hepático por desacetilação em cerca de 30%, dando origem a metabólito inativo, o que não ocorre com as demais cefalosporinas de primeira geração. A excreção das cefalosporinas de primeira geração ocorre principalmente em sua forma de droga ativa por via renal – filtração e secreção tubular. Nesse contexto, pacientes com disfunção renal devem ter doses corrigidas para algumas cefalosporinas, e devem também ser administradas novas doses após hemodiálise, pois são drogas facilmente removidas por membranas de hemofiltração, o que não ocorre em diálise peritoneal (Tabelas 1 e 2).

TABELA 1 Parâmetros farmacológicos da cefazolina, cefadroxila e cefalexina

	Cefazolina	Cefadroxila	Cefalexina
Meia-vida média	2 h	1:30 h	1 h
Biodisponibilidade VO/IM	Não se aplica (droga IV)	90% (VO)	80-95% (VO)
Eliminação	Renal		
Parâmetro PK/PD	Tempo acima de CIM		
Ligação proteica	73 a 87%	20%	5 a 15%
Volume de distribuição	Baixo		
Nível terapêutico no sistema nervoso central	Não		
Uso na gravidez	Categoria B		
Uso na lactação	Baixo risco		
Ajuste hepático	Não	Sem dados	Não
Ajuste renal	Sim		
Ajuste à obesidade	Sim (na profilaxia cirúrgica de pacientes acima de 120 kg, infusão de 3.000 mg)	Sem dados	Sem dados

CIM: concentração mínima inibitória; IM: intramuscular; IV: intravenoso; VO: via oral.
Fonte: adaptada de Gilbert et al., 2022.

TABELA 2 Ajuste de dose da cefazolina, cefadroxila e cefalexina de acordo com *clearance* renal

Clearance de creatinina[1]	Dose recomendada		
	Cefazolina	Cefadroxila	Cefalexina
ClCr ≥ 50	1.000 a 2.000 mg a cada 8 h	500 a 1.000 mg a cada 12 h	500 mg a cada 6 h
ClCr 10 a 50	500 a 2.000 mg a cada 8 ou 12 h	500 a 1.000 mg a cada 24 h	500 mg a cada 12 h
ClCr < 10	500 a 1.000 mg a cada 24 h	500 a 1.000 mg a cada 24 h	250 mg a cada 12 h
Hemodiálise intermitente[1]	500 a 1.000 mg a cada 24 h (após HD)	500 mg após HD	500 mg após HD
Diálise peritoneal	500 mg a cada 12 h	500 mg a cada 24 h	500 mg a cada 12 h
Diálise contínua	1.000 a 2.000 mg a cada 12 h	Sem dados	Sem dados

[1]ClCr: *clearance* calculado com Crockoft-Gault.
HD: hemodiálise.
Fonte: adaptada de Gilbert et al., 2022.

Aplicações clínicas

- Profilaxia de procedimentos cirúrgicos como monoterapia ou combinação com outra droga (p. ex., cefazolina + metronidazol para cirurgias de trato gastrointestinal).
- Infecções de pele e partes moles não complicadas, faringites (atentar ao uso em outras infecções de trato respiratório alto por causa da não cobertura de *H. influenzae* e *M. catarrhalis*), osteomielites e outras infecções por Gram-positivos de origem comunitária (*Streptococcus pyogenes*, *Streptococcus pneumoniae* e MSSA).
- Alternativa para infecções do trato urinário baixo – cistite.
- Cefazolina para infecções graves por MSSA, principalmente em pacientes alérgicos a penicilinas.

Formulações da droga

As cefalosporinas de primeira geração possuem formulações endovenosas (EV) e orais (VO).

TABELA 3 Cefazolina

Representante	Apresentação	Via de administração	Reconstituição	Diluição	Diluente	Tempo de infusão	Outros	Recomendações VO	SNE/SNG/GTT	Referências
Cefazolina	1 g em pó liofilizado solução injeção	IV e IM	Adicionar 5 a 10 mL AD ao pó liofilizado, para IM adicionar 2 a 4 mL de AD ao pó liofilizado	*Bolus*: concentração máxima 100 mg/mL IV: diluir 50 a 100 mL de SG 5% ou SF 0,9%, concentração máxima 20 mg/mL	SG 5% ou SF 0,9%	*Bolus*: administrar 3 a 5 min. Via IV: administrar 30 a 60 min	Possui 2 mEq de sódio/g; após diluição, solução incolor a amarela	Não se aplica	Não se aplica	Medicamentos de A a Z (2016/2018); bulário

AD: água destilada; IM: intramuscular; IV: intravenoso; SF: soro fisiológico; SG: soro glicosado; SNE/SNG/GTT: sonda nasoenteral/nasogástrica/gastrostomia; VO: via oral.

TABELA 4 Cefalotina

Representante	Apresentação	Via de administração	Reconstituição	Diluição	Diluente	Tempo de infusão	Outros	Recomendações VO	SNE/SNG/GTT	Referências
Cefalotina	1 g em pó para solução injetável	IM e IV	IM: 5 mL AD; caso não dissolva totalmente, acrescentar 500 mL do diluente IV: 10 mL de AD	100 mL de SF 0,9% ou SG5%	SF 0,9% ou SG 5%	IM: injetar em grande massa muscular. Em adultos, nas nádegas (quadrante superior externo); em crianças, na face lateral da coxa. IV direto: injetar na veia durante 3 a 5 min. IV: infundir durante 30 min	A solução reconstituída e/ou diluída pode sofrer ligeira alteração de cor (escurecer de incolor a amarelo-claro), especialmente quando armazenada em temperatura ambiente (15 a 30 °C). Essa ligeira mudança de cor da solução não altera a potência do medicamento	Não se aplica	Não se aplica	Bulário eletrônico

AD: água destilada; IM: intramuscular; IV: intravenoso; SF: soro fisiológico; SG: soro glicosado; SNE/SNG/GTT: sonda nasoenteral/nasogástrica/gastrostomia; VO: via oral.

TABELA 5 Cefadroxila

Representante	Apresentação	Via de administração	Reconstituição	Diluição	Diluente	Tempo de infusão	Outros	Recomendações VO	SNE/SNG/GTT	Referências
Cefadroxila	500 mg cápsula 100 mg/mL pó para suspensão oral 50 mg/L pó para suspensão oral	VO	Preparo suspensão: adicionar água filtrada até a marca indicada no frasco, agitar levemente e aguardar alguns instantes. Verificar se a água ficou na marca indicada no frasco; se não, completar com mais água	Não se aplica	Água filtrada	Não se aplica	Não é recomendado o uso de cápsulas em crianças menores de 12 anos. Nestes pacientes recomenda-se utilizar suspensão oral	Pode ser administrado com alimentos, leite e fórmulas infantis	Por esta via dar preferência para suspensão e, se necessário, pode-se misturar água fria para diminuir a viscosidade do líquido. Administrar separado da dieta enteral	Medicamentos de A a Z (2016/2018); bulário

SNE/SNG/GTT: sonda nasoenteral/nasogástrica/gastrostomia; VO: via oral.

TABELA 6 Cefalexina

Representante	Apresentação	Via de administração	Reconstituição	Diluição	Diluente	Tempo de infusão	Outros	Recomendações VO	SNE/SNG/GTT	Referências
Cefalexina	500 mg comprimido revestido 1 g comprimido revestido 50 mg/mL em pó para suspensão oral 100 mL	VO	Preparo suspensão: adicionar água filtrada até a marca indicada no frasco, agitar levemente e aguardar alguns instantes. Verificar se a água ficou na marca indicada do frasco; se não, completar com mais água	Não se aplica	Não se aplica	Não se aplica	Não se aplica	VO: administrar preferencialmente, em jejum (1 h antes ou 2 h após as refeições), pois há interação com alimentos; se caso de dor gastrointestinal, administrar junto com alimentos. Se houver problemas de deglutição, as cápsulas podem ser abertas e o pó pode ser dissolvido em 10 mL de água filtrada para uso imediato	Via sonda: preferir suspensão oral, pode-se misturar em água para diminuir a viscosidade. Os comprimidos podem ser dispersos em água (possível risco de obstrução), preferencialmente, abrir as cápsulas e dissolver o pó em quantidade adequada de água. Administrar separado da dieta enteral.	Medicamentos de A a Z (2016/2018); bulário

SNE/SNG/GTT: sonda nasoenteral/nasogástrica/gastrostomia; VO: via oral.

CEFALOSPORINAS DE SEGUNDA GERAÇÃO: CEFUROXINA, ACETIL-CEFUROXIMA E CEFACLOR

Breve história

As cefalosporinas de segunda geração foram desenvolvidas na década de 1970 como uma evolução das cefalosporinas de primeira geração, visando melhorar a atividade contra bactérias Gram-negativas e anaeróbias, mantendo a eficácia contra bactérias Gram-positivas. Elas surgiram em resposta à necessidade de antibióticos com espectro de ação mais amplo e maior resistência à degradação por betalactamases.

A cefuroxima foi uma das primeiras cefalosporinas de segunda geração a ser introduzida. Destacou-se pela a eficácia no tratamento de infecções respiratórias, infecções do trato urinário e em profilaxia cirúrgica, sendo notável por sua capacidade de atravessar a barreira hematoencefálica e possível uso no tratamento de meningite bacteriana.

Mecanismo de ação

Semelhante ao das demais cefalosporinas, conforme descrito no início do capítulo.

Espectro de ação

- Gram-positivos: atividade antimicrobiana contra cocos Gram-positivos aeróbios como MSSA e *Streptococcus* spp. Não possuem atividade contra *Enterococcus* spp., *Staphylococcus aureus* resistente à meticilina (MRSA) e *Listeria* spp.
- Gram-negativos: atividade antimicrobiana moderada para bacilos Gram-negativos entéricos multissensíveis como *Escherichia coli*, *Klebsiella* spp. e *Proteus mirabilis*. Ação antimicrobiana melhorada para cocos e bacilos Gram-negativos (*Neisseria* spp., *Haemophilus* spp. e *M. catarrhalis*). Não possuem atividade contra *Pseudomonas* spp.
- Anaeróbicos: sem ação.

Efeitos adversos

Semelhante ao das demais cefalosporinas, conforme descrito no início do capítulo.

Farmacocinética e farmacodinâmica

As cefalosporinas de segunda geração possuem apresentações orais e parenterais. As apresentações orais não esterificadas, em geral, apresentam melhor biodisponibilidade – cefaclor com 80 a 95% de biodisponibilidade. As cefalosporinas orais esterificadas, cujo exemplo da segunda geração é a axetil-cefuroxima, são assim formuladas para melhoria da absorção, pois os ésteres não são absorvidos e prolongam o contato da droga com a mucosa absortiva do trato gastrointestinal. Essa absorção é facilitada também por esse mesmo efeito de contato prolongado com a ingestão concomitante de alimentos e atraso do esvaziamento gástrico.

Assim como na primeira geração, não há concentração adequada no SNC, por isso são contraindicadas para tratamento de infecções nesse sítio, principalmente formulações orais. A cefuroxima é uma exceção a essa regra, tem a melhor penetração em SNC entre as cefalosporinas de primeira e segunda geração e, portanto, apesar de não ser a melhor droga para tratamento de infecções ativas no SNC, tem aplicação importante na profilaxia de procedimentos neurocirúrgicos.

Quase não sofrem metabolização. Pacientes com disfunção renal devem ter doses corrigidas para algumas cefalosporinas endovenosas e devem também ser administradas novas doses após hemodiálise, pois são drogas facilmente removidas por membranas de hemofiltração, o que não ocorre em diálise peritoneal (Tabela 8).

Aplicações clínicas

- Profilaxia cirúrgica.
- Devido à atividade contra *S. pneumoniae*, *H. influenzae* e *M. catharralis*, a maior parte do uso das cefalosporinas de segunda geração é em infecções do trato respiratório alto (faringites, otites, epiglotites, sinusites) e pneumonias comunitárias leves a moderadas.
- Infecções de pele e partes moles.
- Alternativa para infecção do trato urinário baixo – cistites.
- Doença de Lyme em gestantes e crianças.

TABELA 7 Parâmetros farmacológicos da cefuroxima, acetil-cefuroxima e cefaclor

	Cefuroxima	Acetil-cefuroxima	Cefaclor
Meia-vida média	1:30 h	1:30 h	0,8 h
Biodisponibilidade VO/IM	Não se aplica (droga IV)	52% (VO)	93% (VO)
Eliminação	Renal		
Parâmetro PK/PD	Tempo acima de CIM		
Ligação proteica	33 a 50%	50%	22 a 25%
Volume de distribuição	Baixo		
Nível terapêutico no sistema nervoso central	Baixo		
Uso na gravidez	Categoria B		
Uso na lactação	Baixo risco		
Ajuste hepático	Não		
Ajuste renal	Sim		
Ajuste à obesidade	Sem dados		

CIM: concentração mínima inibitória; IM: intramuscular; VO: via oral.
Fonte: adaptada de Gilbert et al., 2022.

TABELA 8 Ajuste de dose da cefuroxima, acetil-cefuroxima e cefaclor de acordo com *clearance* renal

Clearance de creatinina[1]	Dose recomendada		
	Cefuroxima	Acetil-cefuroxima	Cefaclor
ClCr ≥ 50	1.500 mg a cada 8 h	500 mg a cada 12 h	500 mg a cada 8 h
ClCr 30 a 50	750 mg a cada 8 ou 12 h	500 mg a cada 12 h	500 mg a cada 8 h
ClCr 10 a 30	750 mg a cada 8 ou 12 h	500 mg a cada 24 h	500 mg a cada 8 h
ClCr < 10	750 mg a cada 24 h	500 mg a cada 48 h	500 mg a cada 12 h
Hemodiálise intermitente[1]	750 mg a cada 24 h (após HD)	500 mg a cada 48 h (após HD)	500 mg a cada 12 h (após HD)
Diálise peritoneal	750 mg a cada 24 h	500 mg a cada 24 h	500 mg a cada 12 h
Diálise contínua	750 a 1.500 mg a cada 8 ou 12 h	Sem dados	Sem dados

[1]ClCr: *clearance* calculado com Crockoft-Gault.
HD: hemodiálise.
Fonte: adaptada de Gilbert et al., 2022.

Formulações da droga

TABELA 9 Cefaclor

Representante	Apresentação	Via de administração	Reconstituição	Diluição	Diluente	Tempo de infusão	Outros	Recomendações VO	SNE/SNG/GTT	Referências
Cefaclor	500 mg cápsula dura 500 mg comprimido revestido 750 mg comprimido revestido 50 mg/mL suspensão oral – 80 mL 75 mg/mL suspensão oral – 80 mL	VO	Preparo suspensão: adicionar água filtrada até a marca indicada no frasco, agitar levemente e aguardar alguns instantes. Verificar se a água ficou na marca indicada do frasco; se não, completar com mais água	Não se aplica	Não se aplica	Não se aplica	Não se aplica	Preferencialmente, administrar 1 h antes ou 2 h após alimentação; o uso concomitante com alimentos pode resultar em diminuição da concentração do medicamento. Os comprimidos podem ser mastigados antes de ingeridos. Lactantes: utilizar com cautela durante a amamentação	Exceto os comprimidos de liberação prolongada, os demais dispersam-se facilmente na água (usar imediatamente)	Medicamentos de A a Z (2016/2018); Manual de interações fármaco-alimento/nutriente na prática clínica

SNE/SNG/GTT: sonda nasoenteral/nasogástrica/gastrostomia; VO: via oral.

TABELA 10 Acetil-cefuroxima

Representante	Apresentação	Via de administração	Reconstituição	Diluição	Diluente	Tempo de infusão	Outros	Recomendações VO	SNE/SNG/GTT	Referências
Acetil-cefuroxima	250 mg comprimido revestido 500 mg comprimido revestido 50 mg/mL pó para suspensão oral	VO	Suspensão oral: agitar o frasco para desprendimento do pó, acrescentar 25 mL de água fria filtrada e agitar lentamente. Deixar por 1 h para hidratação do pó em TA. Após esse tempo, conservar sob refrigeração e agitar sempre que for utilizar	Não se aplica	Não se aplica	Não se aplica	Não se aplica	Pode ser administrado com alimentos ou leite, tanto os comprimidos quanto a suspensão oral, pois ocorre aumento da biodisponibilidade e níveis séricos do medicamento. Evite mastigar ou quebrar os comprimidos, pois apresentam gosto amargo	Administrar suspensão oral, evitar triturar os comprimidos. Administrar separadamente da dieta enteral	Medicamentos de A a Z (2016/2018); bulário

SNE/SNG/GTT: sonda nasoenteral/nasogástrica/gastrostomia; TA: temperatura ambiente; VO: via oral.

TABELA 11 Cefuroxima

Representante	Apresentação	Via de administração	Reconstituição	Diluição	Diluente	Tempo de infusão	Outros	Recomendações VO	SNE/SNG/GTT	Referências
Cefuroxima	750 mg em pó para solução injetável	IV e IM	IM: adicionar 3 mL de AD ao pó liofilizado IV: adicionar 6 mL de AD ao pó liofilizado	Infusão: diluir em 50 a 100 mL de SG 5% ou SF 0,9%	SG 5% ou SF 0,9%	*Bolus*: administrar 3 a 5 min. IV: administrar 15 a 30 min	Não se aplica	Não se aplica	Não se aplica	Medicamentos de A a Z (2016/2018); bulário

IM: intramuscular; IV: intravenoso; SF: soro fisiológico; SNE/SNG/GTT: sonda nasoenteral/nasogástrica/gastrostomia; VO: via oral.

CEFAMICINAS: CEFOXITINA E CEFOTETAN

Breve história

Nova família de cefalosporinas descrita em 1972, e introduzidas para uso clínico em 1978, nos Estados Unidos, cujo espectro, além de boa cobertura para Gram-negativos, ganhou destaque pela cobertura de agentes bacterianos anaeróbios.

Na década de 1980, a venda dessa nova geração excedeu mais de 60% dos recursos em antibioticoterapia nos Estados Unidos.

Em algumas obras, as cefamicinas são abordadas como cefalosporinas de segunda geração. Entretanto, serão neste livro estudadas em separado, devido a suas características específicas, bem como a sua importância clínica e laboratorial.

Mecanismo de ação

Semelhante ao das demais cefalosporinas, conforme descrito no início do capítulo. Vale a nota de que a cefoxitina apresenta atualmente alta taxa de resistência bacteriana e também é uma molécula forte indutora de enzimas betalactamases, portanto não deve ser utilizada na prática clínica para tratamento de infecções. Seu uso é limitado à antibioticoprofilaxia cirúrgica.

Espectro de ação

- Gram-positivos: possuem atividade moderada para cocos Gram-positivos aeróbios como *Staphylococcus* spp. e *Streptococcus* spp.
- Gram-negativos: atividade bactericida para bacilos Gram-negativos entéricos multissensíveis.
- Anaeróbios: atividade bactericida para agentes anaeróbios.

Efeitos adversos

Semelhantes ao das demais cefalosporinas, conforme descrito no início do capítulo.

Farmacocinética e farmacodinâmica

Possuem apresentação apenas parenteral. Não atravessam a barreira hematoencefálica e a ligação proteica é alta, porém sem comprometer a distribuição tissular. Conforme as cefalosporinas de primeira geração, quase não ocorre metabolismo das cefamicinas – menos de 1% da droga é metabolizada em derivado inativo. A excreção da cefoxitina é por via renal; 80% da droga é recuperada em sua forma ativa na urina após período de 8 horas.

Aplicações clínicas

- Profilaxia de procedimentos cirúrgicos abdominais (colorretais) e ginecológicos.
- Tratamento de doença inflamatória pélvica em associação com doxiciclina.
- A cefoxitina é utilizada como marcador de betalactamase em antibiogramas, pois apresenta boa atividade *in vitro* para enzimas do tipo enzimas betalactamase de espectro estendido (ESBL), porém não há eficácia clínica demonstrada para tratamento de infecções por agentes produtores de ESBL.

TABELA 12 Parâmetros farmacológicos da cefoxitina e cefotetan

	Cefoxitina	Cefotetan
Meia-vida média	0,8 h	3 a 4,6 h
Biodisponibilidade VO/IM	Não se aplica (droga IV)	Não se aplica (droga IV)
Eliminação	Renal	
Parâmetro PK/PD	Tempo acima de CIM	
Ligação proteica	65 a 79%	88%
Volume de distribuição	Baixo	
Nível terapêutico no sistema nervoso central	Não	
Uso na gravidez	Categoria B	
Uso na lactação	Baixo risco	
Ajuste hepático	Não	
Ajuste renal	Sim	
Ajuste à obesidade	Dados escassos (provavelmente deve necessitar de doses maiores em pacientes obesos)	Não

CIM: concentração mínima inibitória; IM: intramuscular; IV: intravenoso; VO: via oral.
Fonte: adaptada de Gilbert et al., 2022.

TABELA 13 Ajuste de dose da cefoxitina e cefotetan de acordo com *clearance* renal

Clearance de creatinina[1]	Dose recomendada	
	Cefoxitina	Cefotetan
ClCr ≥ 50	2.000 mg a cada 8 h	2.000 mg a cada 12 h
ClCr 10 a 50	2.000 mg a cada 12 h	2.000 mg a cada 24 h
ClCr < 10	1.000 mg a cada 12 h	1.000 mg a cada 24 h
Hemodiálise intermitente	1.000 mg a cada 24 h (após HD)	1.000 mg a cada 24 h (após HD)
Diálise peritoneal	1.000 mg a cada 24 h	1.000 mg a cada 24 h
Diálise contínua	2.000 mg a cada 8 ou 12 h	1.000 a 2.000 mg a cada 24 h

[1]ClCr: *clearance* calculado com Crockoft-Gault.
HD: hemodiálise.
Fonte: adaptada de Gilbert et al., 2022.

Formulações da droga

TABELA 14 Cefoxitina

Representante	Apresentação	Via de administração	Reconstituição	Diluição	Diluente	Tempo de infusão	Outros	Recomendações VO	SNE/SNG/GTT	Referências
Cefoxitina	1 g em pó liofilizado para solução injetável	IV e IM	IV: adicionar 10 mL de AD (ou SG 5% ou SF 0,9%) ao pó liofilizado	IV: diluir 50 a 100 mL de soro (SG 5%, SF 0,9% ou RL) IM: adicionar 2 a 3 mL de AD, SF 0,9% ou lidocaína 0,5 a 1%	SF 0,9%, SG 5% ou ringer lactato	*Bolus*: administrar 3 a 5 min IV: 15 a 60 min	Não se aplica	Não se aplica	Não se aplica	Medicamentos de A a Z (2016/2018); bulário

IM: intramuscular; IV: intravenoso; SF: soro fisiológico; SG: soro glicosado; SNE/SNG/GTT: sonda nasoenteral/nasogástrica/gastrostomia; VO: via oral.

TABELA 15 Cefotetan

Representante	Apresentação	Via de administração	Reconstituição	Diluição	Diluente	Tempo de infusão	Outros	Recomendações VO	SNE/SNG/GTT	Referências
Cefotetan	1 g em pó para solução injetável	IV e IM	IV: adicionar 10 mL de AD ao pó	IV: AD IM: adicionar 2 a 3 mL de AD, SF 0,9% ou lidocaína 0,5 a 1%	SF 0,9%, ou AD	IV: 3 a 5 min	Não pode ser administrado com aminoglicosídeos	Não se aplica	Não se aplica	Bula medicamento: CEFOT AN™

IM: intramuscular; IV: intravenoso; SF: soro fisiológico; SNE/SNG/GTT: sonda nasoenteral/nasogástrica/gastrostomia; VO: via oral.

CEFALOSPORINAS DE TERCEIRA GERAÇÃO: CEFTRIAXONA, CEFOTAXIMA E CEFTAZIDIMA

Breve história

As cefalosporinas de terceira geração foram desenvolvidas nos anos 1970 e 1980 como parte de uma evolução contínua dos antibióticos betalactâmicos, com o objetivo de ampliar o espectro de ação contra bactérias Gram-negativas e aumentar a resistência às betalactamases bacterianas.

Mecanismo de ação

Semelhante ao das demais cefalosporinas, conforme descrito no início do capítulo. Cabe, no entanto, a nota de que são moléculas fortemente indutoras de betalactamases em bacilos Gram-negativos, por exemplo, enzimas do tipo AmpC. O uso não racional dessas drogas pode levar à alteração de perfil de resistência aos antimicrobianos.

Espectro de ação

- Gram-positivos: ação mantida para *Streptococcus* spp., porém, moderada para *Staphylococcus* spp. sensíveis à meticilina (MSSA). Não há atividade contra *Enterococcus* spp.
- Gram-negativos: ação antimicrobiana aumentada para bacilos e cocos Gram-negativos.
- Atenção! Para *Pseudomonas* spp., ceftriaxona e cefotaxima não têm atividade.
- A ceftazidima é a única das cefalosporinas de terceira geração com cobertura para *Pseudomonas aeruginosas*.
- Anaeróbios: sem atividade.

Efeitos adversos

Semelhantes ao das demais cefalosporinas, conforme descrito no início do capítulo, com destaque para maior risco de neurotoxicidade pela ceftazidima.

Farmacocinética e farmacodinâmica

As cefalosporinas de terceira geração possuem apenas apresentações parenterais no Brasil. Cefotaxima tem boa distribuição tissular, atingindo concentrações terapêuticas em pele e partes moles, parênquima pulmonar, pleura, biliar, fluido sinovial e rins; excreção predominantemente renal, assim como a cefalotina, também é uma das exceções no quesito metabolização – cerca de 40% da dose tem metabolização hepática, transformando-se em desacetilcefotaxima, um metabólito com atividade antimicrobiana reduzida. Alcança níveis liquóricos de até 30% da concentração sérica.

A ceftriaxona, por sua vez, possui meia-vida prolongada e alto índice de ligação proteica. É eliminada lentamente pelos rins (60%) e bile (esta última cerca de 40%), de forma que prescinde do ajuste de dose, exceto se houver disfunção hepática e renal avançadas concomitantes. Alcança concentrações séricas elevadas e prolongadas. Possui excelente penetração tissular e atinge concentrações terapêuticas em pele e partes moles, parênquima pulmonar, pleura, biliar, fluido sinovial, rins e SNC.

A ceftazidima tem meia-vida de quase duas horas, um índice de ligação proteica de 10% e é eliminada quase totalmente por via renal em sua forma ativa, sem metabolização. Possui boa distribuição tissular e atinge níveis liquóricos de cerca de 20 a 40% da concentração plasmática. Não é absorvida pelo trato gastrointestinal. Assim como as demais cefalosporinas, a ceftazidima e a cefotaxima necessitam de ajuste para função renal e dose após hemofiltração, conforme a Tabela 16.

Interações medicamentosas

Não possuem interações medicamentosas importantes.

Aplicações clínicas

- As cefalosporinas de terceira geração atravessam a barreira hematoencefálica de forma eficaz e por isso são úteis para infecções no SNC – a preferência por ceftazidima ou ceftriaxona se dá pela necessidade de cobertura do *Streptococcus pneumoniae* nas meningites comunitárias, melhor tratadas com ceftriaxona; enquanto a ceftazidima é escolhida para tratamento de infecções

TABELA 16 Parâmetros farmacológicos da ceftriaxona, cefotaxima e ceftazidima

	Ceftriaxona	Cefotaxima	Ceftazidima
Meia vida-média	8 h	1:30 h	1,9 h
Biodisponibilidade VO/IM	1% (VO)/sem dados (IM)	Não se aplica (droga IV)	Não se aplica (droga IV)
Eliminação	Renal (60%) e biliar (40%)	Renal	Renal
Parâmetro PK/PD	Tempo acima de CIM		
Ligação proteica	95%	30 – 50%	< 10%
Volume de distribuição	Baixo		
Nível terapêutico no sistema nervoso central	Sim	Sim	Sim
Uso na gravidez	Categoria B		
Uso na lactação	Baixo risco		
Ajuste hepático	Se houver disfunção importante, limitar a 2.000 mg a cada 24 h	Não	Não
Ajuste renal	Não	Sim	Sim
Ajuste à obesidade	Dados escassos (sugerem necessidade de aumento de dose em pacientes obesos)	Sem dados	Sem dados

CIM: concentração mínima inibitória; IM: intramuscular; IV: intravenoso; VO: via oral.

de origem hospitalar, nas quais se busca cobertura antipseudomonas.

- Pneumonia comunitária e outras infecções do trato respiratório, infecções do trato urinário baixa e pielonefrite comunitárias, endocardites, meningites, infecções de pele e partes moles comunitárias com necessidade de internação hospitalar.
- A ceftazidima é recomendada para tratamento de infecções relacionadas à assistência à saúde como pneumonias hospitalares, infecções de sítio cirúrgico, incluindo infecções no NSC, e infecções de corrente sanguínea relacionadas a cateteres vasculares, nas quais é importante a cobertura para *Pseudomonas aeruginosa*. Outra utilidade da droga por esse mesmo motivo é como alternativa no tratamento de neutropenia febril.
- A ceftriaxona pode ser utilizada em dose única diária para quase todas as indicações clínicas, exceto infecções no SNC, quando deve ser administrada em dose dobrada a cada 12 horas. É utilizada para o tratamento de diversas doenças, como leptospirose, gonorreia (dose única 500 mg intramuscular), doença de Lyme, e é também uma alternativa para o tratamento da sífilis.
- Podem ser utilizadas em combinação com doxiciclina e/ou anaerobicidas para tratamento de doença inflamatória pélvica.

TABELA 17 Ajuste de dose da ceftriaxona, cefotaxima e ceftazidima de acordo com *clearance* renal

Clearance de creatinina[1]	Dose recomendada		
	Ceftriaxona	Cefotaxima	Ceftazidima
ClCr ≥ 50	2.000 mg a cada 24 h	2.000 mg a cada 8 h	1.000 a 2.000 mg a cada 8 h
ClCr 10 a 50	2.000 mg a cada 24 h	2.000 mg a cada 12 h	1.000 a 2.000 mg a cada 12 h
ClCr < 10	2.000 mg a cada 24 h	2.000 mg a cada 24 h	1.000 a 2.000 mg a cada 24 h
Hemodiálise intermitente	2.000 mg a cada 24 h	1.000 mg a cada 24 h (após HD)	1.000 mg a cada 24 h (após HD)
Diálise peritoneal	2.000 mg a cada 24 h	1.000 mg a cada 24 h	500 mg a cada 24 h
Diálise contínua	2.000 mg 24/24h	1.000 a 2.000 mg a cada 24 h	1.000 a 2.000 mg a cada 8 h

[1]ClCr: *clearance* calculado com Crockoft-Gault.
HD: hemodiálise.

Formulações da droga

TABELA 18 Cefotaxima

Representante	Apresentação	Via de administração	Reconstituição	Diluição	Diluente	Tempo de infusão	Outros	Recomendações VO	SNE/SNG/GTT	Referências
Cefotaxima	500 mg em pó liofilizado para solução injetável 1 g em pó liofilizado para solução injetável	IV e IM	IV: 10 mL de AD ao pó liofilizado IM: adicionar 2 a 3 mL de AD ou SF 0,9% ao pó liofilizado	IV: 50 a 500 mL de SG 5% ou SF 0,9% ou RL	SF 0,9%, SG 5% ou ringer lactato	*Bolus*: 3 a 5 min IV: 15 a 30 min	Contém 2,2 mEq de sódio cada grama	Não se aplica	Não se aplica	Medicamentos de A a Z (2016/2018)

IM: intramuscular; IV: intravenoso; SF: soro fisiológico; SG: soro glicosado; SNE/SNG/GTT: sonda nasoenteral/nasogástrica/gastrostomia; VO: via oral.

TABELA 19 Ceftriaxona

Representante	Apresentação	Via de administração	Reconstituição	Diluição	Diluente	Tempo de infusão	Outros	Recomendações VO	SNE/SNG/ GTT	Referências
Ceftraxona	500 mg em pó liofilizado para solução injetável 1 g em pó liofilizado para solução injetável	IV e IM	IV: adicionar 5 a 10 mL de AD ao pó liofilizado IM: adicionar 1 a 4 mL de AD ou lidocaína 1%	IV: 50 a 100 mL de SG 5% ou SF 0,9%	SF 0,9%, SG 5% ou lidocaína 1%	*Bolus*: 2 a 4 min IV: 15 a 30 min	Cada grama possui 3,4 mEq de sódio. Em ringer lactato, gluconato de cálcio e em outras soluções que contenham cálcio pode ocorrer formação de precipitado na solução	Não se aplica	Não se aplica	Medicamentos de A a Z (2016/2018); bulário

IM: intramuscular; IV: intravenoso; SF: soro fisiológico; SG: soro glicosado; SNE/SNG/GTT: sonda nasoenteral/nasogástrica/ gastrostomia; VO: via oral.

TABELA 20 Ceftazidima

Representante	Apresentação	Via de administração	Reconstituição	Diluição	Diluente	Tempo de infusão	Outros	Recomendações VO	SNE/SNG/ GTT	Referências
Ceftazidima	1 g em pó liofilizado para solução injetável	IV e IM	IV: adicionar 10 mL de AD ao pó liofilizado IM: adicionar 3 mL de AD ou lidocaína 0,5 a 1%	IV: 50 a 100 mL de SG 5% ou SF 0,9%	SG 5%, SF 0,9%	*Bolus*: 3 a 5 min IV: 30 a 60 min	Contém 2,3 mEq de sódio por grama Alcança níveis terapêuticos no sistema nervoso central	Não se aplica	Não se aplica	Medicamentos de A a Z (2016/2018)

IM: intramuscular; IV: intravenoso; SF: soro fisiológico; SG: soro glicosado; SNE/SNG/GTT: sonda nasoenteral/nasogástrica/ gastrostomia; VO: via oral.

CEFALOSPORINA DE QUARTA GERAÇÃO: CEFEPIMA

Breve história

Foram desenvolvidas na década de 1980 e início da década de 1990 em resposta à necessidade crescente de antibióticos eficazes contra bactérias Gram-negativas resistentes e com um espectro de ação ainda mais amplo do que as gerações anteriores. O principal objetivo foi melhorar a atividade contra bactérias Gram-negativas, incluindo ESBL, bem como manter a eficácia contra bactérias Gram-positivas.

Introduzida para uso clínico em 1994, a cefepima é a cefalosporina de quarta geração de uso clínico autorizado em todo o mundo.

Mecanismo de ação

Semelhante ao das demais cefalosporinas, conforme descrito no início do capítulo, com destaque para o maior risco de neurotoxicidade.

Espectro de ação

A cefepima tem o mais amplo espectro de todas as cefalosporinas.

- Gram-positivos: resgata boa atividade para cocos Gram-positivos, perdida na segunda e terceira gerações – *Staphylococcus aureus* sensíveis à meticilina (MSSA), *S. pneumoniae* e *Streptococcus* spp.
- Gram-negativos: tem atividade aumentada para bacilos Gram-negativos, como

Enterobacter spp., *Citrobacter* spp. e *Serratia* spp. Esse aumento de atividade ocorre por cruzamento da membrana externa dos Gram-negativos de forma mais rápida que outras cefalosporinas. Também tem ação contra *Pseudomonas aeruginosa*.

- Anaeróbicos: sem atividade.

Efeitos adversos

Semelhantes ao das demais cefalosporinas, conforme descrito no início do capítulo.

Farmacocinética e farmacodinâmica

A cefepima está disponível apenas por via endovenosa. Atinge níveis liquóricos que correspondem a 11% da concentração plasmática. Em pacientes com insuficiência renal, a dose da droga deve ser ajustada conforme a Tabela 21.

Interações medicamentosas

Não possuem interações medicamentosas importantes.

Aplicações clínicas

- A cefepima apresenta maior estabilidade para hidrólise por enzimas da classe AmpC.
- A dose utilizada para infecções graves e infecções por *Pseudomonas aeruginosa* deve ser de 2 g a cada 8 horas.
- A droga tem uma boa penetração SNC, com eficácia semelhante à da cefotaxima na meningite bacteriana aguda.
- Apresenta atividade para pneumococo semelhante à ceftriaxona.
- O uso em infusão contínua tem demonstrado benefícios em pacientes neutropênicos.
- A cefepima é recomendada como esquema inicial para tratamento de neutropenia febril em pacientes hospitalizados.
- Pneumonia comunitária quando o paciente apresenta fatores de risco para infecção por *Pseudomonas aeruginosa*.
- Largamente utilizado para o tratamento de infecções relacionadas à assistência à saúde em pacientes sem fatores de risco para infecção por bactérias produtoras de betalactamases de espectro estendido.

TABELA 21 Parâmetros farmacológicos da cefepima

Meia-vida média	2 h
Biodisponibilidade VO/IM	Não se aplica (droga IV)
Eliminação	Renal (85%)
Parâmetro PK/PD	Tempo acima de CIM
Ligação proteica	16 a 19%
Volume de distribuição	Baixo
Nível terapêutico sistema nervoso central	Sim
Uso na gravidez	Categoria B
Uso na lactação	Baixo risco
Ajuste hepático	Não
Ajuste renal	Sim
Ajuste à obesidade	Sim (considerar aumento de dose para 2.000 mg a cada 8 h)

CIM: concentração mínima inibitória; IM: intramuscular; IV: intravenoso; VO: via oral.
Fonte: adaptada de Gilbert et al., 2022.

TABELA 22 Ajuste de dose da cefepima de acordo com *clearance* renal

Clearance de creatinina[1]	Dose recomendada
ClCr ≥ 50	2.000 mg a cada 12 h[2]
ClCr 10 a 50	1.000 mg a cada 24 h
ClCr < 10	500 a 1.000 mg a cada 24 h
Hemodiálise intermitente[1]	500 mg a cada 24 h (dose adicional de 1.000 mg após HD)
Diálise peritoneal	500 a 1.000 mg a cada 24 h
Diálise contínua	Sem dados

[1]ClCr: *clearance* calculado com Crockoft-Gault.
[2]Em infecções graves e por *Pseudomonas aeruginosa*, a dose de cefepima habitual deve ser de 2.000 mg a cada 8 h.
HD: hemodiálise.
Fonte: adaptada de Gilbert et al., 2022.

Formulações da droga

TABELA 23 Cloridrato de cefepima

Representante	Apresentação	Via de administração	Reconstituição	Diluição	Diluente	Tempo de infusão	Outros	Recomendações VO	SNE/ SNG/GTT	Referências
Cefepima	1 g em pó liofilizado para solução injetável 2 g em pó liofilizado para solução injetável	IV e IM	IV: adicionar 5 a 10 mL de AD ao pó liofilizado	IV: diluir 50 a 100 mL de SG 5%, SG 0,9% ou ringer lactato IM: adicionar 2 mL de AD, lidocaína 0,5 a 1% ou SF 0,9%	SG 5%, SF 0,9%, ringer lactato e lidocaína 0,5 a 1%	*Bolus*: 3 a 5 min IV: 20 a 30 min	Não se aplica	Não se aplica	Não se aplica	Medicamentos de A a Z (2016/2018)

IM: intramuscular; IV: intravenoso; SF: soro fisiológico; SG: soro glicosado; SNE/SNG/GTT: sonda nasoenteral/nasogástrica/gastrostomia; VO: via oral.

CEFALOSPORINA ANTI-MRSA: CEFTAROLINA

Breve história

A ceftarolina foi aprovada pela primeira vez pela FDA (Food and Drug Administration) dos Estados Unidos em outubro de 2010, sendo criada para oferecer uma solução eficaz contra infecções resistentes por cepas de MRSA, que representavam um desafio significativo na prática clínica.

Mecanismo de ação

Semelhante ao das demais cefalosporinas, conforme descrito no início do capítulo. A ceftarolina possui alta afinidade pela PBP 2a, o que melhora sua atividade para *Staphylococcus* spp. resistentes à meticilina.

Espectro de ação

- Gram-positivos: a ceftarolina apresenta excelente atividade para MRSA, bem como atividade potente para *S. pneumoniae* com mutações em PBP 1A, 2B e 2X. Também possui atividade *in vitro* para *S. aureus* de resistência intermediária à vancomicina (VISA) e resistente à vancomicina (VRSA). A atividade contra *Enterococcus* spp. é baixa a moderada.
- Gram-negativos: atividade para Gram-negativos é similiar às cefalosporinas de terceira geração, com exceção da *Pseudomonas aeruginosa*
- Anaerobios: sem ação.

Efeitos adversos

Semelhantes ao das demais cefalosporinas, conforme descrito no início do capítulo.

Farmacocinética e farmacodinâmica

A ceftarolina só tem apresentação parenteral. A droga tem menos de 10% de concentração no liquor em relação ao sangue, podendo ser necessário o aumento da dose para tratamento de infecções do SNC.

Interações medicamentosas

Sem interações medicamentosas importantes.

Aplicações clínicas

- Atividade não inferior à vancomicina em infecções de pele e partes moles.
- Infecção de pele e partes moles em pacientes com fator de risco para MRSA.
- Aprovado para pneumonia comunitária, porém não aprovado para pneumonia por MRSA.
- Relatos de caso têm demonstrado utilização em endocardite infecciosa associado a daptomicina como terapia de resgate.

TABELA 24 Parâmetros farmacológicos da ceftarolina

Meia-vida média	2,7 h
Biodisponibilidade VO/IM	Não se aplica (droga IV)
Eliminação	Renal (85%)
Parâmetro PK/PD	Tempo acima de CIM
Ligação proteica	20%
Volume de distribuição	Baixo
Nível terapêutico no sistema nervoso central	Possivelmente (em doses elevadas)
Uso na gravidez	Categoria B
Uso na lactação	Baixo risco
Ajuste hepático	Não
Ajuste renal	Sim
Ajuste à obesidade	Não

CIM: concentração mínima inibitória; IM: intramuscular; IV: intravenoso; VO: via oral.
Fonte: adaptada de Gilbert et al., 2022.

TABELA 25 Ajuste de dose da ceftarolina de acordo com *clearance* renal

Clearance de creatinina[1]	Dose recomendada
ClCr ≥ 50	600 mg a cada 12 h
ClCr 10 a 50	300 a 400 mg a cada 12 h
ClCr < 10	200 mg a cada 12 h
Hemodiálise intermitente[1]	200 mg a cada 12 h
Diálise peritoneal	Sem dados
Diálise contínua	Sem dados

[1]ClCr: *clearance* calculado com Crockoft-Gault.
Fonte: adaptada de Gilbert et al., 2022.

Formulações da droga

TABELA 26 Ceftarolina

Representante	Apresentação	Via de administração	Reconstituição	Diluição	Diluente	Tempo de infusão	Outros	Recomendações VO	SNE/ SNG/GTT	Referências
Ceftarolina	600 mg em pó para solução injetável	IV	Reconstituir em 20 mL de AD	Diluir em 250 mL de SF 0,9% ou SG 5%	SG 5%, SF 0,9%	Infundir em 1 h	Não se aplica	Não se aplica	Não se aplica	Medicamentos de A a Z (2016/2018)

IM: intramuscular; IV: intravenoso; SF: soro fisiológico; SG: soro glicosado; SNE/SNG/GTT: sonda nasoenteral/nasogástrica/gastrostomia; VO: via oral.

CEFALOSPORINA SIDERÓFORA: CEFIDEROCOL

Breve história

O desenvolvimento do cefiderocol foi impulsionado pela necessidade crescente de novos antibióticos capazes de combater bactérias Gram-negativas multirresistentes. A droga recebeu designações de revisão prioritária e *status* de terapia inovadora pela FDA devido ao seu potencial para tratar infecções graves e de difícil tratamento.

Desenvolvido pela Shionogi & Co., Ltd., o cefiderocol foi aprovado pela FDA em novembro de 2019.

Mecanismo de ação

O cefiderocol funciona como um sideróforo, capaz de se ligar ao ferro livre extracelular por meio de sua cadeia lateral, permitindo o transporte ativo para o periplasma de bactérias Gram-negativas através de sistemas de captação mediados por sideróforos (mecanismo do tipo "cavalo de Troia"). Subsequentemente, o cefiderocol se liga às PBP como as demais cefalosporinas, inibindo a síntese da parede celular bacteriana de peptidoglicano, o que resulta na lise e morte celulares.

O efeito da atividade antibacteriana *in vitro* do cefiderocol contra espécies normalmente suscetíveis não é afetado pela maioria das betalactamases, incluindo metaloenzimas.

Devido ao modo de entrada na célula mediado por sideróforos, a atividade *in vitro* do cefiderocol é geralmente menos afetada pela perda de porinas ou pela resistência mediada por efluxo comparativamente a muitos outros agentes betalactâmicos.

Mutações que afetam a regulação da captação de ferro bacteriana ou em proteínas de transporte sideróforas e expressão excessiva de sideróforos bacterianos nativos podem causar resistência ao cefiderocol.

Espectro de ação

- Gram-positivos: sem ação.
- Gram-negativos: tem atividade *in vitro* contra bacilos Gram-negativos fermentadores e não fermentadores, mas dados clínicos para bactérias resistentes a carbapenêmicos ainda são limitados.
- Anaeróbios: sem ação.

Efeitos adversos

Semelhantes ao das demais cefalosporinas, conforme descrito no início do capítulo.

Farmacocinética e farmacodinâmica

O cefiderocol possui apresentação apenas intravenosa. Sua penetração em meninges inflamadas chega a 44%. A infusão de cefiderocol deve ser realizada em 3 horas.

Interações medicamentosas

Sem interações medicamentosas importantes

Aplicações clínicas

- Deve ser reservada para pacientes com alternativas terapêuticas limitadas.
- Uso potencial para *Acinetobacter baumannii* e outros bacilos Gram-negativos não fermentadores resistentes a carbapenêmicos.
- Aprovada para infecção do trato urinário complicada causadas por bacilos Gram-negativos.
- Pneumonia nosocomial e pneumonia associada à ventilação mecânica por *Acinetobacter baumannii, Escherichia coli, Enterobacter cloacae, Klebsiella pneumoniae* e *Serratia marscecens* sensíveis a essa droga.

TABELA 27 Parâmetros farmacológicos do cefiderocol

Meia-vida média	2 a 3 h
Biodisponibilidade VO/IM	Não se aplica (droga IV)
Eliminação	Renal
Parâmetro PK/PD	Tempo acima de CIM
Ligação proteica	40 a 60%
Volume de distribuição	Baixo
Nível terapêutico no sistema nervoso central	Possivelmente
Uso na gravidez	Sem dados em humanos
Uso na lactação	Sem dados em humanos
Ajuste hepático	Não
Ajuste renal	Sim
Ajuste à obesidade	Sem dados

CIM: concentração mínima inibitória; IM: intramuscular; IV: intravenoso; VO: via oral.
Fonte: adaptada de Gilbert et al., 2022.

TABELA 28 Ajuste de dose da cefiderocol de acordo com *clearance* renal

Clearance de creatinina[1]	Dose recomendada
ClCr ≥ 50	2.000 mg a cada 8 h
ClCr 10-50	1.000 a 1.500 mg a cada 8 h
ClCr < 10	750 mg a cada 12 h
Hemodiálise intermitente[1]	750 mg a cada 12 h (após HD)
Diálise peritoneal	Sem dados
Diálise contínua	2.000 mg a cada 8 h

[1]ClCr: *clearance* calculado com Crockoft-Gault.
HD: hemodiálise.
Fonte: adaptada de Gilbert et al., 2022.

Formulações da droga

TABELA 29 Cefiderocol (Fretoja®)

Representante	Apresentação	Via de administração	Reconstituição	Diluição	Diluente	Tempo de infusão	Outros	Recomendações VO	SNE/SNG/GTT	Referências
Cefiderocol	1 g em pó liofilizado de reconstituição para injeção	IV	Reconstituir o pó para injetáveis em 10 mL de FS 0,9% ou SG 5%	Diluir o volume apropriado de solução reconstituída em 100 mL de SF 0,9% ou SG 5% Para 2 g de cefiderocol, retirar 22,4 mL da solução reconstituída e diluir em 100 mL 1,5 g de cefiderocol, retirar 16,8 mL da solução reconstituída e diluir em 100 mL 1 g de cefiderocol, retirar 11,2 mL da solução reconstituída e diluir em 100 mL 0,75g de cefiderocol, retirar 8,4 mL da solução reconstituída e diluir em 100 mL	SF 0,9% ou SG 5%	Infundir em 3 h	Não se aplica	Não se aplica	Não se aplica	Bula do medicamento referência: Fetroja® Medscape Biblioteca Nacional de Medicina: MedlinePlus

IM: intramuscular; IV: intravenoso; SF: soro fisiológico; SG: soro glicosado; SNE/SNG/GTT: sonda nasoenteral/nasogástrica/gastrostomia; VO: via oral.

REFERÊNCIAS

Abraham EP. A glimpse of the early history of the cephalosporins. Rev Infect Dis. 1979;1(1):99-105.

Bai AD, Showler A, Burry L, Steinberg M, Ricciuto DR, Fernandes T, et al. Comparative effectiveness of cefazolin versus cloxacillin as definitive antibiotic therapy for MSSA bacteraemia: results from a large multicentre cohort study. J Antimicrob Chemother. 2015;70(5):1539-46.

Bassettti M, Echols R, Matsunaga Y. Efficacy and safety of cefiderocol or best available therapy for the treatment of serious infections caused by carbapenem-resistant-gram negative bacteria (CREDIBLE-CR): a randomized, open-label multicentre, pathogen-focused, descriptive, phase 3 trial. Lancet Infect Dis. 2021; 21(2):226-40.

Bennett J, Dolin R, Blaser M. Mandell, Douglas e Bennett – Manual de doenças infecciosas. 8.ed. Rio de Janeiro: GEN Guanabara Koogan; 2019.

Bhidé A, Datar SM, Stebbins K. Cephalosporins: case histories of significant medical advances. Boston: Harvard Business School Working Paper. 2020;20-133. (Revised May 2021).

Bo G. Giuseppe Brotzu and the discovery of cephalosporins. Clin Microbiol Infect. 2000;6(Suppl 3):6-9.

Gilbert DN, Chambers HF, Saag MS, Pavia AT, Boucher HW, Sanford JP. The Sanford guide to antimicrobial therapy 2022. Sperryville: Antimicrobial Therapy, Inc.; 2022.

5

Monobactâmicos: aztreonam

Maura Salaroli de Oliveira
Camila Loredana Pereira Alves Madeira Bezerra
Barbara de Almeida Lessa Castro

Breve história

Os monobactâmicos são antimicrobianos betalactâmicos que contêm somente um grupamento cíclico em sua estrutura central, diferente dos outros fármacos desse grupo que possuem pelo menos dois anéis, como ocorre, por exemplo, nas cefalosporinas. O aztreonam é um monobactâmico sintético isolado de *Chromobacterium violaceum* em 1981. Foi o primeiro antibiótico da classe a ser comercializado e, atualmente, o único de uso clínico aprovado pela FDA (Food and Drug Administration), dos Estados Unidos, em 1986, e pela Anvisa (Agência Nacional de Vigilância Sanitária), no início dos anos 2000.

Mecanismo de ação

Assim como os demais antibióticos betalactâmicos, o aztreonam se liga às proteínas de ligação às penicilinas (PBP) na parede celular das bactérias, com alta afinidade pela PBP 3, induzindo a formação de estruturas filamentosas, lise celular e morte bacteriana.

Espectro de ação

- Gram-negativos: *Enterobacteriales* em baixas concentrações, com alguns isolados de *Enterobacter cloacae* e *Citrobacter freundii* resistentes. A maior parte das cepas de *Pseudomonas aeruginosa* é sensível, porém em concentrações mais elevadas. Já a maioria das cepas de *Stenotrophomonas maltophilia* e *Burkholderia cepacia* é resistente. Não tem ação contra *Acinetobacter baumannii*. Também tem atividade *in vitro* contra *Haemophilus influenzae*, *Neisseria gonorrhoeae* e *Neisseria meningitidis*.
- Gram-positivas: sem atividade.
- Anaeróbias: sem atividade.

Efeitos adversos

Incomuns, como nos betalactâmicos de modo geral.

Farmacocinética e farmacodinâmica

Não é absorvido por via oral (VO), sendo administrado preferencialmente por via intravenosa (IV). A mesma dose administrada por ambas as vias leva a concentrações séricas semelhantes após 1 hora da administração e posteriormente. Uma dose de 1 g, IV, de aztreonam produz concentrações séricas de aproximadamente 50 μg/mL em 1 hora. Também pode ser administrado por via inalatória e via intraperitoneal.

Tem ampla distribuição nos tecidos e fluidos corporais, com concentrações terapêuticas nos pulmões, rins, fígado, próstata, ovário, útero, ossos, coração, intestino, pele, bile, saliva, humor aquoso, líquidos peritoneal, pericárdico, pleural e sinovial, além de secreção brônquica e líquido cefalorraquidiano (para meninges sãs e inflamadas).

O fármaco atravessa a placenta e o uso em gestantes deve ser cuidadoso, uma vez que não existem estudos controlados nessa população, apesar de estudos em animais não demonstrarem toxicidade fetal. É excretado no leite materno em concentrações inferiores a 1% da concentração sérica

Aplicações clínicas

É usado no tratamento de infecções por microrganismos suscetíveis em diferentes locais, principalmente *Enterobacteriales* e *P. aeruginosa*. É indicado para infecções intra-abdominais, incluindo peritonites e

TABELA 1 Parâmetros farmacológicos do aztreonam

Meia-vida média	2 h
Biodisponibilidade VO/IM	Não se aplica (droga IV)
Eliminação	Renal
Parâmetro PK/PD	Tempo acima de CIM
Ligação proteica	56%
Volume de distribuição	Baixo
Nível terapêutico no sistema nervoso central	Sem dados
Uso na gravidez	Categoria B
Uso na lactação	Sem dados
Ajuste hepático	Não
Ajuste renal	Sim
Ajuste à obesidade	Não

CIM: concentração inibitória mínima; IM: intramuscular; IV: intravenoso; VO: via oral.
Fonte: adaptada de Gilbert et al., 2022.

TABELA 2 Ajuste de dose da aztreonam de acordo com *clearance* renal

Clearance de creatinina[1]	Dose recomendada
ClCr ≥ 30	2.000 mg a cada 6 ou 8 h
ClCr 10 a 30	2.000 mg a cada 12 h ou 1.000 mg a cada 6 h
ClCr < 10	2.000 mg a cada 24 h ou 500 mg a cada 6 h
Hemodiálise intermitente	2.000 mg a cada 24 h (após HD)
Diálise peritoneal	2.000 mg a cada 24 h
Diálise contínua	2.000 mg a cada 12 h

[1]ClCr: *clearance* calculado com Crockoft-Gault.
HD: hemodiálise.
Fonte: adaptada de Gilbert et al., 2022.

TABELA 3 Formulações

Representante	Apresentação	Via de administração	Reconstituição	Diluição	Diluente	Tempo de infusão	Outros	Recomendações VO	SNE/SNG/GTT	Referências
Aztreonam	1 g em pó para solução injetável IV/IM	IV e IM	Reconstituir em 10 mL de AD IM: reconstituir em 3 mL de AD ou soro fisiológico	*Bolus*: 6 a 10 mL SF 0,9% ou SG 5% IV: 100 mL SF 0,9%, SG 5% ou RL	SF 0,9%; SG 5% ou RL	*Bolus*: 3 a 5 min IV: infundir em 30 a 60 min	Não recomendado na lactação	Não se aplica	Não se aplica	Medicamentos de A a Z (2016/2018) Guia do farmacêutico Hospital Sírio-Libanês

AD: água destilada; IM: intramuscular; IV: intravenoso; RL: ringer lactato; SF: soro fisiológico; SG: soro glicosado; SNE/SNG/GTT: sonda nasoenteral/nasogástrica/gastrostomia; VO: via oral.

abscessos hepático, subfrênico, intra-abdominal e de parede. Nesses casos, recomenda-se a associação com agentes anaerobicidas.

É também aprovado para uso em contexto de sepse, pneumonias, infecções do trato urinário (complicadas e não complicadas), infecções ginecológicas, de pele e partes moles, incluindo feridas pós-operatórias e osteoarticulares.

Com o aumento da resistência bacteriana e a necessidade de reduzir o uso de carbapenêmicos, o interesse pelo aztreonam tem sido cada vez maior como opção terapêutica para infecções por microrganismos multirresistentes.

REFERÊNCIAS

Aztreonam. [Bula]. Bristol-Myers Squibb. Disponível em: https://www.accessdata.fda.gov/drugsatfda_docs/label/2013/050580s042lbl.pdf (acesso 2 jul 2022).

Bennet J, Dolin R, Blaser M. Mandell, Douglas and Bennett's principles and practice of infectious diseases. 9.ed. Philadelphia: Elsevier Saunders; 2020.

Brewer NS, Hellinger WC. The monobactams. Mayo Clinic Proceedings. 1991;66(11):1152-7.

DeMaria A, Treadwell TL, Saunders CA, Porat R, McCabe WR. Randomized clinical trial of aztreonam and aminoglycoside antibiotics in the treatment of serious infections caused by gram-negative bacilli. Antimicrob Agents Chemother. 1989;33(8):1137-43.

Falcone M, Daikos GL, Tiseo G, Bassoulis D, Giordano C, Galfo V, et al. Efficacy of ceftazidime-avibactam plus aztreonam in patients with bloodstream infections caused by metallo-β-lactamase–producing enterobacterales. Clin Infect Dis. 2020;72(11):1871-8.

Gilbert DN, Chambers HF, Saag MS, Pavia AT, Boucher HW, Sanford JP. The Sanford guide to antimicrobial therapy 2022. Sperryville: Antimicrobial Therapy, Inc.; 2022.

Goodman L, Brunton L, Chabner B, Knollmann B. Goodman & Gilman's the pharmacological basis of therapeutics. 12.ed. New York: McGraw-Hill Medical; 2011.

Karlowsky JA, Kazmierczak KM, de Jonge BLM, Hackel MA, Sahm DF, Bradford PA. In vitro activity of aztreonam-avibactam against enterobacteriaceae and pseudomonas aeruginosa isolated by clinical laboratories in 40 countries from 2012 to 2015. J Antimicrob Agents. 2017;61(9).

Lentnek AL, Williams RR. Aztreonam in the treatment of gram-negative bacterial meningitis. Clin Infect Dis. 1991;13(Suppl 7):S586-90.

Maraki S, Mavromanolaki VE, Moraitis P, Stafylaki D, Kasimati A, Magkafouraki E, et al. Ceftazidime-avibactam, meropenen-vaborbactam, and imipenem-relebactam in combination with aztreonam against multidrug-resistant, metallo-β-lactamase--producing Klebsiella pneumoniae. Eur J Clin Microbiol Infect Dis. 2021;40(8):1755-9.

Ramsey C, MacGowan AP. A review of the pharmacokinetics and pharmacodynamics of aztreonam. Antimicrob Agents Chemother. 2016;71(10): 2704-12.

Retsch-Bogart GZ, Quittner AL, Gibson RL, Oermann CM, McCoy KS, Montgomery AB, et al. Efficacy and safety of inhaled aztreonam lysine for airway pseudomonas in cystic fibrosis. Chest. 2009;135(5):1223-32.

Sykes RB, Bonner DP. Aztreonam: the first monobactam. Am J Med. 1985;78(2):2-10.

Tamma PD, Aitken SL, Bonomo RA, Mathers AJ, van Duin D, Clancy CJ. Infectious diseases society of america antimicrobial resistant treatment guidance: gram--negative bacterial infections. Clin Infect Dis. 2020.

Tavares W. Antibióticos e quimioterápicos para o clínico. 3.ed. São Paulo: Atheneu; 2009.

6

Inibidores de betalactamases

Alexandre Pereira Funari
Jordana Machado de Araújo
Thaís Guimarães

ANTIGOS INIBIDORES DE BETALACTAMASES: ÁCIDO CLAVULÂNICO, SULBACTAM E TAZOBACTAM

AMOXICILINA-CLAVULANATO

Breve história

O clavulanato é o primeiro inibidor de betalactamase. Foi isolado da bactéria *Streptomyces clavuligerus* e descrito em 1972 e é, atualmente, a única combinação com inibidor de betalactamase disponível por via oral.

Mecanismo de ação

O clavulanato é um inativador suicida de betalactamases da classe A, formando uma ligação irreversível com essas enzimas. Atua restaurando a atividade do fármaco original e inibe as betalactamases de espectro estreito (clássicas) e as betalactamases de espectro estendido (ESBL).

É imprescindível lembrar, no entanto, que inibidores de betalactamase não são ativos contra todas as betalactamases. Novas betalactamases com capacidade para destruir muitos tipos de betalactâmicos estão continuamente sendo descobertas, gerando resistência.

Espectro de ação

Amoxicilina/clavulanato e ampicilina/sulbactam têm efeitos quase idênticos, mas o clavulanato é mais potente na inibição de betalactamases do que o sulbactam, que precisa ser administrado em doses mais altas.

- Gram-positivas: *Staphylococcus aureus* (sensível à meticilina), *Staphylococcus saprophyticus* (sensível à meticilina), *Staphylococcus* spp. coagulase-negativo (sensível à meticilina), *Enterococcus faecalis, Streptococcus pyogenes, Bacillus anthracis, Listeria monocytogenes, Nocardia asteroides, Streptococcus agalactiae, Streptococcus* spp. (outros beta-hemolíticos).
- Gram-negativas: aeróbias – *Bordetella pertussis, Haemophilus influenzae, Haemophilus parainfluenzae, Helicobacter pylori, Moraxella catarrhalis, Vibrio cholerae, Pasteurella multocida.*
- Anaeróbias: boa atividade, inclusive contra *Bacteroides fragilis.*

Efeitos adversos

Diarreia é o efeito adverso mais comum associado ao uso da medicação (aproximadamente 10% dos pacientes). Menos frequentemente podem causar efeitos adversos variados, de forma semelhante aos demais betalactâmicos, como abordado anteriormente.

Farmacocinética e farmacodinâmica

Apresenta ação bactericida e boa penetração tecidual. Penetra a barreira placentária. O clavulanato não penetra a barreira hematoencefálica. É rapidamente absorvida por via oral e também pode ser administrada por via endovenosa. Tem metabolização hepática (Vide Tabelas 1 e 2).

TABELA 1 Parâmetros farmacológicos da amoxicilina/clavulanato

Meia-vida média	1 h
Biodisponibilidade VO/IM	Amoxicilina 80%, clavulanato 30 a 98% (VO) Não se aplica (IM)
Eliminação	Renal
Parâmetro PK/PD	Tempo acima de CIM
Ligação proteica	Amoxicilina 18%, clavulanato 25%
Volume de distribuição	Baixo
Nível terapêutico no sistema nervoso central	Sem dados
Uso na gravidez	B
Uso na lactação	Baixo risco
Ajuste hepático	Não
Ajuste renal	Sim
Ajuste à obesidade	Sem dados

CIM: concentração inibitória mínima; IM: intramuscular; VO: via oral.
Fonte: adaptada de Gilbert et al., 2022.

TABELA 2 Ajuste de dose da amoxicilina/clavulanato de acordo com *clearance* renal

Clearance de creatinina[1]	Dose recomendada
ClCr > 30	Oral: 500 mg/125 mg a cada 8 h ou 875 mg/125 mg a cada 12 h IV: 1.000 mg/200 mg a cada 8 h
ClCr 10 a 30	Oral: 250 a 500 mg (amoxicilina) a cada 12 h IV: 1.000 mg/200 mg de dose inicial, seguido de 500 mg/100 mg a cada 12 h
ClCr < 10	Oral: 250 a 500 mg (amoxicilina) a cada 24 h IV: 1.000 mg/200 mg de dose inicial, seguido de 500 mg/100 mg a cada 24 h
Hemodiálise intermitente	Oral: 250 a 500 mg (amoxicilina) a cada 24 h (administrar dose extra após diálise) IV: 1.000 mg/200 mg de dose inicial, seguido de 500 mg/100 mg a cada 24 h (administrar dose extra após diálise)
Diálise peritoneal	Sem dados
Diálise contínua	Sem dados

[1]ClCr: *clearance* calculado com Crockoft-Gault.
Fonte: adaptada de Gilbert et al., 2022.

TABELA 3 Formulações

Representante	Apresentação	Via de administração	Reconstituição	Diluição	Diluente	Tempo de infusao	Outros	Recomendações VO	SNE/SNG/GTT	Referências
Amoxicilina/ clavulanato	80 + 11,4 mg/mL em pó suspensão oral 140 mL 40 + 5,7 mg/mL em pó suspensão oral 70 mL 400 + 57 mg/mL em pó suspensão oral 90 mL 25 + 6,25 mg/mL em pó suspensão oral 100 mL 50,0 + 12,5 mg/mL em pó suspensão oral 100 mL 120 + 8,58 mg/mL em pó suspensão oral 50 mL 875 mg+ 125 mg comprimido revestido 500 mg + 125 mg comprimido revestido 1.000 + 200 mg em pó para solução injetável 500 + 100 mg em pó para solução injetável	IV e VO	IV: AD 500 mg em 10 mL/1 g/20 mL Suspensão oral: adicionar todo o conteúdo do frasco diluente ao frasco contendo o pó. Agite até a formação de suspensão homogênea	IV: AD, SF, RL 50 a 100 mL pode ser EV direto após reconstituição	SF 0,9%; RL e AD	*Bolus*: 3 a 4 min IV lenta: 30 a 40min	Não se aplica	Pode ser administrado com ou sem alimentos, mas a presença de alimentos favorece a absorção do fármaco	No momento da administração do medicamento, pausar a dieta enteral, irrigar com 10 a 30 mL de AD, administrar o medicamento e, ao término, irrigar novamente a sonda com água	Medicamentos de A a Z (2016/2018) Manual de interações fármaco-alimentos/ nutrientes na prática clínica. Guia do Farmacêutico Hospital Sírio-Libanês

AD: água destilada; EV: endovenoso; IV: intravenoso; RL: ringer lactato; SF: soro fisiológico; SNE/SNG/GTT: sonda nasoenteral/nasogástrica/gastrostomia; VO: via oral.

Aplicações clínicas

Devido à sua boa cobertura para *Staphylococcus aureus* meticilino-sensiveis (MSSA), estreptococos, enterococos, alguns Gram-negativos e anaeróbios, apresentam uso clínico relevante para otites, sinusites, amigdalites e pneumonia comunitária, bem como para infecções de pele e partes moles mistas, do trato urinário – quando isolamento de bactérias sensíveis, intra-abdominais e por mordeduras de animais. Graças à sua disponibilidade por via oral, é uma opção para a desospitalização de pacientes estáveis com infecções leves. Seu uso é permitido para a população pediátrica com necessidade de ajuste de dose.

AMPICILINA-SULBACTAM

Breve história

O sulbactam foi sintetizado pela primeira vez em 1978. Apresenta uma estrutura semelhante à do clavulanato, formada por um anel betalactâmico bicíclico sem possuir um anel de penicilina ou cefalosporina. Atua inibindo as betalactamases da classe A da classificação de Ambler. Foi aprovado comercialmente pela primeira vez nos EUA em 1987.

Mecanismo de ação

Semelhante ao observado no ácido clavulânico, conforme explicado anteriormente.

Espectro de ação

- Bactérias Gram-positivas: *Enterococcus faecalis* e *Enterococcus faecium*, MSSA, *Staphylococcus* spp. coagulase negativos meticilino-sensíveis, *Streptococcus pyogenes, Streptococcus agalactiae, Streptococcus bovis, Corynebacterium diphteriae, Lysteria monocytogenes, Actinomyces* spp., *Propionibacterium acnes, Peptostreptococci* spp.
- Bactérias Gram-negativas: alguns bacilos entéricos, como *Escherichia coli, Capnocytophaga* spp., *Eikenella* spp., *Haemophilus influenzae, Leptospira*

TABELA 4 Parâmetros farmacológicos de ampicilina/sulbactam

Meia-vida média	1 h
Biodisponibilidade VO/IM	Não se aplica (droga IV)
Eliminação	Renal
Parâmetro PK/PD	Tempo acima de CIM
Ligação proteica	Ampicilina 28%, sulbactam 38%
Volume de distribuição	Baixo
Nível terapêutico no sistema nervoso central	Sem dados
Uso na gravidez	Categoria B
Uso na lactação	Baixo risco
Ajuste hepático	Não
Ajuste renal	Sim
Ajuste à obesidade	Sem dados

CIM: concentração inibitória mínima; IM: intramuscular; IV: intravenoso; VO: via oral.
Fonte: adaptada de Gilbert et al., 2022.

spp., *Moraxella catarrhalis e Pasteurella multocida*. Sulbactam também possui ação contra cepas de *Acinetobacter* spp.

Efeitos adversos

Raros, em geral semelhantes aos observados nos betalactâmicos de um modo geral.

Farmacocinética e farmacodinâmica

Apresenta ação bactericida e boa penetração tecidual, incluindo pele, pulmão, trato gastrointestinal e urina. Tem metabolização hepática.

Aplicações clínicas

São aplicações possíveis no tratamento de infecções enterocócicas, estafilocócicas por *Staphylococcus* spp. meticilino-sensíveis, estreptocócicas e por bacilos Gram-negativos comunitários causadas por enterobactérias e por anaeróbios (*Bacteroides fragilis*). Além de infecções hospitalares causadas por *Acinetobacter* complexo *baumannii* sensíveis ao sulbactam, intra-abdominais mistas, de pele e tecidos moles mistas (incluindo pé diabético) e por mordeduras de animais.

TABELA 5 Ajuste de dose de ampicilina/sulbactam de acordo com *clearance* renal

Clearance de creatinina[1]	Dose recomendada
ClCr > 30	1.500 a 3.000 mg a cada 6 h
ClCr 15 a 29	1.500 a 3.000 mg a cada 12 h
ClCr 5 a 14	1.500 a 3.000 mg a cada 24 h
Hemodiálise intermitente	1.500 a 3.000 mg a cada 24 h (administrar dose após diálise)
Diálise peritoneal	3.000 mg a cada 24 h
Diálise contínua	1.500 a 3.000 mg a cada 8 ou 12 h

[1]ClCr: *clearance* calculado com Crockoft-Gault.
Fonte: adaptada de Gilbert et al., 2022.

TABELA 6 Formulações

Representante	Apresentação	Via de administração	Reconstituição	Diluição	Diluente	Tempo de infusão	Outros	Recomendações VO	SNE/SNG/GTT	Referências
Ampicilina/sulbactam	1,5 g (0,5/1,0 g) em pó para solução injetável	IV e IM	EV: 3 mL de AD para 1,5 g e 6 mL de AD para 3 g. O volume é expandido para 4 e 8 mL após a reconstituição IM: pode ser utilizada lidocaína 2%	20 a 50 mL SF 0,9% e SG 5% Concentração máxima 250 mg/mL	SF 0,9% ou SG 5%	Administrar IV: 1,5 g em 15 min 3 g em 30 min *Bolus*: 3 min *Bolus*: acesso periférico: administrar em 5 a 10 min	Estabilidade/conservação IM ou EV direta: 1 h Diluído em SF 0,9% 72 h, em SG 5% 4 h	Não se aplica	Não se aplica	Medicamentos de A a Z (2016/8) Bula do medicamento referência UNASYN®

AD: água destilada; EV: endovenoso; IV: intravenoso; SF: soro fisiológico; SG: soro glicosado; SNE/SNG/GTT: sonda nasoenteral/nasogástrica/gastrostomia; VO: via oral.

PIPERACILINA-TAZOBACTAM

Breve história

O tazobactam foi sintetizado pela primeira vez em 1984 e apresenta uma estrutura semelhante à do clavulanato, formada por um anel betalactâmico bicíclico sem possuir um anel de penicilina ou cefalosporina. Atua inibindo as betalactamases da classe A da classificação de Ambler.

Mecanismo de ação

Semelhante ao observado no ácido clavulânico. Pode ocorrer resistência por meio de novas betalactamases.

Espectro de ação

A piperacilina/tazobactam apresenta um amplo espectro de ação, pois o antimicrobiano conjugado é uma penicilina com ação anti-*Pseudomonas* (piperacilina). Microrganismos produtores de betalactamase de espectro estendido (ESBL) podem ser suscetíveis *in vitro*, porém estão associadas a falha clínica e maior mortalidade, devendo seu uso ser evitado em pacientes sépticos.

- Bactérias Gram-positivas: *Streptococcus* spp. (incluindo *S. pneumoniae, S. pyogenes, S. bovis, S. agalactiae, S. viridans*, Grupo C, Grupo G), *Enterococcus* spp. (*E. faecalis, E. faecium*), *Staphylococcus aureus* (sensíveis à meticilina), *S. saprophyticus, S. epidermidis (Staphylococcus* coagulase-negativo), *Corynebacterium* spp., *Listeria monocytogenes, Nocardia* spp.
- Bactérias Gram-negativas: *Escherichia coli, Citrobacter* spp. (incluindo *C. freundii, C. diversus*), *Klebsiella* spp. (incluindo *K. oxitoca, K. pneumoniae*), *Enterobacter* spp. (incluindo *E. cloacae, E. aerogenes*), *Proteus vulgaris, Proteus mirabilis, Providencia rettgeri, Providencia stuartii, Plesiomonas shigelloides, Morganella morganii, Serratia* spp. (incluindo *S. marcescens, S. liquefaciens*), *Pseudomonas aeruginosa* e outras *Pseudomonas* spp. (incluindo *P. fluorescens*), *Acinetobacter* spp., *Pasteurella multocida.*
- Bactérias anaeróbicas: *Bacteroides* spp. (incluindo *B. bivius, B. disiens, B. capillosus, B. melaninogenicus, B. oralis*), grupo dos *Bacteroides fragilis* (incluindo *B. fragilis, B. vulgatus, B. distasonis, B. ovatus, B. thetaiotaomicron, B. uniformis, B. asaccharolyticus*), assim como *Peptostreptococcus* spp., *Fusobacterium* spp., grupo *Eubacterium, Clostridia* spp. (incluindo *C. perfringens*), *Veillonella* spp. e *Actinomyces* spp.

Efeitos adversos

A diarreia é o efeito adverso mais comum associado ao uso da medicação (até 10% dos pacientes).

Farmacocinética e farmacodinâmica

Apresenta ação bactericida e boa penetração tecidual, incluindo pele, pulmão, trato gastrointestinal e urina. Tem metabolização hepática.

Aplicações clínicas

É uma droga muito utilizada em infecções hospitalares causadas por bactérias Gram-negativas (BGN), incluindo *Pseudomonas aeruginosa* (infecções abdominais, ginecológicas, de pele e partes moles, articulares, do trato urinário, osteomielites e pneumonia), infecções por anaeróbios, tratamento empírico no neutropênico febril.

TABELA 7 Parâmetros farmacológicos de piperacilina/tazobactam

Meia-vida média	1 h
Biodisponibilidade VO/IM	Não se aplica (droga IV)
Eliminação	Renal
Parâmetro PK/PD	Tempo acima de CIM
Ligação proteica	Piperacilina 16%, tazobactam 48%
Volume de distribuição	Baixo
Nível terapêutico sistema nervoso central	Sem dados
Uso na gravidez	Categoria B
Uso na lactação	Baixo risco
Ajuste hepático	Não
Ajuste renal	Sim
Ajuste à obesidade	Sim (dados sugerem aumento de dose em paciente com obesidade grau III, se possível realizar monitoramento de nível sérico)

CIM: concentração inibitória mínima; IM: intramuscular; IV: intravenoso; VO: via oral.
Fonte: adaptada de Gilbert et al., 2022.

TABELA 8 Ajuste de dose de piperacilina/tazobactam de acordo com *clearance* renal

Clearance de creatinina[1]	Dose recomendada	Dose recomendada (anti-*Pseudomonas*)
ClCr > 40	4.500 mg a cada 8 h	4.500 mg a cada 6 h
ClCr 20 a 40	2.250 mg a cada 6 h	4.500 mg a cada 8 h
ClCr < 20	2.250 mg a cada 8 h	2.250 mg a cada 6 h
Hemodiálise intermitente	2.250 mg a cada 12 h (administrar dose extra de 750 mg após diálise)	2.250 mg a cada 8 h (administrar dose extra de 750 mg após diálise)
Diálise peritoneal	2.250 mg a cada 12 h	2.250 mg a cada 8 h
Diálise contínua	2.250 mg a cada 6 h	4.500 mg a cada 8 h

[1]ClCr: *clearance* calculado com Crockoft-Gault.
Fonte: adaptada de Gilbert et al., 2022.

TABELA 9 Formulações

Representante	Apresentação	Via de administração	Reconstituição	Diluição	Diluente	Tempo de infusão	Outros	Recomendações VO	SNE/SNG/GTT	Referências
Piperacilin/tazobactam	4,5 g injetável – 4 g + 500 mg/frasco-ampola	IV	2,25 g: 10mL de AD ou SF 0,9% 4,5g: 20 mL de AD ou SF0,9%	50 mL – 150 mL de SF 0,9%, SG 5% e RL	SF 0,9%, SG 5% ou RL	IV: infundir de 30 a 60 min	Alguns protocolos preconizam tempo maior de infusão	Não se aplica	Não se aplica	Guia do Farmacêutico Hospital Sírio-Libanês

AD: água destilada; IV: intravenoso; RL: ringer lactato; SF: soro fisiológico; SG: soro glicosado; SNE/SNG/GTT: sonda nasoenteral/nasogástrica/gastrostomia; VO: via oral.

CEFTOLOZANO-TAZOBACTAM

Breve história

Criado recentemente, a partir da ligação de um antigo inibidor de betalactamase (IBL) com uma nova cefalosporina.

Assim como a piperacilina-tazobactam, apresenta um amplo espectro de ação, pois o antimicrobiano conjugado é uma cefalosporina com ação anti-*Pseudomonas*.

Mecanismo de ação

O ceftolozano é uma nova cefalosporina, recentemente aprovada no Brasil e sem uso isoladamente, apenas com o tazobactam associado. Pertence à classe das cefalosporinas com ação anti-*Pseudomonas*.

É um antimicrobiano capaz de escapar de muitos mecanismos de resistência, em especial para cepas de *Pseudomonas* spp., incluindo sua betalactamase, mas ainda assim é possível encontrar resistência a ele.

Espectro de ação

- Bactérias Gram-positivas: *Streptococcus* spp., mas não deve ser a droga de escolha.
- Bactérias Gram-negativas: atividade contra *Pseudomonas* spp. com resistência a carbapenêmicos e contra as bactérias da família *Enterobacteriaceae* produtoras de ESBL (TEM, SHV e CTX-M).
- Anaeróbios: atividade insuficiente, devendo-se optar pela associação com um agente anaerobicida em infecções de etiologia anaeróbica presumida ou confirmada.

Efeitos adversos

Pouco comuns, em geral semelhantes aos observados nos demais betalactâmicos.

Farmacocinética e farmacodinâmica

Apresenta ação bactericida e boa penetração tecidual, incluindo pele, pulmão, trato gastrointestinal e urina. Tem metabolização hepática.

Aplicações clínicas

Ceftolozano/tazobactam é indicado para o tratamento de infecções intra-abdominais e urinárias complicadas, além de infecções pulmonares causadas por *Pseudomonas aeruginosa* resistentes a carbapenêmicos e sensíveis a ceftolozano/tazobactam.

TABELA 10 Parâmetros farmacológicos do ceftolozano/tazobactam

Meia-vida média	1 a 3 h
Biodisponibilidade VO/IM	Não se aplica (droga IV)
Eliminação	Renal
Parâmetro PK/PD	Tempo acima de CIM
Ligação proteica	Ceftolozano 16 a 21%, tazobactam 30%
Volume de distribuição	Baixo
Nível terapêutico no sistema nervoso central	Sem dados
Uso na gravidez	Categoria B
Uso na lactação	Baixo risco
Ajuste hepático	Não
Ajuste renal	Sim
Ajuste à obesidade	Não

CIM: concentração inibitória mínima; IM: intramuscular; IV: intravenoso; VO: via oral.
Fonte: adaptada de Gilbert et al., 2022.

TABELA 11 Ajuste de dose de ceftolozano/tazobactam de acordo com *clearance* renal

Clearance de creatinina[1]	Dose recomendada
ClCr > 50	1.500 mg a cada 8 h (pneumonia nosocomial ou PAV 3.000 mg a cada 8 h)
ClCr 30 a 50	750 mg a cada 8 h (pneumonia nosocomial ou PAV 1.500 mg a cada 8 h)
ClCr 15 a 29	375 mg a cada 8 h (pneumonia nosocomial ou PAV 750 mg a cada 8 h)
ClCr < 15	750 mg, seguido de 150 mg a cada 8 h (pneumonia nosocomial ou PAV 2.250 mg, seguido de 450 mg a cada 8 h)
Hemodiálise intermitente	750 mg, seguido de 150 mg a cada 8 h (administrar dose após diálise) (pneumonia nosocomial ou PAV 2.250 mg, seguido de 450 mg a cada 8 h [administrar dose após diálise])
Diálise peritoneal	Sem dados
Diálise contínua	3.000 mg, seguido de 750 mg a cada 8 h

[1]ClCr: *clearance* calculado com Crockoft-Gault.
PAV: pneumonia associada à ventilação mecânica.
Fonte: adaptada de Gilbert et al., 2022.

TABELA 12 Formulações

Representante	Apresentação	Via de administração	Reconstituição	Diluição	Diluente	Tempo de infusão	Outros	Recomendações VO	SNE/SNG/GTT	Referências
Ceftolozano/tazobactam	1 g + 0,5 g em pó para concentrado para solução para perfusão	IV	Reconstitua o frasco com 10 mL de água estéril para injeção ou SF 0,9% para injeção e agite suavemente para dissolver. O volume final é de aproximadamente 11,4 mL. Obs: a solução reconstituída não deve ser injetada diretamente	Retirar o volume adequado reconstituído: 1,5 g (1 g e 0,5 g) – 11,4 mL (conteúdo completo) 750 mg (500 mg e 250 mg) – 5,7 mL 375 mg (250 mg e 125 mg) – 2,9 mL 150 mg (100 mg e 50 mg) – 1,2 mL Adicionar o volume retirado à bolsa de infusão com 100 mL de SF 0,9% ou SG 5%	SF 0,9% ou SG a 5%	Via IV: 1 h	Não deve ser misturada com outros medicamentos ou adicionado fisicamente a outras soluções contendo outros fármacos. Não é necessário o uso de equipo fotoprotetor na sua administração	Não se aplica	Não se aplica	Bula do medicamento referência: Zerbaxa® Guia do Farmacêutico Hospital Sírio-Libanês

IV: intravenoso; SF: soro fisiológico; SG: soro glicosado; SNE/SNG/GTT: sonda nasoenteral/nasogástrica/gastrostomia; VO: via oral.

NOVOS INIBIDORES DE BETALACTAMASE

CEFTAZIDIMA-AVIBACTAM

Breve história

Após quase duas décadas da criação dos primeiros inibidores de betalactamase, surgiu uma nova classe, sendo o avibactam o pioneiro. Seu uso foi liberado, nos EUA, pela Food and Drug Administration (FDA) em 2015 e atualmente é comercializado no Brasil.

Mecanismo de ação

A adição do avibactam à ceftazidima produz a combinação de uma cefalosporina anti-*Pseudomonas* com um IBL. Trata-se de uma droga bactericida, em que o avibactam faz uma ligação reversível com a betalactamase, permitindo a inibição adicional de outras betalactamases.

Apresenta grande capacidade de escapar de mecanismos de resistência, incluindo os apresentados pela *Pseudomonas* spp. Ainda assim, é possível encontrar resistência ao antimicrobiano, como os observados em cepas, por exemplo, da própria *Pseudomonas* spp., neste caso, geralmente, não por atividade de betalactamases, mas por bombas de efluxo e redução de permeabilidade de membrana.

Espectro de ação

- Bactérias Gram-positivas: atividade contra *Streptococcus* spp., mas não deve ser a droga de escolha.
- Bactérias Gram-negativas: amplo espectro para bactérias Gram-negativas, incluindo a família *Enterobacteriaceae* e *Pseudomonas aeruginosa*, graças à sua eficácia contra betalactamases da classe A de Ambler (TEM, SHV, CTX-M), as carbapenemases (KPC, GES, PER, SME), as betalactamases da classe C de Ambler do tipo ampC e algumas da classe D de Ambler (OXA-48).
- Anaeróbios: atividade *in vitro* contra alguns anaeróbios, como espécies de *Fusobacterium* spp. e *Peptostreptococci*. Não tem atividade para *Clostridium* spp. e tem atividade muito limitada para *Bacterioides* spp.
- Ceftazidima-avibactam não é eficaz contra microrganismos produtores de betalactamases da classe B de Ambler (metalo-betalactamases). Dado seu amplo espectro de ação contra bactérias multidrogas resistentes, seu uso deve ser reservado para essas situações.

Efeitos adversos

Raros, semelhantes aos observados no uso de outros betalactâmicos.

Farmacocinética e farmacodinâmica

Tempo de infusão estendido de duas horas é proposto para otimizar a farmacocinética. A ceftazidima não é metabolizada e o avibactam inalterado foi o principal componente relacionado ao fármaco encontrado no plasma e urina de humanos após administração.

Aplicações clínicas

As principais indicações terapêuticas são infecções intra-abdominais e do trato urinário complicadas, e pneumonias nosocomiais, incluindo aquelas associadas à ventilação mecânica. Para infecções abdominais, é recomendada a associação com metronidazol devido à baixa cobertura de anaeróbios.

O avibactam tem a vantagem de inibir as betalactamases do tipo KPC da classe A de Ambler, que conferem resistência aos carbapenêmicos.

TABELA 13 Parâmetros farmacológicos de ceftazidima/avibactam

Meia-vida média	1,7 a 2,1 h
Biodisponibilidade VO/IM	Não se aplica (droga IV)
Eliminação	Renal
Parâmetro PK/PD	Tempo acima de CIM
Ligação proteica	Ceftazidima < 10%, avibactam 5,7 a 8,2%
Volume de distribuição	Baixo
Nível terapêutico no sistema nervoso central	Sem dados
Uso na gravidez	Categoria B
Uso na lactação	Sem dados
Ajuste hepático	Não
Ajuste renal	Sim
Ajuste à obesidade	Não

CIM: concentração inibitória mínima; IM: intramuscular; IV: intravenoso; VO: via oral.
Fonte: adaptada de Gilbert et al., 2022.

TABELA 14 Ajuste de dose de ceftazidima/avibactam de acordo com *clearance* renal

Clearance de creatinina[1]	Dose recomendada
ClCr > 50	2.500 mg a cada 8 h
ClCr 31 a 50	1.250 mg a cada 8 h
ClCr 15 a 30	940 mg a cada 12 h
ClCr 6 a 15	940 mg a cada 24 h
ClCr < 5	940 mg a cada 48 h
Hemodiálise intermitente	Realizar dose de acordo com *clearance*, sempre após a HD
Diálise contínua	1.250 mg a cada 8 h

[1]ClCr: *clearance* calculado com Crockoft-Gault.
HD: hemodiálise.
Fonte: adaptada de Gilbert et al., 2022.

TABELA 15 Formulações

Representante	Apresentação	Via de administração	Reconstituição	Diluição	Diluente	Tempo de infusão	Outros	Recomendações VO	SNE/SNG/GTT	Referências
Ceftazidima/avibactam	2.000 mg + 500 mg em pó para solução injetável	IV	Reconstituir com 10 mL de AD: 1 mL tem 167,3 mg de ceftazidima e 41,8 mg de avibactam	Diluir 2,5 g em 100 mL com diluente apropriado	SF 0,9%, SG 5% ou RL	Via IV: infundir em 2 h	Não se aplica	Não se aplica	Não se aplica	Manual de drogas injetáveis 4ª edição

AD: água destilada; IV: intravenoso; SF: soro fisiológico; SG: soro glicosado; SNE/SNG/GTT: sonda nasoenteral/nasogástrica/gastrostomia; VO: via oral.

MEROPENEM-VARBOBACTAM

Breve história

O varbobactam é um novo inibidor de betalactamase com base em uma estrutura de anel de ácido borônico que lhe confere uma eficácia maior em comparação com outros inibidores de betalactamase, como o avibactam. Foi desenvolvido para uso contra enterobactérias produtoras de carbapenemase. Isoladamente, esse agente não apresenta nenhuma atividade antibacteriana, mas sua combinação com meropenem aumenta a atividade desse carbapenêmico contra BGN.

Mecanismo de ação

Essa combinação é ativa contra carbapenemases da classe A e da classe C de Ambler. Enzimas da classe B e da classe D de Ambler não são inibidas pelo varbobactam.

O antimicrobiano em questão apresenta grande capacidade de escapar de mecanismos de resistência, pela atividade de seu inibidor de carbapenemases (varbobactam). Ainda assim, é possível encontrar resistência.

Espectro de ação

- Bactérias Gram-positivas: atividade contra *Streptococcus* spp., MSSA e *Staphylococcus* coagulase negativos sensíveis à oxacilina, porém não deve ser a droga de escolha.
- Bactérias Gram-negativas: demonstrou *in vitro* excelente atividade contra bactérias Gram-negativas, mas não confere proteção adicional contra hiperexpressão de ampC; não é suscetível a isolados de *Pseudomonas aeruginosa* resistentes ao meropenem; não confere atividade contra *Acinetobacter baumannii* e não é efetiva contra bactérias produtoras de MBL.
- Anaeróbios: atividade *in vitro* contra alguns anaeróbios, como espécies de *Fusobacterium* spp., *Peptostreptococcus* spp., *Clostridium* spp., *Actinomyces* spp. e *Bacteroides* spp.

Efeitos adversos

Semelhantes aos observados em betalactâmicos de um modo geral, sem particularidades destacáveis.

TABELA 16 Parâmetros farmacológicos de meropenem/vaborbactam

Meia-vida média	2,5 h
Biodisponibilidade VO/IM	Não se aplica (droga IV)
Eliminação	Renal
Parâmetro PK/PD	Tempo acima de CIM
Ligação proteica	Meropenem 2%, vaborbactam 33%
Volume de distribuição	Baixo
Nível terapêutico no sistema nervoso central	Sem dados
Uso na gravidez	Sem dados (possível efeito teratogênico)
Uso na lactação	Sem dados
Ajuste hepático	Não
Ajuste renal	Sim
Ajuste obesidade	Sem dados

CIM: concentração inibitória mínima; IM: intramuscular; IV: intravenoso; VO: via oral.
Fonte: adaptada de Gilbert et al., 2022.

Farmacocinética e farmacodinâmica

No metabolismo do meropenem, 22% da droga é eliminada na urina; já o varbobactam não é metabolizado, portanto a injúria hepática não afeta o metabolismo do meropenem.

Aplicações clínicas

Seu uso foi aprovado nos Estados Unidos pelo FDA em 2017 e é indicado para infecções complicadas do trato urinário, incluindo pielonefrite.

TABELA 17 Ajuste de dose de meropenem/vaborbactam de acordo com *clearance* renal

Clearance de creatinina[1]	Dose recomendada
ClCr > 50	4.000 mg a cada 8 h
ClCr 30 a 50	2.000 mg a cada 8 h
ClCr 15 a 29	2.000 mg a cada 12 h
ClCr < 15	1.000 mg a cada 12 h
Hemodiálise intermitente	1.000 mg a cada 12 h (administrar dose após hemodiálise)
Diálise contínua	Sem dados

[1]ClCr: *clearance* calculado com Crockoft-Gault.
Fonte: adaptada de Gilbert et al., 2022.

TABELA 18 Formulações

Representante	Apresentação	Via de administração	Reconstituição	Diluição	Diluente	Tempo de infusão	Outros	Recomendações VO	SNE/ SNG/GTT	Referências
Meropenem/ varbobactam	1 g +1 g pó para concentrado para solução para perfusão	IV	20 mL SF 0,9%	2/2 g: 250 mL SF 0,9%, concentração 8 mg/mL 1/1 g: 250 mL SF 0,9%, concentração 4 mg/mL 0,5/0,5 g: 250 mL SF 0,9%, concentração 2 mg/mL	SF 0,9%	IV: infundir em 3 h	Após a diluição, a perfusão deve ser realizada no prazo de 4 h, quando conservada a 25 °C, ou de 22 h, quando refrigerada a 2 a 8 °C	Não se aplica	Não se aplica	http://www.ema.europa.eu: Vaborem

IV: intravenoso; SF: soro fisiológico; SNE/SNG/GTT: sonda nasoenteral/nasogástrica/gastrostomia; VO: via oral.

IMIPENEM-CILASTATINA-RELEBACTAM

Breve história

O relebactam é um novo inibidor de betalactamase não betalactâmico, semelhante ao avibactam, com a diferença da adição de um anel piperidina concebido com o intuito de evitar o efluxo dessa molécula pela célula bacteriana. É formulado juntamente com imipenem-cilastatina e seu uso foi aprovado pelo FDA em 2019 e pela Agência Europeia de Medicamentos em 2020.

Mecanismo de ação

O relebactam não apresenta atividade antibacteriana. Sua finalidade é proteger o imipenem da degradação enzimática de enzimas da classe A (TEM, SHV, CTX-M, KPC) e da classe C de Ambler (ampC). *In vitro*, a adição do relebactam à formulação imipenem-cilastatina melhora a atividade desse carbapenêmico contra bactérias produtoras de carbapenemases. Além disso, outra vantagem está no fato de que essa combinação não é sujeita a efluxo, logo, também apresenta vantagem ante os mecanismos de resistência de bomba de efluxo (MexA-MexB-OprM).

O mecanismo de resistência mais comum é a produção de betalactamases que não são inibidas pelo relebactam, como as da classe B e D de Ambler. Além disso, a resistência pode ser associada a mutações em porinas, como OmpK35 e OmpK36, que perdem funcionalidade. A hiperexpressão do gene *blaKPC* também é descrito como um mecanismo de resistência. Ademais, em isolados de *Pseudomonas aeruginosa*, a perda da porina OprD e a hiperexpressão de ampC cromossomial estão relacionadas à resistência a essa droga.

Espectro de ação

- Gram-positivas: atividade contra *Streptococcus* spp., MSSA e *Staphylococcus* coagulase negativos sensíveis à oxacilina, porém não deve ser a droga de escolha.
- Gram-negativas: atividade contra isolados da família Enterobacteriaceae produtoras

TABELA 19 Parâmetros farmacológicos da imipenem/relebactam

Meia-vida média	1 h
Biodisponibilidade VO/IM	Não se aplica (droga IV)
Eliminação	Renal
Parâmetro PK/PD	Tempo acima de CIM (imipenem) AUC/CIM (relebactam)
Ligação proteica	Imipenem 20%; relebactam 22%
Volume de distribuição	Baixo
Nível terapêutico no sistema nervoso central	Sem dados
Uso na gravidez	Sem dados (possível efeito teratogênico)
Uso na lactação	Sem dados
Ajuste hepático	Não
Ajuste renal	Sim
Ajuste à obesidade	Sem dados

CIM: concentração inibitória mínima; IM: intramuscular; IV: intravenoso; VO: via oral.
Fonte: adaptada de Gilbert et al., 2022.

TABELA 20 Ajuste de dose de imipenem/relebactam de acordo com *clearance* renal

Clearance de creatinina[1]	Dose recomendada
ClCr > 90	1.250 mg a cada 6 h
ClCr 60 a 89	1.000 mg a cada 6 h
ClCr 30 a 59	750 mg a cada 6 h
ClCr < 30	500 mg a cada 6 h
Hemodiálise intermitente	500 mg a cada 6 h (administrar dose após hemodiálise)
Diálise contínua	Sem dados

[1]ClCr: *clearance* calculado com Crockoft-Gault.
Fonte: adaptada de Gilbert et al., 2022.

de enzimas das classes A e C de Ambler, bem como contra isolados de *P. aeruginosa*. A adição do relebactam não provou benefício contra *Acinetobacter baumannii*.

- Anaeróbios estudos *in vitro* demonstraram suscetibilidade contra os anaeróbios Gram-negativos e contra os anaeróbios Gram-positivos.

Efeitos adversos

É uma medicação bem tolerada, com efeitos adversos semelhantes aos observados nos betalactâmicos de um modo geral, sem particularidades.

Farmacocinética e farmacodinâmica

Sabe-se que apresenta boa penetração pulmonar. Estudos mostraram que, após a administração de múltiplas doses em indivíduos saudáveis, a porcentagem de droga recuperada de forma inalterada na urina foi de aproximadamente 63% para imipenem, 77% para cilastatina e > 90% para relebactam.

Aplicações clínicas

Esse medicamento foi liberado para uso em infecções urinárias complicadas, incluindo pielonefrite, infecções intra-abdominais complicadas, pneumonias nosocomiais ou pneumonias associadas à ventilação mecânica causadas por microrganismos sensíveis à droga. Assim como os outros novos IBL (avibactam e varbobactam), esse medicamento será mais uma opção para o tratamento de infecções por Enterobactérias produtoras de carbapenemases do tipo KPC.

TABELA 21 Formulações

Representante	Apresentação	Via de administração	Reconstituição	Diluição	Diluente	Tempo de infusão	Outros	Recomendações VO	SNE/SNG/GTT	Referências
Imipenem-cilastatina/relebactam	500 mg/500 mg/250 mg em pó para solução para perfusão	IV	20 mL SF 0,9% (utilizar SF 0,9% 100 mL)	Retirar 20 mL (2 vezes 10 mL) de solução de diluição do saco para perfusão respetivo e reconstituir o frasco para injetáveis com 10 mL da solução de diluição. Transferir a suspensão resultante para os restantes 80 mL do saco para perfusão. Adicionar os 10 mL adicionais de solução de diluição ao frasco para injetáveis e mexer bem para assegurar a transferência completa do conteúdo do frasco para injetáveis; repetir a transferência da suspensão resultante para a solução para perfusão	SF 0,9% caso não seja possível usar SG 5%	Via IV: infundir em 30 min	A diluição pode ser alterada para pacientes com DRC. Este medicamento é fisicamente incompatível com propofol em SG 5% ou SF 0,9%	Não se aplica	Não se aplica	http://www.ema.europa.eu: Recarbrio

DRC: doença renal crônica; IV: intravenoso; SF: soro fisiológico; SG: soro glicosado; SNE/SNG/GTT: sonda nasoenteral/nasogástrica/gastrostomia; VO: via oral.

REFERÊNCIAS

Alfei S, Zuccari G. Recommendations to synthetize old and new β-lactamases inhibitors: a review to encourage further production. Pharmaceuticals (Basel). 2022;15(3):384. Erratum in: Pharmaceuticals (Basel). 2022;15(5): PMID: 35337181; PMCID: PMC8954882.

Bebrone C, Lassaux P, Vercheval L, Sohier JS, Jehaes A, Sauvage E, et al. Current challenges in antimicrobial chemotherapy: focus on ß-lactamase inhibition. Drugs. 2010;70(6):651-79.

Daikos GL, da Cunha CA, Rossolini GM, Stone GG, Baillon-Plot N, Tawadrous M, et al. Review of ceftazidime-avibactam for the treatment of infections caused by Pseudomonas aeruginosa. Antibiotics (Basel). 2021;10(9):1126.

Drawz SM, Papp-Wallace KM, Bonomo RA. New β-lactamase inhibitors: a therapeutic renaissance in an MDR world. Antimicrob Agents Chemother. 2014; 58(4):1835-46.

Georgopapadakou NH. Beta-lactamase inhibitors: evolving compounds for evolving resistance targets. Expert Opin Investig Drugs. 2004;13(10):1307-18.

Gilbert DN, Chambers HF, Saag MS, Pavia AT, Boucher HW, Sanford JP. The Sanford guide to antimicrobial therapy 2022. Sperryville: Antimicrobial Therapy, Inc., 2022.

7

Carbapenêmicos

Luiza Arcas Gonçalves
Andrés Mello López
Bianca Leal de Almeida
Laína Bubach Carvalho
Igor Maia Marinho

Breve história

No final da década de 1960, o surgimento das betalactamases ameaçou o uso das penicilinas. Iniciou-se, então, uma busca por medicamentos capazes de inibir essas enzimas. No início dos anos 1970, pesquisadores da Universidade de Kitasato, no Japão, identificaram o primeiro inibidor de betalactamase em cultura de *Streptomyces olivaceus* – o ácido olivânico –, que apresentava limitações de penetração bacteriana e instabilidade molecular. Pouco depois, pesquisadores anunciaram a descoberta de um novo inibidor de betalactamase derivado do *Streptomyces cattleya*: a tienamicina. Esse foi o primeiro "carbapenem" descoberto, servindo como composto modelo para todos os carbapenêmicos sintetizados desde então. Já na década de 1980, representantes da classe foram aprovados para uso clínico, e tiveram papel-chave no tratamento antimicrobiano nos anos subsequentes.

Mecanismo de ação

De modo semelhante aos demais betalactâmicos, os carbapenêmicos inibem a síntese da parede celular por meio da ligação às proteínas ligadoras de penicilina (PBP). Nos Gram-negativos, essas drogas atravessam a membrana externa através de porinas ou OMP (do inglês *Outer Membrane Proteins*) e alcançam o espaço periplasmático, onde se ligam às PBP.

Principais mecanismos de resistência

1. Produção de enzimas, as carbapenemases. Exemplos: *Klebsiella* spp. (produtora de KPC [serino-carbapenemase]), *Pseudomonas aeruginosa* (produtora de NDM [metalo-betalactamase]) e *Acinetobacter baumannii* (produtor de OXA-23 [oxacilinase]).
2. Redução da permeabilidade da membrana externa por perda de porinas.

Por exemplo: perda da porina OprD em *Pseudomonas aeruginosa* (afeta mais o imipenem do que o meropenem).

3. Presença de bombas de efluxo. Por exemplo: bomba MexAB-OprM em *Pseudomonas aeruginosa*, que, quando ativada, elimina betalactâmicos, aminoglicosídeos, fluoroquinolonas, macrolídeos, trimetoprim, tetraciclinas e cloranfenicol.
4. Alteração no local de ligação. Por exemplo: modificações nas PBP.

Espectro de ação

Não apresenta atividade contra bactérias produtoras de enzimas do tipo carbapenemases, como serino-betalactamases (p. ex., KPC, GES), metalo-betalactamases (p. ex., SPM, NDM, IMP) e oxacilinases do tipo carbapenemases (p. ex., OXA-23, OXA-48). Também não age contra *Staphylococcus aureus* resistentes à meticilina (MRSA) e *Enterococcus* spp. resistentes à vancomicina (VRE), além dos *Enterococcus faecium* de modo geral. Seu amplo espectro de ação se deve tanto à sua estabilidade perante as betalactamases de espectro estendido (ESBL) quanto às betalactamases AmpC, além de sua alta afinidade com as PBP de diversas espécies.

Efeitos adversos

Os carbapenêmicos são uma classe de antibióticos betalactâmicos amplamente utilizados graças ao seu amplo espectro de atividade e eficácia contra bactérias resistentes. Embora sejam geralmente bem

	Meropenem	Imipenem	Ertapenem
Streptoccocus	+	+	+
Staphylococcus	+	+	+
MRSA	-	-	-
Enterococcus/VRE	-	-	-
Enterobactérias	+	+	+
ESBL	+	+	+
KPC	-	-	-
Pseudomonas	+	+	-
Acinetobacter	+	+	-
Anaeróbios	+	+	+

FIGURA 1 Espectro de ação dos carbapenêmicos.

ESBL: betalactamases de espectro estendido; KPC: produção de carbapenemase; MRSA: *Staphylococcus aureus* resistente à meticilina; VRE: *Enterococcus* spp. resistente à vancomicina.

tolerados, eles podem causar uma variedade de efeitos adversos, com destaque para potencial neurotoxicidade por redução do limiar convulsivo.

Farmacocinética e farmacodinâmica

Disponíveis apenas por via intravenosa, uma vez que possuem baixa biodisponibilidade oral. Eles se distribuem amplamente pelos tecidos e fluidos corporais, incluindo o líquido cefalorraquidiano, especialmente em condições de inflamação meníngea. A excreção ocorre predominantemente pelos rins, com meia-vida variando entre 1 e 4 horas. Pacientes com insuficiência renal necessitam de ajustes de dose para evitar acumulação e toxicidade. Detalhes específicos serão abordados a seguir.

Interações medicamentosas

Apresenta poucas interações medicamentosas. Entre elas, destaca-se a probenecida, capaz de aumentar a concentração sérica do carbapenêmico, sendo recomendada sua monitorização e ajuste de dosagem. O ácido valproico também pode interagir com os carbapenêmicos, tendo sua concentração sérica reduzida; dessa forma, é indicado evitar essa coadministração.

Aplicações clínicas

São largamente utilizados para tratamento de infecções graves por microrganismos suscetíveis ou reservados para uso empírico em pacientes com fatores de risco para infecções por bactérias resistentes.

IMIPENEM-CILASTATINA

Breve história

O imipenem foi patenteado em 1975 e aprovado para uso clínico em 1985. No início dos anos 1980, foi identificada sua hidrólise e inativação pela desidropeptidase I (DHP-I), enzima encontrada nos túbulos renais, reduzindo sua concentração no trato urinário. A fim de evitar essa degradação e mitigar possível nefrotoxicidade, foi necessária a coadministração com um inibidor reversível de DHP-I, a cilastatina. Desde então, é comercializado na forma combinada de imipenem-cilastatina.

Mecanismo de ação

Semelhante ao dos demais carbapenêmicos, como abordado no início do capítulo.

Espectro de ação

É um betalactâmico de amplo espectro, com ação contra Gram-positivos, Gram-negativos e anaeróbios. Agentes atípicos são resistentes à ação de todos os betalactâmicos, dada a impossibilidade de ação da droga na parede celular, ausente ou deficiente nesses microrganismos, entre eles *Mycoplasma pneumoniae*, *Mycoplasma genitalium*, *Chlamydophila pneumoniae*, *Chlamydophila psittaci e Chlamydia trachomatis.*

- Gram-positivos: ação contra cocos Gram-positivos aeróbios, entre eles *Staphylococcus* spp. sensíveis à meticilina, *Streptococcus pneumoniae* (incluindo os resistentes à penicilina), outros *Streptococcus* spp. e *E. faecalis* (sensível à ampicilina). Por outro lado, não apresenta atividade contra *Staphylococcus* spp. (resistentes à meticilina), *Enterococcus faecium* e *Enterococcus* spp. resistentes à vancomicina (VRE). Comparativamente aos demais carbapenêmicos, o imipenem apresenta maior ação contra os Gram-positivos. Independentemente desse espectro, ele não costuma ser a droga de escolha para tratamento de infecções por Gram-positivos, pois, quando sensíveis aos carbapenêmicos, também mantêm sensibilidade a betalactâmicos de menor espectro.

Em relação aos bacilos Gram-positivos, o imipenem é ativo contra *Arcanobacter* spp. e *Nocardia* spp., uma das drogas de escolha para tratamento deste último. Por outro lado, não age contra *Corynebacterium jeikeium* ou *Corynebacterium diphtheriae*.

- Gram-negativos: apresenta ampla atividade contra bacilos Gram-negativos, incluindo os produtores de betalactamases de espectro estendido (ESBL) e betalactamases do tipo AmpC. Também tem ação contra bacilos Gram-negativos não fermentadores de glicose, como *Acinetobacter baumannii*, *Pseudomonas aeruginosa* e *Burkholderia cepacia*. Já a *Stenotrophomonas maltophilia* é intrinsecamente resistente a todos os betalactâmicos, pela produção de duas betalactamase com espectro para carbapenêmicos. O imipenem também não age contra Gram-negativos produtores de serino-carbapenemases (KPC, GES, SME), metalo-betalactamases (NDM, SPM, VIM) e oxacilinases do tipo carbapenemases (OXA-48, OXA-23), nem contra agentes portadores de outros mecanismos de resistência contra carbapenêmicos.

  Comparativamente ao meropenem, o imipenem apresenta menor suscetibilidade aos Gram-negativos, com concentrações inibitórias mínimas (CIM) *in vitro* maiores – especialmente para *Proteus* spp., *Serratia* spp., *Providencia* spp. e *Morganella morganii*.
- Anaeróbios: ação contra anaeróbios tanto Gram-positivos, como *Actinomyces* spp., *Clostridium perfringens*, *Peptostreptococcus* spp. e *Cutibacterium acnes*, quanto contra Gram-negativos, em especial *Bacteroides fragilis*. Apesar de sua ampla cobertura contra anaeróbios, o imipenem não tem atividade adequada contra *Clostridioides difficile*.
- Outros agentes: atua contra micobactérias de crescimento rápido, como *Mycobacterium abscessus*, *Mycobacterium fortuitum*, *Mycobacterium chelonae* e, também, contra *Mycobacterium tuberculosis* quando associado com ácido clavulânico em agentes multidroga resistentes.

Efeitos adversos

Entre os eventos adversos do imipenem, os de maior destaque são os decorrentes da sua toxicidade ao sistema nervoso central (SNC), em especial as convulsões. Apesar de conferir maior risco do que outros betalactâmicos não carbapenêmicos, é um desfecho incomum.

Farmacocinética e farmacodinâmica

O imipenem-cilastatina é um fármaco utilizado apenas por via endovenosa, com boa penetração nos tecidos e fluidos corporais – incluindo tecido pulmonar, renal, pancreático, peritoneal, prostático ou ginecológico, colônico, bile e líquido ascítico. Uma penetração menor foi observada no SNC mesmo na presença de inflamação meníngea.

Após a administração do imipenem, ele é rapidamente metalizado pela DHP-I nos rins, por isso é coformulado com a cilastatina, um inibidor específico (não antimicrobiano) da enzima desidropeptidase-I, para prolongar sua atividade.

O imipenem/cilastatina não deve ser utilizado em crianças com menos de 3 meses de idade ou pacientes pediátricos com problemas renais (vide Tabelas 1 e 2).

Interações medicamentosas

O seu uso simultâneo com ganciclovir e valganciclovir pode aumentar o risco de convulsão e, por isso, deve ser evitado.

Aplicações clínicas

O imipenem é um antimicrobiano de amplo espectro, sendo utilizado em terapia empírica inicial em contexto hospitalar, infecções polimicrobianas graves e infecções mistas com patógenos aeróbios/anaeróbios, assim como no tratamento de infecções com agentes sensíveis ao imipenem e resistentes a outros agentes de menor espectro. É indicado tanto para uso adulto quanto pediátrico.

As indicações formais de seu uso contemplam infecções do trato respiratório, infecções do trato geniturinário complicadas e não complicadas, infecções intra-abdominais, ginecológicas, osteoarticulares, infecções de pele e partes moles, endocardite e bacteremia.

Não é recomendado para tratamento de infecção de SNC, pelo risco de neurotoxicidade e ausência de eficácia clínica comprovada. Também não é indicado seu uso em pacientes pediátricos com menos de 30 kg com disfunção renal pela limitação de dados clínicos.

TABELA 1 Parâmetros farmacológicos do imipenem/cilastatina

Meia-vida média	1 h
Biodisponibilidade por VO/IM	Não se aplica (droga IV)
Eliminação	Renal (70%)
Parâmetro PK/PD	Tempo acima de CIM
Ligação proteica	15 a 20%
Volume de distribuição	Baixo
Nível terapêutico no sistema nervoso central	Possivelmente
Uso na gravidez	Categoria C
Uso na lactação	Baixo risco
Ajuste hepático	Não
Ajuste renal	Sim
Ajuste à obesidade	Não

CIM: concentração inibitória mínima; IM: intramuscular; IV: intravenoso; VO: via oral.
Fonte: adaptada de Gilbert et al., 2022.

TABELA 2 Ajuste de dose do imipenem-cilastatina de acordo com *clearance* renal

Clearance de creatinina[1]	Dose recomendada
ClCr ≥ 90	500 mg a cada 6 h ou 1.000 mg a cada 8 h
ClCr 60 a 90	400 mg a cada 6 h ou 500 mg a cada 6 h
ClCr 30 a 60	300 mg a cada 6 h ou 500 mg a cada 8 h
ClCr 15 a 30	200 mg a cada 6 h ou 500 mg a cada 12 h
ClCr < 15	Não recomendado uso (exceto se HD instituída em até 48 h)
Hemodiálise intermitente[1]	200 mg a cada 6 h ou 500 mg a cada 12 h (após HD)
Diálise peritoneal	125 a 250 mg a cada 12 h
Diálise contínua	500 a 1.000 mg a cada 12 h

[1]ClCr: *clearance* calculado com Crockoft-Gault.
HD: hemodiálise.
Fonte: adaptada de Gilbert et al., 2022.

TABELA 3 Formulações

Representante	Apresentação	Via de administração	Reconstituição	Diluição	Diluente	Tempo de infusão	Outros	Recomendações VO	SNE/SNG/GTT	Referências
Imipenem + cilastatina	500 mg + 500 mg em pó liofilizado para solução injetável	IV	IV: 100 mL de SF 0,9% ou SG 5% que será utilizado para infusão	IV: retirar 10 mL de uma bolsa de 100 mL de SF 0,9%, SG 5% e depois retorno ao conteúdo total da bolsa.	SF 09,% ou SG 5%	IV: administrar dose menor ou igual a 500 mg em 15 a 30 min e dose maior que 500 mg em 40 a 60 min	Permanece estável após diluição em temperatura ambiente por 4 h e em refrigeração por 24 h	Não se aplica	Não se aplica	Medicamentos de A a Z (2016/2018); Manual de drogas injetáveis 4ª edição

IV: intravenoso; SF: soro fisiológico; SG: soro glicosado; SNE/SNG/GTT: sonda nasoenteral/nasogástrica/gastrostomia; VO: via oral.

MEROPENEM

Breve história

O meropenem foi o segundo carbapenêmico a ser desenvolvido, aprovado para uso clínico em 1996. Em relação ao imipenem, tem a vantagem de ser estável contra a DHP-1, portanto possível de ser administrado isoladamente, sem necessidade de associação à cilastatina. Também se destaca por sua maior atividade contra Gram-negativos, atribuída à presença de um grupo pirrolidinil na posição 2 da cadeia pentacíclica e também por seu perfil mais seguro em relação a possíveis eventos adversos.

Mecanismo de ação

Semelhante ao dos demais carbapenêmicos, como abordado no início do capítulo.

Espectro de ação

- Gram-positivos: ação contra *Staphylococcus* spp. sensíveis à meticilina, *Streptococcus pneumoniae* (incluindo os resistentes à penicilina) e demais *Streptococcus* spp. Entretanto, não age contra *Staphylococcus* spp. resistentes à meticilina, *Enterococcus faecium*, a maioria dos *Enterococcus faecalis*, além dos *Enterococcus* spp. resistentes à vancomicina (VRE). De forma geral, apresenta menor atividade contra Gram-positivos quando comparado ao imipenem. Em relação aos bacilos Gram-positivos, o meropenem é ativo contra *Arcanobacter* spp., *Nocardia* spp. e *Listeria monocytogenes* – apesar de ter desfechos conflitantes para tratamento deste último. Não tem atividade contra *Corynebacterium jeikeium* ou *Corynebacterium diphtheriae*.

- Gram-negativos: ampla atividade contra bacilos Gram-negativos, tanto não fermentadores como enterobactérias – incluindo produtores de betalactamases de espectro estendido (ESBL) e AmpC betalactamases. Dos carbapenêmicos, o meropenem é o que apresenta maior atividade contra os Gram-negativos. Não tem ação contra Gram-negativos produtores de carbapenemase, seja serinocarbapenemases (KPC, GES, SME), metalo-betalactamases (NDM, SPM, VIM) ou oxacilinases do tipo carbapenemases (OXA-48, OXA-23). Da mesma forma, o meropenem não tem atividade contra agentes portadores de outros mecanismos de resistência, como perda de porina ou bomba de efluxo. A *Stenotrophomonas maltophilia* é intrinsecamente resistente aos carbapenêmicos pela produção cromossomial de duas betalactamases, incluindo uma metalo-betalactamase.
- Anaeróbios: atividade contra anaeróbios Gram-positivos e Gram-negativos, incluindo *Bacteroides fragilis*. É descrita atividade *in vitro* contra *Clostridioides difficile*, apesar da limitação de seu uso na prática clínica para este fim.
- Outros agentes: possui atividade contra *Mycobacterium tuberculosis* quando associado com ácido clavulânico usado em casos multidroga resistentes. Também age contra micobactérias de crescimento rápido, como *Mycobacterium abscessus* e *Mycobacterium fortuitum*, entretanto o imipenem é o carbapenêmico mais usado nesse contexto. Por outro lado, o meropenem não tem ação contra *Mycobacterium chelonae*.

Efeitos adversos

Semelhantes aos dos demais carbapenêmicos, como abordado no início do capítulo.

Farmacocinética e farmacodinâmica

Apresenta boa penetração em pulmão, pele e partes moles, tecido muscular e fáscia, trato urinário, líquido peritoneal e bile. A penetração do meropenem no SNC, por sua vez, é reduzida, inferior a 5% em contexto com inflamação de meninges. Apesar disso, com otimização de sua dose, as concentrações atingidas são suficientes para ação contra a maioria dos patógenos. Já em relação ao tecido ósseo, faltam dados precisos de sua penetração, estimada como moderada em modelos animais.

O meropenem sofre metabolização hepática por hidrólise do anel betalactâmico, com a formação de um metabólito inativo. Esse metabólito representa 28% da droga eliminada, enquanto 70% da dose é excretada inalterada na urina. Apenas 2% do antibiótico é eliminado nas fezes.

Interações medicamentosas

A vacina de BCG, seja para uso terapêutico intravesical ou para imunização contra tuberculose, quando usada em conjunto com meropenem, pode ter seu efeito reduzido.

Aplicações clínicas

O meropenem é ativo contra uma ampla gama de patógenos, causadores de infecções graves em adultos e crianças. É utilizado como terapia empírica em contexto hospitalar, incluindo infecções graves e na suspeita de resistência bacteriana que impossibilita o uso de outros agentes com menor espectro (p. ex., ESBL e *ampC*). É desencorajado seu uso descriterioso, visando à redução de emergência de agentes resistentes aos carbapenêmicos, como *Klebsiella pneumoniae* – produtora de KPC.

Apesar de sua ampla aplicação, o meropenem é aprovado pelo Food and Drug Administration (FDA), dos EUA, apenas para tratamento de infecções intra-abdominais graves e infecções complicadas de pele e partes moles em adultos e crianças, e meningite bacteriana em crianças acima de 3 meses de idade.

Também é droga de escolha no tratamento de infecções de corrente sanguínea causadas por bactérias produtoras de ESBL, quando comparado a outros fármacos de amplo espectro como piperacilina-tazobactam. Além disso, é o carbapenêmico de escolha quando necessário o uso dessa classe no tratamento de meningites.

TABELA 4 Parâmetros farmacológicos do meropenem

Meia-vida média	1 h
Biodisponibilidade por VO/IM	Não se aplica (droga IV)
Eliminação	Renal (70%)
Parâmetro PK/PD	Tempo acima de CIM
Ligação proteica	2%
Volume de distribuição	Baixo
Nível terapêutico no sistema nervoso central	Possivelmente
Uso na gravidez	Categoria B
Uso na lactação	Baixo risco
Ajuste hepático	Não
Ajuste renal	Sim
Ajuste à obesidade	Não

CIM: concentração inibitória mínima; IM: intramuscular; IV: intravenoso; VO: via oral.
Fonte: adaptada de Gilbert et al., 2022.

TABELA 5 Ajuste de dose do meropenem de acordo com *clearance* renal

Clearance de creatinina[1]	Dose recomendada
ClCr > 50	1.000 mg a cada 8 h
ClCr 25 a 50	1.000 mg a cada 12 h
ClCr 10 a 25	500 mg a cada 12 h
ClCr < 10	500 mg a cada 24 h
Hemodiálise intermitente	500 mg a cada 24 h (após HD)
Diálise peritoneal	500 mg a cada 24 h
Diálise contínua	1.000 mg a cada 24 h
SLED	500 mg a cada 8 h

[1]ClCr: *clearance* calculado com Crockoft-Gault. SLED: *sustained low efficiency dialysis* (diálise estendida).
Fonte: adaptada de Gilbert et al., 2022.

TABELA 6 Formulações da droga

Representante	Apresentação	Via de administração	Reconstituição	Diluição	Diluente	Tempo de infusão	Outros	Recomendações VO	SNE/SNG/GTT	Referências
Meropenem	500 mg em pó liofilizado para solução injetável 1.000 mg pó liofilizado para solução injetável	IV	IV: utilizar 10 mL (500 mg) e 20 mL (1 g) de AD	*Bolus*: diluir dose em SF 0,9% ou SG 5% na concentração máxima de 50 mg/mL IV: diluir em concentração máxima de 20 mg/mL	SF 0,9% ou SG 5%	*Bolus*: 3 a 5 min IV: 15 a 30 min	Dados de PK/PD sugerem que a infusão deve ser feita em 4 h em infecções graves	Não se aplica	Não se aplica	Medicamentos de A a Z (2016/2018) Manual de drogas injetáveis, 4ª edição

AD: àgua destilada; IV: intravenoso; SF: soro fisiológico; SG: soro glicosado; SNE/SNG/GTT: sonda nasoenteral/nasogástrica/gastrostomia; VO: via oral.

ERTAPENEM

Breve história

O ertapenem é um carbapenêmico sintético aprovado para uso clínico desde o início dos anos 2000. Destaca-se por sua meia-vida mais longa, que permite administração de dose única diária, sendo uma droga atrativa para desospitalização e uso ambulatorial. Entretanto, a alteração na posição dois do anel carbapenem resulta tanto em diferenças farmacocinéticas quanto no espectro de ação em relação aos demais carbapenêmicos, apresentando limitação de atividade contra os bacilos Gram-negativos não fermentadores de glicose, como a *Pseudomonas aeruginosa e o Acinetobacter baumannii.*

Mecanismo de ação

Semelhante ao dos demais carbapenêmicos, como abordado no início do capítulo.

Entre os carbapenêmicos, o ertapenem é o mais suscetível à hidrólise pelas carbapenemases, incluindo as metalo-betalactamases, serino-betalactamases e oxacilinases. Apesar de manter sensibilidade aos agentes produtores de AmpC betalactamases e betalactamases de espectro estendido (ESBL), pode haver um aumento do MIC^{90} (concentração necessária para inibir 90% dos isolados) de até três diluições quando comparado a cepas não produtoras. Por isso, uma combinação de mecanismos diferentes, como a redução da permeabilidade da membrana associada à produção de ESBL ou uma superexpressão do gene AmpC, podem levar a um fenótipo de resistência ao ertapenem.

Espectro de ação

- Gram-positivos: atividade *in vitro* contra *Staphylococcus* spp. sensíveis à meticilina, *Streptococcus* spp. (incluindo *Streptococcus pneumoniae* e cepas intermediárias e resistentes à penicilina). Apesar disso, não é droga de escolha para tratamento desses Gram-positivos, apresentando limitações em seu uso na prática clínica. Por outro lado, o ertapenem não age contra *Staphylococcus* spp. resistentes à meticilina, *Enterococcus faecium*, *Enterococcus* spp. resistentes à vancomicina (VRE), sendo variável sua cobertura para *Enterococcus faecalis*. Em relação aos bacilos Gram-positivos, o ertapenem apresenta atividade limitada, mantendo espectro para *Arcanobacter* spp.
- Gram-negativos: atividade contra enterobactérias, incluindo cepas produtoras

de ESBL e AmpC betalactamases, além de Gram-negativos do trato respiratório, como *Haemophilus influenzae* e *Moraxella catarrhalis*. Em contrapartida, não age contra bacilos Gram-negativos não fermentadores de glicose, como *Pseudomonas aeruginosa*, *Acinetobacter baumannii*, *Burkholderia cepacia* e *Stenotrophomonas maltophilia*. Também não tem ação contra outros Gram-negativos com mecanismos de resistência contra carbapenêmicos, seja enzimático (carbapenemases), perda de porina, bomba de efluxo ou ainda mecanismos combinados.

- Anaeróbios: apresenta atividade contra anaeróbios em geral, incluindo Gram-positivos e Gram-negativos.
- Outros agentes: de maneira geral, o ertapenem não tem atividade contra micobactérias.

Efeitos adversos

Assim como outros carbapenêmicos, o ertapenem pode estar associado à toxicidade do SNC, manifestada principalmente por crises convulsivas.

Farmacocinética e farmacodinâmica

O volume de distribuição do ertapenem é baixo, com penetração adequada em pele e partes moles, líquido peritoneal e tecido pulmonar. Sua penetração em osso tem limitações, atingindo entre 10 a 20% da concentração plasmática, e pode chegar a 40% no líquido sinovial. Os dados de penetração do ertapenem em líquido cefalorraquidiano são limitados, o que justifica a restrição de seu uso para infecções de SNC.

O ertapenem é metabolizado pelo fígado, onde seu anel betalactâmico é hidrolisado com a formação de um metabólito inativo, sem envolvimento de isoenzimas do citocromo P450. Cerca de 40% da droga é eliminada inalterada na urina, enquanto outros 40% como metabólito.

Interações medicamentosas

Fármacos indutores ou inibidores do citocromo P450 não resultam em interação, dado que suas isoenzimas não participam da metabolização do ertapenem.

Aplicações clínicas

O ertapenem é aprovado pelo FDA para tratamento de infecções moderadas e graves em pacientes adultos e pediátricos acima de 3 meses, incluindo infecções intra-abdominais complicadas com ou sem peritonite (colecistite, apendicite perfurada, colangite e diverticulite), infecções complicadas de pele e partes moles (pé diabético, abscesso profundo de tecido mole, infecção de ferida pós-trauma, celulite com drenagem purulenta e infecção necrotizante polimicrobiana – em combinação com glicopeptídeo), pneumonia adquirida na comunidade como esquema alternativo em pacientes sem fatores de risco para infecção por *Pseudomonas* spp., infecções complicadas do trato urinário (incluindo pielonefrite), infecções pélvicas agudas (endometrite pós-parto, aborto séptico e infecções ginecológicas pós-cirúrgicas), além de profilaxia para cirurgia colorretal.

Um dos principais usos do ertapenem é no contexto de desospitalização ou tratamento ambulatorial de infecções causadas por agentes resistentes a outras classes com manutenção de sensibilidade aos carbapenêmicos, dada a comodidade posológica e a possibilidade de administração intramuscular.

TABELA 7 Parâmetros farmacológicos do ertapenem

Meia-vida média	4 h
Biodisponibilidade por VO/IM	92% (IM)
Eliminação	Renal
Parâmetro PK/PD	Tempo acima de CIM
Ligação proteica	85 a 95%
Volume de distribuição	Baixo
Nível terapêutico no sistema nervoso central	Sem dados
Uso na gravidez	Categoria B
Uso na lactação	Baixo risco
Ajuste hepático	Não
Ajuste renal	Sim
Ajuste à obesidade	Sim (obesidade grau III)

CIM: concentração inibitória mínima; IM: intramuscular; IV: intravenoso; VO: via oral.
Fonte: adaptada de Gilbert et al., 2022.

TABELA 8 Ajuste de dose do ertapenem de acordo com *clearance* renal

Clearance de creatinina[1]	Dose recomendada
ClCr > 30	1.000 mg a cada 24 h
ClCr < 30	500 mg a cada 12 h
Hemodiálise intermitente	Diário: 500 mg 1x/dia[2] 3x/semana: 1.000 a 500 mg após HD
Diálise peritoneal	500 mg a cada 24 h
Diálise contínua	500 a 1.000 mg a cada 24 h
SLED	1.000 mg a cada 24 h

[1]ClCr: *clearance* calculado com Crockoft-Gault.
[2]Administrar 6 horas antes ou após hemodiálise. Se for administrada dentro de 6 horas antes da hemodiálise, é necessária dose extra de 150 mg após a sessão.
SLED: *sustained low efficiency dialysis* (diálise estendida).
Fonte: adaptada de Gilbert et al., 2022.

TABELA 9 Formulações da droga

Representante	Apresentação	Via de administração	Reconstituição	Diluição	Diluente	Tempo de infusão	Outros	Recomendações VO	SNE/SNG/GTT	Referências
Ertapenem	1 g em pó para solução injetável IV/IM	IM e IV	IM: reconstituir 1 g com 3,2 mL de lidocaína 1%. IV: reconstituir cada 1 g com 10 mL de AD ou SF 0,9%	IV: diluir a dose em 50 a 100 mL de SF 0,9%	SF 0,9% ou lidocaína 1%	IV: administrar em 30 min	Cada frasco contém 1,046 g de ertapenem sódico, equivalente a 1 g de ertapenem e 137 mg (6 mEq) de sódio	Não se aplica	Não se aplica	Manual de drogas injetáveis 4ª edição

AD: água destilada; IM: intramuscular; IV: intravenoso; SF: soro fisiológico; SG: soro glicosado; SNE/SNG/GTT: sonda nasoenteral/nasogástrica/gastrostomia; VO: via oral.

REFERÊNCIAS

Baldwin CM, Lyseng-Williamson KA, Keam SJ. Meropenem: a review of its use in the treatment of serious bacterial infections. Drugs. 2008;68(6):803-38.

Balfour JA, Bryson HM, Brogden RN. Imipenem/cilastatin: an update of its antibacterial activity, pharmacokinetics and therapeutic efficacy in the treatment of serious infections. Drugs. 1996;51(1):99-136.

Bassetti M, Nicolini L, Esposito S, Righi E, Viscoli C. Current status of newer carbapenems. Curr Med Chem. 2009;16(5):564-75.

Bennett J, Dolin R, Blaser M. Mandell, Douglas e Bennett – Manual de doenças infecciosas. Rio de Janeiro: GEN Guanabara Koogan; 2017.

Brook I. Treatment of anaerobic infection. Expert Rev Anti Infect. 2007;5(6):991-1006.

Brook I. Spectrum and treatment of anaerobic infections. J Infect Chemother. 2016;22(1):1-13.

Brown-Elliott BA, Killingley J, Vasireddy S, Bridge L, Wallace Jr RJ. In Vitro comparison of ertapenem, meropenem, and imipenem against isolates of rapidly growing mycobacteria and nocardia by use of broth microdilution and etest. J Clin Microbiol. 2016;54(6):1586-92.

Buckley MM, Brogden RN, Barradell LB, Goa KL. Imipenem/cilastatin. A reappraisal of its antibacterial activity, pharmacokinetic properties and therapeutic efficacy. Drugs. 1992;44(3):408-44.

Buonomo A, Pascolini L, Rizzi A, Aruanno A, Pecora V, Ricci AG, et al. Cross-reactivity and tolerability of ertapenem in patients with ige-mediated hypersensitivity to β-Lactams. J Investig Allergol Clin Immunol. 2016;26(2):100-5.

Cannon JP, Lee TA, Clark NM, Setlak P, Grim SA. The risk of seizures among the carbapenems: a meta-analysis. J Antimicrob Chemother. 2014;69(8):2043-55.

Carbapenems and monobactams: imipenem, meropenem, and aztreonam. Indian J. Pediatr. 2000;67(2):112.

Cheng AC, Fisher DA, Anstey NM, Stephens DP, Jacups SP, Currie BJ. Outcomes of patients with melioidosis treated with meropenem. Antimicrob Agents Chemother. 2004;48(5):1763-5.

Collins VL, Marchaim D, Pogue JM, Moshos J, Bheemreddy S, Sunkara B, et al. Efficacy of ertapenem for treatment of bloodstream infections caused by extended-spectrum-β-lactamase-producing Enterobacteriaceae. Antimicrob Agents Chemother. 2012;56(4):2173-7.

Congeni BL. Ertapenem. Expert Opin Pharmacother. 2010;11(4):669-72.

Craig WA. The pharmacology of meropenem, a new carbapenem antibiotic. Clin Infect Dis. 1997;24 (Suppl 2):S266-75.

Gilbert DN, Chambers HF, Saag MS, Pavia AT, Boucher HW, Sanford JP. The Sanford guide to antimicrobial therapy 2022. Sperryville: Antimicrobial Therapy, Inc.; 2022.

8

Antagonistas do folato: sulfas

Denise Brandão de Assis
Laína Bubach Carvalho
Igor Maia Marinho
Carolina Andrade Lopes
Bianca Leal de Almeida

INTRODUÇÃO

As sulfonamidas têm importância histórica. Foram introduzidas nos anos de 1930, tendo sido uma das primeiras substâncias a serem utilizadas como profilaxia e terapêutica de infecções bacterianas em seres humanos.

Ao longo do tempo, sofreram modificações estruturais com o objetivo de reduzir os efeitos colaterais e alterar a farmacocinética, e, a partir de 1968, esses antibióticos começaram a ser utilizados com as diaminopiridinas, ampliando seu espectro de ação. Atualmente, os principais fármacos disponíveis no Brasil são:

- Sulfonamidas: sulfassalazina, sulfametoxazol e sulfadiazina.
- Diaminopirimidinas: trimetoprima e pirimetamina

Neste capítulo, optamos por tratar em conjunto as drogas mais utilizadas: sulfametoxazol-trimetoprima e sulfadiazina-pirimetamina, que serão sempre encontradas combinadas nas suas apresentações terapêuticas.

Cabe lembrar, por outro lado, que a sulfassalazina não tem uso clínico recomendado como um antimicrobiano, apesar de possuir potencial atividade contra alguns patógenos bacterianos e parasitas, sendo sua atividade anti-inflamatória o principal mecanismo de ação explorado, quando há uso clínico recomendado dessa droga. Assim, a sulfassalazina pode ser usada para tratar outras condições inflamatórias, como a doença de Behçet, a espondilite anquilosante e a artrite psoriásica. Seu uso como antibiótico, apesar de haver uma possível atividade, não ocorre na prática clínica.

Além disso, este capítulo trará ainda considerações sobre a dapsona, droga que, de forma semelhante às sulfas, também causa uma inibição da síntese de folato, a partir da ligação à enzima bacteriana envolvida na síntese de ácido di-hidropterioico (inibição competitiva), conforme explicado a seguir.

SULFAMETOXAZOL-TRIMETOPRIMA

Breve história

A combinação sulfametoxazol-trimetoprima (SMX-TMP) foi aprovada pelo Food and Drug Administration (FDA) em 1973 para uso nos Estados Unidos.

Mecanismos de ação

Tanto o SMX quanto a TMP promovem inibição da via de síntese do ácido fólico, gerando um efeito bacteriostático nos microrganismos. No primeiro caso, essa ação decorre da inibição competitiva do PABA (ácido paraminobenzoico) no sítio ativo da enzima di-hidropteroato-sintase, que transforma essa substância em ácido fólico. No segundo caso, ocorre bloqueio de sua redução em ácido folínico.

Diferentes mecanismos de resistência já foram descritos em organismos resistentes às sulfonamidas e à combinação SMX-TMP. Um dos principais diz respeito à alteração no sítio de ligação da enzima sintase, que adquire menor afinidade ao antibiótico, como visto em algumas cepas de *Escherichia coli*. Em se tratando da resistência isolada da trimetoprima, a transmissão plasmidial de genes que codificam enzimas redutases resistentes parece ser frequente e já foi descrita em cepas de *Pseudomonas aeruginosa*, *Haemophilus influenzae*, pneumococo, *Staphylococcus aureus*, entre outros patógenos.

Também já foram observados genes transmitidos via plasmídeos em bactérias do trato gastrointestinal, como as do gênero *Enterobacteriaceae*, que reduzem a permeabilidade celular da combinação citada.

Espectro de ação

- Gram-positivos: boa atividade contra estreptococos e estafilococos, podendo ser ativo contra, inclusive, *Staphylococcus aureus* resistente à meticilina (MRSA) e *Nocardia* spp.
- Gram-negativos: atividade relevante, com possível atividade contra *Stenotrophomonas maltophilia*, *Burkholderia* spp. e *Klebsiella granulomatis*.
- Apresenta ainda atividade relevante contra fungos (com destaque para *Pneumocystis jiroveci*) e parasitas.

Efeitos adversos

Os efeitos adversos mais comumente associados à combinação de SMX-TMP incluem reações de hipersensibilidade cutânea e sintomas gastrointestinais (náuseas, vômitos, diarreias).

Devido à inibição do metabolismo do ácido fólico, recomenda-se suplementá-lo em tratamento de longo curso e/ou com doses elevadas para evitar repercussões hematológicas. Outros efeitos em diversos sistemas podem se apresentar das seguintes formas:

- Hematológico: leucopenia, trombocitopenia e agranulocitose.
- Renal: hipercalemia, hipo ou hipernatremia, nefrite intersticial aguda e insuficiência renal aguda.
- Hepático: colestase, lesão hepatocelular e insuficiência hepática fulminante.
- Neurológico: meningoencefalite, tremores e alucinações.

Farmacocinética e farmacodinâmica

A metabolização do fármaco é hepática e a excreção, majoritariamente renal, embora a trimetoprima possa ser excretada na bile. A combinação SMX-TMP apresenta meia-vida de 10 e de 8 a 10 horas, respectivamente, e pico sérico de 4 horas. Após 3 dias de administração, as concentrações plasmáticas tornam-se estáveis. O SMX-TMP apresenta boa absorção quando administrado via oral com difusão e penetração ampla em diversos tecidos, não parecendo sofrer interferência da alimentação concomitante. Ambas as drogas podem ser identificadas em líquido cefalorraquidiano (LCR), fluido da orelha média, escarro, leite materno e secreção vaginal, além de apresentam passagem transplacentária.

Em relação à metabolização, a maior parte do SMX apresenta metabolismo de primeira passagem hepática, enquanto a trimetoprima é excretada inalterada (vide Tabelas 1, 2 e 3).

Interações medicamentosas

O SMX-TMP apresenta potencial de interação com uma série de drogas, em virtude de sua metabolização hepática. Medicamentos como carbamazepina, fenobarbital, fenitoína e rifampicina podem provocar aumento sérico do antibiótico. Por outro lado, determinados fármacos podem potencializar efeitos adversos da combinação, assim como os bloqueadores do receptor de angiotensina (BRA) e os inibidores da enzima conversora de angiotensina II (IECA) podem ocasionar hipercalemia. Além disso, o uso com o metotrexato pode ocasionar pancitopenia importante. Ademais, o uso concomitante com a ciclosporina pode provocar nefrotoxicidade e, com varfarina, sangramentos.

Aplicações clínicas

Embora a combinação SMX-TMP tenha sido frequentemente utilizada no tratamento de infecções do trato geniturinário, como cistites, prostatites e pielonefrites, o aumento progressivo de resistência a esses antibióticos limita de forma importante seu uso. De forma geral, eles não constituem mais primeira escolha nesses casos, mas podem ser utilizados em cepas comprovadamente suscetíveis.

Além disso, a combinação pode ser utilizada em infecções de pele, partes moles e osso, incluindo as provocadas por MRSA, além de infecções de corrente sanguínea por *Stenotrophomonas maltophilia*.

Ademais, o SMX-TMP é eficaz tanto na profilaxia quanto no tratamento da pneumonia pelo *P. jirovecii*, das infecções por Toxoplasma gondii e no tratamento alternativo de algumas parasitoses.

TABELA 1 Parâmetros farmacológicos do sulfametoxazol-trimetoprima

Meia-vida média	Sulfametoxazol 10 h, trimetoprima 8 a 10 h
Biodisponibilidade por via oral/IM	85% (VO)
Eliminação	Renal
Parâmetro PK/PD	Sem dados
Ligação proteica	Sulfametoxazol 70%, trimetoprima 40%
Volume de distribuição	Alto
Nível terapêutico no SNC	Atinge concentrações terapêuticas a depender do agente a ser tratado (avaliar caso a caso)
Uso na gravidez	Categoria C
Uso na lactação	Não recomendado (avaliar risco-benefício)
Ajuste hepático	Não
Ajuste renal	Sim
Ajuste à obesidade	Ajuste por peso

IM: intramuscular; SNC: sistema nervoso central; VO: via oral.
Fonte: adaptada de Gilbert et al., 2022.

TABELA 2 Ajuste de dose do sulfametoxazol-trimetoprima de acordo com o *clearance* renal

Clearance de creatinina[1]	Dose recomendada
ClCr > 30	5 a 20 mg/kg/dia (divididos em doses a cada 6, 8 ou 12 h)
ClCr 15 a 29	5 a 10 mg/kg/dia (divididos em doses a cada 12 h)
ClCr < 15	Não recomendado, mas se for utilizado: 5 a 10 mg/kg a cada 24 h
Hemodiálise intermitente	Não recomendado, mas se for utilizado: 5 a 10 mg/kg a cada 24 h
Diálise contínua	5 mg/kg a cada 8 h

[1]ClCr: *clearance* calculado com Crockoft-Gault.
Fonte: adaptada de Gilbert et al., 2022.

TABELA 3 Formulações

Representante	Apresentação	Via de administração	Reconstituição	Diluição	Diluente	Tempo de infusão	Outros	Recomendações VO	SNE/SNG/GTT	Referências
Sulfametoxazol-trimetoprima	400 mg + 80 mg comprimido 800 mg + 160 mg comprimido 40 mg/mL + 8 mg/mL suspensão oral 80 mg/mL + 16 mg/mL suspensão oral	VO, sonda e IV	Não se aplica	EV (intermitente): diluir cada ampola (5 mL) em 125 mL de SG 5% ou SF 0,9% Em acesso central, o medicamento pode ser menos diluído (75 mL)	SF 0,9%ou SG 5%	*Bolus*: não administrar EV (intermitente): infundir em 60 a 90 min		Administrar com ou sem alimentos, com água	Recomenda-se que a suspensão oral seja administrada via sonda Administrar separadamente da dieta enteral	Medicamentos de A a Z (2016/2018)

EV: endovenoso; SF: soro fisiológico; SG: soro glicosado; SNE/SNG/GTT: sonda nasoenteral/nasogástrica/gastrostomia; VO: via oral.

SULFADIAZINA-PIRIMETAMINA

Breve história

A pirimetamina foi sintetizada, em 1950, por George H. Hitchings e Gertrude B. Elion, laureados com o Nobel de Fisiologia pela descoberta. Esse antimicrobiano foi liberado pelo FDA em 1953

Já a sulfadiazina deriva, assim como outras sulfonamidas, dos experimentos de Domagk. Sua liberação ocorreu em 1941 pelo FDA.

Mecanismo de ação

Assim como a combinação de SMX-TMP, a sulfadiazina-pirimetamina bloqueia em sequência a síntese do ácido fólico, gerando um efeito bacteriostático.

A resistência à sulfadiazina-pirimetamina, mais amplamente descrita em espécies do *Plasmodium*, parece ser mediada por mutações nos genes das enzimas sintase e redutase, com diminuição da afinidade do sítio de ligação delas aos antimicrobianos. Apesar de haver poucas evidências, é possível que a resistência em cepas do *T. gondii* esteja associada a esse mesmo mecanismo.

Espectro de ação

A associação de sulfadiazina-pirimetamina oferece cobertura para infecções causadas por *Plasmodium*, pelo *T. gondii* e pela

Isospora belli. Já a sulfadiazina isoladamente apresenta espectro semelhante ao de outras sulfonamidas.

Efeitos adversos

O principal efeito adverso da pirimetamina, uma droga em geral bem tolerada, é a supressão medular em tratamentos de longo curso, o que pode ser evitado com a suplementação de ácido folínico. Geralmente isso ocorre no curso do tratamento da toxoplasmose, mas não da malária, devido a maiores doses e maior tempo de uso dos antimicrobianos no primeiro caso.

A sulfadiazina, por outro lado, apresenta um perfil de efeitos colaterais semelhante ao do sulfametoxazol, sendo comuns as reações de hipersensibilidade e alterações gastrointestinais. Além disso, em doses elevadas, esse medicamento pode provocar cristalúria e oferecer risco de kernicterus se administrado no último mês da gestação.

Farmacocinética e farmacodinâmica

Tanto a pirimetamina quanto a sulfadiazina apresentam metabolização hepática. A sulfadiazina apresenta pico sérico após 4 horas da administração e meia-vida de 24 horas. Possui rápida absorção pela via oral e ampla distribuição em tecidos e líquidos corporais. Apresenta passagem na barreira hematoencefálica e transplacentária, além de poder ser identificada no leite materno. Esse fármaco apresenta ligação proteica de cerca de 50%.

A pirimetamina tem meia-vida mais longa, de cerca de 96 horas, e atinge um pico sérico após 2 a 6 horas. É absorvida de forma quase total e lenta pela via oral e circula em grande parte ligada à albumina. Esse composto também pode se depositar nos tecidos, prolongando sua meia-vida, e pode ser identificado no leite materno em níveis adequados para gerar proteção contra a malária na criança em aleitamento. Essa droga apresenta passagem parcial pela barreira hematoencefálica e se encontra no líquor em níveis muito inferiores aos séricos.

Interações medicamentosas

A pirimetamina-sulfadiazina pode potencializar o efeito supressor na medula de outros antagonistas do ácido fólico, como as sulfonamidas, e do metotrexato, ocasionando efeitos hematológicos deletérios.

Aplicações clínicas

Atualmente, a associação sulfadiazina-pirimetamina é utilizada, principalmente, no tratamento das formas graves da toxoplasmose (na gestação com acometimento fetal e em pacientes com imunodepressão). Em alguns casos, a pirimetamina pode compor parte do tratamento da malária, embora a resistência do *Plasmodium* a esse fármaco esteja em crescimento, o que vem limitando sua utilização. Além disso, esse medicamento pode ser usado na isosporíase, em pacientes imunossuprimidos.

TABELA 4 Parâmetros farmacológicos da sulfadiazina-pirimetamina

	Sulfadiazina	Pirimetamina
Meia-vida média	24 h	96 h
Biodisponibilidade VO/IM	Sem dados	Elevada
Eliminação	Renal	Metabolizada
Parâmetro PK/PD	Sem dados	Sem dados
Ligação proteica	80%	87%
Volume de distribuição	Alto	Alto
Nível terapêutico no SNC	Provável	Sem dados (provavelmente não atinge níveis adequados)
Uso na gravidez	Categoria C	Categoria C
Uso na lactação	Contraindicado	Uso criterioso
Ajuste hepático	Não	Utilizar com cautela em pacientes com hepatopatia
Ajuste renal	Sim, redução de dose recomendada se ClCr < 50 mL/min (sem recomendações específicas)	Utilizar com cautela em pacientes com disfunção renal
Ajuste à obesidade	Ajuste por peso	Sem dados

IM: intramuscular; SNC: sistema nervoso central; VO: via oral.
Fonte: adaptada de Gilbert et al., 2022.

TABELA 5 Ajuste de dose da sulfadiazina-pirimetamina de acordo com o *clearance* renal

Clearance de creatinina[1]	Dose recomendada	
	Sulfadiazina	Pirimetamina
ClCr > 50	120 a 150 mg/kg/dia (divididos a cada 4 ou 6 h)	Dose depende da indicação clínica, utilizar com cautela em pacientes com disfunção renal
ClCr < 50	Redução de dose recomendada (porém, sem dose específica proposta)	

[1]ClCr: *clearance* calculado com Crockoft-Gault.
Fonte: adaptada de Gilbert et al., 2022.

TABELA 6 Formulações: sulfadiazina

Representante	Apresentação	Via de administração	Reconstituição	Diluição	Diluente	Tempo de infusão	Outros	Recomendações VO	SNE/SNG/GTT	Referências
Sulfadiazina	500 mg	VO	Não se aplica	Não se aplica	Não se aplica	Não se aplica	Não se aplica	Não se aplica	Pode ser triturado Administrar com água abundante para evitar cristalúria	Recomendações para administração de medicamentos via sonda UDF/SFH/HU-UFGD/Ebserh

SNE/SNG/GTT: sonda nasoenteral/nasogástrica/gastrostomia; VO: via oral.

TABELA 7 Formulações: pirimetamina

Representante	Apresentação	Via de administração	Reconstituição	Diluição	Diluente	Tempo de infusão	Outros	Recomen-dações VO	SNE/SNG/GTT	Referências
Pirimetamina	25 mg	VO	Não se aplica	Não se aplica	Não se aplica	Não se aplica	Contraindicações: anemia megaloblástica secundária à deficiência de ácido fólico, 4 primeiros meses de gestação	Os comprimidos podem ser tomados com líquido (aproximadamente 1/2 a 1 copo), independentemente da hora da refeição. Tomar após a ingestão de alimentos, se houver algum desconforto estomacal	Pode ser triturado. Administrar simultaneamente com nutrição enteral	Medicamentos de A a Z (2016/2018) Bula do medicamento: Daraprim®

SNE/SNG/GTT: sonda nasoenteral/nasogástrica/gastrostomia; VO: via oral.

DAPSONA

Breve história

A dapsona foi sintetizada pela primeira vez em 1908, mas seus efeitos antibacterianos só foram investigados no final dos anos 1930, quando grupos de pesquisadores voltaram a testar a droga e investigar seus potenciais efeitos terapêuticos. Inicialmente, foi caracterizada como agente antibacteriano em virtude de sua semelhança estrutural com sulfonamidas, mas, posteriormente, descobriu-se a excelente atividade contra a hanseníase, e tornou-se uma das drogas-padrão de terapia para a hanseníase desde 1941.

Mecanismo de ação

Acredita-se que, de forma semelhante às sulfonamidas, a dapsona se ligue fortemente à enzima bacteriana envolvida na síntese de ácido dihidropteroico, causando inibição competitiva de síntese de folato. A resistência à dapsona, especialmente em *Mycobacterium leprae*, envolve alguns padrões de mutação, dos quais o mais bem descrito foi (Pro55Ser), que leva a mudança no nucleotídeo CCC → TCC.

Espectro de ação

Possui atividade contra malária, *Mycobacterium leprae* e contra pneumonia causada pelo *Pneumocystis carinii*.

Efeitos adversos

Podem ocorrer náuseas, vômitos, diarreias, dermatite alérgica – raramente incluindo necrólise epidérmica tóxica e síndrome de Stevens-Johnson (que são alterações graves da pele) –, dor de cabeça, formigamentos, insônia, psicose reversível, hepatite e áreas de hiperpigmentação da pele.

Os eventos hematológicos associados ao uso da dapsona são metaemoglobinemia e anemia hemolítica.

Farmacocinética e farmacodinâmica

A dapsona é absorvida rápida e quase completamente pelo trato gastrointestinal. As concentrações máximas de dapsona no plasma são atingidas 2 a 8 horas após a administração. Ela é distribuída por toda a água corporal e está presente em todos os tecidos. No entanto, tende a ficar retida na pele, nos músculos e, especialmente, no fígado e nos rins, permanecendo resquícios 3 semanas após o término da terapia.

Sua metabolização ocorre no fígado, onde é metabolizada por duas vias distintas, N-acetilação e N-hidroxilação. A toxicidade da dapsona, em particular a formação de metaemoglobina, é supostamente iniciada pela N-oxidação, resultando na formação de um metabólito de hidroxilamina pelo citocromo P450.

Interações medicamentosas

Deve-se evitar o uso concomitante com outros medicamentos com potencial mielotóxico, como cloranfenicol ou derivados de sulfa. O uso concomitante de ácido paraminobenzoico (PABA) pode antagonizar o efeito da dapsona no tratamento da hanseníase. A probenecida reduz a excreção renal da dapsona, aumentando os efeitos adversos. O uso em conjunto com zidovudina pode aumentar a toxicidade hematológica.

O efeito da dapsona se reduz quando usada em concomitância com rifamicinas (rifabutina, rifampicina e rifapentina). Há aumento do efeito e também maior risco de efeitos adversos se a dapsona for usada em concomitância com amprenavir, saquinavir, probenecida e trimetoprima.

Aplicações clínicas

Dapsona pode ser utilizada para tratamento de pneumocistose, hanseníase, malária e tratamento alternativo de toxoplasmose. Porém, sua principal indicação está no tratamento de dermatite herpetiforme e de hanseníase, em conjunto com outros fármacos.

TABELA 8 Dapsona

Meia-vida média	20 a 30 horas
Biodisponibilidade VO	70 a 100% (VO)
Metabolização	Hepática
Ligação proteica	70%
Volume de distribuição	Alto
Nível terapêutico no SNC	Sem dados
Uso na gravidez	Categoria C
Uso na lactação	Com precaução
Ajuste hepático	Não
Ajuste renal	Não
Ajuste à obesidade	Sem dados

SNC: sistema nervoso central; VO: via oral.
Fonte: adaptada de Gilbert et al., 2022.

TABELA 9 Formulações

Representante	Apresentação	Via de administração	Reconstituição	Diluição	Diluente	Tempo de infusão	Outros	Recomendações VO	SNE/SNG/GTT	Referências
Dapsona	Comprimido 100 mg	VO	Não se aplica	Não se aplica	Não se aplica	Não se aplica	Conservar em temperatura ambiente (entre 15 e 30 °C), protegido da luz e da umidade	Os comprimidos devem ser ingeridos com água ou outro líquido, junto às refeições ou sem relação com elas	Sem dados	Bula do medicamento: FURP-Dapsona

SNE/SNG/GTT: sonda nasoenteral/nasogástrica/gastrostomia; VO: via oral.

REFERÊNCIAS

Azulfidine (sulfasalazine) [prescribing information]. The Sanford guide to antimicrobial therapy. New York, NY: Pfizer Labs; 2022.

Dapsona [Bula]. Guarulhos (SP); FURP; 2015.

Gilbert DN, Chambers HF, Saag MS, Pavia AT, Boucher HW, Sanford JP. The Sanford guide to antimicrobial therapy 2022. Sperryville: Antimicrobial Therapy, Inc.; 2022.

Mahajan NP, Lavania M, Singh I, Nashi S, Preethish-Kumar V, Vengalil S, et al. Evidence for Mycobacterium leprae drug resistance in a large cohort of leprous neuropathy patients from India. Am J Trop Med Hyg. 2020;102(3):547-552.

Uetrecht J. Dapsone and sulfapyridine. Clin Dermatol. 1989;7(3):111-20.

Sulfasalazine drug information. Disponível em: https://www.uptodate.com/contents/sulfasalazine-drug-information/print?search=sulfasalazine&source=search_result&selectedTitle=1~148&usage_type=panel&kp_tab=drug_general&display_rank=1 (acesso 1 nov 2023).

Wolf R, Matz H, Orion E, Tuzun B, Tuzun Y. Dapsone. Dermatol Online J. 2002;8(1):2.

9

Lincosaminas

Vladimir Cordeiro de Carvalho
Priscila Rosalba Domingos de Oliveira
Ana Lucia Lei Munhoz Lima

CLINDAMICINA

Breve história

Desenvolvida em 1966, a clindamicina é a lincomicina clorada. Essa modificação química propiciou melhora da sua potência antimicrobiana e da absorção intestinal.

Mecanismo de ação

A clindamicina é um inibidor da síntese de proteínas que geralmente é bacteriostático, mas pode ter efeito bactericida em altas concentrações. Liga-se à subunidade 50S do ribossomo, interfere no início da formação da cadeia peptídica e estimula a dissociação do RNA transportador (peptidil-tRNA) dos ribossomos. Atua no centro da peptidil transferase, o que provoca a dissociação da enzima transferase e bloqueia a síntese de peptídeos. O acúmulo de peptidil-tRNA dissociado causa escassez de *pools* de tRNA livres, cuja consequência é a toxicidade celular. Além disso, o tratamento com clindamicina pode tornar as células bacterianas mais suscetíveis à ação dos fagócitos.

Nos estreptococos do grupo A, acredita-se que a clindamicina iniba a produção de exoproteínas e também possa aumentar a opsonização do *Streptococcus pyogenes* devido à ativação aumentada do complemento. Quando testada *in vitro* em combinação com oxacilina, a clindamicina reduz significativamente a produção de leucocidina Panton-Valentine (PVL) produzida, mesmo em concentrações subinibitórias. Também demonstrou reduzir a quantidade de produção de pneumolisina em *Streptococcus pneumoniae*, assim como suprimir a liberação de endotoxina do tipo Shiga de infecções por *Escherichia coli* enteropatogênicas.

Mecanismos de resistência

Modificações no sítio de ligação no ribossomo, bombas de efluxo e inativação da droga por enzimas são os principais mecanismos de resistência. Dá-se também pela presença do gene *erm* (ermA, ermB e ermC) em *Staphylococcus aureus*, que confere resistência aos macrolídeos e induz resistência cruzada às lincosamidas e às estreptograminas B, denominada resistência MLSB, cuja expressão pode ser constitutiva (cMLSB) ou induzível (iMLSB).

Espectro de ação

- Gram-positivos: ativa contra *Staphylococcus* spp. e *Streptococcus* spp., mas tem ação limitada ou inexistente contra *Enterococcus* spp. Também tem atividade sobre *Corynebacterium diphtheriae* (*C. gravis*, *C. mitis* e *C. intermedius*) e *Actinomyces* spp. A atividade contra *Listeria* spp. é modesta e clinicamente não significativa.
- Gram-negativos: sem atividade contra *Neisseria* spp. e *Haemophilus* spp. Os *Enterobacterales* são uniformemente resistentes à clindamicina.
- Anaeróbios: atividade contra anaeróbios, com variados graus de resistência observados em *Atopobium* spp., *Clostridium* spp., *Cutibacterium* spp., *Finegoldia* spp., *Fusobacterium* spp., *Parvimonas* spp., *Peptoniphilus* spp., *Peptostreptococcus* spp,. *Porphyromonas* spp. e *Veilonella* spp.
- Outros: atividade contra espiroqueta do gênero *Leptospira*, *Plasmodium*, *Babesia*, *Pneumocystis* e *Toxoplasma*.

Efeitos adversos

Vários tipos de reações são relatados: erupção cutânea maculopapular, pustulose exantemática generalizada aguda, síndrome de Stevens-Johnson e síndrome DRESS, lesões esofágicas causadas por danos erosivos à mucosa, artrites reacionais inflamatórias de uma ou mais articulações, lesão renal aguda reversível, nefrite intersticial aguda e necrose tubular aguda e aumento reversível de enzimas hepáticas.

A paralisia neuromuscular é um efeito colateral raro, o uso em conjunto com vecurônio ou pancurônio pode prolongar o bloqueio. Em pacientes com doença de Parkinson, risco aumentado de tremor foi relatado. Pode aumentar o risco de diarreia por Clostridioides dificille.

Farmacocinética e farmacodinâmica

Há boa distribuição nos tecidos, incluindo os tecidos hepático, ósseo, renal e respiratório. Atinge uma alta concentração na secreção gengival com o pico próximo ao sérico. A depuração desse antimicrobiano aumenta com o peso corporal (para pacientes com peso superior a 75 kg, uma dose mais alta pode ser recomendada com base nos parâmetros farmacocinéticos). Em pacientes com cirrose, a depuração total é reduzida; assim, há aumento significativo dos níveis séricos. Em pacientes com insuficiência hepática grave recebendo clindamicina, as enzimas hepáticas devem ser avaliadas em intervalos regulares.

Interações medicamentosas

A clindamicina pode interagir com a ciclosporina e é considerada um antibiótico de baixo risco no que diz respeito à interação com a varfarina. Não deve ser coadministrado com macrolídios porque ambos atuam no mesmo sítio ribossômico.

Aplicações clínicas

A clindamicina pode ser utilizada em casos de infecções associadas a estreptococos do grupo A e a *S. aureus*, especialmente em casos de cepas produtoras de PVL. Esse antimicrobiano também tem ação sobre *Plasmodium falciparum* e *Toxoplasma gondii*, portanto pode fazer parte do tratamento de malária *falciparum* e toxoplasmose, especialmente em gestantes. A associação de clindamicina e primaquina também é opção de tratamento para pneumonia por *Pneumocystis jirovecii*. Pode compor o tratamento de infecções orais, abdominais e ginecológicas, além de infecções relacionadas a úlceras neuropáticas dos membros inferiores. É ativa contra bactérias anaeróbicas, embora se note o aumento da resistência. Vale pontuar os dados de sucesso clínico na terapia da actinomicose, bem como da leptospirose. Algumas espécies de *Actinomyces*, como *A. urogenitalis*, costumam ser resistentes. Tem papel potencial no tratamento da leptospirose, dada a CIM (concentração inibitória mínima) relativamente baixa (0,2 mg/L) da *Leptospira* spp. É uma opção para profilaxia antimicrobiana cirúrgica em pacientes alérgicos a betalactâmicos e faz parte do tratamento preemptivo das fraturas expostas tipo II e III de Gustilo-Anderson, em associação com outras drogas.

TABELA 1 Parâmetros farmacológicos da clindamicina

Meia-vida média	2,4 h
Biodisponibilidade VO/IM	90% (VO)/sem dados (IM)
Eliminação	Renal e fezes
Parâmetro PK/PD	AUC/CIM
Ligação proteica	85 a 94%
Volume de distribuição	Alto
Nível terapêutico no SNC	Não
Uso na gravidez	Categoria B
Uso na lactação	Baixo risco (monitorar toxicidade no lactente)
Ajuste hepático	Sim (considerar redução de dose em Child Pugh C)
Ajuste renal	Não
Ajuste à obesidade	Sim (ajuste por peso)

AUC: área sob a curva; CIM: concentração inibitória mínima; IM: intramuscular; IV: intravenoso; SNC: sistema nervoso central; VO: via oral.
Fonte: adaptada de Gilbert et al., 2022.

TABELA 2 Dose padrão de clindamicina

Clearance de creatinina[1]	Dose recomendada
Sem ajuste	VO: 150 a 450 mg a cada 6 ou 8 h (dose máxima diária de 1.800 mg) IM/IV: 1,2 a 2,7 mg/kg a cada 8 h (dose máxima diária de 4.800 mg)

[1]ClCr: *clearance* calculado com Crockoft-Gault.
IM/IV: intramuscular/intravenoso; VO: via oral.
Fonte: adaptada de Gilbert et al., 2022.

TABELA 3 Formulações

Representante	Apresentação	Via de administração	Reconstituição	Diluição	Diluente	Tempo de infusão	Outros	Recomendações VO	SNE/SNG/GTT	Referências
Clindamicina	600 mg, 150 mg/mL solução fosfato de clindamicina injetável 2 mL	IM e IV	Não é necessário reconstituir	IV: dose 300 mg e 600 mg diluir em 50 mL; dose de 900 mg e 1.200 mg diluir em 100 mL	SG 5%; SG 10%; SF 0,9% e ringer lactato	*Bolus*: não administrar IV: dose de 300 mg por infusão em 10 min; dose de 600 mg, infusão por 20 min; dose de 900 mg, infusão em 30 min; dose de 1.200 mg, infusão em 40 min. A concentração não pode exceder 18 mg/mL e a taxa de infusão não pode exceder 30 mg/mL	Administrar de preferência em uma veia venosa central Dose IM maior que 600 mg não é recomendada	Não se aplica	Não se aplica	Medicamentos de A a Z (2016/2018) Manual de drogas injetáveis 4ª edição
Clindamicina	300 mg cápsula fosfato de clindamicina	VO	Não se aplica	Não se aplica	Não se aplica	Não se aplica	Não se aplica	Pode ser administrado com ou sem alimentos. Para evitar desconforto gástrico, administrar com água	As cápsulas podem ser abertas e seu pó dissolvido em 10 mL de água fria para administração (uso imediato); administrar separado de dieta enteral	Medicamentos de A a Z (2016/2018);

IM: intramuscular; IV: intravenoso; SF: soro fisiológico; SG: soro glicosado; SNE/SNG/GTT: sonda nasoenteral/nasogástrica/gastrostomia; VO: via oral.

REFERÊNCIAS

Alikhani A, Salehifar E. An unreported clindamycin adverse reaction: wrist monoarthritis. Iran J Pharm Res. 2012;11(3).

Badr MT, Blümel B, Baumgartner S, Komp JMA, Häcker G. Antimicrobial susceptibility patterns and wild-type mic distributions of anaerobic bacteria at a German University Hospital: a five-year retrospective study (2015-2019). Antibiotics (Basel, Switzerland). 2020;9(11).

Bal AM. Lincosamide antibiotics. In: Kenakin T (ed.). Comprehensive pharmacology. New York: Elsevier; 2022. p. 1-15.

Barberis C, Budia M, Palombarani S, Rodriguez CH, Ramírez MS, Arias B, et al. Antimicrobial susceptibility of clinical isolates of Actinomyces and related genera reveals an unusual clindamycin resistance among Actinomyces urogenitalis strains. J Glob Antimicrob Resist. 2017;8.

Barger A, Fuhst C, Wiedemann B. Pharmacological indices in antibiotic therapy. J Antimicrob Chemother. 2003;52(6).

Bouazza N, Pestre V, Jullien V, Curis E, Urien S, Salmon D, et al. Population pharmacokinetics of clindamycin orally and intravenously administered in patients with osteomyelitis. Br J Clin Pharmacol. 2012; 74(6).

Büdingen FV, Gonzalez D, Tucker AN, Derendorf H. Relevance of liver failure for anti-infective agents: from pharmacokinetic alterations to dosage adjustments. Ther Adv Infect Dis. 2014;2(1).

Campbell IW, Hossack DJ, Munro JF. Absorption and urinary excretion of clindamycin palmitate in the elderly. Curr Med Res Opin. 1973;1(6).

Dhawan VK, Thadepalli H. Clindamycin: a review of fifteen years of experience. Rev Infect Dis. 1982;4(6).

Dumitrescu O, Badiou C, Bes M, Reverdy ME, Vandenesch F, Etienne J, et al. Effect of antibiotics, alone and in combination, on Panton-Valentine leukocidin production by a Staphylococcus aureus reference strain. Clin Microbiol Infect. 2008;14(4).

El-Ansary A, Shaker GH, El-Gezeery AR, Al-Ayadhi L. The neurotoxic effect of clindamycin-induced gut bacterial imbalance and orally administered propionic acid on DNA damage assessed by the comet assay: protective potency of carnosine and carnitine. Gut Pathogens. 2013;5(1).

Gemmell CG, Peterson PK, Schmeling D, Kim Y, Mathews J, WannamakerL, et al. Potentiation of opsonization and phagocytosis of Streptococcus pyogenes following growth in the presence of clindamycin. J Clin Invest. 1981;67(5).

Gerding DN, Olson MM, Johnson S, Peterson LR, Lee JT. Clostridium difficile diarrhea and colonization after treatment with abdominal infection regimens containing clindamycin or metronidazole. Am J Surg. 1990;159(2).

Gilbert DN, Chambers HF, Saag MS, Pavia AT, Boucher HW, Sanford JP. The Sanford guide to antimicrobial therapy 2022. Sperryville: Antimicrobial Therapy, Inc.; 2022.

Hof H, Nichterlein T, Kretschmar M. Management of listeriosis. Clin Microbiol Rev. 1997;10(2).

Jaspersen D. Drug-induced oesophageal disorders: pathogenesis, incidence, prevention and management. Drug safety. 2000;22(3).

Kishi K, Hirai K, Hiramatsu K, Yamasaki T, Nasu M. Clindamycin suppresses endotoxin released by ceftazidime-treated Escherichia coli O55:B5 and subsequent production of tumor necrosis factor alpha and interleukin-1 beta. Antimicrob Agents Chemother. 1999;43(3).

Koehne E, Kreidenweiss A, Adegbite BR, Manego RZ, McCall MBB, Mombo-Ngoma G, et al. In vitro activity of eravacycline, a novel synthetic halogenated tetracycline, against the malaria parasite Plasmodium falciparum. J Glob Antimicrob Resist. 2021;24.

Lane MA, Zeringue A, McDonald JR. Serious bleeding events due to warfarin and antibiotic co-prescription in a cohort of veterans. Am J Med. 2014; 127(7).

Lammintausta K, Tokola R, Kalimo K. Cutaneous adverse reactions to clindamycin: results of skin tests and oral exposure. Br J Dermatol. 2002;146(4).

Li L, Li X, Xia Y, Chu Y, Zhong H, Li J, et al. Recommendation of antimicrobial dosing optimization during continuous renal replacement therapy. Front Pharmacol. 2020;11.

Liang EH, Chen LH, Macy E. Adverse reactions associated with penicillins, carbapenems, monobactams, and clindamycin: a retrospective population-based Study. J Allergy Clin Immunol Pract. 2020;8(4).

Lima A, Santos A, Fidelis C, et al. Diretrizes brasileiras para o tratamento das infecções em úlceras neuropáticas dos membros inferiores. Braz J Infect Dis. 2010;14 Suppl 1:1 – 76.

Mattappalil A, Mergenhagen KA. Neurotoxicity with antimicrobials in the elderly: a review. Clin Ther. 2014;36(11).

Murakami J, Kishi K, Hirai K, Hiramatsu K, Yamasaki T, Nasu M. Macrolides and clindamycin suppress the release of Shiga-like toxins from Escherichia coli O157:H7 in vitro. Int J Antimicrob Agents. 2000;15(2).

Murray CK, Ellis MW, Hospenthal DR. Susceptibility of Leptospira serovars to antimalarial agents. Am J Trop Med Hyg. 2004;71(5).

Nakamura Y, Watamatsu K, Muto M. Drug-induced hypersensitivity syndrome induced by clindamycin. Acta dermato-venereologica. 2013; 93(1).

Okudo J, Anusim N. Hepatotoxicity due to clindamycin in combination with acetaminophen in a 62-year-old african american female: a case report and review of the literature. Case Rep Hepatol. 2016;2016.

Oliveira PR, Carvalho VC, da Silva Felix C, de Paula AP, Santos-Silva J, Lima AL. The incidence and microbiological profile of surgical site infections following internal fixation of closed and open fractures. Rev Bras Ortop. 2016;51(4):396-9.

Peddie BA, Dann E, Bailey RR. The effect of impairment of renal function and dialysis on the serum and urine levels of clindamycin. Aust N Zeal J Public Health. 1975;5(3).

Picardi JL, Lewis HP, Tan JS, Phair JP. Clindamycin concentrations in the central nervous system of primates before and after head trauma. J Neurosurg. 1975;43(6).

Spížek J, Řezanka T. Lincosamides: chemical structure, biosynthesis, mechanism of action, resistance, and applications. Biochem Pharmacol. 2017;133.

Spreer A, von Ruden C, Mitchell TJ, Eiffert H, Nau R. Influence of subinhibitory concentrations of protein -synthesis-inhibiting antibiotics on production and release of the pneumococcal virulence factor pneumolysin in vitro. Chemotherapy. 2007;53(5).

Tanaka M, Hasegawa T, Okamoto A, Torii K, Ohta M. Effect of antibiotics on group A Streptococcus exoprotein production analyzed by two-dimensional gel electrophoresis. Antimicrob Agents Chemother. 2005;49(1).

Thurnheer R, Laube I, Speich R. Possible interaction between clindamycin and cyclosporin. BMJ (Clinical research ed). 1999;319(7203).

Walker CB, Gordon JM, Cornwall HA, Murphy JC, Socransky SS. Gingival crevicular fluid levels of clindamycin compared with its minimal inhibitory concentrations for periodontal bacteria. Antimicrob Agents Chemother. 1981;19(5).

Xie H, Chen H, Hu Y, Xu S, He Q, Liu J, et al. Clindamycin-induced acute kidney injury: large biopsy case series. Am J Nephrol. 2013;38(3).

Zambrano D. Clindamycin in the treatment of obstetric and gynecologic infections: a review. Clin Ther. 1991;13(1).

Zamiri I, McEntegart MG. The sensitivity of diphtheria bacilli to eight antibiotics. J Clin Pathol. 1972;25(8).

10
Quinolonas

Hermes Ryoiti Higashino

INTRODUÇÃO

Quinolonas são antibióticos sintéticos caracterizados por um núcleo bicíclico aromático relacionado à substância 4-quinolona. Sua ação ocorre por inibição da síntese de ácido nucleico, logo interfere na atividade da topoisomerase II (DNA girase) e da topoisomerase IV de bactérias.

A primeira quinolona comercialmente disponível, o ácido nalidíxico, foi inicialmente desenvolvida como subproduto da síntese de cloroquina. Com a crescente demanda por novos fármacos, foram desenvolvidas as fluoroquinolonas, a partir do acréscimo de um átomo de flúor na posição 6 do anel quinolônico, que resultou em melhor tolerância e melhora das propriedades farmacocinéticas e farmacodinâmicas.

O norfloxacino é a primeira fluoroquinolona. Posteriormente ocorreu o desenvolvimento do ciprofloxacino e as chamadas "quinolonas respiratórias", como o levofloxacino e o moxifloxacino. O mais recente medicamento da classe lançado no mercado brasileiro foi o defloxacino, aprovado para uso a partir de 2018, que tem ação contra *S. aureus* oxacilina resistente (MRSA).

A partir de relatos pós-comercialização e de estudos epidemiológicos, houve maior preocupação com raros, mas potencialmente graves eventos adversos. Embora aparentemente a incidência desses eventos não seja uniformemente distribuída entre as diferentes drogas, desde 2018 o FDA (Food and Drug Administration), dos EUA, orientou mudanças na bula de todos os medicamentos da classe.

São antibióticos com espectro de ação variável e ação bactericida e inibem a atividade da DNA girase (topoisomerase II) e da topoisomerase IV. De maneira geral, considera-se a DNA girase o principal alvo de ação em bactérias Gram-negativas e a topoisomerase IV em Gram-positivas, embora haja exceções a depender da espécie de bactéria e da droga.

Os mecanismos de resistência às quinolonas descritos podem ocorrer de forma isolada ou em associação e são comuns a todos os fármacos dessa classe. São amplamente utilizadas, pois os diferentes fármacos dessa classe possuem espectro de ação variável. Estão disponíveis no Brasil: norfloxacino, ciprofloxacino, levofloxacino, moxifloxacino e delafloxacino (formulação IV).

NORFLOXACINO

Breve história

No final da década de 1970, foi desenvolvido o norfloxacino, com o acréscimo de um anel piperazínico na posição C-7 do anel quinolônico, que melhorou seu espectro de ação contra bactérias Gram-negativas.

Mecanismos de ação

Assim como as demais quinolonas, são antibióticos de ação bactericida. Inibem a atividade da DNA girase (topoisomerase II) e da topoisomerase IV, enzimas envolvidas na superespirilação do cromossomo bacteriano, o que interfere na síntese de DNA bacteriano.

Mecanismo de resistência

Os principais mecanismos de resistência às quinolonas podem ocorrer isoladamente ou em associação e são, de forma sucinta:

1. Mutações cromossômicas que alteram o sítio de ligação da droga (DNA girase e topoisomerase IV).
2. Mutações cromossômicas que reduzem a concentração intracelular do antibiótico por menor absorção da droga ou aumento do efluxo. Como em bactérias Gram-negativas mutações que levem à redução ou perda de expressão de porinas (OmpF, OmpC, OmpD e OmpA) diminuem a permeabilidade às quinolonas.
3. Genes de resistência plasmidiais que codificam proteínas "protetoras" para o sítio alvo das quinolonas, enzimas modificadoras de droga (p. ex., por acetilação da molécula de quinolona, reduzindo sua atividade) ou bombas de efluxo (que aumentam a excreção da droga).

Espectro de ação

- Gram-positivos: atividade contra algumas bactérias Gram-positivas como *Staphylococcus* (meticilina-sensível), mas não tem boa atividade contra *Streptococcus pneumoniae.*
- Gram-negativos: apresenta melhor espectro de ação contra bactérias Gram-negativas como Enterobacterales e *Pseudomonas aeruginosa.* Inicialmente apresentou atividade contra espécies de *Neisseria* spp., inclusive *gonorrhoeae,* mas atualmente essa espécie é geralmente resistente a esse antimicrobiano. Não tem boa atividade contra outros bacilos Gram-negativos não fermentadores de glicose como *Acinetobacter* spp., *Stenotrophomonas* spp. e *Burkholderia* spp.
- Anaeróbios: não tem ação contra bactérias anaeróbias.

Efeitos adversos

De maneira geral, os efeitos adversos relatados se repetem para todos os fármacos das quinolonas. Para o norfloxacino, os efeitos adversos mais comumente relatados são tontura (~2,6%), náusea (~2,6%), cefaleia (2%) e dor abdominal (1,6%).

Farmacocinética e farmacodinâmica

Está disponível apenas em formulação oral para humanos (há formulação injetável para uso veterinário). Após administração de 400 mg, a média de pico sérico e plasmático é de 1,5 mcg/mL depois de 1 hora. Apresenta elevada concentração urinária e nas vias biliares e fígado.

A atividade desse antibiótico é concentração-dependente. O metabolismo do norfloxacino é hepático, com excreção de 25 a 30% na urina em sua forma inalterada, e de 5 a 8% como metabólitos, e excreção nas fezes em torno de 30%.

Interações medicamentosas

O uso de medicamentos antiácidos contendo alumínio ou magnésio, bem como outros medicamentos contendo cátions divalentes (p. ex., cálcio ou trivalentes), pode interferir na absorção do norfloxacino.

Apresenta também interação com antagonistas da vitamina K (varfarina) e pode aumentar o efeito anticoagulante desses medicamentos, por isso é recomendado monitoramento e ajuste da dose.

Aplicações clínicas

As principais aplicações clínicas para uso do norfloxacino são:

- Tratamento de infecção do trato urinário baixo não complicada (cistite, prostatite).
- Tratamento de gastroenterite aguda bacteriana (incluindo diarreia do viajante).
- Profilaxia da peritonite bacteriana espontânea em pacientes com cirrose hepática.

TABELA 1 Parâmetros farmacológicos do norfloxacino

Meia-vida média	3 a 4 h
Biodisponibilidade VO/IM	30 a 40% (VO)
Eliminação	Renal (25 a 30%) e fezes (30%)
Parâmetro PK/PD	Cmáx/CIM e AUC/CIM
Ligação proteica	10 a 15%
Volume de distribuição	Alto
Nível terapêutico no SNC	Não
Uso na gravidez	Categoria C
Uso na lactação	Dados escassos (utilizar com cautela)
Ajuste hepático	Não
Ajuste renal	Sim
Ajuste à obesidade	Não

AUC: área sob a curva; CIM: concentração inibitória mínima; IM: intramuscular; SNC: sistema nervoso central; VO: via oral.
Fonte: adaptada de Gilbert et al., 2022.

TABELA 2 Ajuste de dose do norfloxacino de acordo com *clearance* renal

Clearance de creatinina[1]	Dose recomendada
ClCr > 30	400 mg a cada 12 h
ClCr < 30	400 mg a cada 24 h
Hemodiálise intermitente	400 mg a cada 24 h (após HD)
Diálise peritoneal	400 mg a cada 24 h

[1]ClCr: *clearance* calculado com Crockoft-Gault.
HD: hemodiálise.
Fonte: adaptada de Gilbert et al., 2022.

TABELA 3 Formulações

Representante	Apresentação	Via de administração	Reconstituição	Diluição	Diluente	Tempo de infusão	Outros	Recomendações VO	SNE/SNG/GTT	Referências
Norfloxacino	400 mg comprimido revestido	VO e via sonda	Não se aplica	Não se aplica	Não se aplica	Não se aplica	Não se aplica	O medicamento deve ser administrado sem a presença de alimentos. Evitar derivados do leite	Pode-se dispersar o comprimido simples em 10 mL de água (uso imediato) ou fazer uso da suspensão oral preparada a partir dos comprimidos simples. Administrar separadamente da dieta enteral	Medicamentos de A a Z (2016/2018)

SNE/SNG/GTT: sonda nasoenteral/nasogástrica/gastrostomia; VO: via oral.
Fonte: elaborada pelo autor.

CIPROFLOXACINO

Breve história

O ciprofloxacino é uma fluoroquinolona derivada do ácido nalidíxico, desenvolvida desde o início da década de 1980. Além da adição do átomo de flúor na posição C-6 do anel quinolônico, a adição de piperazina na posição C-7 ampliou o espectro de ação contra bactérias Gram-negativas e melhorou parâmetros farmacocinéticos da droga em relação ao ácido nalidíxico. É a quinolona com maior atividade contra *Pseudomonas aeruginosa.*

Mecanismos de ação

O mecanismo de ação é o mesmo descrito para o norfloxacino.

Mecanismo de resistência

Os mecanismos de resistência são os mesmos descritos para o norfloxacino.

Espectro de ação

- Gram-positivos: ação contra *Staphylococcus aureus* e espécies de coagulase-negativo, mas tem pouca atividade contra *Streptococcus pneumoniae* (não adequado para tratamento para infecções por esse microrganismo).
- Gram-negativos: grande atividade contra bactérias Gram-negativas, entre elas Enterobacterales, *Moraxella catarrhalis, Haemophilus influenzae* e *Pseudomonas aeruginosa.* Há ainda atividade contra. *Neisseria* spp., embora atualmente as cepas de gonococo sejam amplamente resistentes ao ciprofloxacino.
- Anaeróbios: não tem ação contra anaeróbios.

Efeitos adversos

De maneira geral, os efeitos adversos relatados se repetem para todos os fármacos das quinolonas. Nos ensaios clínicos com uso de ciprofloxacino, os principais efeitos colaterais relatados foram náusea (2,5%), diarreia (1,6%), alteração de enzimas hepáticas (1,3%), vômitos (1%) e exantema (1%).

Farmacocinética e farmacodinâmica

O ciprofloxacino está disponível em formulação oral e intravenosa. A atividade desse antibiótico é concentração-dependente, com concentração sérica de pico em 1 a 2 horas após a administração. A excreção do ciprofloxacino ocorre 40 a 50% em forma inalterada e cerca de 15% em forma de metabólitos pela urina e cerca de 20 a 35% nas fezes.

Interações medicamentosas

O uso de medicamentos antiácidos contendo alumínio ou magnésio, bem como outros medicamentos contendo cátions divalentes (p. ex., cálcio) ou trivalentes, podem interferir na absorção do ciprofloxacino oral.

TABELA 4 Parâmetros farmacológicos do ciprofloxacino

Meia-vida média	6 a 8 h
Biodisponibilidade VO/IM	70 a 80% (VO)
Eliminação	Renal (15%) e fezes (20 a 35%)
Parâmetro PK/PD	Cmáx/CIM e AUC/CIM
Ligação proteica	20 a 40%
Volume de distribuição	Alto
Nível terapêutico no SNC	Não
Uso na gravidez	Categoria C
Uso na lactação	Evitar uso se possível. Caso seja utilizado, evitar amamentação nas 3 a 4 h após administração da droga
Ajuste hepático	Não
Ajuste renal	Sim
Ajuste à obesidade	Não

AUC: área sob a curva; CIM: concentração inibitória mínima; IM: intramuscular; SNC: sistema nervoso central; VO: via oral.
Fonte: adaptada de Gilbert et al., 2022.

TABELA 5 Ajuste de dose do ciprofloxacino de acordo com *clearance* renal

Clearance de creatinina[1]	Dose recomendada
ClCr > 50	Oral: 250 a 750 mg a cada 12 h IV: 200 a 400 mg a cada 8 ou 12 h
ClCr 30 a 50	Oral: 250 a 500 mg a cada 12 h IV: 200 a 400 mg a cada 8 ou 12 h
ClCr < 30	Oral: 500 a 750 mg a cada 24 h IV: 200 a 400 mg a cada 24 h
Hemodiálise intermitente	Oral: 250 a 500 mg a cada 24 h IV: 200 a 400 mg a cada 24 h
Diálise peritoneal	Oral: 250 a 500 mg a cada 24 h IV: 200 a 400 mg a cada 24 h
Diálise contínua	Oral: 250 a 500 mg a cada 24 h IV: 200 a 400 mg a cada 24 h

[1]ClCr: *clearance* calculado com Crockoft-Gault.
IV: intravenoso.
Fonte: adaptada de Gilbert et al., 2022.

TABELA 6 Formulações

Representante	Apresentação	Via de administração	Reconstituição	Diluição	Diluente	Tempo de infusão	Outros	Recomendações VO	SNE/SNG/GTT	Referências
Ciprofloxacino	2 mg/mL de solução injetável IV 100 mL 250 mg comprimido 500 mg comprimido 750 mg comprimido 1.000 mg comprimido 3,0 mg/mL solução otológica 5 mL 5,8 mg/mL solução otológica 10 mL 3 mg/mL solução oftalmológica 5 mL 3,5 mg/mL solução oftalmológica 5 mL 3,5 mg/g pomada oftalmológica 3,5 g	IV, VO, via sonda, solução otológica, solução oftalmológica e pomada oftalmológica	IV: pronto para uso	IV: concentração máxima de 2 mg/mL, sendo que a cada 500 mg deve ser diluído em 250 mL do diluente	IV: SF 0,9%; SG 5: SG10% e RL	IV: a administração deve ser lenta (a partir de 1 h). A concentração final para infusão não pode ser maior que 2 mg/mL	VO: consumo deve ser realizado 2 h antes ou após a ingestão de produtos lácteos ou suplementação de cálcio	VO: recomenda-se que a administração seja realizada 2 h após as refeições. Em caso de sintomas gastrointestinais, considerar a administração com alimentos	Pode-se preparar a suspensão oral a partir dos comprimidos para facilitar a administração via sonda, pausar a dieta enteral 1 h antes do antibiótico e reiniciá-la 2 h após sua administração. Irrigar o tubo para evitar aderência do medicamento à sonda	Medicamentos de A a Z (2016/2018) Manual de drogas injetáveis 4ª edição Guia do farmacêutico Hospital Sírio-Libanês

IV: intravenoso; SF: soro fisiológico; SG: soro glicosado; SNE/SNG/GTT: sonda nasoenteral/nasogástrica/gastrostomia; RL: ringer lactato; SG: soro glicosado; VO: via oral.

O ciprofloxacino é um inibidor de enzima do citocromo P450 CYP1A2. Atenção para a coadministração desse antibiótico com medicamentos metabolizados por essa enzima (p. ex., duloxetina, zolpidem).

Pelo risco de aumento do intervalo QT com uso de ciprofloxacino, sugere-se monitorar o uso concomitante com outras medicações que prolongam o intervalo QT.

Aplicações clínicas

As principais aplicações clínicas para uso do ciprofloxacino são:

- Tratamento de infecção do trato urinário baixo (cistite, prostatite, pielonefrite aguda).
- Tratamento de infecções abdominais, gastroenterite aguda bacteriana e peritonite bacteriana espontânea.
- Tratamento de infecções causadas por *Pseudomonas aeruginosa*.
- Profilaxia pós-exposição à *Neisseria meningitidis* como opção alternativa à rifampicina.
- Já foi utilizado para tratamento de *Neisseria gonorrhoeae*, mas, com a crescente resistência antimicrobiana desse microrganismo, não é mais recomendada como opção terapêutica no Brasil.
- Não é recomendado para tratamento da pneumonia adquirida na comunidade por ausência de atividade contra *Streptococcus pneumoniae*. Do mesmo modo, deve-se ter cautela em seu uso empírico em monoterapia no tratamento de infecção de pele e partes moles.
- Tratamento de neutropenia febril como parte do esquema empírico para neutropenia febril de baixo risco, associado ao uso de amoxicilina-clavulanato.

LEVOFLOXACINO

Breve história

O levofloxacino é o isômero óptico levógiro do ofloxacino. Sua atividade *in vitro* é cerca de duas vezes a do ofloxacino, com menor toxicidade reportada de sintomas de SNC (insônia).

Mecanismos de ação

O mecanismo de ação é o mesmo descrito para o norfloxacino.

Mecanismo de resistência

Os mecanismos de resistência são os mesmos descritos para norfloxacino.

Espectro de ação

- Gram-positivos: atividade contra *Enterococcus faecalis*, *Staphylococcus aureus* (em geral, meticilina-sensível) e espécies de *Staphylococcus* coagulase-negativos, *Streptococcus pneumoniae* e outras espécies de *Streptococcus* (incluindo *S. pyogenes* e espécies de *S. viridans*).
- Gram-negativos: atividade contra Enterobacterales, *Haemophilus influenzae*, *Legionella pneumophila*. Tem espectro de ação contra *Pseudomonas aeruginosa* e contra *Stenotrophomonas maltophilia*.
- Anaeróbios: não tem atividade contra anaeróbios.
- Outros: também possui ação contra agentes de pneumonia "atípica" (*Mycoplasma pneumoniae*, *Chlamydophila pneumoniae*) e espécies de micobactérias como *M. tuberculosis*, *M. avium complex (MAC)*, *M. kansasii*, *M. fortuitum*.

Efeitos adversos

De maneira geral, os efeitos adversos relatados se repetem para todos os fármacos das quinolonas. Os efeitos adversos mais comumente relatados com o uso de levofloxacino são náusea, diarreia, cefaleia, insônia e tontura.

Farmacocinética e farmacodinâmica

O levofloxacino está disponível em formulação oral e intravenosa. A atividade desse antibiótico é concentração-dependente, e sua excreção ocorre de 80 a 85% em forma inalterada pela urina nas primeiras 24 horas.

Interações medicamentosas

O uso de medicamentos antiácidos coformulados com alumínio ou magnésio, bem como outros medicamentos contendo cátions divalentes (p. ex., cálcio) ou trivalentes, pode interferir na absorção do levofloxacino oral.

Pelo risco de aumento do intervalo QT com o uso de levofloxacino, sugere-se monitorar o uso concomitante com outras medicações que prolongam o intervalo QT.

TABELA 7 Parâmetros farmacológicos do levofloxacino

Meia-vida média	6 a 8 h
Biodisponibilidade VO/IM	99% (VO)
Eliminação	Renal (80 a 85%)
Parâmetro PK/PD	Cmáx/CIM e AUC/CIM
Ligação proteica	25 a 40%
Volume de distribuição	Alto
Nível terapêutico no SNC	Sem dados
Uso na gravidez	Categoria C
Uso na lactação	Evitar uso se possível. Caso seja utilizado, evitar amamentação nas 4 a 6 horas após a administração da droga
Ajuste hepático	Não
Ajuste renal	Sim
Ajuste à obesidade	Não

AUC: área sob a curva; CIM: concentração inibitória mínima; IM: intramuscular; SNC: sistema nervoso central; VO: via oral.
Fonte: adaptada de Gilbert et al., 2022.

TABELA 8 Ajuste de dose do levofloxacino de acordo com *clearance* renal

Clearance de creatinina[1]	Dose recomendada
ClCr > 50	500 a 750 mg a cada 24 h
ClCr 20 a 50	500 a 750 mg a cada 48 h
ClCr < 20	500 mg a cada 48 h
Hemodiálise intermitente	500 mg a cada 48 h
Diálise peritoneal	500 mg a cada 48 h
Diálise contínua	500 mg a cada 48 h

[1]ClCr: *clearance* calculado com Crockoft-Gault.
Fonte: adaptada de Gilbert et al., 2022.

TABELA 9 Formulações

Representante	Apresentação	Via de administração	Reconstituição	Diluição	Diluente	Tempo de infusão	Outros	Recomendações VO	SNE/SNG/GTT	Referências
Levofloxacino	250 mg comprimido 500 mg comprimido 750 mg comprimido 500 mg injetável 5 mg/mL frasco de 100 mL	VO, IV e via sonda	Produto pronto para administração	Produto pronto para administração	Não se aplica	*Bolus*: evitar administração (risco de hipotensão) IV/intermitente: administrar em 60 a 90 min		Comprimidos podem ser administrados com ou sem alimentos. Os efeitos dos alimentos sobre a absorção do medicamento são mínimos, há diminuição no Cmáx em 14%	Pode-se diluir o comprimido em 5 mL de AD (uso imediato) Administrar separadamente da dieta enteral; se possível, pausar a dieta 1 h antes; da administração do medicamento	Medica-mentos de A a Z (2016/2018) Manual de drogas injetáveis 4ª edição

AD: água destilada; IV: intravenoso; SNE/SNG/GTT: sonda nasoenteral/nasogástrica/gastrostomia; VO: via oral.

Aplicações clínicas

É comumente utilizado no tratamento de:

- Infecções de trato respiratório alto e baixo (incluindo pneumonia adquirida na comunidade).
- Infecções de pele e partes moles.
- Infecção por *Stenotrophomonas maltophilia*.
- Infecção por micobactérias – como parte do esquema de tratamento de tuberculose (como tratamento alternativo ou para tuberculose resistente) e outras espécies de micobactérias.

MOXIFLOXACINO

Breve história

O moxifloxacino é uma fluoroquinolona "respiratória". Uma modificação com um grupo azabiciclo hex]ano na posição C-7 do anel quinolônico melhorou sua atividade *in vitro* contra bactérias Gram-positivas.

Mecanismos de ação

O mecanismo de ação é o mesmo descrito para norfloxacino.

Mecanismo de resistência

Os mecanismos de resistência são os mesmos descritos para norfloxacino.

Espectro de ação

- Gram-positivos: atividade contra *Enterococcus faecalis, Staphylococcus aureus* (em geral, meticilina-sensível), espécies de *Staphylococcus* coagulase-negativos, *Streptococcus pneumoniae* e outras espécies de *Streptococcus* (incluindo *S. pyogenes* e espécies de *S. viridans*).
- Gram-negativos: atividade contra Enterobacterales, *Haemophilus influenzae, Legionella pneumophila*. Tem espectro de ação contra *Pseudomonas aeruginosa*, mas apresenta menor atividade que o ciprofloxacino contra essa espécie. Tem ainda atividade contra *Stenotrophomonas maltophilia*.
- Anaeróbios: ativo contra anaeróbios como *Bacteroides fragilis, Peptostreptococcus* e *Clostridium perfringens*.
- Outros: também possui ação contra agentes de pneumonia "atípica" (*Mycoplasma pneumoniae, Chlamydophila pneumoniae*) e espécies de micobactérias como *M. tuberculosis, M. avium complex (MAC), M. kansasii, M. fortuitum*.

Efeitos adversos

De maneira geral, os efeitos adversos relatados se repetem para todos os fármacos das quinolonas. Os efeitos adversos mais comumente relatados com o uso de moxifloxacino são náusea, desconforto gástrico, cefaleia, insônia e tontura.

Farmacocinética e farmacodinâmica

O moxifloxacino está disponível em formulação oral e intravenosa, apresenta rápida absorção, com distribuição ampla em tecidos e fluidos corporais (incluindo saliva, secreções respiratórias e tecido muscular). Em modelos animais, a droga tem penetração no SNC. A atividade desse antibiótico é concentração-dependente, e cerca de 52% do moxifloxacino é metabolizado por conjugação com glicuronato e sulfato (não é metabolizado por isoenzimas CYP citocromo P450). Cerca de 45% são excretados em forma inalterada na urina e nas fezes e como metabólitos microbiologicamente inativos.

Interações medicamentosas

O uso de medicamentos antiácidos coformulados com alumínio ou magnésio, bem como outros medicamentos contendo cátions divalentes (p. ex., cálcio) ou trivalentes, pode interferir na absorção do moxifloxacino oral.

Pelo risco de aumento do intervalo QT com uso de moxifloxacino, sugere-se monitorar o uso concomitante com outras medicações que prolongam o intervalo QT.

Aplicações clínicas

É comumente utilizado no tratamento de:

- Infecções de trato respiratório alto e baixo (incluindo pneumonia adquirida na comunidade).
- Infecções de pele e partes moles.
- Infecções intra-abdominais.
- Infecção por micobactérias – como parte do esquema de tratamento de tuberculose (como tratamento alternativo ou para tuberculose resistente) e outras espécies de micobactérias.

TABELA 10 Parâmetros farmacológicos do moxifloxacino

Meia-vida média	11 a 15 h
Biodisponibilidade VO/IM	86 a 92% (VO)
Eliminação	Renal e fezes (45%)
Parâmetro PK/PD	Cmáx/CIM e AUC/CIM
Ligação proteica	50%
Volume de distribuição	Alto
Nível terapêutico no SNC	Sim
Uso na gravidez	Categoria C
Uso na lactação	Evitar uso se possível
Ajuste hepático	Não
Ajuste renal	Não
Ajuste à obesidade	Não

AUC: área sob a curva; CIM: concentração inibitória mínima; IM: intramuscular; SNC: sistema nervoso central; VO: via oral.
Fonte: adaptada de Gilbert et al., 2022.

TABELA 11 Ajuste de dose do moxifloxacino de acordo com *clearance* renal

Clearance de creatinina[1]	Dose recomendada
Sem ajuste	400 mg a cada 24 h

[1]ClCr: *clearance* calculado com Crockoft-Gault.
Fonte: adaptada de Gilbert et al., 2022.

TABELA 12 Formulações

Representante	Apresentação	Via de administração	Reconstituição	Diluição	Diluente	Tempo de infusão	Outros	Recomendações VO	SNE/SNG/GTT	Referências
Moxifloxacino	400 mg comprimido revestido 400 mg/ 250 mL solução injetável	IV e VO e via sonda	Produto pronto para administração	Produto pronto para administração	Não se aplica	EV: 1 h	Não se aplica	Administrar com ou sem alimentos. Os comprimidos não podem ser partidos ou triturados, devem ser deglutidos inteiro e com água	Utilizar a suspensão oral a partir dos comprimidos. No momento da administração, pausar a deita enteral antes, irrigar a sonda com 10 a 30 mL de água, administrar o medicamento e, ao término, irrigar novamente a sonda com água	Medicamentos de A a Z (2016/2018) Guia do farmacêutico Hospital Sírio-Libanês

EV: endovenoso; IV: intravenoso; SNE/SNG/GTT: sonda nasoenteral/nasogástrica/gastrostomia; VO: via oral.

DELAFLOXACINO

Breve história

O delafloxacino é a mais recente quinolona disponível no Brasil. A molécula da droga é caracterizada por um anel heteroaromático na posição N-1, ausência de um grupo básico na posição C-7 e um átomo de cloro em C-8, o que confere uma característica aniônica para o delafloxacino em pH neutro. Essas características tornam esse antimicrobiano de amplo espectro contra Gram-negativos e Gram-positivos, incluindo *S. aureus* meticilino-resistente e ativo em pH ácido.

Mecanismos de ação

Assim como as demais quinolonas são antibióticos de ação bactericida. Inibem a atividade da DNA girase (topoisomerase II) e da topoisomerase IV. Por outro lado, diferentemente de outras drogas da classe, que possuem maior afinidade por uma ou outra enzima bacteriana, o delafloxacino demonstra inibição equipotente contra DNA girasse e topoisomerase IV.

Mecanismo de resistência

Os mecanismos de resistência são os mesmos descritos para norfloxacino.

Espectro de ação

- Gram-positivos: amplo espectro de ação contra cocos Gram-positivos com atividade contra *estafilococcus* (incluindo *S. aureus* sensível e resistente à meticilina), estreptococos, *Enterococcus faecalis* (mas não *faecium*).
- Gram-negativos: ação contra *Enterobacterales, Haemophilus influenzae, Legionella pneumophila* e bacilos Gram-negativos não fermentadores de glicose, como *Pseudomonas aeruginosa* e *Acinetobacter, Neisseria gonorrhoeae.*
- Anaeróbios: atividade contra anaeróbios (p. ex., *Bacteroides fragilis*).
- Outros: também possui ação contra agentes de pneumonia "atípica" (*Mycoplasma pneumoniae, Chlamydophila pneumoniae*) e espécies de micobactérias como *M. tuberculosis, M. kansasii, M. fortuitum.*

Efeitos adversos

De maneira geral, os efeitos adversos relatados se repetem para todos os fármacos das quinolonas. Para o delafloxacino, os efeitos adversos mais comumente relatados são diarreia (6,91%) e náusea (7,8%). Em estudo de fase 1, com doses até 3 vezes superiores à dose habitual, o delafloxacino não induziu aumento do intervalo QTc.

Farmacocinética e farmacodinâmica

Como as outras drogas da classe das quinolonas, de maneira geral, a atividade desse antibiótico é concentração-dependente. Após a administração de delafloxacino por via oral, a biodisponibilidade média é de 58%. Cerca de 20% do delafloxacino é eliminado por metabolização via glucuronidação hepática. A excreção da droga é principalmente renal, 65% em sua forma inalterada e metabólitos e cerca de 28% é eliminada nas fezes em forma inalterada.

Interações medicamentosas

O uso de medicamentos antiácidos coformulados com alumínio ou magnésio, bem como outros medicamentos contendo cátions divalentes (p. ex., cálcio) ou trivalentes, pode interferir na absorção do delafloxacino oral.

Aplicações clínicas

A despeito de seu espectro de ação amplo, a experiência clínica e os estudos clínicos disponíveis atualmente com o delafloxacino ainda são limitados. As principais indicações de uso da droga são:

- Tratamento de infecção de pele e partes moles complicadas.
- Tratamento de pneumonia adquirida na comunidade (foi não inferior em estudo de fase 3 comparado ao moxifloxacino).

É provável que, com maior experiência de uso e disponibilidade de outros ensaios clínicos, o delafloxacino terá outras indicações de uso.

TABELA 13 Parâmetros farmacológicos do delafloxacino

Meia-vida média	8 h
Biodisponibilidade VO/IM	58% (VO)
Eliminação	Renal (65%), fezes (28%)
Parâmetro PK/PD	Cmáx/CIM e AUC/CIM
Ligação proteica	80%
Volume de distribuição	Alto
Nível terapêutico no SNC	Sem dados
Uso na gravidez	Categoria C
Uso na lactação	Sem dados (evitar uso)
Ajuste hepático	Não
Ajuste renal	Sim
Ajuste à obesidade	Sem dados

AUC: área sob a curva; CIM: concentração inibitória mínima; IM: intramuscular; SNC: sistema nervoso central; VO: via oral.
Fonte: adaptada de Gilbert et al., 2022.

TABELA 14 Ajuste de dose do delafloxacino de acordo com *clearance* renal

Clearance de creatinina[1]	Dose recomendada
ClCr > 30	Oral: 450 mg a cada 12 h IV: 300mg 12/12h
ClCr 15 a 29	Oral: 450 mg a cada 12 h IV: 200 mg a cada 12 h
ClCr < 15	Não recomendado
Hemodiálise intermitente	Não recomendado

[1]ClCr: *clearance* calculado com Crockoft-Gault.
IV: intravenoso.
Fonte: adaptada de Gilbert et al., 2022.

TABELA 15 Formulações

Representante	Apresentação	Via de administração	Reconstituição	Diluição	Diluente	Tempo de infusão	Outros	Recomendações VO	SNE/SNG/GTT	Referências
Delafloxacino	Pó liofilizado para solução injetável 300 mg	IV	10,5 mL de SG 5% ou SG 0,9% para cada frasco de 300 mg	250 mL de SG 5% ou SF 0,9% para atingir a concentração de 1,2 mg/mL	SG 5% ou SF 0,9%	EV: 1 h	Não se aplica	Não se aplica	Não se aplica	Bula do medicamento: delabaxi®

EV: endovenoso; IV: intravenoso; SF: soro fisiológico; SG: soro glicosado; SNE/SNG/GTT: sonda nasoenteral/nasogástrica/gastrostomia; VO: via oral.

REFERÊNCIAS

Balfour JA, Wiseman LR. Moxifloxacin. Drugs. 1999;57(3):363-73.

Bisacchi GS. Origins of the quinolone class of antibacterials: an expanded "discovery story". J Med Chem. 2015;58(12):4874-82.

Campoli-Richards DM, Monk JP, Price A, Benfield P, Todd PA, Ward A. Ciprofloxacin. A review of its antibacterial activity, pharmacokinetic properties and therapeutic use. Drugs. 1988;35(4):373-447.

Correia S, Poeta P, Hébraud M, Capelo JL, Igrejas G. Mechanisms of quinolone action and resistance: where do we stand? J Med Microbiol. 2017;66(5):551-559.

Gilbert DN, Chambers HF, Saag MS, Pavia AT, Boucher HW, Sanford JP. The Sanford guide to antimicrobial therapy 2022. Sperryville: Antimicrobial Therapy, Inc.; 2022.

Holmes B, Brogden RN, Richards DM. Norfloxacin. A review of its antibacterial activity, pharmacokinetic properties and therapeutic use. Drugs. 1985;30(6):482-513.

Jorgensen SCJ, Mercuro NJ, Davis SL, Rybak MJ. Delafloxacin: place in therapy and review of microbiologic, clinical and pharmacologic properties. Infect Dis Ther. 2018;7(2):197-217.

Pham TDM, Ziora ZM, Blaskovich MAT. Quinolone antibiotics. Medchemcomm. 2019;10(10):1719-1739.

Peterson LR. Quinolone molecular structure-activity relationships: what we have learned about improving antimicrobial activity. Clin Infect Dis. 2001;33(Suppl 3):S180-6.

Wimer SM, Schoonover L, Garrison MW. Levofloxacin: a therapeutic review. Clin Ther. 1998;20(6):1049-70.

11

Macrolídeos

Juliana de Angelo Morás Marinho
Igor Maia Marinho

INTRODUÇÃO

A descoberta dos macrolídeos ocorreu em 1952 a partir de culturas de *Streptomyces erythreus*, que originou a primeira droga da classe, a eritromicina, droga menos tolerada que as formulações semissintéticas dos macrolídeos. As drogas desse grupo de antibióticos são formadas quimicamente por um anel macrocíclico de lactona, e suas representantes são espiramicina, claritromicina, azitromicina e fidaxomicina.

O mecanismo de ação dessas drogas se dá pela inibição da síntese proteica bacteriana por efeito na translocação. São drogas essencialmente bacteriostáticas, portanto não são apropriadas para uso como bactericidas em infecções graves, como endocardite e meningite.

O espectro da classe inclui atividade contra germes atípicos. Há atuação moderada contra *Streptococcus pneumoniae*, *Streptococcus pyogenes* e pouca atividade contra bacilos Gram-negativos entéricos e anaeróbios.

Possuem ainda papel importante para erradicação do *Helicobacter pylori* e no tratamento de infecções do trato respiratório superior, infecções causadas por clamídia e por micobactérias atípicas e, por fim, diarreia dos viajantes.

ERITROMICINA

Breve história

Isolada em 1952, a eritromicina é o antibiótico padrão da classe dos macrolídeos.

Mecanismo de ação

A eritromicina atua na subunidade 50s do ribossomo. Em microrganismos suscetíveis, a eritromicina inibe a síntese de proteínas dependentes de RNA por bloqueio da translocação.

Mecanismos de resistência

Os principais mecanismos de resistência associados a essa droga são a ativação de bombas de efluxo e a metilação de alvo ribossômico.

Espectro de ação

A atuação da eritromicina ocorre tanto em bactérias Gram-positivas quanto Gram-negativas. Como agente de primeira linha, podemos citar seu emprego no tratamento de *Actimomyces* spp., *Arcanocater* spp., *C. diphtheriae*, *C. jejuni*, *H. ducreyi*,

K. granulomatis e *Legionella* spp. A eritromicina também pode ser utilizada no tratamento de segunda linha de *B. pertussis, Bartonella* spp., *C trachomatis, Chlamydophila* spp., *Clostridium* spp., *Leptospira* spp., *M. catarrhalis, S. lugdunensis* e *V. cholera.*

Efeitos adversos

Distúrbios gastrointestinais como desconforto epigástrico, náuseas, vômitos e diarreia. Há também a descrição de hepatite colestática, que pode ser severa sobretudo na administração da formulação do estolato de eritromicina (disponível no Brasil). Pode ocorrer tromboflebite na administração intravenosa. Reações de hipersensibilidade como erupção cutânea, febre e eosinofilia são incomuns.

A perda auditiva neurossensorial reversível tem sido raramente associada ao uso de altas doses de eritromicina. Há risco de estenose hipertrófica de piloro, motivo pelo qual não é indicada em recém-nascidos.

Farmacocinética e farmacodinâmica

No Brasil estão disponíveis apenas as formulações estearato e estolato de eritromicina, que não sofrem inativação na passagem pelo estômago porque suas cápsulas não são degradadas nesse local. A absorção da droga, no entanto, pode ser prejudicada com a ingestão concomitante de alimentos. Após a administração, a concentração sérica máxima é alcançada

TABELA 1 Parâmetros farmacológicos da eritromicina

Meia-vida média	2 a 4 h
Biodisponibilidade VO/IM	18 a 45%
Eliminação	Renal (70%)
Parâmetro PK/PD	AUC/CIM
Ligação proteica	70 a 74%
Volume de distribuição	Baixo
Nível terapêutico no SNC	Não
Uso na gravidez	Categoria B
Uso na lactação	Baixo risco
Ajuste hepático	Não
Ajuste renal	Não
Ajuste à obesidade	Sem dados

AUC: área sob a curva; CIM: concentração inibitória mínima; IM: intramuscular; SNC: sistema nervoso central; VO: via oral.
Fonte: adaptada de Gilbert et al., 2022.

TABELA 2 Ajuste de dose da eritromicina de acordo com *clearance* renal

Clearance de creatinina[1]	Dose recomendada
Sem ajuste	250 a 500 mg a cada 6 ou 12 h

[1]ClCr: *clearance* calculado com Crockoft-Gault.
Fonte: adaptada de Gilbert et al., 2022.

entre 1 e 4. Possui ampla difusão entre tecidos, com concentrações terapêuticas nos líquidos pleural, ascético, sêmen, hepático, biliar e em órgãos pélvicos femininos. A excreção da eritromicina é hepática através do metabolismo do citocromo P450.

Interações medicamentosas

Visto que tem metabolização via citocromo P450, vale elucidar que há potencial risco para uma série de interações medicamentosas, listadas na Tabela 3. Há, inclusive, contraindicação de uso concomitante com sinvastatina, pimozida e lovostatina.

Aplicações clínicas

O principal emprego se dá nas infecções respiratórias e de pele com organismos suscetíveis. Este último, inclusive, em formulações tópicas combinadas no tratamento da acne. Estão entre as possibilidades de utilização dessa droga o tratamento da angiomatose bacilar e o de coqueluche.

Para além do uso antimicrobiano, assim como outros macrolídeos, existe a possibilidade de uso como pró-cinético, inclusive em preparos pré-operatórios.

TABELA 3 Efeitos da eritromicina na atividade de outros fármacos

Aumento de atividade
Teofilina
Varfarina
Cilostazol
Colchicina
Diltiazem
Digoxina
Fenitoína
Midazolam
Rifabiutina
Sildenafila
Tacrolimo
Metilprednisolona
Ciclosporina
Ácido valproico
Verapamil
Carbamazepina
Redução da atividade
Clindamicina
Lincomicina

TABELA 4 Formulações

Representante	Apresentação	Via de administração	Reconstituição	Diluição	Diluente	Tempo de infusão	Outros	Recomendações VO	SNE/SNG/GTT	Referências
Eritromicina	500 mg comprimido 50 mg/mL suspensão oral 105 mL 25 mg/mL suspensão oral 60 mL	VO	Não se aplica	Não se aplica	SF 0,9% ou SG 5%	*Bolus*: não administrar IV/intermitente/contínua: concentração máxima entre 2,5 e 5 mg/mL, infundir em 60 min ou mais	Não se aplica	Pode ser administrado com ou sem alimentos. A presença de alimentos pode causar variações nos níveis plasmáticos do medicamento. Evite leite e sucos ácidos	Sugere-se diluir a dose em 10 mL de água para facilitar a administração Pausar dieta enteral no momento da administração do medicamento	Medicamentos de A a Z (2016/2018)

IV: intravenoso; SF: soro fisiológico; SG: soro glicosado; SNE/SNG/GTT: sonda nasoenteral/nasogástrica/gastrostomia; VO: via oral.

AZITROMICINA

Breve história

O uso clínico da azitromicina teve início em 1986. É amplamente utilizada em decorrência de sua boa farmacocinética e poucos efeitos adversos.

Mecanismo de ação

O mesmo mecanismo relatado para eritromicina. Sua ação é bacteriostática e, em organismos de alta sensibilidade, pode exercer função bactericida.

Mecanismos de resistência

A resistência aos macrolídeos resulta dos mecanismos de bomba de efluxo, enzimático induzível ou mediada pela expressão de genes ermA, ermB e ermC, que modificam o alvo ribossômico e diminuem a capacidade de ligação da droga, ou ainda mutações cromossômicas que alteram proteínas da subunidade ribossômica 50S.

Espectro de ação

Pode ser considerada uma das primeiras terapias de amplo espectro. Classicamente é ativa contra organismos atípicos, dentre eles *Mycoplasma pneumoniae, Legionella pneumophila, Chlamydophila pneumoniae, Babesia microti* e *Ureaplasma* spp.

- Gram-positivos: *Streptococcus pneumoniae*, estreptococos dos grupos A, B, C e G e MSSA.
- Gram-negativos: *Haemophilus* spp., *Moraxella catarrhalis, Escherichia coli, Salmonella* spp., *Yersinia enterocolitica, Shigella* spp., *Campylobacter jejuni, Vibrio cholerae, Neisseria gonorrhoeae, Helicobacter pylori* e *Bordetella pertussis.*
- Micobactérias não tuberculosas: pode ser empregada no tratamento de infecções do complexo *Mycobacterium avium* e *Mycobacterium abscessus* e infecções micobacterianas de crescimento rápido como *M. chelonae* e *M. fortuitum.*

Devido à sua atividade contra *Mycoplasma genitalium, Haemophilus ducreyi* (cancroide), *Klebsiella granulomatis* (granuloma inguinale), *Chlamydia trachomatis* e *Neisseria gonorrhoeae*, possui importante papel no tratamento de infecções sexualmente transmissíveis.

Efeitos adversos

Os principais efeitos colaterais são desconforto gastrointestinal, cefaleia e vertigem. Pode ocorrer também prolongamento do intervalo QT e *torsades de pointes.* Reações graves são raras, e incluem anafilaxia, síndrome de Stevens-Johnson, reação medicamentosa com eosinofilia e sintomas sistêmicos (DRESS), colite pseudomembranosa e exacerbação de miastenia.

Farmacocinética e farmacodinâmica

A azitromicina é estável no pH gástrico; assim, a ingestão de alimentos e a utilização de antiácidos podem reduzir sua concentração. Desse modo, orienta-se a ingestão de alimentos 1 hora antes ou 2 horas depois. A concentração sérica é baixa com alto grau nos tecidos. O tempo para alcançar a concentração de pico é de 3 horas. É eliminada principalmente pelas vias biliar e fecal.

Interações medicamentosas

Alguns fármacos, como digoxina, podem ter aumento de sua concentração sérica quando em uso concomitante com azitromicina. Há também potencial risco de interação com anticoagulantes cumarínicos. Com relação à sua administração, durante a gravidez, possui categoria B, segundo o FDA (Food and Drug Administration), EUA.

Aplicações clínicas

Empregada no tratamento de infecções do trato respiratório, otite média, de pele e partes moles, genitais não complicadas (uretrite não gonocócica, clamídia, linfogranuloma venéreo), febre tifoide, profilaxia de infecção estreptocócica do grupo A e endocardite bacteriana antes de procedimentos odontológicos (nos pacientes alérgicos às drogas de primeira escolha), coqueluche e infecções por *Salmonella* spp., com a devida atenção à crescente resistência em áreas endêmicas. Pode ser utilizado como profilaxia da infecção por *Mycobacterium avium* em pacientes com síndrome da imunodeficiência adquirida (SIDA), além do tratamento de micobacteriose.

Há ainda uso de azitromicina contínuo em portadores de fibrose cística por haver trabalhos que demonstraram possível ação na redução do declínio da função pulmonar e nas taxas de exacerbação da doença. Acredita-se que tenha ação como terapia imunomoduladora, pois provavelmente interrompe a formação de biofilme no epitélio pulmonar. Há também descrição de uso da droga no tratamento da hiperplasia gengival secundária ao uso de ciclosporina, quando empregada no início da instalação da condição.

TABELA 5 Parâmetros farmacológicos da azitromicina

Meia-vida média	60 h
Biodisponibilidade VO/IM	37%
Eliminação	Biliar e fecal
Parâmetro PK/PD	AUC/CIM
Ligação proteica	7 a 51%
Volume de distribuição	Baixo
Nível terapêutico no SNC	Sem dados
Uso na gravidez	Categoria B
Uso na lactação	Baixo risco
Ajuste hepático	Não
Ajuste renal	Não
Ajuste à obesidade	Sem dados

AUC: área sob a curva; CIM: concentração inibitória mínima; IM: intramuscular; SNC: sistema nervoso central; VO: via oral.
Fonte: adaptada de Gilbert et al., 2022.

TABELA 6 Ajuste de dose da azitromicina de acordo com *clearance* renal

Clearance de creatinina[1]	Dose recomendada
Sem ajuste	500 mg a cada 24 h

[1]ClCr: *clearance* calculado com Crockoft-Gault.
Fonte: adaptada de Gilbert et al., 2022.

TABELA 7 Formulações

Representante	Apresentação	Via de administração	Reconstituição	Diluição	Diluente	Tempo de infusão	Outros	Recomendações VO	SNE/SNG/GTT	Referências
Azitromicina	500 mg comprimido revestido 1.000 mg comprimido revestido 40 mg/mL em pó suspensão oral 600 mg em pó suspensão oral 900 mg em pó suspensão oral 1.500 mg em pó suspensão oral	VO	Não se aplica	Não se aplica	Não se aplica	Infusão de 1 h (250 mL) a 3 h (500 mL)		Podem ser administradas com alimentos	Administrar a suspensão oral. No momento da administração: pausar a dieta enteral	Medicamentos de A a Z (2016/2018)
	500 mg em pó liofilizado para solução injetável	IV	Reconstituir em 4,8 mL de água para injetáveis	Diluir em 500 mL de SF 0,9%	SF 0,9%, SG 5% e ringer lactato	Infusão de 60 min 180 minutos	Não se aplica	Não se aplica	Não se aplica	Medicamentos de A a Z (2016/2018)

IV: intravenoso; SF: soro fisiológico; SG: soro glicosado; VO: via oral. SNE/SNG/GTT: sonda nasoenteral/nasogástrica/gastrostomia.

CLARITROMICINA

Breve história

Disponibilizada em 1984, a claritromicina, droga derivada da eritromicina, apresenta mudanças estruturais que proporcionam melhor absorção oral e tolerância aos usuários.

Mecanismo de ação

O mesmo descrito para a eritrocina.

Mecanismos de resistência

Os principais mecanismos de resistência são enzimáticos e bombas de efluxo. Com relação ao mecanismo enzimático, são metilases codificadas pelos genes erm (ermA, ermB, ermC) que alteram o local de ligação de macrolídeos no RNA ribossômico bacteriano. Já as bombas de efluxo de macrolídeos ativas, codificadas pelos genes mef (efluxo de macrolídeos) msrA e msrB, conferem um grau baixo a moderado de resistência aos macrolídeos.

Espectro de ação

Possui ação bacteriostática e é um importante antibiótico para tratamento de bactérias atípicas como *Haemophilus influenzae, Moraxella catarrhalis* e *Streptococcus pneumoniae*; neste último patógeno, caracteriza-se por ação bactericida.

Possivelmente ativo contra *Staphylococcus aureus* e *Streptococcus pyogenes*.

Apesar de não ter atividade contra o bacilo da tuberculose, atua contra *Mycobacterium avium* e micobactérias de crescimento rápido, como *M. abscessus, M. fortuitum* e *M. chelonae* devido às suas altas atividade fagocítica e concentração tecidual.

Por fim, destaca-se a atuação da droga para a erradicação do *Helicobacter pylori*.

Efeitos adversos

A maior ocorrência de efeitos adversos deriva de reações gastrointestinais, disgeusia (3 a 7%), náusea (nos adultos 3%, com estudos evidenciando a ocorrência em até 28% dos pacientes), vômitos (6% na população pediátrica), diarreia (3 a 6%), dor abdominal (2 a 3%) e dispepsia (2%).

Há contraindicação relativa em caso de hipocalemia pelo risco de prolongamento do intervalo QT e arritmias cardíacas graves, incluindo taquicardia ventricular, fibrilação ventricular e *torsades de pointes* (distúrbio do ritmo cardíaco).

Farmacocinética e farmacodinâmica

A claritromicina é estável em pH ácido. Nas formulações de liberação imediata o tempo para atingir o pico é de 2 a 3 horas, enquanto nas formulações de liberação estendida, disponíveis no Brasil por via oral, de 5 a 8 horas. A distribuição é ampla para a maior parte dos tecidos, entretanto os fabricantes não fornecem dados sobre penetração no sistema nervoso central (SNC).

A principal forma de metabolização é a hepática, via enzima CYP3A4. Após a atuação desta, a droga torna-se um metabólito ativo. A excreção é urinária, com necessidade de ajuste para disfunção renal em pacientes com *clearance* de creatinina < 30 mL/minuto.

Interações medicamentosas

A prescrição de bloqueadores dos canais de cálcio, sobretudo anlodipino, em pacientes idosos que receberam claritromicina mostrou de forma estatisticamente significativa que deve haver cautela na prescrição dessa droga pelo risco de insuficiência renal. Além disso, está reportada hipotensão grave secundária à combinação dos fármacos (bloqueadores dos canais de cálcio e claritromicina) em até 3,7 vezes. A claritromicina foi associada a um risco maior de hemorragia do que outros fármacos da classe. Há risco de toxicidade fatal na associação de claritromicina e colchicina, sobretudo em pacientes com insuficiência renal resultante da interferência no metabolismo das enzimas do citocromo P450. A administração simultânea de comprimidos de claritromicina e zidovudina a pacientes adultos pode resultar em decréscimo do estado de equilíbrio (*steady state*) das concentrações de zidovudina. Essa interação pode ser evitada se intercalar as doses de ambas as medicações. Deve-se ter cautela na administração concomitante entre ritonavir e claritromicina, sobretudo em pacientes com disfunção renal, ainda que a administração dos fármacos em horários distintos reduza o risco dessa interação. Por fim, a combinação de claritromicina e estatinas (sinvastatina e lovastatina) deve ser evitada pelo risco de miopatia e rabdomiólise.

TABELA 8 Parâmetros farmacológicos da claritromicina

Meia-vida média	3 a 7 h
Biodisponibilidade VO/IM	50%
Eliminação	Renal e fecal
Parâmetro PK/PD	AUC/CIM
Ligação proteica	65 a 70%
Volume de distribuição	Alto
Nível terapêutico no SNC	Sem dados
Uso na gravidez	Categoria C
Uso na lactação	Baixo risco
Ajuste hepático	Não
Ajuste renal	Sim
Ajuste à obesidade	Sem dados

AUC: área sob a curva; CIM: concentração inibitória mínima; IM: intramuscular; SNC: sistema nervoso central; VO: via oral.
Fonte: adaptada de Gilbert et al., 2022.

TABELA 9 Ajuste de dose da claritromicina de acordo com *clearance* renal

Clearance de creatinina[1]	Dose recomendada
ClCr > 50	500 mg a cada 12 h
ClCr 10 a 50	500 mg a cada 12 ou 24 h
ClCr < 10	500 mg a cada 24 h
Hemodiálise intermitente	500 mg a cada 24 h
Hemodiálise contínua	500 mg a cada 12 ou 24 h

[1]ClCr: *clearance* calculado com Crockoft-Gault.
Fonte: adaptada de Gilbert et al., 2022.

Aplicações clínicas

As principais indicações de uso da droga são erradicação de *Helicobacter pylori*, tratamento de angiomatose bacilar, doença da arranhadura do gato, bacteremia ou osteomielite por *Bartonella* spp.

Pode ser utilizada nas exacerbações agudas de doença pulmonar obstrutiva crônica, mas deve ser evitada nos pacientes com risco de *Pseudomonas* ou de desfechos ruins (maiores de 65 anos com comorbidades importantes, VEF 1 < 50% do previsto, exacerbações frequentes). Infecção micobacteriana por *Mycobacterium avium* e sua profilaxia primária em situações especiais em pessoas vivendo com HIV.

Utilizada nas pneumonias adquiridas na comunidade, em pacientes hospitalizados, como parte de terapia combinada. Pode ainda ser usada para tratamento de faringites estreptocócicas do grupo A, alternativa para pacientes com alergia grave à penicilina.

FIDAXOMICINA

Breve história

Trata-se do primeiro antibiótico comercializado da subclasse de macrolídeos Tiacumicina, originário da fermentação do actinomiceto *Dactylosporangium aurantiacuminda*. Sua aprovação pelo FDA data de 2011, mas ainda está indisponível no Brasil.

Mecanismo de ação

Embora o modo de ação molecular exato ainda não esteja completamente elucidado, a fidaxomicina atua como um inibidor da RNA polimerase, ligando-se ao complexo DNA-RNA polimerase (RNAP) antes da formação do complexo RNAP-DNA aberto, no qual a transcrição é iniciada.

Mecanismos de resistência

Há baixa frequência de resistência contra essa droga de modo espontâneo, porém uma mutação específica na subunidade Val-Il43-Gly está associada à redução de suscetibilidade à droga.

Espectro de ação

O espectro de ação é mínimo e se concentra no tratamento de *Clostridioides difficile*, incluindo a cepa hipervirulenta NAP1/B1/027. Demonstra-se mais ativa *in vitro* do que a vancomicina, e segura nos estudos de não inferioridade com relação ao glicopepídeo.

Efeitos adversos

Em indivíduos saudáveis, a droga costuma ser bem tolerada.

As principais reações adversas nos pacientes adultos são náuseas (11%), vômitos (7%), dor abdominal (6%), hemorragia gastrointestinal (4%), anemia (2%) e neutropenia (2%).

Na população pediátrica pode ocorrer febre (13,3%), dor abdominal (8,2%), náuseas e vômitos (7,1%), diarreia (7,1%), obstipação (5,1%), elevação de transaminases (5,1%) e *rash* cutâneo (5,1%).

Farmacocinética e farmacodinâmica

A absorção do fármaco é mínima no nível sistêmico, e desse modo não há interferência com a ingestão alimentar. A atuação

TABELA 10 Formulações

Representante	Apresentação	Via de administração	Reconstituição	Diluição	Diluente	Tempo de infusão	Outros	Recomendações VO	SNE/SNG/GTT	Referências
Claritromicina	500 mg comprimido revestido 500 mg comprimido revestido de liberação prolongada 25 mg/mL granulado para suspensão oral x 60 mL 50 mg/mL granulado para suspensão oral 60 mL	VO	Não se aplica	Não se aplica	Não se aplica	Não se aplica		Pode ser administrado com ou sem alimentos	Administrar a suspensão oral, diluindo-se a dose em 10 a 20 mL de AD para diminuir a osmolaridade do líquido e facilitar a administração. Administrar separadamente da dieta enteral	Medicamentos de A a Z (2016/2018)
	500 mg em pó liofilizado injetável	IV	Reconstituir em 10 mL de água estéril para injetáveis	Diluir em 250 mL de SF 0,9%.	SF 0,9%, SG 5% e ringer lactato	Infundir em 60 min Não administrar em *bolus*		Não se aplica	Não se aplica	Bula do medicamento: Klaricid

AD: água destilada; IV: intravenoso; SF: soro fisiológico; SG: soro glicosado; SNE/SNG/GTT: sonda nasoenteral/nasogástrica/gastrostomia; VO: via oral.

da fidaxomicina está reservada à luz intestinal. A excreção do fármaco é essencialmente realizada pelas fezes (quantidade superior a 92% de uma dose foi recuperada nas fezes).

Interações medicamentosas

Foram realizados testes com diversas drogas, como digoxina, midazolam, varfarina e omeprazol, porém a coadministração não causou impactos na farmacocinética da droga.

Aplicações clínicas

A fidoxamicina está reservada para o tratamento de *Clostridioides difficile* como opção terapêutica em infecções não fulminantes iniciais e recorrentes. Na população pediátrica o uso ocorre no cenário de múltiplas recorrências dessa doença.

No sentido de prevenir o desenvolvimento de resistência bacteriana e manter a efetividade da droga, o guia IDSA de 2021 recomenda reservar o uso para infecções comprovadas por *C. difficile* ou em elevada suspeita.

TABELA 11 Parâmetros farmacológicos da fidaxomicina

Meia-vida média	6,9 a 16,5 h
Biodisponibilidade VO/IM	Baixa
Eliminação	Fecal
Parâmetro PK/PD	Sem dados
Ligação proteica	Sem dados
Volume de distribuição	Sem dados
Nível terapêutico no SNC	Sem dados
Uso na gravidez	Categoria B (evitar uso)
Uso na lactação	Sem dados (provável baixo risco)
Ajuste hepático	Não
Ajuste renal	Não
Ajuste à obesidade	Sem dados

IM: intramuscular; SNC: sistema nervoso central; VO: via oral.
Fonte: adaptada de Gilbert et al., 2022

TABELA 12 Ajuste de dose da fidaxomicina de acordo com *clearance* renal

Clearance de creatinina[1]	Dose recomendada
Sem ajuste	200 mg a cada 12 h

[1]ClCr: *clearance* calculado com Crockoft-Gault.
Fonte: adaptada de Gilbert et al., 2022.

TABELA 13 Formulações

Representante	Apresentação	Via de administração	Reconstituição	Diluição	Diluente	Tempo de infusão	Outros	Recomendações VO	SNE/SNG/GTT	Referências
Fidaxomicina	200 mg comprimidos revestidos por película 40 mg/mL granulado para suspensão oral	VO	Não se aplica	Não se aplica	Não se aplica	Não se aplica	Não se aplica	Destina-se a utilização por VO. Os comprimidos revestidos por película devem ser administrados inteiros com água. Podem ser tomados com ou sem alimentos. O granulado destina-se a utilização por VO (por ingestão ou por sonda para nutrição entérica, usando uma seringa, se necessário) Pode ser tomado com ou sem alimentos	O granulado pode ser utilizado por ingestão ou por sonda para nutrição entérica, usando uma seringa, se necessário	Bula do medicamento: dificlir

IV: intravenoso; SF: soro fisiológico; SG: soro glicosado; SNE/SNG/GTT: sonda nasoenteral/nasogástrica/gastrostomia; VO: via oral.

REFERÊNCIAS

Arbizu R, Freiberg B, Rodriguez L. Lower gastrointestinal functional and motility disorders in children. Pediatr Clin North Am. 2021;68(6):1255-71.

Bakheit AH, Al-Hadiya BM, Abd-Elgalil AA. Azithromycin. Profiles Drug Subst Excip Relat Methodol. 2014;39:1-40.

Ballow CH, Amsden GW. Azithromycin: the first azalide antibiotic. Ann Pharmacother. 1992;26(10):1253-61.

Bass JW. Erythromycin for treatment and prevention of pertussis. Pediatr Infect Dis J. 1986;5:154-7.

Biaxin filmtab (clarithromycin), prescribing information. Disponível em: https://www.accessdata.fda.gov/drugsatfda_docs/label/2012/050662s048,050698s029,050775s018lbl.pdf. Acesso em 14 nov. 2024.

Brater DC. Pocket manual of drug use in clinical medicine. 6. ed. Indianapolis: Improved Therapeutics; 1993.

Bretanha DC. Erythromycin. Med Clin North Am. 1987;71(6):1147-54.

Chini P, Toskes PP, Waseem S, Hou W, McDonald R, Moshiree B. Effect of azithromycin on small bowel motility in patients with gastrointestinal dysmotility. Scand J Gastroenterol. 2012;47(4):422-7.

Crump JA, Sjölund-Karlsson M, Gordon MA, Parry CM. Epidemiology, clinical presentation, laboratory diagnosis, antimicrobial resistance, and antimicrobial management of invasive salmonella infections. Clin Microbiol Rev. 2015;28(4):901-37.

Cruz RJ Jr, Poloyac K, Roberts M, Stein W, Humar A. Safe use of erythromycin for refractory gastroparesis after small bowel transplantation. Exp Clin Transplant. 2022;20(2):224-7.

Davidson RJ. In vitro activity and pharmacodynamic/pharmacokinetic parameters of clarithromycin and azithromycin: why they matter in the treatment of respiratory tract infections. Infect Drug Resist. 2019;12:585.

Filippo JA. Infantile hypertrophic pyloric stenosis related to ingestions of erythromycin estolate: a report of five cases. J Pediatr Surgery. 1976;11:177.

Firth A, Prathapan P. Azithromycin: the first broad-spectrum therapeutic. Eur J Med Chem. 2020;207:112739.

Gandhi S, Fleet JL, Bailey DG, McArthur E, Wald R, Rehman F, et al. Calcium-channel blocker-clarithromycin drug interactions and acute kidney injury. JAMA. 2013;310:2544.

Gilbert DN, Chambers HF, Saag MS, Pavia AT, Boucher HW, Sanford JP. The Sanford guide to antimicrobial therapy 2022. Sperryville: Antimicrobial Therapy, Inc.; 2022.

Haight TH, Finland M. Obsen'ations on mode of ad ion of erythromycin. Proc Sal Exp Biol Med. 1952;81:188.

Hill K, Sucha E, Rhodes E, Carrier M, Garg AX, Harel Z, et al. Risk of hospitalization with hemorrhage among older adults taking clarithromycin vs azithromycin and direct oral anticoagulants. JAMA Intern Med. 2020;180:1052.

Hochlowski JE, Swanson SJ, Ranfranz LM, Whittern DN, Buko AM, McAlpine JB. Tiacumicins, a novel complex of 18-membered macrolides. II. Isolation and structure determination. J Antibiot (Tokyo). 1987;40(5):575-88.

DIFICID® (fidaxomicin). Disponível em: https://www.accessdata.fda.gov/drugsatfda_docs/label/2020/213138lbl. pdf. Acesso em 14 nov. 2024.

Hung IF, Wu AK, Cheng VC, Tang BSF, To KW, Yeung CK, et al. Fatal interaction between clarithromycin and colchicine in patients with renal insufficiency: a retrospective study. Clin Infect Dis. 2005;41:291.

Latare PA, Setness PA. Using erythromycin. Some helpful observations. Postgrad Med. 1989;86(1):55-9.

Li DQ, Kim R, McArthur E, Fleet JL, Bailey DG, Juurlink D, et al. Risk of adverse events among older adults following co-prescription of clarithromycin and statins not metabolized by cytochrome P450 3A4. CMAJ. 2015;187(3):174-80.

Lina G, Quaglia A, Reverdy ME, Leclercq R, Vandenesch F, Etienne J. Distribution of genes encoding resistance to macrolides, lincosamides, and streptogramins among staphylococci. Antimicrob Agents Chemother. 1999;43:1062.

Louie TJ, Miller MA, Mullane KM, Weiss K, Lentnek A, Golan Y, et al. OPT-80-003 Clinical Study Group. Fidaxomicin versus vancomycin for Clostridium difficile infection. N Engl J Med. 2011;364(5):422-31.

Mullane K. Fidaxomicin in Clostridium difficile infection: latest evidence and clinical guidance. Ther Adv Chronic Dis. 2014;5(2):69-84.

Ouellet D, Hsu A, Granneman GR, Carlson G, Cavanaugh J, Guenther H, et al. Pharmacokinetic interaction between ritonavir and clarithromycin. Clin Pharmacol Ther. 1998;64(4):355-62.

Paina FA, Queiroz RH, Souza AM. Alterações hematológicas, hemostáticas e bioquímicas induzidas pela clofazimina e claritromicina, em doses única e múltiplas, em ratos. Rev Soc Bras Med Trop. 2008;41(3):282-7.

Parnham MJ, Erakovic Haber V, Giamarellos-Bourboulis EJ, Perletti G, Verleden GM, Vos R. Azithromycin:

mechanisms of action and their relevance for clinical applications. Pharmacol Ther. 2014;143(2): 225-45.

Patel PH, Hashmi MF. Macrolides. Treasure Island (FL): StatPearls Publishing; 2022.

Rang HP, Dale MM, Ritter JM, Flower RJ, Henderson G. Rang & Dale. Farmacologia. 7.ed. Rio de Janeiro: Elsevier; 2012.

Siddique O, Ovalle A, Siddique AS, Moss SF. Helicobacter pylori infection: an update for the internist in the age of increasing global antibiotic resistance. Am J Med. 2018;131:473.

Stoler MH, Bonfiglio TA, Steigbigel RT, Pereira M. An atypical subcutaneous infection associated with acquired immune deficiency syndrome. Am J Clin Pathol. 1983;80:714-8.

Sturgill MG, Rapp RP. Clarithromycin: review of a new macrolide antibiotic with improved microbiologic spectrum and favorable pharmacokinetic and adverse effect profiles. Ann Pharmacother. 1992;26(9): 1099-108.

Tavares V. Antibióticos e quimioterápicos para o clínico. 3.ed. São Paulo: Atheneu; 2014.

The Sanford Guide to Antimicrobial Therapy. Dallas: Antimicrobial Therapy, Inc., 2024.

Vaishnavi C. Fidaxomicin: the new drug for Clostridium difficile infection. Indian J Med Res. 2015;141(4): 398-407.

Vance E, Watson-Bitar M, Gustavson L, Kazanjian P. Pharmacokinetics of clarithromycin and zidovudine in patients with AIDS. Antimicrob Agents Chemother. 1995;39(6):1355-60.

Wirnsberger GH, Pfragner R, Mauric A, Zach R, Bogiatzis A, Holzer H. Effect of antibiotic treatment with azithromycin on cyclosporine A-induced gingival hyperplasia among renal transplant recipients. Transplant Proc. 1998;30:2117-9.

Wright AJ, Gomes T, Mamdani MM, Horn JR, Juurlink DN. The risk of hypotension following co-prescription of macrolide antibiotics and calcium-channel blockers. CMAJ. 2011;183(3):303-7.

Zithromax (azithromycin). United States Prescribing Information. Revised March. US Food & Drug Administration; 2017. Disponível em: https://www.accessdata.fda.gov/drugsatfda_docs/label/2017/050670s032,050710s046,050711s043,050784s030lbl.pdf. Acesso em 14 nov. 2024.

Zuckerman JM. Macrolides and ketolides: azithromycin, clarithromycin, telithromycin. Infect Dis Clin North Am. 2004;18:621.

12

Aminoglicosídeos

Matias Chiarastelli Salomão
Barbara de Almeida Lessa Castro
Camila Loredana Pereira Alves Madeira Bezerra

INTRODUÇÃO

Os aminoglicosídeos apresentam similaridades químicas, físicas e farmacológicas, são hidrossolúveis e estáveis em pH de 6 a 8. São fármacos conhecidos desde a década de 1940, quando se formulou a estreptomicina a partir de substâncias produzidas por bactérias do gênero *Streptomyces*; posteriormente, alguns representantes da classe derivaram de bactérias do gênero *Micromonospora* e outros foram formulados sinteticamente. Estreptomicina, gentamicina, tobramicina, neomicina, capreomicina e canamicina são consideradas antibióticos naturais, enquanto a amicacina é semissintética e a plazomicina é sintética. Destas, a canamicina foi descontinuada no Brasil e a plazomicina ainda não foi aprovada pela Agência Nacional de Vigilância Sanitária (Anvisa) até a edição deste livro. Outros representantes da classe, indisponíveis no Brasil atualmente, são a netilmicina, a aminosidina (paramomicina) e a arbecacina. Espectro de atividade de algumas delas está presente na Figura 1.

Microrganismos como *Burkholderia* spp., *Providencia* spp., *Salmonella* spp. e *Stenotrophomonas* spp. apresentam resistências intrínsecas a pelo menos um representante ou a toda a classe, como *Bacteroides* spp. e *Clostridium* spp.

Em decorrência do mecanismo de ação dependente da carga da membrana citoplasmática, podem apresentar atividade reduzida em meios hiperosmolares, de pH reduzido ou em condições anaeróbicas, como abscessos. Além disso, tendo em vista a baixa penetração no sistema nervoso central (SNC) por administração endovenosa, pode ser realizada a aplicação intratecal ou intraventricular.

Excretados primariamente por meio da filtração glomerular, apresentam importante afinidade pelo tecido cortical renal onde se concentram de maneira mais importante, por isso é necessária a correção da dose de acordo com a função renal. Por essa característica, também decorre um evento adverso em potencial que é a nefrotoxicidade, resultante do acúmulo da medicação nas células do túbulo proximal, mais observada em tratamentos prolongados e com menores intervalos de administração das doses (menor malefício com a posologia uma vez ao dia). Tal estratégia foi mais bem estudada para a gentamicina, mas pode ser

Aminoglicosídeo	*Enterobacteriales*	*P. aeruginosa*	*Enterococcus*	*Staphylococcus*	*M. tuberculosis*	Anaeróbios
Amicacina	+	+	–	±	+	–
Gentamicina	+	+	±	±	–	–
Canamicina	–	–	–	–	+	–
Neomicina	+	–	±	±	±	–
Plazomicina	+	±	–	+	–	–
Estreptomicina	+	–	±	–	+	–
Tobramicina	+	+	–	±	+	–

Legenda:

□ / (–) = sem atividade
▒ / (±) = atividade variável
■ / (+) = ativo

FIGURA 1 Espectro de ação do aminoglicosídeo, de acordo com os principais microrganismos da prática clínica.

extrapolada para a amicacina e a tobramicina, baseada no nomograma de Hartford para ajuste dos intervalos de administração (Figura 2).

Outros fatores associados à nefrotoxicidade pelos aminoglicosídeos são disfunção renal prévia, uso concomitante de outras drogas nefrotóxicas e desidratação. Aproximadamente 5 a 15% dos pacientes em uso de aminoglicosídeos apresentam alteração de função renal, majoritariamente reversível e variável de acordo com o representante da classe; a estreptomicina é considerada a menos nefrotóxica. Vale destacar que, em caso de redução do *clearance* de creatinina, podem ocorrer intoxicações, principalmente em casos de grandes ferimentos, queimaduras e irrigação de cavidades, como o peritônio.

A ototoxicidade, geralmente irreversível, dada pela lesão coclear e/ou vestibular, pode acometer de 2 a 14% dos pacientes, inclusive de maneira tardia ao uso da medicação.

O bloqueio neuromuscular é uma reação incomum, relaciona-se em alguns casos a procedimentos anestésicos, aplicação intrapleural ou intraperitoneal e pode ser revertido pela administração de sais de cálcio. Não é recomendado o uso por pacientes com miastenia *gravis*.

No Brasil, os fármacos da classe disponíveis são amicacina, gentamicina, estreptomicina, tobramicina e neomicina.

AMICACINA

Breve história

A amicacina é um derivado semissintético da canamicina, relatada em 1972, e apresentada sob a forma de sulfato. Apresenta o maior espectro de atividade antimicrobiana da classe e é capaz de manter estabilidade perante diversas enzimas modificadoras de aminoglicosídeos.

Mecanismo de ação

Liga-se à subunidade 30s do ribossomo e, com isso, gera uma mudança conformacional que ocasiona a tradução de proteínas erráticas.

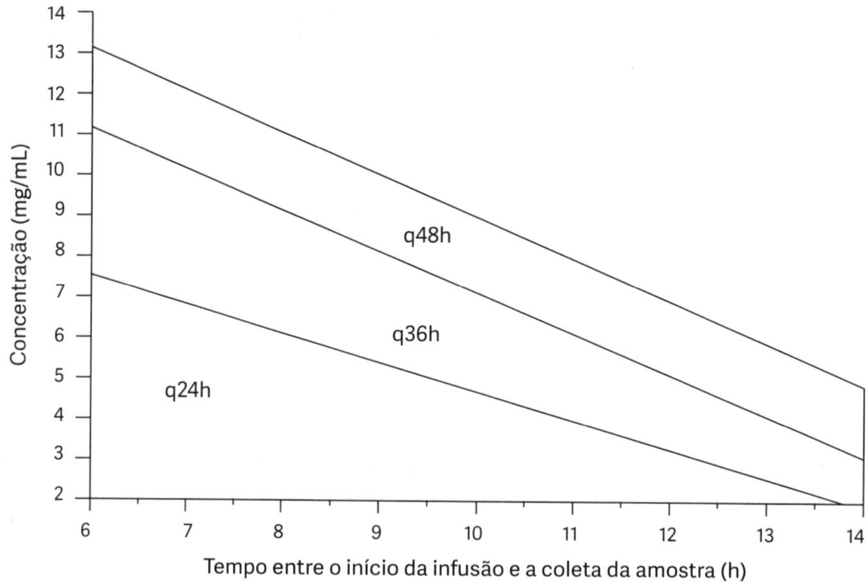

Este nomograma se aplica para doses de 7 mg/kg de gentamicina e tobramicina. Para uso de aminicina, deve-se dividir a dose sérica por dois e ajustar de acordo com o valor no nomograma. Caso o valor encontrado esteja entre os intervalos descritos como q24h, q36h e q48h, o intervalo de dose deve ser administrado a cada 24, 36 e 48 h, respectivamente. Se o valor se encontrar em uma das linhas traçadas, deve-se escolher o maior intervalo. Caso o valor se encontre acima de q48h, deve-se descontinuar a administração de intervalos estendidos e retomar a dose convencional de aminoglicosídeos. Se o valor se encontrar abaixo do nomograma, a terapia com aminoglicosídeos deve ser reavaliada.

FIGURA 2 Nomograma de Hartford.

Principais mecanismos de resistência

É estável perante a maioria das enzimas modificadoras de aminoglicosídeos mas, desde a sua introdução nos anos 1970, diversos microrganismos resistentes à amicacina têm sido identificados, principalmente em decorrência de uma acetiltransferase mediada por plasmídeos chamada *aminoglycoside 6'-N-acetyltransferase* [AAC (6')-Ib], inicialmente identificada em *Pseudomonas aeruginosa*. Outras enzimas também foram documentadas, assim como mecanismos de alteração de sítio de ligação e redução de captação do antibiótico. Em micobactérias, os principais mecanismos de resistência também envolvem substituições no RNA ribossomal e enzimas modificadoras de aminoglicosídeos.

Espectro de ação

- Gram-positivos: essa droga não deve ser utilizada como monoterapia na primeira linha de tratamento para bactérias Gram-positivas, entretanto tem atividade contra *Staphyloccoccus* spp. e é menos ativa que a gentamicina no tratamento de infecções por *Enterococcus* spp.
- Gram-negativos: é primariamente ativa contra microrganismos aeróbios Gram-negativos, como *Klebsiella pneumoniae, Escherichia coli, Enterobacter*

cloacae, *Pseudomonas aeruginosa*, *Acinetobacter* spp. e *Providencia* spp., especialmente no contexto de infecções hospitalares em que se identifica uma crescente resistência à gentamicina. Atualmente, a resistência à amicacina vem sendo identificada com maior frequência em isolados de *Acinetobacter* spp. e *Providencia* spp.

- Anaeróbios: sem atividade.
- Outros agentes: atividade contra a maioria das cepas de *Mycobacterium tuberculosis* cuja sensibilidade à amicacina é mantida, inclusive quando resistentes à estreptomicina. Pode ter atividade contra *Mycobacterium fortuitum, Mycobacterium chelonae e Mycobacterium abscessus.*

Efeitos adversos

Os eventos adversos em potencial mais comuns à classe são toxicidade coclear, vestibular e nefrotoxicidade. Bloqueios neuromusculares, como paralisia muscular aguda e apneia, são raros.

Farmacocinética e farmacodinâmica

A amicacina pode ser administrada por via intravenosa ou intramuscular e, preferencialmente, em dose única diária. Caso necessário, utilizar esquema de múltiplas doses. Deve-se evitar concentrações de pico superiores a 35 mcg/mL e concentrações mínimas acima de 10 mcg/mL. No caso de dose única diária, em pacientes com função renal normal, a concentração máxima pode exceder 35 mcg/mL, com concentrações alvo > 10x a CIM (concentração inibitória mínima) do agente sendo tratado ou 60 mcg/mL, caso não tenha agente isolado.

Não atravessam a barreira hematoencefálica e também não atingem níveis adequados no humor vítreo, secreções brônquicas, saliva, próstata e tecido adiposo. Já no espaço vascular, líquido sinovial, fígado, baço e rins se difundem facilmente, enquanto, no pericárdio, pleura e peritônio atingem concentrações aceitáveis, assim como no tecido placentário, fetal e líquido amniótico.

TABELA 1 Parâmetros farmacológicos da amicacina

Meia-vida média	2 h
Biodisponibilidade VO/IM	1% (VO)/100% (IM)
Eliminação	Renal
Parâmetro PK/PD	AUC/CIM
Ligação proteica	0 a 10%
Volume de distribuição	Baixo
Nível terapêutico no SNC	Não
Uso na gravidez	Categoria D
Uso na lactação	Alto risco
Ajuste hepático	Não
Ajuste renal	Sim
Ajuste à obesidade	Sim (ajuste por peso)

AUC: área sob a curva; CIM: concentração inibitória mínima; IM: intramuscular; SNC: sistema nervoso central; VO: via oral.
Fonte: adaptada de Gilbert et al., 2022.

TABELA 2 Ajuste de dose de amicacina de acordo com *clearance* renal (doses múltiplas diárias)

Clearance de creatinina[1]	Dose recomendada
ClCr > 50	7,5 mg/kg a cada 12 h OU 15 mg a cada 24 h[2]
ClCr 10 a 50	7,5 mg/kg a cada 24 h
ClCr < 10	7,5 mg/kg a cada 48 h
Hemodiálise intermitente	7,5 mg/kg a cada 48 h (administrar dose extra após diálise de 3,75 mg/kg)
Diálise contínua	7,5 mg/kg a cada 24 h

[1]ClCr: *clearance* calculado com Crockoft-Gault.
[2]Em bula não se recomenda a administração de dose única diária quando ClCr < 50 mL/min.
Fonte: adaptada de Gilbert et al., 2022.

TABELA 3 Ajuste de dose de amicacina de acordo com *clearance* renal (dose única diária)

Clearance de creatinina[1]	Dose recomendada
ClCr > 60	15 mg/kg a cada 24 h
ClCr 40 a 59	15 mg/kg a cada 36 h
ClCr 20 a 39	15 mg/kg a cada 48 h
ClCr < 20	15 mg/kg, monitorização sérica e nova dose quando nível abaixo de 1 mcg/mL

[1]ClCr: *clearance* calculado com Crockoft-Gault.
Fonte: adaptada de Gilbert et al., 2022.

Interações medicamentosas

O uso da amicacina em conjunto com anfotericinas, ciclosporinas, anti-inflamatórios não esteroides (Aine), contrastes iodados e vancomicina aumentam o potencial de toxicidade renal.

A associação com a furosemida aumenta a ototoxicidade; já o uso com cisplatina potencializa tanto nefrotoxicidade quanto ototoxicidade. Deve-se atentar para o potencial de apneia e paralisia respiratória em conjunto com bloqueadores neuromusculares.

Aplicações clínicas

Sua principal indicação terapêutica atual envolve infecções por microrganismos Gram-negativos multidroga resistentes, como enterobactérias e *Pseudomonas aeruginosa*. Pode ser utilizada em monoterapia somente para infecções do trato urinário ou em terapia combinada para outros diagnósticos, como infecção de corrente sanguínea, pneumonia nosocomial e infecções intra-abdominais.

- Infecções graves estafilocócicas: não é droga de escolha, mas pode ser utilizada em associação a betalactâmicos em casos de endocardite, pneumonia ou sepse.
- Neutropenia febril: não constitui esquema de primeira linha habitual, mas pode ser utilizada quando associada a um betalactâmico.
- Sepse neonatal: pode ser utilizada em associação com um betalactâmico.
- Tuberculose: pode ser utilizada para tratamento de infecções por *Mycobacterium tuberculosis*, em contexto de resistência ou tratamento alternativo, assim como em infecções por micobactérias não

TABELA 4 Formulações

Representante	Apresentação	Via de administração	Reconstituição	Diluição	Diluente	Tempo de infusão	Outros	Recomendações VO	SNE/SNG/GTT	Referências
Amicacina	50 mg/mL solução injetável 2 mL 250 mg/mL solução injetável 2 mL	IV e IM	Não é necessário	Concentração máxima de 10 mg/mL	SF 0,9%, SG 5% ou SGF	*Bolus*: não recomendado IV: infusão em 30 a 60 min	Manter em temperatura ambiente Preparado é quimicamente estável por 24 h em temperatura ambiente ou 48 h sob refrigeração	Não se aplica	Não se aplica	Medicamentos de A a Z (2016/2018)

IM: intramuscular; IV: intravenoso; SF: soro fisiológico; SG: soro glicosado; SGS: soro glicofisiológico; SNE/SNG/GTT: sonda nasoenteral/nasogástrica/gastrostomia; VO: via oral.

tuberculosas, de acordo com a espécie (boa atividade contra *Mycobacterium avium complex*). Para o tratamento de tuberculose, a posologia pode ser ajustada para dose 3 vezes por semana. Além disso, foi aprovada recentemente nos EUA uma formulação lipossomal inalatória indicada para infecções por *Mycobacterium avium complex* refratárias ao tratamento padrão.

- Não se recomenda o uso da amicacina para tratamento de infecções por enterococos, mesmo quando combinada a betalactâmicos, por sua menor atividade contra tais microrganismos em comparação à gentamicina. Não apresentam papel terapêutico no contexto de infecções por *Streptococcus* spp. ou microrganismos anaeróbios.

GENTAMICINA

Breve história

O sulfato de gentamicina é um antibiótico natural, isolado a partir de culturas de *Micromonospora purpurea* e *Micromonospora echinospora,* reportado em 1963. É considerado um complexo formado a partir de três antibióticos: gentamicina C1, C1-a e C2.

Mecanismo de ação

Age por meio do bloqueio da síntese proteica ao se ligar à subunidade 30s do ribossomo bacteriano. Pode apresentar resistência cruzada com outros membros da classe, geralmente estreptomicina, neomicina e tobramicina.

Mecanismos de resistência

No contexto das bactérias multidrogas resistentes, observa-se uma crescente resistência à gentamicina. Dentre os principais mecanismos de resistência, destacam-se a redução da captação do antibiótico, a alteração de sítio de ligação da droga e, o mais importante deles, as enzimas modificadoras de aminoglicosídeos.

Espectro de ação

- Gram-positivo: atividade sinérgica com betalactâmicos no tratamento de infecções por *Enterococcus* spp. e *Streptococcus* spp., sem indicação de monoterapia. Também apresenta ação contra espécies de *Staphylococcus* spp., mas não é terapia de escolha.
- Gram-negativos: é primariamente ativa contra microrganismos aeróbios Gram-negativos, como *Klebsiella pneumoniae,*

Escherichia coli, Enterobacter cloacae e *Pseudomonas aeruginosa, Acinetobacter* spp., *Providencia* spp., especialmente no contexto de infecções hospitalares em que se identifica resistência crescente à gentamicina.

- Anaeróbios: sem atividade contra anaeróbios.
- Outros agentes: apresenta potencial antimicrobiano menor que a estreptomicina contra *Mycobacterium tuberculosis*, dessa forma não está recomendada nas diretrizes brasileiras.

Efeitos adversos

Assim como a amicacina, deve-se atentar para nefrotoxicidade, bloqueio neuromuscular e neurotoxicidade (que pode se apresentar sob a forma de toxicidade vestibular ou coclear). Caso disponível, deve-se monitorizar o nível sérico da gentamicina e questionar ativamente o paciente sobre sua função auditiva e vestibular.

Farmacocinética e farmacodinâmica

A gentamicina deve ser aplicada por via intravenosa ou intramuscular para que haja efeito sistêmico. Não é absorvida por via oral nem por via inalatória, em casos de exceção, pode ser administrada por via intraventricular ou intratecal, mas pode levar à inflamação local e à radiculite. Não deve ser utilizada para uso tópico otológico pela ototoxicidade direta potencial.

É recomendada administração em dose única diária (7 mg/kg/dia), por maior eficácia, menor potencial nefrotóxico e melhor posologia. Nos casos em que não se pode utilizar a dose única diária, como endocardite, pode ser prescrita multidose (3 a 5 mg/kg/dia fracionada a cada 8 ou 12 h).

Deve ser realizada a monitorização periódica das concentrações plasmáticas ou maior volume de distribuição, principalmente para pacientes graves, para garantir o nível terapêutico adequado, com eventual necessidade de doses maiores que as recomendadas. É importante evitar dosagens de pico maiores que 12 mcg/mL e de valores maiores que 2 mcg/mL, a fim de reduzir a ocorrência de eventos adversos.

Pode ser detectada em sangue, linfa, fluidos pleurais, líquido sinovial e fluido peritoneal. Atravessa a membrana placentária, mas pouco se difunde no espaço subaracnóideo e no tecido ocular.

Interações medicamentosas

Os mesmos descritos para amicacina.

Aplicações clínicas

- Infecções por microrganismos multidroga resistentes: o uso da gentamicina está indicado principalmente no contexto de infecções causadas por enterobactérias e *Pseudomonas aeruginosa*, quando outras opções terapêuticas menos tóxicas não estão disponíveis. Assim, pode ser utilizada em monoterapia para infecções do trato urinário, como cistites e pielonefrites, e em terapia combinada em quadros de neutropenia febril, sepse, infecções intra-abdominais e pneumonias nosocomiais.
- Endocardites: a associação com ampicilina é considerada esquema preferencial para o tratamento de endocardite por *Enterococcus* spp. Nesse contexto, não há recomendação de dose única diária, e sim de manter a dose de 1 mg/kg fracionada a cada 8 h. Pode também ser utilizada em associação com betalactâmicos

no tratamento de endocardites por *Streptococcus* spp. e *Staphylococcus* spp.

- Meningites: pode ser utilizada em associação com a ampicilina, especialmente em crianças menores de 4 meses de idade e em casos de listeriose.
- Gonorreia: em pacientes com história de reações de hipersensibilidade a betalactâmicos, pode ser utilizada como tratamento alternativo para a gonorreia masculina em dose única de 280 mg, intramuscular.

TABELA 5 Parâmetros farmacológicos da gentamicina

Meia-vida média	2 a 3 h
Biodisponibilidade VO/IM	Não se aplica (droga IV)
Eliminação	Renal
Parâmetro PK/PD	AUC/CIM
Ligação proteica	0 a 10%
Volume de distribuição	Baixo
Nível terapêutico no SNC	Não
Uso na gravidez	Categoria D
Uso na lactação	Alto risco
Ajuste hepático	Não
Ajuste renal	Sim
Ajuste à obesidade	Sim (ajuste por peso)

AUC: área sob a curva; CIM: concentração inibitória mínima; IM: intramuscular; IV: intravenoso; SNC: sistema nervoso central; VO: via oral.
Fonte: adaptada de Gilbert et al., 2022.

TABELA 6 Ajuste de dose de gentamicina de acordo com *clearance* renal (doses múltiplas diárias)

Clearance de creatinina[1]	Dose recomendada
ClCr > 50	1,7 a 2 mg/kg a cada 8 h[2]
ClCr 10 a 50	1,7 a 2 mg/kg a cada 12 ou 24 h
ClCr < 10	1,7 a 2 mg/kg a cada 48 h
Hemodiálise intermitente	1,7 a 2 mg/kg a cada 48 h (administrar dose extra após diálise de 0,85 a 1 mg/kg)
Diálise contínua	1,7 a 2 mg/kg a cada 24 h
Dose intratecal	4 a 8 mg a cada 24 h
Dose intraperiteonal	0,6 mg/kg a cada 24 h (infusão por 6 horas)

[1]ClCr: *clearance* calculado com Crockoft-Gault.
[2]Em bula, não se recomenda a administração de dose única diária quando ClCr < 50 mL/min.
Fonte: adaptada de Gilbert et al., 2022.

TABELA 7 Ajuste de dose de gentamicina de acordo com *clearance* renal (dose única diária)

Clearance de creatinina[1]	Dose recomendada
ClCr > 60	5,1 a 7 mg/kg a cada 24 h
ClCr 40 a 59	5,1 a 7 mg/kg a cada 36 h
ClCr 20 a 39	5,1 a 7 mg/kg a cada 48 h
ClCr < 20	5,1 a 7 mg/kg, monitorização sérica e nova dose quando o nível estiver abaixo de 1 mcg/mL

[1]ClCr: *clearance* calculado com Crockoft-Gault.
Fonte: adaptada de Gilbert et al., 2022.

TABELA 8 Formulações

Representante	Apresentação	Via de administração	Reconstituição	Diluição	Diluente	Tempo de infusão	Outros	Recomendações VO	SNE/SNG/GTT	Referências
Gentamicina	10 mg/mL solução injetável 1 mL 20 mg/mL solução injetável 1 mL 40 mg/mL solução injetável 1 mL 280 mg solução injetável 2 mL	IV e IM*	Não é necessário	Diluir a dose em 50 a 200 mL Pacientes em restrição hídrica: considerar concentração máxima de 10 mg/mL para diluição da dose em SF 0,9%	SF 0,9%, SG 5% ou ringer lactato	*Bolus*: não recomendado. IV: administrar em 30 a 120 min	IM tem absorção errática; dessa forma, IV é preferencial Pode ser administrada via subconjuntival, subcapsular, intratraqueal e inalatória	Não se aplica	Não se aplica	Medicamentos de A a Z (2016/8) Bula do medicamento: sulfato de gentamicina, Santisa®
Gentamicina	5 mg/mL solução oftálmica 5 mL	Oftálmica	Não é necessário	Não se aplica	Não se aplica	Não se aplica		Não se aplica	Não se aplica	Medicamentos de A a Z (2016/8)

IM: intramuscular; IV: intravenoso; SF: soro fisiológico; SG: soro glicosado; SNE/SNG/GTT: sonda nasoenteral/nasogástrica/gastrostomia; VO: via oral.

CANAMICINA

A canamicina é um antibiótico natural reportado em 1957, já descontinuado no Brasil, da qual derivou a amicacina.

NEOMICINA

Breve história

A neomicina é um antibiótico natural derivado de culturas de *Streptomyces fradiae*, isolado em 1949, formado por proporções similares de neomicina B e C. Em decorrência de sua acentuada toxicidade, quando administrada por via parenteral, é empregada atualmente por via oral e tópica.

Mecanismo de ação

De maneira similar aos demais aminoglicosídeos, inibe a síntese proteica bacteriana ao se ligar à subunidade 30s do ribossomo bacteriano.

Principais mecanismos de resistência

Existem diferentes mecanismos de resistência relacionados a esse medicamento, porém o principal é a modificação da droga por enzimas inativadoras de aminoglicosídeos.

Espectro de ação

- Gram-positivos: seu espectro inclui *Staphylococcus aureus* e *Enterococcus faecalis*.
- Gram-negativos: apresenta ação contra enterobactérias, como *Escherichia coli, Klebsiella aerogenes, Klebsiella pneumoniae* e *Proteus vulgaris*. Entretanto, diferentemente dos outros representantes dos aminoglicosídeos, não apresenta ação contra *Pseudomonas aeruginosa*.
- Anaeróbios: sem atividade.

Efeitos adversos

O uso por via oral pode ocasionar náuseas, vômitos e diarreia em decorrência de alterações da flora intestinal; pode ocorrer acúmulo em pacientes com disfunção renal. Episódios de bloqueio neuromuscular também já foram relatados.

Com relação à administração tópica, 6 a 8% dos pacientes podem apresentar reações de hipersensibilidade. Deve-se utilizar com cautela em pacientes com ferimentos e queimaduras extensas por risco de toxicidade renal e auditiva.

Farmacocinética e farmacodinâmica

O sulfato de neomicina atualmente está disponível para administração por via oral ou por via tópica. É pouco absorvido pelo trato gastrointestinal, praticamente sem ação sistêmica, e é eliminado nas fezes. Em pacientes com disfunção renal, pode haver acúmulo do fármaco.

Em sua forma tópica, pode ser encontrado em cremes, pomadas, associado a outros antibióticos, como bacitracina, e medicamentos como corticoides e colírios.

Interações medicamentosas

Evitar uso concomitante com agentes também ototóxicos e nefrotóxicos.

Aplicações clínicas

Em sua indicação por via oral, pode ser utilizada para a encefalopatia hepática, na dose de 500 a 2.000 mg a cada 6 ou 8 horas e para o preparo cirúrgico do cólon, na dose de 1 g três vezes no dia anterior à cirurgia em associação à eritromicina nessa situação.

Já sua formulação tópica pode ser utilizada de 4 a 6 vezes ao dia, em infecções associadas a lesões dermatológicas, como queimaduras, feridas, úlceras e dermatoses infectadas, entretanto não erradica os microrganismos das lesões.

TABELA 9 Parâmetros farmacológicos da neomicina

Meia-vida média	Sem dados
Biodisponibilidade VO/IM	< 3% (VO)/não se aplica (IM)
Eliminação	Renal
Parâmetro PK/PD	Sem dados
Ligação proteica	Sem dados
Volume de distribuição	Sem dados
Nível terapêutico no SNC	Sem dados
Uso na gravidez	Categoria D
Uso na lactação	Sem dados
Ajuste hepático	Não
Ajuste renal	Não
Ajuste à obesidade	Sem dados

IM: intravenoso; SNC: sistema nervoso central; VO: via oral.
Fonte: adaptada de Gilbert et al., 2022.

TABELA 10 Dose recomendada de neomicina

Clearance de creatinina[1]	Dose recomendada
Sem ajuste	500 a 2.000 mg a cada 6 ou 8 h (encefalopatia hepática) 1.000 mg/3x pré-procedimento (preparo de cólon)

[1]ClCr: *clearance* calculado com Crockoft-Gault.
Fonte: adaptada de Gilbert et al., 2022.

TABELA 11 Formulações

Representante	Apresentação	Via de administração	Reconstituição	Diluição	Tempo de infusão	Recomendações VO	Outros	SNE/SNG/GTT	Referências
Neomicina	250 mg comprimidos 500 mg cápsulas	VO	Não se aplica	Não se aplica	Não se aplica	Sem particularidades	Não se aplica	Via sonda: os comprimidos podem ser triturados e dissolvidos em volume adequado de água fria para administração via sonda. Preferir administração por sondas nasogástricas Administrar separadamente da dieta enteral	Medicamentos de A a Z (2016/8)

SNE/SNG/GTT: sonda nasoenteral/nasogástrica/gastrostomia; VO: via oral.

PLAZOMICINA

Breve história

A plazomicina é um novo aminoglicosídeo semissintético, derivado da sisomicina, um aminoglicosídeo natural antigo, semelhante à gentamicina. Foi aprovada pela Food and Drug Administration (FDA), em 2018, ainda não aprovada pela Anvisa, portanto, não comercializado no Brasil.

Mecanismo de ação

A plazomicina se liga ao rRNA 16S no sítio aminoacil-tRNA (sítio A) da subunidade ribossômica 30S; com isso, acarreta síntese de proteínas anormais, que resulta num efeito bactericida.

Principais mecanismos de resistência

Esse novo aminoglicosídeo não possui grupos hidroxila nas posições 3' e 4', o que confere estabilidade contra as enzimas modificadoras de aminoglicosídeos (EMA) que inativam a amicacina. Devido às modificações sintéticas, a plazomicina se torna estável contra as EMA mais comuns em *Enterobacterales* e *P. Aeruginosa*. Apesar disso, mostrou-se suscetível à ação da enzima encontrada na *Providencia stuartii*. Outros mecanismos que desencadeiam resistência a essa droga são por modificação do sítio de ação nos ribossomos, mediado por rRNA 16S metiltransferases, alterações na permeabilidade da membrana celular e expressão de bombas de efluxo.

Espectro de ação

- Gram-positivos: tem ação *in vitro* contra *Staphylococcus* spp., incluindo *Staphylococcus aureus* resistente à meticilina. A droga não tem ação contra *Streptococcus* spp., *Enterococcus* spp. (incluindo *E. faecalis, E. faecium*).
- Gram-negativos: é considerada um antibiótico de amplo espectro, com ação *in vitro* contra *Enterobacterales*, incluindo produtores de ESBL (betalactamases de espectro estendido), ERC (enterobactérias resistentes a carbapenêmicos) produtores de serino carbapenemases do tipo KPC (KPC-2 3 KPC-3) e produtores de EMA. Não tem ação contra *Acinetobacter* spp., *Stenotrophomonas maltophilia* e apresenta atividade variável contra *Pseudomonas* spp., *Proteus* spp. e *Morganella morganii*, podendo apresentar maiores CIM (concentração inibitória mínima).
- Anaeróbios: sem atividade.
- Outros agentes: sem dados.

Efeitos adversos

Assim como os demais aminoglicosídeos, pode causar nefrotoxicidade, ototoxicidade (perda auditiva, zumbido e/ou vertigem) e bloqueio neuromuscular. Ao ser administrada por um curto período, a plazomicina não demonstrou associação às toxicidades da classe na mesma proporção que os aminoglicosídeos mais antigos. As reações adversas mais comuns são diminuição da função renal, diarreia, hipertensão, dor de cabeça, náuseas, vômitos e hipotensão.

Farmacocinética e farmacodinâmica

A plazomicina é administrada por via intravenosa para maiores de 18 anos. De forma semelhante aos demais aminoglicosídeos, tem atividade bactericida dependente da concentração plasmática. A farmacocinética em indivíduos com insuficiência hepática é desconhecida.

É recomendado manter a concentração plasmática mínima da droga menor que 3μg/mL no vale. Se forem concentrações maiores ou iguais a 3μg/mL, o intervalo das doses deverá ser alterado em 1,5 vez (p. ex., de cada 24 horas para cada 36 horas ou de cada 48 horas para cada 72 horas) devido ao maior risco de toxicidade renal.

Interações medicamentosas

A plazomicina não apresenta interações medicamentosas importantes, não é um inibidor do citocromo P450, nem indutor do CYP1A2, CYP2B6 e CYP3A4, e improvável inibidor dos transportadores MATE e OCT2.

Aplicações clínicas

A plazomicina é aprovada pela FDA com base nos dados de um estudo de fase 3 de não inferioridade em comparação dessa droga com meropenem, indicada, assim, para o tratamento de pacientes adultos para infecções complicadas do trato urinário, incluindo pielonefrite, causadas pelas seguintes *Enterobacterales* suscetíveis: *Escherichia coli, Klebsiella pneumoniae, Proteus mirabilis* e *Enterobacter cloacae*. Em razão das poucas informações disponíveis atualmente, seu uso deve ser limitado a infecções do trato urinário com poucas ou nenhuma opção terapêutica.

TABELA 12 Parâmetros farmacológicos da plazomicina

Meia-vida média	3,5 h
Biodisponibilidade VO/IM	Não se aplica (droga IV)
Eliminação	Renal
Parâmetro PK/PD	AUC/CIM
Ligação proteica	20%
Volume de distribuição	Baixo
Nível terapêutico no SNC	Sem dados
Uso na gravidez	Sem dados (não recomendado)
Uso na lactação	Sem dados (não recomendado)
Ajuste hepático	Não
Ajuste renal	Sim
Ajuste à obesidade	Sim (ajuste por peso)

AUC: área sob a curva; CIM: concentração inibitória mínima; IM: intramuscular; IV: intravenoso; SNC: sistema nervoso central; VO: via oral.
Fonte: adaptada de Gilbert et al., 2022.

TABELA 13 Ajuste de dose de plazomicina de acordo com *clearance* renal

Clearance de creatinina[1]	Dose recomendada
ClCr > 60	15 mg/kg a cada 24 h
ClCr 30 a 60	10 mg/kg a cada 24 h
ClCr < 30	10 mg/kg a cada 48 h
Hemodiálise intermitente	Sem dados
Diálise peritoneal	Sem dados
Diálise contínua	Sem dados

[1]ClCr: *clearance* calculado com Crockoft-Gault.
Fonte: adaptada de Gilbert et al., 2022.

TABELA 14 Formulações

Representante	Apresentação	Via de administração	Reconstituição	Diluição	Diluente	Tempo de infusão	Outros	Recomendações VO	SNE/SNG/GTT	Referências
Plazomicina	500 mg/10 mL solução injetável 10 mL	IV	Reconstituir em 40 mL SF 0,9%, RG até ter uma solução final de 50 mL	Concentração máxima de 10 mg/mL	SF 0,9%, ou RG	IV: recomendada infusão em 30 min	Preparado é quimicamente estável por 24 h em temperatura ambiente	Não se aplica	Não se aplica	Bula do medicamento referência: Zemdri®

IV: intravenoso; RG: ringer lactato; SF: soro fisiológico; SNE/SNG/GTT: sonda nasoenteral/nasogástrica/gastrostomia; VO: via oral.

ESTREPTOMICINA

Breve história

O sulfato de estreptomicina é um antibiótico natural, isolado de culturas de *Streptomyces griseus*. Foi o primeiro aminoglicosídeo identificado, relatado em 1944, e também a primeira droga aprovada para tratamento de pacientes com tuberculose em 1947.

Mecanismo de ação

De forma semelhante aos demais aminoglicosídeos, a estreptomicina tem ação predominantemente bactericida e age na inibição da síntese proteica bacteriana por ligação à proteína S12 e ao rRNA 16S na subunidade ribossômica 30S.

Principais mecanismos de resistência

Alteração de permeabilidade de membrana por alteração dos canais de porina e bombas de efluxo. O principal mecanismo de resistência a essa droga se dá por meio das enzimas modificadoras de aminoglicosídeos (AME). No entanto, para *M. tuberculosis* a resistência ocorre por alteração no sítio de ação da estreptomicina por meio de mutações cromossômicas.

Espectro de ação

- Gram-positivos: atividade contra *Streptococcus* do grupo *viridans* e *Enterococcus* spp. em combinação com penicilinas devido ao sinergismo entre as drogas.
- Gram-negativos: ação contra vários bacilos Gram-negativos, incluindo: *Klebsiella* spp., *Pseudomonas aeruginosa, Proteus mirabilis, Brucella* spp., *Yersinia pestis, Francisella tularensis.*
- Anaeróbios: sem atividade contra anaeróbios.
- Outros agentes: ação contra *Mycobacterium tuberculosis*, principal indicação de uso atual apesar do aumento da resistência micobacteriana.

Efeitos adversos

O principal efeito adverso relacionado à estreptomicina é a neurotoxicidade (toxicidade vestibular mais acentuada que a toxicidade coclear). Outros nervos periféricos também podem ser acometidos e desencadear neurite periférica e neurite óptica, por exemplo. Em raros casos, pode causar encefalopatia tóxica potencialmente fatal. Assim como as outras drogas da classe, também está relacionada à toxicidade neuromuscular e renal.

Farmacocinética e farmacodinâmica

O sulfato de estreptomicina pode ser administrado por via intravenosa ou intramuscular com boa tolerabilidade. Concentração em quase todos os tecidos e fluidos do corpo, exceto o cérebro. Pequenas quantidades podem atravessar a barreira hematoencefálica quando as meninges estão inflamadas; já quantidades significativas podem ser encontradas no líquido pleural e nas cavernas tuberculosas.

Interações medicamentosas

Os efeitos tóxicos da estreptomicina são potencializados pela coadministração de ácido etacrínico, manitol e possivelmente outros diuréticos. Apresenta os mesmos efeitos relatados para amicacina.

Aplicações clínicas

O principal uso da estreptomicina é para tratamento de infecções pelo *M. tuberculosis*. É considerada medicação de

TABELA 15 Parâmetros farmacológicos da estreptomicina

Meia-vida média	5 a 6 h
Biodisponibilidade VO/IM	1% (VO)/sem dados (IM)
Eliminação	Renal
Parâmetro PK/PD	AUC/CIM
Ligação proteica	10%
Volume de distribuição	Baixo
Nível terapêutico no SNC	Não
Uso na gravidez	Categoria D
Uso na lactação	Alto risco
Ajuste hepático	Não
Ajuste renal	Sim
Ajuste à obesidade	Sim (ajuste por peso, dose máxima diária de 1.000 mg)

AUC: área sob a curva; CIM: concentração inibitória mínima; IM: intramuscular; SNC: sistema nervoso central; VO: via oral.
Fonte: adaptada de Gilbert et al., 2022.

TABELA 16 Ajuste de dose de estreptomicina de acordo com *clearance* renal

Clearance de creatinina[1]	Dose recomendada
ClCr > 50	15 mg/kg a cada 24 h
ClCr 10 a 50	15 mg/kg a cada 24 a 72 h
ClCr < 10	15 mg/kg a cada 72 a 96 h
Hemodiálise intermitente	15 mg/kg a cada 72 a 96 h (administrar dose extra após dialise de 7,5 mg/kg)
Diálise peritoneal	Sem dados
Diálise contínua	15 mg/kg a cada 24 a 72 h

[1]ClCr: *clearance* calculado com Crockoft-Gault.
Fonte: adaptada de Gilbert et al., 2022.

TABELA 17 Formulações

Representante	Apresentação	Via de administração	Reconstituição	Diluição	Diluente	Tempo de infusão	Outros	Recomendações VO	SNE/SNG/GTT	Referências
Estreptomicina	200 mg/mL em pó solução injetável	IV, IM e intratecal	Reconstituir cada 1.000 mg com 2 mL (uso IM) ou 5 mL (uso IV) de água destilada ou SF 0,9%.	IV: diluir em 100 mL de SF 0,9% IM: injetar profundamente em músculo grande, não exceder a concentração de 500 mg/mL. Os locais de administração devem ser alternados. Intratecal: diluir a dose em 10 mL	Água destilada ou SF 0,9%	*Bolus*: não administrar. IV: administrar em infusão de 30 a 60 min Intratecal: diluir a dose em 10 mL de SF 0,9% e administrar em 10 min	A via IM é a preferencial; em caso de paciente com escassa massa muscular, administrar por via IV Estabilidade: após ser reconstituído, o pó liofilizado se mantém estável por até 7 dias em temperatura ambiente ou sob refrigeração, mas por não haver conservantes no produto deve-se avaliar o uso	Não se aplica	Não se aplica	Medicamentos de A a Z (2016/8)

IM: intramuscular; IV: intravenoso; SF: soro fisiológico; SNE/SNG/GTT: sonda nasoenteral/nasogástrica/gastrostomia; VO: via oral.

segunda linha para tratamento de tuberculose resistente (desde que não tenha sido utilizada previamente e tenha teste de sensibilidade disponível). Além disso, também faz parte do esquema alternativo para pacientes com hepatotoxicidade ao esquema de primeira linha com rifampicina, isoniazida, pirazinamida e etambutol ou doença hepática prévia. A estreptomicina é a droga de primeira linha para tratamento de tularemia, na dose de 10 a 15 mg/kg/dia, via IM ou IV, fracionada a cada 12 horas, por 7 a 10 dias. É também a medicação de escolha na peste, com dose de 15 mg/kg/dia, via IM ou IV, fracionada a cada 12 horas, por 10 dias. Deve-se ter cuidado nesses casos, pois doses excessivas podem levar ao choque tóxico devido à grande morte bacteriana.

TOBRAMICINA

Breve história

O sulfato de tobramicina é um aminoglicosídeo natural. Foi isolado em culturas de *Streptomyces tenebrarius* em 1967.

Mecanismo de ação

Age por meio da inibição da síntese proteica ao se ligar de maneira permanente à subunidade 30s do ribossomo bacteriano.

Mecanismos de resistência

O principal mecanismo de resistência envolve a inativação por EMA, que podem ou não ser específicas para um antibiótico, portanto há resistência cruzada principalmente com a gentamicina.

Espectro de ação

- Gram-positivos: apresenta espectro de ação quase restrito ao gênero *Staphylococcus*. Ação limitada contra *Enterococcus* e *Streptococcus*.
- Gram-negativos: principais alvos terapêuticos dentre eles enterobactérias e bactérias não fermentadoras de lactose, principalmente contra *Pseudomonas aeruginosa* (maior atividade). Apresenta também ação contra o gonococo (*Neisseria gonorrhoeae*).
- Anaeróbios: sem atividade.
- Outros agentes: é ineficaz contra micobactérias.

Efeitos adversos

Os principais eventos adversos associados à tobramicina são aqueles já relatados como potencialmente relacionados à classe, como nefrotoxicidade, ototoxicidade e toxicidade neuromuscular, principalmente em indivíduos com disfunção renal prévia.

Farmacocinética e farmacodinâmica

As principais vias de administração são endovenosa ou intramuscular, com rápida absorção após a injeção, o pico da droga ocorre em 20 a 45 minutos. Não é absorvida por via oral, mas pode apresentar efeito antibacteriano local por meio da ingestão. Existem apresentações em pomadas e soluções oftalmológicas.

TABELA 18 Parâmetros farmacológicos da tobramicina

Meia-vida média	2 h
Biodisponibilidade VO/IM	1% (VO)/não se aplica (IM)
Eliminação	Renal
Parâmetro PK/PD	AUC/CIM
Ligação proteica	0 a 10%
Volume de distribuição	Baixo
Nível terapêutico no SNC	Não
Uso na gravidez	Categoria D
Uso na lactação	Alto risco
Ajuste hepático	Não
Ajuste renal	Sim
Ajuste à obesidade	Sim (ajuste por peso)

AUC: área sob a curva; CIM: concentração inibitória mínima; IM: intramuscular; SNC: sistema nervoso central; VO: via oral.
Fonte: adaptada de Gilbert et al., 2022.

TABELA 19 Ajuste de dose de tobramicina de acordo com *clearance* renal (doses múltiplas diárias)

Clearance de creatinina[1]	Dose recomendada
ClCr > 50	1,7 a 2 mg/kg a cada 8 h[2]
ClCr 10 a 50	1,7 a 2 mg/kg a cada 12 ou 24 h
ClCr < 10	1,7 a 2 mg/kg a cada 48 h
Hemodiálise intermitente	1,7 a 2 mg/kg a cada 48 h (administrar dose extra após diálise de 0,85 a 1 mg/kg)
Diálise contínua	1,7 a 2 mg/kg a cada 24 h

[1]ClCr: *clearance* calculado com Crockoft-Gault.
[2]Em bula, não se recomenda a administração de dose única diária quando ClCr < 50 mL/min.
Fonte: adaptada de Gilbert et al., 2022.

TABELA 20 Ajuste de dose de tobramicina de acordo com *clearance* renal (dose única diária)

Clearance de creatinina[1]	Dose recomendada
ClCr > 60	5,1 a 7 mg/kg a cada 24 h
ClCr 40 a 59	5,1 a 7 mg/kg a cada 36 h
ClCr 20 a 39	5,1 a 7 mg/kg a cada 48 h
ClCr < 20	5,1 a 7 mg/kg, monitorização sérica e nova dose quando o nível estiver abaixo de 1 mcg/mL

[1]ClCr: *clearance* calculado com Crockoft-Gault.
Fonte: adaptada de Gilbert et al., 2022.

TABELA 21 Formulações

Representante	Apresentação	Via de administração	Reconstituição	Diluição	Diluente	Tempo de infusão	Outros	Recomendações VO	SNE/SNG/GTT	Referências
Tobramicina	75 mg/mL solução inalatória 4 mL 60 mg/mL solução inalatória 5 mL 300 mg/5mL solução nebulização 5 mL	Inalatória	Não é necessário	Concentração máxima de 10 mg/mL	SF 0,9%, SG 5% ou ringer lactato	Via inalatória: fazer a nebulização por 15 min e não misturar com outros medicamentos pelo risco de precipitação	Estabilidade: a solução diluída em SF 0.9% permanece estável por 48 h sob refrigeração ou em temperatura ambiente	Não se aplica	Não se aplica	Medicamentos de A a Z (2016/8)
Tobramicina	Solução oftálmica 5 mL (3 mg/mL) Pomada oftálmica 3,5 g	Oftálmica	Não é necessário	Não se aplica	Não se aplica	Não se aplica	Via oftálmica: instilar o colírio no saco lacrimal e pressionar por 1 min para diminuir absorção e o risco de efeitos sistêmicos	Não se aplica	Não se aplica	Medicamentos de A a Z (2016/8)
Tobramicina	75 mg/1,5 mL solução injetável 1,5 mL	IV	Não é necessário	Concentração máxima de 10 mg/mL	SF 0,9%, SG 5% ou ringer lactato	*Bolus*: não administrar IV: administrar em 20 a 60 min	Estabilidade: a solução diluída em SF 0,9% permanece estável por 48 h sob refrigeração ou em temperatura ambiente	Não se aplica	Não se aplica	Medicamentos de A a Z (2016/8)

IM: intramuscular; IV: intravenoso; SF: soro fisiológico; SG: soro glicosado; SNE/SNG/GTT: sonda nasoenteral/nasogástrica/gastrostomia; VO: via oral.

Apresenta baixa concentração na bile e no fluido prostático, sendo também identificada em secreção pulmonar, peritônio, pleura e líquido sinovial, principalmente no contexto de processos inflamatórios. Não atravessa adequadamente a barreira hematoencefálica, dessa forma há a possibilidade de administração intratecal ou intraventricular com risco de reações tóxicas locais.

De modo geral, há recomendação de administrar dose única diária para a tobramicina (5 a 7 mg/kg/dia). Em pacientes com fibrose cística, podem ser necessárias doses diárias mais altas. Idealmente, deve-se monitorizar o nível sérico a fim de evitar concentrações prolongadas acima de 12 mcg/mL. Em caso de intoxicação, é parcialmente dialisável.

Interações medicamentosas

Pode interagir com heparina e betalactâmicos, principalmente carbenicilina e ticarcilina. Apresenta os mesmos efeitos relatados para amicacina.

Aplicações clínicas

Pode ser utilizada de forma parenteral para infecções, sistêmicas ou localizadas, causadas por enterobactérias. Por ser o aminoglicosídeo de maior atividade contra *Pseudomonas aeruginosa*, pode apresentar vantagem terapêutica, quando comparada a outros aminoglicosídeos. Nesse sentido, exibe, conforme mencionado, atuação em sua apresentação inalatória para pacientes com fibrose cística cronicamente infectados por *Pseudomonas aeruginosa*.

REFERÊNCIAS

Bennet J, Dolin R, Blaser M. Mandell, Douglas and Bennett's principles and practice of pnfectious piseases. 9.ed. Philadelphia: Elsevier Saunders; 2020.

Gilbert DN, Chambers HF, Saag MS, Pavia AT, Boucher HW, Sanford JP. The Sanford guide to antimicrobial therapy 2022. Sperryville: Antimicrobial Therapy, Inc.; 2022.

Golkar T, Bassenden A, Maiti K, Arya D, Schmeing T, Berghuis A. Structural basis for plazomicin antibiotic action and resistance. Communications Biology. 2021;4(1).

Goodman L, Brunton L, Chabner B, Knollmann B. Goodman & Gilman's the pharmacological basis of therapeutics. 12 ed. New York: McGraw-Hill Medical; 2011.

Kalil A, Metersky M, Klompas M, Muscedere J, Sweeney D, Palmer L et al. Management of adults with hospital-acquired and ventilator-associated pneumonia: 2016 Clinical Practice Guidelines by the Infectious Diseases Society of America and the American Thoracic Society. Clin Infect Dis. 2016; 63(5): e61-e111.

Neu H. Tobramycin: an overview. J Infect Dis. 1976; 134(Supplement 1):S3-S19.

Nicolau D, Freeman C, Belliveau P, Nightingale C, Ross J, Quintiliani R. Experience with a once-daily aminoglycoside program administered to 2,184 adult patients. Antimicrob Agents Chemother. 1995; 39(3): 650-5.

Plazomicina. [Bula]. Achaogen, Inc. Disponível em: https://www.accessdata.fda.gov/drugsatfda_docs/label/ 2018/210303Orig1s000lbl.pdf (acesso 2 jul 2022).

Quon B, Goss C, Ramsey B. Inhaled antibiotics for lower airway infections. Ann Am Thorac Soc. 2014; 11(3):425-34.

Streptomycin. Tuberculosis (Edinb). 2008;88(2):162-163. doi:10.1016/S1472-9792(08)70027-1.

Sulfato de amicacina. [Bula]. Laboratório Teuto Brasileiro S/A. Disponível em: https://consultas.anvisa.gov.br/#/bulario/q/?numeroRegistro=103700297 (acesso 2 jul 2022).

Sulfato de Estreptomicina. [Bula]. X-Gen Pharmaceuticals, Inc. Disponível em: https://www.accessdata.fda.gov/drugsatfda_docs/label/2012/064210s009lbl.pdf (acesso 2 jul 2022).

Sulfato de Gentamicina. [Bula]. Novafarma indústria farmacêutica. Disponível em: https://www.fresenius-kabi.com/br/documents/Gentamicincloridratode-gentamicinaPA.pdf (acesso 2 jul 2022).

Sulfato de Neomicina. [Bula]. X-Gen Pharmaceuticals, Inc. Disponível em: https://www.accessdata.fda.gov/drugsatfda_docs/label/2012/065010s002lbl.pdf (acesso 2 jul 2022).

Tavares W. Antibióticos e quimioterápicos para o clínico. 3.ed. São Paulo: Atheneu; 2009.

13

Glicopeptídeos

Priscila Rosalba Domingos de Oliveira
Vladimir Cordeiro de Carvalho
Ana Lucia Lei Munhoz Lima

INTRODUÇÃO

Os glicopeptídeos são antibióticos derivados de actinomicetos com núcleos heptapeptídeos tricíclicos ou tetracíclicos únicos que geralmente são glicosilados; entretanto, no caso da teicoplanina e dos glicopeptídeos semissintéticos podem ter cadeias adicionais lipofílicas de ácido graxo. Neste capítulo serão abordados aspectos da vancomicina e da teicoplanina, por serem as formulações disponíveis no Brasil.

VANCOMICINA

Breve história

Primeiro membro da classe, a vancomicina foi descoberta na década de 1950.

Mecanismo de ação

Inibe a polimerização de peptidoglicanos da parede celular bacteriana. Ao se ligar à D-alanil D-alanina, a vancomicina inibe a glicosiltransferase (peptidoglicano sintase) e o transportador P-fosfolipídeo, impedindo, consequentemente, a síntese e a polimerização de NAM e NAG dentro da camada de peptidoglicano. Essa inibição enfraquece as paredes celulares bacterianas e causa perda de componentes intracelulares e morte celular bacteriana.

Mecanismo de resistência

A diminuição de sensibilidade dos *S. aureus* à vancomicina pode ocorrer parcialmente (resistência intermediária), conhecida como VISA, ou completamente, denominada VRSA. A resistência intermediária ocorre por espessamento da parede celular, o que impede a ligação da droga aos precursores dos peptideoglicanos que são transportados do citoplasma. Por outro lado, a resistência completa ocorre pela alteração do local de ligação da vancomicina, mesmo mecanismo observado em *Enterococcus* spp. resistentes à vancomicina (VRE). Assim, os *S. aureus* resistentes à vancomicina são caracterizados pela transferência plasmidial desse gene durante a interação entre VRE e *S. aureus*.

Espectro de ação

- Gram-positivos: atividade contra cocos e bacilos Gram-positivos aeróbios, com destaque para *Staphylococcus* spp. (incluindo isolados resistentes à meticilina), *Streptococcus* spp. e *Enterococcus* spp. Entre os bacilos Gram-positivos aeróbios, pode-se destacar atividade contra *Corynebacterium* spp. e *Bacillus* spp.
- Gram-negativos: não apresentam atividade.
- Anaeróbios: atividade contra cocos Gram-positivos anaeróbios, como *Peptococcus* spp. e *Peptostreptoccoccus* spp., bem como contra bacilos Gram-positivos anaeróbios, como *Clostridioides* spp. e *Actinomyces* spp.

Efeitos adversos

Os principais efeitos adversos incluem flebite no local da infusão, nefrotoxicidade e ototoxicidade, sendo esta última a mais problemática, pois pode ser irreversível. Tanto a nefrotoxicidade quanto a ototoxicidade são agravadas pelo uso concomitante de aminoglicosídeos ou outros medicamentos tóxicos para esses órgãos.

Efeitos adversos menos frequentes incluem neutropenia, trombocitopenia, febre, dermatose bolhosa, vasculite cutânea e necrólise epidérmica tóxica. A infusão rápida desse medicamento pode causar a síndrome do homem vermelho (SHV).

Farmacocinética e farmacodinâmica

São encontradas concentrações inibitórias nos líquidos pleural, pericárdico, ascítico e sinovial, assim como na urina, no líquido de diálise peritoneal e sangue. É recomendado o ajuste da dose de vancomicina de acordo com o monitoramento sérico da droga (vancocinemia), que pode ser na forma de vale ou pela área sob a curva (AUC) sobre a concentração inibitória mínima (CIM). O ajuste deve ser realizado conforme protocolo institucional local.

Aplicações clínicas

A terapia empírica com glicopeptídeos deve ser limitada a infecções graves, em pacientes imunocomprometidos, em situações nas quais os dados epidemiológicos locais evidenciam uma alta incidência de MRSA (*Staphylococcus aureus* resistentes à meticilina).

O uso rotineiro de glicopeptídeos na profilaxia cirúrgica também não é recomendado e deve ser restrito à prevenção de endocardite bacteriana em pacientes alérgicos à penicilina/ampicilina de alto risco.

Além das infecções graves por MRSA, outras indicações importantes do uso dos glicopeptídeos são:

- Infecções difteroides graves: quando a cepa é resistente à penicilina ou o paciente tem alergia mediada por IgE a agentes betalactâmicos.
- Infecções do SNC por *Streptococcus pneumoniae* resistentes à penicilina em combinação com cefotaxima ou ceftriaxona (vancomicina apenas).
- Colite por *Clostridioides difficile*: vancomicina oral apenas.

Importante destacar também que estudos clínicos mostraram que a vancomicina é menos efetiva se comparada à oxacilina contra MSSA (*Staphylococcus aureus* sensível à meticilina), portanto para o tratamento desses agentes vale a priorização da oxacilina ou cefazolina.

TABELA 1 Parâmetros farmacológicos da vancomicina

Meia-vida média	4 a 8 h
Biodisponibilidade VO/IM	Mínima
Eliminação	Renal
Parâmetro PK/PD	AUC/CIM
Ligação proteica	10 a 55%
Volume de distribuição	Baixo
Nível terapêutico no SNC	Necessárias altas doses
Uso na gravidez	Categoria C
Uso na lactação	Baixo risco
Ajuste hepático	Não
Ajuste renal	Sim
Ajuste à obesidade	Sim (ajuste por peso, dose máxima diária recomendada de 3 g[1])

[1]Em doses diárias acima de 3 g, realizar monitoramento sérico ou por AUC (conforme protocolo local), por risco elevado de nefrotoxicidade.
AUC/CIM: área sob a curva/concentração inibitória mínima; IM: intramuscular; SNC: sistema nervoso central; VO: via oral.
Fonte: adaptada de Gilbert et al., 2022.

TABELA 2 Ajuste de dose da vancomicina de acordo com *clearance* renal

Clearance de creatinina[1]	Dose recomendada
ClCr > 100	15 a 20 mg/kg a cada 8 ou 12 h
ClCr 50 a 100	15 a 20 mg/kg a cada 12 h
ClCr 20 a 49	15 a 20 mg/kg a cada 24 h
ClCr < 20	15 a 20 mg/kg a cada 48 h
Hemodiálise intermitente	Vide Tabela 3
Diálise peritoneal	7,5 mg/kg 48 a cada 24 h
Diálise contínua	7,5 a 10 mg/kg a cada 12 h

[1]ClCr: *clearance* calculado com Crockoft-Gault.
Fonte: adaptada de Gilbert et al., 2022.

TABELA 3 Ajuste de dose da vancomicina de acordo em diálise intermitente[1]

Momento	Dose de ataque	Dose de manutenção[2]
Após diálise	25 mg/kg	7,5 a 10 mg/kg
Durante diálise	30 a 35 mg/kg	7,5 a 15 mg/kg

[1]Avaliar permeabilidade da membrana da diálise. Optar por doses de ataque e manutenção menores em métodos com baixa permeabilidade.
[2]Administração de dose de manutenção em cada sessão de hemodiálise, com monitorização de níveis séricos de vancomicina antes do inicio da diálise. Recomendado manter dosagem sérica em alvo de 15 a 20 mcg/mL.
Fonte: adaptada de Gilbert et al., 2022.

TABELA 4 Formulações

Representante	Apresentação	Via de administração	Reconstituição	Diluição	Diluente	Tempo de infusão	Outros	Recomendações VO	SNE/SNG/GTT	Referências
Vancomicina	500 mg em pó para solução injetável	IV	10 mL de AD Concentração 50 mg/mL	Diluir para concentração 5 mg/mL Diluição máxima 10 mg/mL	SF 0,9%	IV: 15 mg/min 500 a 1.000 mg: 60 min 1.250 a 1.500 mg: 90 min 1.750 a 2.000 mg: 120 min	500 a 1.000 mg: 250 mL/CVC 100 mL 1250 a 1.500 mg: 250 mL/CVC 150 mL 1.750 a 2.000 mg: 350 mL/CVC 200 mL Estável por 14 dias sob refrigeração; por 7 dias em temperatura ambiente	Não se aplica	Não se aplica	Guia Farmacêutico Hospital Sírio-Libanês
	Cápsula de 125 mg (manipulada)	VO	Não se aplica	Não se aplica	Não se aplica	Não se aplica	Conservar em temperatura ambiente	Tomar com água	Pode ser administrada via sonda	

AD: água destilada; CVC: cateter venoso central; IV: intravenoso; SF: soro fisiológico; SNE/SNG/GTT: sonda nasoenteral/nasogástrica/gastrostomia; VO: via oral.

TEICOPLANINA

Breve história

Sua molécula foi descoberta e purificada no final da década de 1970 e seu uso clínico teve início em 1984.

Mecanismo de ação

A teicoplanina tem mecanismo de ação semelhante à vancomicina, porém, por ter uma porção lipofílica, tem a capacidade adicional de ancoragem na parede bacteriana.

Mecanismo de resistência

Os mesmos descritos para a vancomicina.

Espectro de ação

- Gram-positivos: atividade contra cocos e bacilos Gram-positivos aeróbios, com destaque entre cocos para *Staphylococcus* spp. (incluindo isolados resistentes a meticilina), *Streptococcus* spp., *Enterococcus* spp. Entre os bacilos Gram-positivos aeróbios, destaca-se por atividade contra *Corynebacterium* spp. e *Bacillus* spp.
- Gram-negativos: sem atividade.
- Anaeróbios: atividade contra cocos Gram-positivos anaeróbios, como *Peptococcus* spp. e *Peptostreptoccoccus* spp., bem como contra bacilos Gram-positivos anaeróbios, como *Clostridioides* spp. e *Actinomyces* spp.

Efeitos adversos

A teicoplanina é considerada menos tóxica que a vancomicina, quando avaliados potencial de nefrotoxicidade, ototoxicidade ou ocorrência de farmacodermias. Não causa liberação de histamina, por isso apenas raramente cursa com SHV, ototoxicidade e nefrotoxicidade.

Farmacocinética e farmacodinâmica

A teicoplanina, pelo seu caráter lipofílico, caracteriza-se por um maior volume de distribuição que a vancomicina, permitindo atingir concentrações terapêuticas. Difunde-se rapidamente na pele, tecido subcutâneo, miocárdio, pulmão, líquido pleural, osso, líquido sinovial, cartilagem, mas não adequadamente no SNC.

Aplicações clínicas

A teicoplanina pode ser usada com eficácia na maioria das indicações já apresentadas para a vancomicina, com exceção da infecção do SNC devido à má penetração do fármaco nesse compartimento. Para infecções graves, a dose indicada de manutenção é de 10 a 12 mg/kg/dia, após 4 doses de ataque a cada 12 horas.

TABELA 5 Parâmetros farmacológicos da teicoplanina

Meia-vida média	83 a 168 h
Biodisponibilidade VO/IM	Não se aplica (VO)/100% (IM)
Eliminação	Renal
Parâmetro PK/PD	AUC/CIM
Ligação proteica	90%
Volume de distribuição	Baixo
Nível terapêutico no SNC	Não
Uso na gravidez	Categoria B
Uso na lactação	Baixo risco
Ajuste hepático	Não
Ajuste renal	Sim
Ajuste à obesidade	Sim (ajuste por peso, sem dose máxima diária)

AUC/CIM: área sob a curva/concentração inibitória mínima; IM: intramuscular; SNC: sistema nervoso central; VO: via oral.
Fonte: adaptada de Gilbert et al., 2022.

TABELA 6 Ajuste de dose da teicoplanina de acordo com *clearance* renal

Clearance de creatinina[1]	Dose de ataque recomendada	Dose de manutenção recomendada
ClCr > 80	6 mg/kg a cada 12 h por 3 doses (12 mg/kg a cada 12 h por 3 a 5 doses[2])	6 mg/kg a cada 24 h (12 mg/kg a cada 24 h[2])
ClCr 30 a 80		6 mg/kg a cada 48 h (12 mg/kg a cada 48 h[2])
ClCr < 30		6 mg/kg a cada 72 h (12 mg/kg a cada 72 h[2])
Hemodiálise intermitente		6 mg/kg a cada 72 h (12 mg/kg a cada 72 h[2])
Diálise contínua	6 mg/kg a cada 12 h por 3 doses (12 mg/kg a cada 12 h por 3 a 5 doses[2])	6 mg/kg a cada 48 h (12 mg/kg a cada 48 h[2])

[1]ClCr: *clearance* calculado com Crockoft-Gault.
[2]Infecção óssea, articular e endocardite.
Fonte: adaptada de Gilbert et al., 2022.

TABELA 7 Formulações

Representante	Apresentação	Via de administração	Reconstituição	Diluição	Diluente	Tempo de infusão	Outros	Recomendações VO	SNE/SNG/GTT	Referências
Teicoplanina	200 mg em pó liofilizado para solução injetável IM/IV	IV, IM, intraperitoneal e VO	3 mL de AD	20 a 200 mL de SF 0,9%, SG 5% ou RL	SF 0,9%, SG 5% ou RL	*Bolus*: em 3 a 5 min IV: 30 min	Estabilidade/conservação pós-reconstituição e diluição: 24 h refrigerado	O medicamento injetável pode ser administrado VO, para tratamento de diarreia associada a antibióticos	Pode ser feita a forma farmacêutica injetável por sonda	Guia Farmacêutico Hospital Sírio-Libanês

AD: água destilada; IM: intramuscular; IV: intravenoso; RL: ringer lactato; SF: soro fisiológico; SG: soro glicosado; SNE/SNG/GTT: sonda nasoenteral/nasogástrica/gastrostomia; VO: via oral.

REFERÊNCIAS

Aeschlimann JR, Allen GP, Hershberger E, Rybak MJ. Activities of LY333328 and vancomycin administered alone or in combination with gentamicin against three strains of vancomycin-intermediate Staphylococcus aureus in an in vitro pharmacodynamic infection model. Antimicrob Agents Chemother. 2000;44(11).

Bartoletti M, Giannella M, Tedeschi S, Viale P. Multidrug-resistant bacterial infections in solid organ transplant candidates and recipients. Infect Dis Clin North Am. 2018;32(3).

Butler MS, Cooper MA. Antibiotics in the clinical pipeline in 2011. J Antibiot (Tokyo). 2011;64(6).

Elting LS, Rubenstein EB, Kurtin D, Rolston KV, Fangtang J, Martin CG, et al. Mississippi mud in the 1990s: risks and outcomes of vancomycin-associated toxicity in general oncology practice. Cancer. 1998; 83(12).

Falagas ME, Makris GC, Dimopoulos G, Matthaiou DK. Heteroresistance: a concern of increasing clinical significance? Clin Microbiol Infect. 2008;14(2).

Gilbert DN, Chambers HF, Saag MS, Pavia AT, Boucher HW, Sanford JP. The Sanford guide to antimicrobial therapy 2022. Sperryville: Antimicrobial Therapy, Inc.; 2022.

Gordts B, Firre E, Jordens P, Legrand JC, Maertens J, Struelens M, et al. National guidelines for the judicious use of glycopeptides in Belgium. Clin Microbiol Infect. 2000;6(11).

Hede K. Antibiotic resistance: an infectious arms race. Nature. 2014;509(7498).

Lamp KC, Rybak MJ, Bailey EM, Kaatz GW. In vitro pharmacodynamic effects of concentration, pH, and growth phase on serum bactericidal activities of daptomycin and vancomycin. Antimicrob Agents Chemother. 1992;36(12).

Lee T, Pang S, Abraham S, Coombs GW. Antimicrobial-resistant CC17 Enterococcus faecium: the past, the present and the future. J Glob Antimicrob Resist. 2019;16.

Liu C, Bayer A, Cosgrove SE, Daum RS, Fridkin SK, Gorwitz RJ, et al. Clinical practice guidelines by the infectious diseases society of America for the treatment of methicillin-resistant Staphylococcus aureus infections in adults and children. Clin Infect Dis. 2011;52(3):e18-55.

Löwdin E, Odenholt I, Cars O. In vitro studies of pharmacodynamic properties of vancomycin against Staphylococcus aureus and Staphylococcus epidermidis. Antimicrob Agents Chemother. 1998;42(10).

Pea F, Brollo L, Viale P, Pavan F, Furlanut M. Teicoplanin therapeutic drug monitoring in critically ill patients: a retrospective study emphasizing the importance of a loading dose. J Antimicrob Chemother. 2003;51(4).

Rocha JL, Kondo W, Baptista MI, Da Cunha CA, Martins LT. Uncommon vancomycin-induced side effects. Braz J Infect Dis. 2002;6(4).

Van Bambeke F, Van Laethem Y, Courvalin P, Tulkens PM. Glycopeptide antibiotics: from conventional molecules to new derivatives. Drugs. 2004;64(9).

van Hal SJ, Fowler VG. Is it time to replace vancomycin in the treatment of methicillin-resistant Staphylococcus aureus infections? Clin Infect Dis. 2013; 56(12).

Wilson AP. Clinical pharmacokinetics of teicoplanin. Clin Pharmacokinet. 2000;39(3).

Wood MJ. The comparative efficacy and safety of teicoplanin and vancomycin. J Antimicrob Chemother. 1996;37(2).

Zeng D, Debabov D, Hartsell TL, Cano RJ, Adams S, Schuyler JA, et al. Approved glycopeptide antibacterial drugs: mechanism of action and resistance. Cold Spring Harb Perspect Med. 2016;6(12).

14

Oxazolidinonas

Elisabeth Lima Nicodemo
Andrés Mello López
Luiza Arcas Gonçalves

INTRODUÇÃO

As oxazolidinonas constituem uma classe de antibióticos caracterizada pela presença do anel 2-oxazolidona em sua estrutura.

São totalmente sintéticos, desenvolvidos inicialmente em 1978. Nove anos mais tarde, em 1987, duas oxazolidinonas, DuP 721 e DuP 105, foram sintetizadas como antibióticos para uso humano. Em um contexto de aumento de resistência de bactérias Gram-positivas a betalactâmicos e glicopeptídeos, na década de 1990, retomaram os estudos das oxazolidinonas. Em abril de 2000, a linezolida, a primeira oxazolidinona, foi aprovada e liberada pelo Food and Drug Administration (FDA, EUA) e mais de uma década depois, em 2014, a tedizolida também foi aprovada. Apresentam atividade *in vitro* contra a maioria dos cocos Gram-positivos e não apresentam atividade contra os Gram-negativos dada a presença de bombas de efluxo endógenas.

Atuam por meio da inibição da síntese proteica bacteriana e são consideradas bacteriostáticas. Com um mecanismo de ação singular, previne resistência cruzada com outras classes de antimicrobianos que também atuam na síntese proteica, como as lincosamidas e os macrolídeos. As oxazolidinonas disponíveis no Brasil são a linezolida e a tedizolida.

LINEZOLIDA

Breve história

A linezolida é a primeira representante dessa classe de antibióticos. Foi disponibilizada para uso clínico em 2000, após aprovação pelo FDA.

Mecanismo de ação

Inibe a síntese de proteínas bacterianas por meio da ligação ao RNA ribossômico 23S, componente da subunidade 50S. Dessa forma, evita a formação do complexo de iniciação 70S, essencial no processo de tradução proteica. Além disso, também pode ter ação antitoxinas, com a redução da produção de toxinas leucocidina Panton-Valentine, proteína A e alfa-hemolisina pelos *Staphylococcus aureus*.

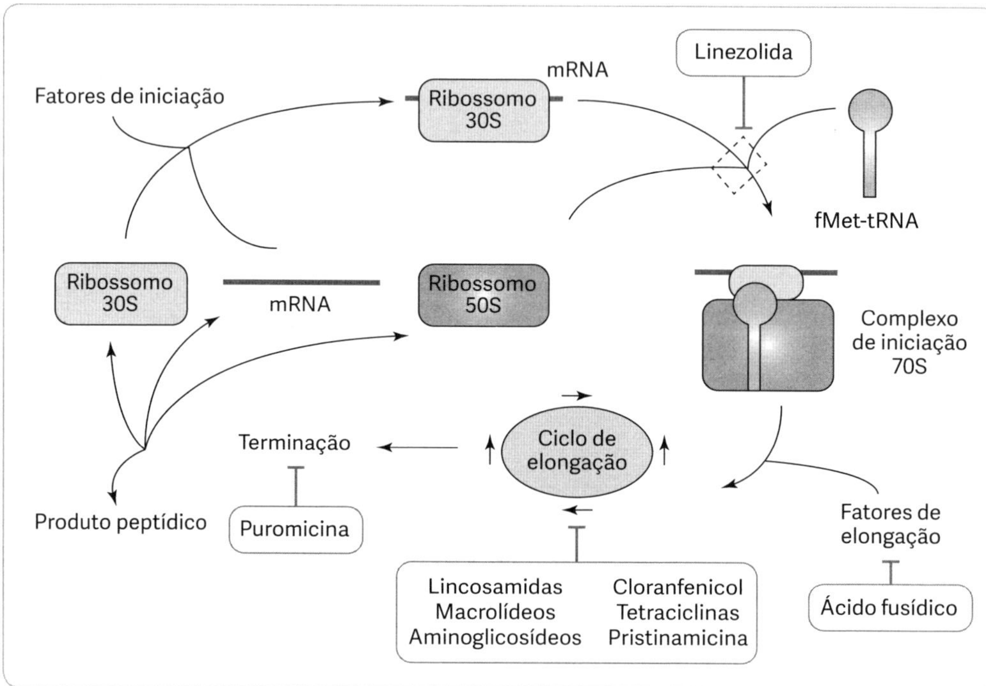

FIGURA 1 Mecanismo de ação das oxazolidinonas.
Fonte: adaptada de Zurenko, G. (2001).

Mecanismos de resistência

A resistência à linezolida tem sido mais descrita em estafilococos coagulase-negativos, principalmente em *Staphylococcus epidermidis*, porém ainda é infrequente. Apesar de raro, é relatada resistência em *Enterococcus* spp., principalmente *E. faecalis* e *Staphylococcus aureus*. A mutação na estrutura 23S do RNA ribossômico é o mecanismo mais importante de resistência à linezolida. Outros mecanismos têm sido descritos, como a mutação nas proteínas ribossomais L3 e L4, e os relacionados à aquisição de genes via plasmidial, como o gene *cfr*, que codifica uma metiltransferase desencadeadora de metilação da subunidade 23S, e o gene *optrA*, que codifica fatores de proteção ribossômicos.

Não há resistência cruzada com outros inibidores de síntese proteica.

Espectro de ação

- Gram-positivos: *Staphylococcus aureus* sensíveis (MSSA) e resistentes à meticilina (MRSA e MRSA-CA), *Streptococcus* spp., *Enterococcus* spp. sensíveis e resistentes à vancomicina (VRE), estafilococos coagulase-negativos, *Corynebacterium* spp., *Listeria monocytogenes*, *Bacillus* spp., *Nocardia* spp.
- Gram-negativos: sem atividade.
- Anaeróbios: alguns anaeróbios Gram-positivos: *Corynebacterium* spp., *Cutibacterium acnes*, entre outros.
- Outros: *Mycobacterium tuberculosis* e outras micobactérias não tuberculosas

tanto de crescimento rápido, como *M. fortuitum*, *M. chelonae* e *M. abscessus*, quanto de crescimento lento, como *M. avium complex*.

Efeitos adversos

Os eventos adversos mais comuns são cefaleia e sintomas gastrointestinais, como náuseas (~3%), vômitos (~1%) e diarreia (~4%) reversíveis após a suspensão da droga. Mas também pode evoluir com eventos adversos graves como mielossupressão, neuropatia periférica, neuropatia óptica e acidose láctica (Tabela 1).

A toxicidade hematológica pode acometer todas as linhagens, porém a plaquetopenia é a manifestação mais comum. Além do tempo de exposição à droga, há outros fatores que são associados a maior risco de supressão medular, entre eles: doença renal crônica, insuficiência hepática, uso concomitante de outras drogas mielotóxicas, mielossupressão prévia e contagem basal de plaquetas abaixo de 200.000. Em geral, as citopenias não costumam ser graves e são reversíveis após 1 a 2 semanas da suspensão do antibiótico.

As neuropatias são relacionadas ao uso superior a 28 dias. A neuropatia periférica pode se manifestar com dor, fraqueza e parestesia, principalmente na porção distal dos membros, enquanto a neuropatia óptica pode se manifestar com escotomas, redução da acuidade visual e da percepção de cores. Caso identificado algum desses eventos, o tratamento antimicrobiano deve ser suspenso. A melhora do quadro neurológico

TABELA 1 Efeitos adversos da linezolida

Evento adverso	Sintomas	Mediana de exposição	Fatores de risco	Reversibilidade
Mielossupressão	Plaquetopenia, anemia, leucopenia e pancitopenia	12 dias (plaquetopenia) 18 dias (anemia) 15,5 dias (pancitopenia)	Doença renal crônica, insuficiência hepática, tempo de exposição, uso concomitante de drogas mielotóxicas, citopenia prévia e dose (Cmín > 2 mg/L)	1 a 3 semanas após suspensão
Neuropatia óptica	Escotomas, redução da acuidade visual e percepção de cores	–	Tempo de exposição à droga e dose (Cmín > 2 mg/L)	Reversível em meses
Neuropatia periférica	Hipoestesia em extremidades distais	87 dias	Tempo de exposição à droga e dose (Cmín > 2 mg/L)	Pode não ser reversível
Acidose láctica	Náuseas e vômitos recorrentes com acidose inexplicada	15 dias	60 anos ou mais, tempo de exposição acima de 28 dias e dose (Cmín > 2 mg/L)	Até 2 semanas após a suspensão

Fonte: Foti et al., 2021.

até a resolução dos sintomas pode levar meses, como também pode ser irreversível, em casos de neuropatia periférica.

Farmacocinética e farmacodinâmica

É amplamente distribuída nos tecidos, com alta penetração em pele, tecido subcutâneo, músculo, pulmão (superior a 100% dos níveis séricos), sistema nervoso central (SNC) (~ 70%), tecido ósseo (~ 40 a 60%), humor aquoso e vítreo.

É metabolizada pelo fígado, onde são gerados dois produtos inativos por oxidação; ambos são eliminados na urina. Não há ajuste de dose pela função renal, porém a redução do *clearance* aumenta o risco de eventos adversos. No caso de pacientes dialíticos, a linezolida deve ser administrada após a sessão de diálise.

O consumo da linezolida oral concomitantemente com alimentos pode atrasar o pico de concentração da droga, mas não altera sua biodisponibilidade absoluta; dessa forma, pode ser administrada independentemente da ingestão alimentar (Tabela 2).

Interações medicamentosas

Deve haver cautela com a coadministração com agentes adrenérgicos, serotoninérgicos (inibidores seletivos da recaptação de serotonina) e derivados de tiramina, pois pode ocorrer a síndrome da serotonina com palpitações, cefaleia, crise hipertensiva, agitação, taquicardia e hipertermia.

Aplicações clínicas

A linezolida é uma boa opção no tratamento de infecções por Gram-positivos. Tem uma aplicação de destaque na desospitalização e no tratamento ambulatorial de infecções por agentes Gram-positivos resistentes a outras classes, tendo em vista sua apresentação oral com boa biodisponibilidade.

Aprovada pelo FDA e pela Agência Nacional de Vigilância Sanitária (Anvisa) para uso tanto na faixa etária adulta quanto

TABELA 2 Parâmetros farmacológicos da linezolida

Meia-vida média	4 a 6 h
Biodisponibilidade VO/IM	100% (VO)/não se aplica (IM)
Eliminação	Renal
Parâmetro PK/PD	AUC/CIM
Ligação proteica	30%
Volume de distribuição	Alto
Nível terapêutico no SNC	Sim
Uso na gravidez	Categoria C
Uso na lactação	Baixo risco
Ajuste hepático	Não recomendado ajuste
Ajuste renal	Não recomendado. Porém, recomenda-se atenção a eventos adversos em pacientes sob hemodiálise ou diálise peritoneal
Ajuste à obesidade	Dose habitual pode ser inadequada para pacientes com mais de 150 kg

AUC/CIM: área sob a curva/concentração inibitória mínima; IM: intramuscular; SNC: sistema nervoso central; VO: via oral.
Fonte: adaptada de Gilbert et al., 2022.

na pediátrica, incluindo recém-nascidos. É formalmente indicada para tratamento de:

- Infecções complicadas e não complicadas de pele e partes moles, incluindo pé diabético sem osteomielite associada, causadas por *Staphylococcus aureus* (MSSA e MRSA), *Streptococcus pyogenes* e *Streptococcus agalactiae*.
- Pneumonia adquirida na comunidade ou pneumonia hospitalar causada por *Staphylococcus aureus* (MSSA e MRSA) e *Streptococcus pneumoniae*.
- Infecções por *Enterococcus* spp., incluindo *Enterococcus faecium* resistentes à vancomicina (VRE), mesmo em casos com bacteremia associada.
- Infecções causadas por MRSA da comunidade (MRSA-CA), como pneumonia necrotizante ou infecções de pele/partes moles.

Off-label

Outras aplicações clínicas da linezolida fora da bula (*off-label*) incluem o tratamento de infecções osteoarticulares, como a osteomielite causada por MRSA e VRE, infecções por *Nocardia* e infecções micobacterianas, em especial tuberculose multirresistente. Nesses casos o tempo de tratamento pode ser longo, o que aumenta o risco de toxicidade.

É considerada também uma opção para o tratamento de endocardite infecciosa por VRE e para infecções relacionadas a procedimentos neurocirúrgicos, como meningite ou ventriculite. Por outro lado, a linezolida pode ser contraindicada para tratamento de infecções de corrente sanguínea associadas a cateter por MRSA, pelo possível aumento de mortalidade em pacientes que receberam linezolida quando comparado ao grupo que recebeu vancomicina para esse fim.

TABELA 3 Dose padrão de linezolida

Clearance de creatinina	Dose recomendada
Sem ajuste	600 mg a cada 12 h

Fonte: adaptada de Gilbert et al., 2022.

TABELA 4 Formulações

Representante	Apresentação	Via de administração	Reconstituição	Diluição	Diluente	Tempo de infusão	Outros	Recomendações VO	SNE/SNG/GTT	Referências
Linezolida	600 mg 2 mg/mL 300 mL	IV	Não se aplica	Não se aplica	Não se aplica	IV: 30 a 120 min	Utilizar imediatamente após a abertura Solução é compatível com SF 0,9% SG 5% e ringer lactato	Não se aplica	Não se aplica	Bula do medicamento referência: Zyvox®
Linezolida	600 mg comprimidos revestidos	VO	Não se aplica	Não se aplica	Não se aplica	Não se aplica	Não se aplica	Tomar com água	Triturar e diluir em 20 mL de água, administrar imediatamente	Bula do medicamento referência: Zyvox® Manual para administração de medicamentos acesso enteral, Hospital Sírio-Libanês

IV: intravenoso; SNE/SNG/GTT: sonda nasoenteral/nasogástrica/gastrostomia; VO: via oral.

TEDIZOLIDA

Breve história

A tedizolida é a segunda oxazolidinona disponível para uso clínico, aprovada pelo FDA em 2014 e pela Anvisa em 2017. Sua estrutura química se difere da linezolida pela adição de um anel D e pela substituição do radical acetamida por um grupo hidroximetil no anel A, o que resulta no aumento de potência de inibição da síntese proteica e manutenção da atividade contra alguns patógenos resistentes à linezolida.

Mecanismo de ação

O mesmo descrito para linezolida.

Mecanismos de resistência

Entre os mecanismos de resistência às oxazolidinonas, destaca-se a aquisição plasmidial do gene *cfr*, que confere resistência isolada à linezolida, sem afetar a ação da tedizolida. As mutações em genes que codificam o RNA ribossômico 23S ou proteínas ribossomais L3 e L4, por sua vez, comprometem tanto a atividade da linezolida como a da tedizolida.

Espectro de ação

- Gram-positivas: *Staphylococcus aureus* (MSSA e MRSA), *Streptococcus* spp., *Enterococcus* spp. (incluindo VRE) e *Staphylococcus* spp. coagulase-negativos.
- Gram-negativas: sem atividade.
- Anaeróbios: sem dados.
- Micobactérias: *Mycobacterium tuberculosis* e micobactérias não tuberculosas.

Efeitos adversos

Entre os eventos mais frequentes da tedizolida, destaca-se a náusea (~ 8%), seguida de cefaleia (~ 6%) e diarreia (~ 4%). São descritos também mielotoxicidade, neuropatia e acidose lática como eventos adversos potenciais da classe. Nos estudos pivotais, foi observada menor incidência de eventos adversos graves atribuídos à tedizolida. Entretanto, os dados pós-comercialização da droga sugerem que a tedizolida apresente efeitos adversos semelhantes aos da linezolida, principalmente associados ao tempo prolongado de exposição ao fármaco.

Farmacocinética e farmacodinâmica

É um antimicrobiano administrado na forma de pró-droga, o fosfato de tedizolida, que é convertida pelas fosfatases endógenas do plasma e dos tecidos à sua forma microbiologicamente ativa, a tedizolida.

Apresenta alta penetração em pele, tecido subcutâneo, músculo e, em especial, tecido pulmonar, onde pode atingir concentrações 20 a 40 vezes maiores do que a sérica.

É uma droga bem absorvida por via oral, o que permite a terapia sequencial entre as vias de administração endovenosa e oral. A absorção pela administração oral independe da ingestão de alimentos, ocorre apenas um atraso de 26% no tempo de alcance da concentração máxima da droga, porém sem alterações na área sob a curva concentração-tempo e, logo, no seu efeito.

Interações medicamentosas

Assim como a linezolida, ela é um inibidor fraco e reversível da monoaminoxidase (MAO) e não deve ser administrada, se possível, concomitantemente com agentes adrenérgicos e serotoninérgicos, em especial antidepressivos e opioides, pelo risco de síndrome serotoninérgica.

A tedizolida também inibe a BCRP intestinal (do inglês, *Breast Cancer Resistance Protein*), transportador de membrana de efluxo, responsável por limitar a absorção de diversas drogas na mucosa intestinal. A inibição da BCRP pode acarretar aumento de exposição a fármacos, como metotrexato, pitavastatina, rosuvastatina e sulfassalazina. Dessa forma, é recomendado evitar a coadministração com formulações orais dessas drogas, dado o potencial aumento da sua concentração sérica.

Aplicações clínicas

A tedizolida é aprovada para uso em pacientes acima dos 12 anos em infecções agudas de pele e partes moles causadas por

TABELA 5 Parâmetros farmacológicos da tedizolida

Meia-vida média	11 h
Biodisponibilidade VO/IM	91% (VO)/não se aplica (IM)
Eliminação	Fezes (80%), renal (20%)
Parâmetro PK/PD	AUC/CIM
Ligação proteica	70 a 90%
Volume de distribuição	Alto
Nível terapêutico no SNC	Sem dados
Uso na gravidez	Categoria C
Uso na lactação	Sem dados
Ajuste hepático	Não
Ajuste renal	Não
Ajuste à obesidade	Não

AUC/CIM: área sob a curva/concentração inibitória mínima; IM: intramuscular; SNC: sistema nervoso central; VO: via oral.
Fonte: adaptada de Gilbert et al., 2022.

TABELA 6 Dose padrão de tedizolida

Clearance de creatinina	Dose recomendada
Sem ajuste	200 mg a cada 24 h (IV ou VO)

IV: intravenoso; VO: via oral.
Fonte: adaptada de Gilbert et al., 2022.

TABELA 7 Formulações

Representante	Apresentação	Via de administração	Reconstituição	Diluição	Diluente	Tempo de infusão	Outros	Recomendações VO	SNE/SNG/GTT	Referências
Tedizolida	200 mg pó liofilizado para solução injetável	IV	4 mL de AD	250 mL de SF 0,9%	SF 0,9%	IV: 60 min de infusão	Não se aplica	Não se aplica	Não se aplica	Bula do medicamento referência: Sivextro® UpToDate 2022
Tedizolida	200 mg comprimido revestido	Não se aplica	Não se aplica	Não se aplica	Não se aplica	Não se aplica	Não se aplica	Pode ser administrado com ou sem alimentos	Sem dados	Bula do medicamento referência: Sivextro®

AD: água destilada; IV: intravenoso; SF: soro fisiológico; SNE/SNG/GTT: sonda nasoenteral/nasogástrica/gastrostomia; VO: via oral.

agentes suscetíveis, ou seja, bactérias Gram-positivas, incluindo *Staphylococcus aureus* (MSSA e MRSA), *Streptococcus pyogenes*, *Streptococcus agalactiae*, representantes do grupo *Streptococcus anginosus* (incluindo *S. anginosus*, *S. intermedius* e *S. constellatus*) e *Enterococcus faecalis*.

Outras aplicações ainda são limitadas, com experiência em séries de casos no tratamento de infecções osteoarticulares, pneumonia hospitalar, em pediatria e em pacientes especiais.

REFERÊNCIAS

Andes D, van Ogtrop ML, Peng J, Craig WA. In vivo pharmacodynamics of a new oxazolidinone (linezolid). Antimicrob Agents Chemother. 2002;46(11):3484-9.

Beibei L, Yun C, Mengli C, Nan B, Xuhong Y, Rui W. Linezolid versus vancomycin for the treatment of gram-positive bacterial infections: meta-analysis of randomized controlled trials. Int J Antimicrob Agents. 2010;35(1):3-12.

Bialvaei AZ, Rahbar M, Yousefi M, Asgharzadeh M, Kafil HS. Linezolid: a promising option in the treatment of Gram-positives. J Antimicrob Chemother. 2017;72(2):354-64.

Bouza E, Muñoz P, Burillo A. The role of tedizolid in skin and soft tissue infections. Curr Opin Infect Dis. 2018;31(2):131-40.

Bozdogan B, Appelbaum PC. Oxazolidinones: activity, mode of action, and mechanism of resistance. Int J Antimicrob Agents. 2004;23(2):113-9.

Brown-Elliott BA, Wallace Jr RJ. In vitro susceptibility testing of tedizolid against nontuberculous mycobacteria. J Clin Microbiol. 2017;55(6):1747-54.

Burdette S, Trotman R. Tedizolid: the first once-daily oxazolidinone class antibiotic. Clin Infect Dis. 2015;61(8):1315-21.

Cepeda JA, Whitehouse T, Cooper B, Hails J, Jones K, Kwaku F, et al. Linezolid versus teicoplanin in the treatment of Gram-positive infections in the critically ill: a randomized, double-blind, multicentre study. J Antimicrob Chemother. 2004;53(2):345-55.

Chavanet P. The ZEPHyR study: a randomized comparison of linezolid and vancomycin for MRSA pneumonia. Med Mal Infect. 2013;43(11-12):451-5.

Crass RL, Cojutti PG, Pai MP, Pea F. Reappraisal of linezolid dosing in renal impairment to improve safety. Antimicrob Agents Chemother. 2019;63(8):e00605-19.

Daley CI, Iaccarino JM, Lange C, Cambau E, Wallace Jr RJ, Andrejak C. Treatment of nontuberculous mycobacterial pulmonary disease: an official ATS/ERS/ESCMID/IDSA clinical practice guideline. Clin Infect Dis. 2020;71(4):e1-e36.

Diep BA, Equils O, Huang DB, Gladue R. Linezolid effects on bacterial toxin production and host immune response: review of the evidence. Curr Ther Res Clin Exp. 2012;73(3):86-102.

Douros A, Grabowski K, Stahlmann R. Ralf. Drug interactions and safety of linezolid, tedizolid, and other oxazolidinones. Expert Opin Drug Metab Toxicol. 2015;11(12):1849-59.

Dryden MS. Linezolid pharmacokinetics and pharmacodynamics in clinical treatment. J Antimicrob Chemother. 2011:66(Suppl 4):iv7-iv15.

Ferrández O, Urbina O, Grau S. Critical role of tedizolid in the treatment of acute bacterial skin and skin structure infections. Drug Des Devel Ther. 2017;11:65-82.

Foti C, Piperno A, Scala A, Giuffrè O. Oxazolidinone antibiotics: chemical, biological and analytical aspects. Molecules. 2021;26(14):4280.

Gatti M, Fusaroli M, Raschi E, Moretti U, Poluzzi E, De Ponti F. Serious adverse events with tedizolid and linezolid: pharmacovigilance insights through the FDA adverse event reporting system. Expert Opin Drug Saf. 2021;20(11):1421-31.

Gatti M, Raschi E, De Ponti F. Serotonin syndrome by drug interactions with linezolid: clues from pharmacovigilance-pharmacokinetic/pharmacodynamic analysis. Eur J Clin Pharmacol. 2021;77(2): 233-9.

Gilbert DN, Chambers HF, Saag MS, Pavia AT, Boucher HW, Sanford JP. The Sanford guide to antimicrobial therapy 2022. Sperryville: Antimicrobial Therapy, Inc.; 2022.

Goldstein EJC, Merriam CV, Citron DM. In vitro activity of tedizolid compared to linezolid and five other antimicrobial agents against 332 anaerobic isolates, including bacteroides fragilis group, prevotella, porphyromonas, and veillonella species. Antimicrob Agents Chemother. 2020;64(9): e01088-20.

Hashemian SMR, Farhadi T, Ganjparvar M. Linezolid: a review of its properties, function, and use in critical care. Drug Des Devel Ther. 2018;18: 12:1759-67.

Howden BP, Ward PB, Charles PGP, Korman TM, Fuller A, du Cros P. Treatment outcomes for serious infections caused by methicillin-resistant Staphylococcus aureus with reduced vancomycin susceptibility. Clin Infect Dis. 2004;38(4):521-8.

Hoy SM. Contezolid: first approval. Drugs. 2021; 81(13): 1587-91.

Iqbal K, Milioudi A, Wicha SG. Pharmacokinetics and pharmacodynamics of tedizolid. Clin Pharmacokinet. 2022;61(4):489-503.

Jodlowski TZ, Melnychuk I, Conry J. Linezolid for the treatment of Nocardia spp. Infections. Ann Pharmacother. 2007;41(10):1694-9.

Kisgen JJ, Mansour H, Unger NR, Childs LM. Tedizolid: a new oxazolidinone antimicrobial. Am J Health Syst Pharm. 2014;71(8):621-33.

Kokilambigai KS, Lakshmi KS, Susmitha AS, Seetharaman R, Kavitha J. Linezolid: a review of analytical methods in pharmaceuticals and biological matrices. Crit Rev Anal Chem. 2020; 50(2): 179-88.

Lletí MS, García-Bustos V, Ruiz LM, Cabañero-Navalon MD. Tedizolid: new data and experiences for clinical practice. Rev Esp Quimioter. 2021; 34(Suppl1):22-5.

Louie A, Liu W, Kulawy R, Drusano JL. In vivo pharmacodynamics of torezolid phosphate (TR-701), a new oxazolidinone antibiotic, against methicillin-susceptible and methicillin-resistant Staphylococcus aureus strains in a mouse thigh infection model. Antimicrob Agents Chemother. 2011;55(7): 3453-60.

Luque S, Muñoz-Bermudez R, Echeverría-Esnal D, Sorli L, Campillo N, Martínez-Casanova J, et al. Linezolid dosing in patients with liver cirrhosis: standard dosing risk toxicity. Ther Drug Monit. 2019;41(6): 732-9.

MacGowan AP. Pharmacokinetic and pharmacodynamic profile of linezolid in healthy volunteers and patients with Gram-positive infections. J Antimicrob Chemother. 2003:51(Suppl 2):ii17-25.

McBride D, Krekel T, Hsueh K, Durkin MJ. Pharmacokinetic drug evaluation of tedizolid for the treatment of skin infections. Expert Opin Drug Metab Toxicol. 2017;13(3):331-7.

McWhinney PH, Madgwick JC, Hoffbrand AV, Bhamra A, Kibbler CC. Successful surgical management of septic arthritis due to Trichosporon beigelii in a patient with acute myeloid leukaemia. Scand J Infect Dis. 1992;24(2):245-7.

Mendes RE, Deshpande LM, Jones RN. Linezolid update: stable in vitro activity following more than a decade of clinical use and summary of associated resistance mechanisms. Drug Resist Updat. 2014; 17(1-2):1-12.

Metaxas EI, Falagas ME. Update on the safety of linezolid. Expert Opin Drug Saf. 2009;8(4):485-91.

Moran GJ, Fang E, Ralph GC, Das AF, Anda A, Prokocimer P. Tedizolid for 6 days versus linezolid for 10 days for acute bacterial skin and skin-structure infections (ESTABLISH-2): a randomised, double-blind, phase 3, non-inferiority trial. Lancet Infect Dis. 2014 Aug;14(8):696-705.

Muñoz-Egea MC, Carrasco-Antón N, Esteban J. State-of-the-art treatment strategies for nontuberculous mycobacteria infections. Expert Opin Pharmacother. 2020;21(8):969-81.

Pandit N, Singla RK, Shrivastava B. Current updates on oxazolidinone and its significance. Int J Med Chem. 2012:2012:159285.

Prasad JVNV. New oxazolidinones. Curr Opin Microbiol. 2007;10(5):454-60.

Prokocimer P, Anda C, Fang E, Mehra P, Das A. Tedizolid phosphate vs linezolid for treatment of acute bacterial skin and skin structure infections: the ESTABLISH-1 randomized trial. JAMA. 2013; 309(6): 559-69.

Roger C, Roberts JA, Muller L. Clinical pharmacokinetics and pharmacodynamics of oxazolidinones. Clin Pharmacokinet. 2018;57(5):559-75.

San Pedro JS, Cammarata SK, Oliphant TH, Todisco T, Linezolid Community-Acquired Pneumonia Study Group. Linezolid versus ceftriaxone/cefpodoxime in patients hospitalized for the treatment of Streptococcus pneumoniae pneumonia. Scand J Infect Dis. 2002;34(10):720-8.

Shaw KJ, Barbachyn MR. The oxazolidinones: past, present, and future. Ann N Y Acad Sci. 2011:1241: 48-70.

Song T, Lee M, Jeon HS, Park Y, Dodd LE, Dartois V. Linezolid trough concentrations correlate with mitochondrial toxicity-related adverse events in the treatment of chronic extensively drug-resistant tuberculosis. EBioMedicine. 2015;2(11):1627-33.

Stevens DL, Bisno AL, Chambers HF, Dellinger EP, Goldstein EJC, Gorbach SL. Practice guidelines for the diagnosis and management of skin and soft tissue infections: 2014 update by the Infectious Diseases Society of America. Clin Infect Dis. 2014;59(2):e10-52.

Stevens DL, Smith LG, Bruss JB, McConnell-Martin MA, Duvall SE, Todd WM, et al. Randomized comparison of linezolid (PNU-100766) versus oxacillin-dicloxacillin for treatment of complicated skin and soft tissue infections. Antimicrob Agents Chemother. 2000;44(12):3408-13.

Tunkel AR, Hasbun R, Bhimraj A, Byers K, Kaplan SL, Scheld WM. Infectious Diseases Society of America's Clinical Practice Guidelines for Healthcare-Associated Ventriculitis and Meningitis. Clin Infect Dis. 2017; 64(6):e34-e65.

Weigelt J, Itani K, Stevens D, Lau W, Dryden M, Knirsch C. Linezolid versus vancomycin in treatment of complicated skin and soft tissue infections. Antimicrob Agents Chemother. 2005;49(6):2260-6.

Wunderink RG, Niederman MS, Kollef MH, Shorr AF, Kunkel MJ, Baruch A. Linezolid in methicillin-resistant Staphylococcus aureus nosocomial pneumonia: a randomized, controlled study. Clin Infect Dis. 2012; 54(5):621-9.

Yeager SD, Oliver JE, Shorman MA, Wright LR, Veve MP. Comparison of linezolid step-down therapy to standard parenteral therapy in methicillin-resistant Staphylococcus aureus bloodstream infections. Int J Antimicrob Agents. 2021;57(5):106329.

Zurenko GE, Gibson JK, Shinabarger DL, Aristoff PA, Ford CW, Tarpley WG. Oxazolidinones: a new class of antibacterials. Curr Opin Pharmacol. 2001;1(5):470-6.

15

Lipopeptídeo

Tania Mara Varejão Strabelli

DAPTOMICINA

Breve história

A daptomicina (LY 146032) é um lipopeptídeo cíclico de aminoácidos de 13 membros (núcleo hidrofílico) com uma cadeia lateral decanoil (cauda lipofílica), derivado de um produto de fermentação de *Streptomyces roseoporus*, isolado em 1980. Os ensaios clínicos iniciais lidaram com uma dose de 4 mg/kg, duas vezes ao dia, e tiveram que ser interrompidos em 1991 em decorrência de elevações frequentes dos níveis séricos de creatina quinase (CK). Em 1999, a droga foi reintroduzida em ensaios clínicos com dose única diária e, finalmente, em 2003, o Food and Drug Administration (FDA), EUA, aprovou a daptomicina para o tratamento de infecção de pele e partes moles complicadas. Nos anos 2000, uma aprovação adicional da FDA foi concedida para o tratamento de infecções da corrente sanguínea e endocardite do lado direito causadas por *Staphylococcus aureus* sensível à meticilina (MSSA) e resistente à meticilina (MRSA).

Mecanismo de ação

A daptomicina é uma grande molécula aniônica e o principal mecanismo de ação se dá pela despolarização dependente de cálcio da membrana celular bacteriana Gram-positiva. A cauda lipofílica do fármaco se liga e se insere na membrana bacteriana, gerando um canal condutor de íons que rompe a integridade funcional da membrana Gram-positiva. Com isso, há liberação de potássio intracelular, despolarização da membrana e subsequente morte celular. A daptomicina não aparenta exigir divisão celular bacteriana ou metabolismo ativo para atividade bactericida e demonstrou permanecer altamente ativa contra *Staphylococcus aureus* na fase de crescimento estacionário.

Mecanismos de resistência

Os mecanismos de resistência à daptomicina são multifatoriais e não totalmente compreendidos. As alterações parecem ser específicas do isolado, com alterações na membrana celular e na parede celular por meio de adaptações na função metabólica e nas vias reguladoras da resposta ao estresse. Em *S. aureus*, existe uma associação entre remodelação da membrana e resistência cruzada entre daptomicina, vancomicina (um antimicrobiano glicopeptídeo) e dalbavancina (um antimicrobiano lipoglicopeptídeo). Em *Enterococcus* spp., o surgimento da não suscetibilidade à daptomicina está associado a diversas vias evolutivas e mutações no sistema de resposta ao estresse do envelope celular e genes envolvidos na biossíntese de fosfolipídios. O surgimento de resistência parece ocorrer mais comumente no cenário de infecções recalcitrantes, profundas e infecções associadas a uma alta carga do microrganismo.

Espectro de ação

- Gram-positivas: atividade contra Estreptococos beta-hemolíticos, *Streptococcus* spp. do grupo *viridans*, *Streptococcus pneumoniae*, *Corynebacterium* spp., *Listeria* spp. *Propionibacterium* spp., *Stapahylococcus aureus*, incluindo MRSA e VISA; *Staphylococcus* spp. coagulase-negativo, *Enterococcus* spp., incluindo resistentes à vancomicina, e *Streptococcus pneumoniae* resistentes à penicilina.
- Gram-negativos: sem atividade.
- Anaeróbios: *Clostridium difficile*, *Clostridium perfringens* e *Peptostreptococcus* spp.
- Outros: sem atividade.

Efeitos adversos

São eventos adversos descritos: flebite no local da aplicação, náusea, vômitos, diarreia, colite por *Clostridioides difficille*, aumento de ureia, aumento de creatinina (raro), cefaleia, miopatia e pneumonite eosinofílica.

A ocorrência de miopatia foi mais frequente com o tempo de tratamento maior, por isso se sugere semanal de creatinofosfoquinase (CPK). Se o valor exceder 5 vezes o valor de referência, com sintomas; ou 10 vezes, sem sintomas, é indicado descontinuar o uso de daptomicina.

A ocorrência de pneumonia eosinofílica é mais frequente após 2 a 4 semanas de uso do medicamento, e pode haver recidiva caso haja reexposição à droga. Outro efeito descrito é o prolongamento do tempo de protrombina decorrente da interação da daptomicina com reagente usado para medição.

Farmacocinética e farmacodinâmica

A administração é somente por via intravenosa. Seu efeito é dependente da concentração com um efeito pós-antibiótico prolongado (4 a 10 horas). Não apresenta interação com CYP450. Provável ação em biofilmes por Gram-positivos. Contraindicada para tratamento de pneumonias, uma vez que a daptomicina sofre inativação pelo surfactante alveolar. Além disso, tem baixa penetração no líquido cefalorraquidiano.

Interações medicamentosas

Risco de miopatia se administrada em conjunto com estatinas; com isso, caso o tratamento com daptomicina em doses maiores a 8 mg/kg for realizado por um período maior que 14 dias, recomenda-se suspender o uso de estatinas.

Aplicações clínicas

Pode ser utilizada no tratamento de infecções por bactérias Gram-positivas quando a terapia de referência precisar ser descontinuada (intolerância ou resistência), ou mesmo no tratamento empírico de infecções graves em pacientes sabidamente colonizados por bactérias Gram-positivas multirresistentes. É indicada para pacientes hospitalizados com infecções de pele e partes moles complicadas. Pode ser utilizada para *Staphylococcus aureus* resistente à oxacilina (MRSA), bem como para bacteremia por *S. aureus* na dose de 4 a 6 mg/kg/dia. Para endocardite infecciosa no lado direito do coração é recomendada a dose de 6 mg/kg/dia. Para endocardite do lado esquerdo do coração, infecções osteoarticulares envolvendo próteses e infecções por *Enterococcus faecium* resistentes à vancomicina (VRE), recomendam-se doses de até 12 mg/kg/dia e requerem um monitoramento clínico ainda mais rigoroso. Em pacientes graves internados em UTI, devido a fatores como aumento do *clearance* renal e aumento do volume de distribuição, pode ser necessário o uso de doses de 10 a 12 mg/kg/dia.

A combinação de daptomicina com outros antimicrobianos, principalmente com betalactâmicos, é tida como promissora em estudos *in vitro* e *in vivo* pelo potencial de aumentar a morte bacteriana e evitar resistência. Há ainda descrição de alguma atividade (variável) em biofilmes relacionados às infecções por *Staphylococcus aureus* e *Staphylococcus epidermidis*.

TABELA 1 Parâmetros farmacológicos da daptomicina

Meia-vida média	8 a 9 h
Biodisponibilidade VO/IM	Não se aplica (droga IV)
Eliminação	Renal
Parâmetro PK/PD	AUC/CIM
Ligação proteica	90 a 93%
Volume de distribuição	Baixo
Nível terapêutico no SNC	Não
Uso na gravidez	Categoria B
Uso na lactação	Sem dados
Ajuste hepático	Não
Ajuste renal	Sim
Ajuste à obesidade	Sim (ajuste por peso, sem dose máxima diária)

AUC/CIM: área sob a curva/concentração inibitória mínima; IM: intramuscular; SNC: sistema nervoso central; VO: via oral.
Fonte: adaptada de Gilbert et al., 2022.

TABELA 2 Ajuste de dose de daptomicina de acordo com *clearance* renal

Clearance de creatinina[1]	Dose recomendada
ClCr > 90	4 a 6 mg/kg a cada 24 h
ClCr 30 a 90	4 a 6 mg/kg a cada 24 h
ClCr < 30	6 mg/kg a cada 48 h
Hemodiálise intermitente	6 mg/kg a cada 48 h (administrar dose após hemodiálise)
Diálise peritoneal	6 mg/kg a cada 48 h
Diálise contínua	6 mg/kg a cada 24 h

[1]ClCr: *clearance* calculado com Crockoft-Gault.
Fonte: adaptada de Gilbert et al., 2022.

TABELA 3 Formulações

Representante	Apresentação	Via de administração	Reconstituição	Diluição	Diluente	Tempo de infusão	Outros	Recomendações VO	SNE/SNG/GTT	Referências
Daptomicina	500 mg em pó liofilizado para solução injetável IV	IV	10 mL de SF 0,9%	50 mL de SF 0,9%	SF 0,9%	*Bolus:* 2 min IV: 30 min	Estabilidade de 12 h em temperatura ambiente ou 48 h sob refrigeração	Não se aplica	Não se aplica	Bula do medicamento referência: Cubicin® Guia Farmacêutico Hospital Sírio-Libanês

IV: intravenoso; SF: soro fisiológico; SNE/SNG/GTT: sonda nasoenteral/nasogástrica/gastrostomia; VO: via oral.

REFERÊNCIAS

Brit NS, Potter EM, Patel N, Steed ME. Comparative effectiveness and safety of standard-, medium-, and high-dose daptomycin strategies for the treatment of vancomycin-resistant enterococcal bacteremia among veterans affairs patients. Clin Infect Dis. 2017;64(5):605-13.

Gilbert DN, Chambers HF, Saag MS, Pavia AT, Boucher HW, Sanford JP. The Sanford guide to antimicrobial therapy 2022. Sperryville: Antimicrobial Therapy, Inc.; 2022.

Lee RA, Goldman J, Haidar G, Lewis J, Arif S, Hand J, et al. Daptomycin-resistant Enterococcus bacteremia is associated with prior daptomycin use and increased mortality after liver transplantation. Open Forum Infect Dis. 2022;9(3):ofab659.

Liu C, Bayer A, Cosgrove SE, Daum RS, Fridkin SK, Gorwitz RJ, et al. Clinical practice guidelines by the infectious diseases society of america for the treatment of methicillin-resistant Staphylococcus aureus infections in adults and children. Clin Infect Dis. 2011;52(3):e18. Epub 2011 Jan 4.

Mascio CT, Alder JD, Silverman JA. Bactericidal action of daptomycin against stationary-phase and nondividing Staphylococcus aureus cells. Antimicrob Agents Chemother. 2007;51(12):4255. Epub 2007 Oct 8.

Tally FP, DeBruin MF. Development of daptomycin for gram-positive infections. J Antimicrob Chemother. 2000;46:523-6.

16

Lipoglicopeptídeos

Diego Augusto Medeiros Santos
Rinaldo Focaccia Siciliano

INTRODUÇÃO

Os lipoglicopeptídeos são antimicrobianos semissintéticos, derivados diretos dos glicopeptídeos já existentes, com uma adição de cadeias laterais lipofílicas em busca de vantagens terapêuticas. Essas cadeias, em tese, além de potencializar a ligação dos antibióticos ao peptidoglicano da parede celular bacteriana (ao terminal D-ala-D-ala), ocasionam também ligação do fármaco à membrana celular bacteriana, o que confere um mecanismo de ação adicional. Outro aspecto motivador para a adição dessas cadeias foi desencadear maior ligação antibiótica proteica; assim, prolonga-se a meia-vida de alguns desses fármacos e se permite o uso em dose única ou semanal. Essa nova classe é composta pelos seguintes fármacos liberados para uso: telavancina, dalbavancina e oritavancina.

TELAVANCINA

Breve história

Foi o primeiro fármaco dessa classe a ser liberado para uso, em 2009, pelo Food and Drug Administration (FDA), EUA. É um derivado direto da vancomicina, com adição de uma cadeia lateral hidrofóbica dimetilaminoetil ao seu açúcar vancosamina. Até a conclusão deste livro, sem liberação da Agência Nacional de Vigilância Sanitária (Anvisa) no Brasil.

Mecanismos de ação

Tem como mecanismo de ação principal a inibição da síntese de peptidoglicano (ligação de alta afinidade ao terminal D-Ala-D-Ala), portanto impede a síntese de parede celular. Adicionalmente, liga-se à membrana celular bacteriana, e dessa forma ocasiona a despolarização da membrana, o aumento da permeabilidade, a saída de íons, a alteração do *turnover* de ATP e, finalmente, a morte celular.

Mecanismo de resistência

A resistência à vancomicina por mutação D-Ala-D-Lac dos *Enterococcus* spp. resistentes à vancomicina (VRE) também impede a ação da telavancina.

Espectro de ação

- Gram-positivos: possui atividade bactericida (concentração-dependente) contra os Gram-positivos, testados *in vitro* e em infecções clínicas: *Staphylococcus aureus* (incluindo MRSA), *Enterococcus faecalis* (isolados vancomicina-sensíveis), *Streptococcus agalactiae*, Estreptococos do grupo anginosus (inclusos *S. anginosus*, *S. intermedius* e *S. constellatus*), *Streptococcus pyogenes* e *Streptococcus pneumoniae*. Para os seguintes microrganismos, apenas estudos *in vitro* demonstraram efetividade, ainda sem corroboração em ensaios clínicos: *Enterococcus faecium* (somente isolados sensíveis à vancomicina), *Staphylococcus haemolyticus*, *Streptococcus dysgalactiae* subspp. *equisimilis* e *Staphylococcus epidermidis* bem como contra *Corynebacterium* spp., *Lysteria monocytogenes* e *B. anthracis*.
- Gram-negativos: sem atividade.
- Anaeróbios: possui atividades contra anaeróbios Gram-positivos, como: *Actinomyces* spp., *C. difficile* (e outros *Clostridioides* spp.), grupo *Eubacterium*, *Lactobacillus* spp. e *Propionibacterium* spp.
- Outros: sem atividade.

Efeitos adversos

Náuseas e vômitos são os sintomas mais comuns. A toxicidade renal é o evento mais preocupante, hipocalemia, reações infusionais, diarreia causada por *Clostridioides* spp., gosto metálico na boca e urina espumosa (não relacionada a proteinúria) são outros sinais e sintomas relatados. Há ainda relato de possível risco de aumento do intervalo QT em pacientes com predisposição; tem interferência nos testes de coagulação, em especial nos TP/INR, TTpA e fator anti-Xa. É recomendada a coleta de exames de coagulação previamente à administração do fármaco.

Farmacocinética e farmacodinâmica

Com apresentação apenas para administração venosa, possui distribuição tecidual semelhante à da vancomicina, não afetada por disfunção renal ou hepática; entretanto, sem estudos até o momento em pacientes com disfunção renal grave (ClCr < 10 ou pacientes em hemodiálise) e cirróticos Child-Pugh C.

Interações medicamentosas

Anticoagulantes orais, heparina, haloperidol (risco de prolongamento do intervalo QT).

Aplicações clínicas

Infecções de pele e partes moles (IPPM) complicadas, pneumonia hospitalar (PAH) e pneumonia associada à ventilação mecânica (PAV); entretanto, deve ser utilizada quando outros tratamentos não estiverem disponíveis. Em análise *post hoc* de estudo pivotal, verificou-se maior letalidade em pacientes que se encontravam com disfunção renal no início do tratamento (ClCr < 50), portanto é recomendado evitar o uso nessas condições.

TABELA 1 Parâmetros farmacológicos da telavancina

Meia-vida média	8 h
Biodisponibilidade VO/IM	Não se aplica (droga IV)
Eliminação	Renal
Parâmetro PK/PD	AUC/CIM
Ligação proteica	90%
Volume de distribuição	Baixo
Nível terapêutico no SNC	Sem dados
Uso na gravidez	Categoria C
Uso na lactação	Sem dados
Ajuste hepático	Não
Ajuste renal	Sim
Ajuste à obesidade	Sim (dose fixa de 750 mg a cada 24 h deve ser eficaz, dose máxima diária de 1.000 mg)

AUC/CIM: área sob a curva/concentração inibitória mínima; IM: intramuscular; IV: intravenoso; SNC: sistema nervoso central; VO: via oral.
Fonte: adaptada de Gilbert et al., 2022.

TABELA 2 Ajuste de dose de televancina de acordo com *clearance* renal

Clearance de creatinina[1]	Dose recomendada
ClCr > 50	10 mg/kg a cada 24 h
ClCr 10 a 50	7,5 mg/kg a cada 24 h
ClCr < 10	10 mg/kg a cada 48 h
Hemodiálise intermitente	Sem dados
Diálise peritoneal	Sem dados
Diálise contínua	Sem dados

[1]ClCr: *clearance* calculado com Crockoft-Gault.
Fonte: adaptada de Gilbert et al., 2022.

TABELA 3 Formulações

Representante	Apresentação	Via de administração	Reconstituição	Diluição	Diluente	Tempo de infusão	Outros	Recomendações VO	SNE/SNG/GTT	Referências
Telavancina	250 mg em pó para concentrado para solução para perfusão 750 mg em pó para concentrado para solução para perfusão	IV	15 mL de AD/SF/SG 5% para concentração 15 mg/mL, cerca de 17 mL 45 mL de AD/SF/SG 5% para concentração 15 mg/mL, cerca de 50 mL	Para doses de 150 a 800 mg, o volume apropriado de concentrado reconstituído deve ser diluído em 100 a 250 mL antes da infusão Doses inferiores a 150 mg ou superiores a 800 mg devem ser posteriormente diluídas num volume que resulte em solução final de 0,6 a 8 mg/mL	SF 0,9% e SG 5%	IV: 60 min	Estabilidade: ▪ Reconstituído: temperatura ambiente 12 h Refrigerado (2 a 8 °C) por 7 dias ▪ Diluído: temperatura ambiente por 12 h. Refrigerado (2 a 8 °C) por 7 dias. *Freezer* (–30 a 10 °C) por 32 dias	Não se aplica	Não se aplica	Bula do medicamento referência: Vibativ®

AD: água destilada; IV: intravenoso; SF: soro fisiológico; SG: soro glicosado; SNE/SNG/GTT: sonda nasoenteral/nasogástrica/gastrostomia; VO: via oral.

DALBAVANCINA

Breve história

Antibiótico semissintético, derivado de um glicopeptídeo extremamente semelhante à teicoplanina, chamado A40926 (isolado do actinomiceto *Nonomuria* spp.). Vale destacar que, até a confecção desta obra, essa medicação não havia sido liberada pela Anvisa.

Mecanismos de ação

Seu mecanismo é o mesmo descrito para a telavancina. Acredita-se que possui uma habilidade única de dimerizar e se ancorar na cadeia lipofílica das membranas celulares, e assim potencializa sua ação bactericida.

Mecanismo de resistência

Alguns microrganismos têm resistência intrínseca à dalbavancina, como os *Lactobacillus* spp. e as bactérias com o fenótipo *van*-A.

Espectro de ação

- Gram-positivos: tem atividade *in vitro* contra boa parte dos Gram-positivos: *Staphylococcus aureus* (incluindo MRSA), *S. pyogenes, S. agalactiae, S. dysgalactiae, Streptococcus* spp. do grupo viridans (apenas grupo *S. anginosus*), *Enterococcus faecalis* (somente isolados sensíveis à vancomicina) e *Bacillus* spp., *Corynebacterium* spp. e *Micrococcus* spp. É considerada bacteriostática para *Staphylococcus aureus*, com ação lenta. Para as cepas h-VISA é considerada bacteriostática. Alguns estudos preliminares aventam a possibilidade de ação *in vitro* contra bactérias que possuam o fenótipo *van*-B e *van*-C.
- Gram negativos: sem atividade.
- Anaeróbios: possui ação *in vitro* contra alguns Gram-positivos anaeróbios: *Enterocloster clostridioformis, Propionibacterium* spp., *Peptostreptococcus* spp., *Eubacterium* spp. e *Actinomyces* spp.
- Outros: sem atividade.

Efeitos adversos

Os efeitos adversos mais comuns são náuseas, vômitos, cefaleia, diarreia, erupção cutânea e prurido. Pode causar elevações de alanina aminotransferase (ALT), em especial em portadores de hepatopatia crônica, sendo reversível. Diarreia por *Clostridioides difficile* é outro evento adverso possível, comum aos glicopeptídeos.

Farmacocinética e farmacodinâmica

Administração unicamente venosa, com capacidade de distribuição semelhante ao volume de fluido extracelular. Pode ser usada em indivíduos maiores que 3 meses de idade. Sem relato de alteração quanto a etnia ou idade. Não é necessário efetuar ajuste da dose em pacientes em hemodiálise regularmente (3 vezes/semana); a dose pode ser realizada independentemente das datas da hemodiálise. Entretanto, pacientes com ClCr < 30 sem hemodiálise devem receber dose ajustada.

Interações medicamentosas

Possível interação medicamentosa com substratos, inibidores ou indutores de citocromo p450.

Aplicações clínicas

Infecções agudas de pele e partes moles (IPPM) causadas por microrganismos suscetíveis.

Potencial de uso e indicações – FDA (não possui liberação Anvisa)

Tratamento de infecções de pele e partes moles por MRSA e/ou outros Gram-positivos suscetíveis em que seja identificada a

TABELA 4 Parâmetros farmacológicos da dalbavancina

Meia-vida média	147 a 258 h
Biodisponibilidade VO/IM	Não se aplica (droga IV)
Eliminação	Renal
Parâmetro PK/PD	AUC/CIM
Ligação proteica	93 a 98%
Volume de distribuição	Baixo
Nível terapêutico no SNC	Sem dados
Uso na gravidez	Sem dados (evitar o uso)
Uso na lactação	Sem dados
Ajuste hepático	Sim (uso com cautela em Child-Pugh B e C)
Ajuste renal	Sim
Ajuste à obesidade	Não

AUC/CIM: área sob a curva/concentração inibitória mínima; IM: intramuscular; IV: intravenoso; SNC: sistema nervoso central; VO: via oral.
Fonte: adaptada de Gilbert et al., 2022.

TABELA 5 Ajuste de dose de dalbavancina de acordo com *clearance* renal

Clearance de creatinina[1]	Dose recomendada
ClCr > 30	1.000 mg 1 vez, seguido de 500 mg uma semana depois ou 1.500 mg (dose única)
ClCr < 30	750 mg 1 vez, seguido de 375 mg uma semana depois ou 1.125 mg (dose única)
Hemodiálise intermitente	1.000 mg 1 vez, seguido de 500 mg uma semana depois ou 1.500 mg (dose única)
Diálise peritoneal	Sem dados
Diálise contínua	Sem dados

[1]ClCr: *clearance* calculado com Crockoft-Gault.
Fonte: adaptada de Gilbert et al., 2022.

TABELA 6 Formulações

Representante	Apresentação	Via de administração	Reconstituição	Diluição	Diluente	Tempo de infusão	Outros	Recomendações VO	SNE/SNG/GTT	Referências
Dalbavancina	500 mg em pó para concentrado para solução para perfusão	IV	25 mL AD	Com SG 5% para concentração final 1 a 5 mg/mL	SG 5%	IV: 30 min ou mais	Não congelar Não utilizar SF 0,9%	Não se aplica	Não se aplica	Bula do medicamento referência: Xydalba®

AD: água destilada; IV: intravenoso; SF: soro fisiológico; SG: soro glicosado; SNE/SNG/GTT: sonda nasoenteral/nasogástrica/gastrostomia; VO: via oral.

necessidade de uso de antibiótico parenteral, com a comodidade posológica de dose semanal ou em duas doses.

ORITAVANCINA

Breve história

O último dos lipoglicopeptídeos a entrar nos mercados norte-americano e europeu, em 2014 e 2015, respectivamente. É um derivado da cloroeremomicina (um glicopeptídeo natural, semelhante à vancomicina) com a adição de dois açúcares (4-epi-vancosamina) e uma cadeia hidrofóbica, responsáveis, teoricamente, pela ação adicional contra microrganismos que possuem as mutações de resistência à vancomicina *van*-B e *van*-C.

Mecanismos de ação

Possui três mecanismos de ação propostos: inibe a síntese de peptidoglicano pela ligação D-Ala-D-Ala (comum a todos os glicopeptídeos); liga-se ao segmento de ponte pentaglicil (Asp/Asn) no peptidoglicano, que contribui para a atividade contra microrganismos resistentes à vancomicina e, por fim, permite a interação e a ruptura da membrana celular pela presença do grupo hidrofóbico, o que resulta em despolarização, permeabilização e morte celular rápida concentração-dependente.

Mecanismo de resistência

A resistência à oritavancina não foi observada em estudos clínicos, porém é necessária a vigilância quanto ao risco da seleção de cepas bacterianas resistentes em razão da sua meia-vida prolongada.

Espectro de ação

- Gram-positivos: possui atividade bactericida *in vitro* contra: *Staphylococcus* spp. (incluindo MRSA), *Streptococcus* spp. e *Enterococcus* spp. (incluindo VRE, que necessitam de doses mais elevadas para ação bactericida). Possui também um potencial de sinergismo, *in vitro*, quando combinada à cefazolina ou à naficilina *versus* cepas MRSA, e com ceftarolina para cepas de MRSA sem suscetibilidade à daptomicina e h-VISA.
- Gram-negativos: sem atividade.
- Anaeróbios: possui atividade contra Gram-positivos anaeróbios, como *Clostridium* spp., *Propionibacterium* spp. e *Peptostreptococcus* spp.
- Outros: sem atividade.

Efeitos adversos

Os eventos adversos mais comuns são cefaleia, náuseas, vômitos, diarreia e elevações transitórias de ALT. Reações de hipersensibilidade e diarreia associada a *Clostridioides difficile* também são eventos relatados com frequência, semelhante aos demais glicopeptídeos.

Quanto a distúrbios de coagulação, após a administração de 1.200 mg do fármaco, foi verificado o prolongamento do TTpA por até 120 horas, TP/INR por até 12 horas e elevação do D-dímero por até 72 horas. Na necessidade de controle da coagulação, considerar dosagem de fator anti-Xa como exame preferencial.

Farmacocinética e farmacodinâmica

Possui apenas distribuição venosa, acumula-se intracelularmente no fígado, rins, baço, tecido linfoide, além dos pulmões e posteriormente liberada.

Estudos não clínicos, inclusive estudos *in vitro*, sugerem que essa droga não é metabolizada. É excretada lentamente, inalterada, nas fezes e na urina. Não foi testada em pacientes com disfunção renal grave e em hemodiálise, assim como pacientes com cirrose avançada também não participaram dos estudos. Também não houve testes em pacientes menores de 18 anos até o momento.

Interações medicamentosas

Evitar o uso concomitante com medicamentos metabolizados por enzimas do citocromo P450.

Deve-se ter atenção também ao uso concomitante de varfarina e anticoagulantes.

Aplicações clínicas

Infecções agudas de pele e partes moles por microrganismos suscetíveis.

Potencial de uso e indicações – FDA (não possui liberação Anvisa)

Potencial de uso futuro para tratamento de infecções por VRE, ainda sem ensaios clínicos que corroborem os achados da suscetibilidade *in vitro* para esses microrganismos.

TABELA 7 Parâmetros farmacológicos da oritavancina

Meia-vida média	147 a 258 h
Biodisponibilidade VO/IM	Não se aplica (droga IV)
Eliminação	Renal e fezes
Parâmetro PK/PD	AUC/CIM
Ligação proteica	85%
Volume de distribuição	Alto
Nível terapêutico no SNC	Sem dados
Uso na gravidez	Sem dados (evitar o uso)
Uso na lactação	Sem dados
Ajuste hepático	Não
Ajuste renal	Não
Ajuste à obesidade	Não

AUC/CIM: área sob a curva/concentração inibitória mínima; IM: intramuscular; IV: intravenoso; SNC: sistema nervoso central; VO: via oral.
Fonte: adaptada de Gilbert et al., 2022.

TABELA 8 Dose padrão de oritavancina

Clearance de creatinina[1]	Dose recomendada
Sem ajuste	1.200 mg 1 vez (dose única)

[1]ClCr: *clearance* calculado com Crockoft-Gault.
Fonte: adaptada de Gilbert et al., 2022.

TABELA 9 Formulações

Representante	Apresentação	Via de administração	Reconstituição	Diluição	Diluente	Tempo de infusão	Outros	Recomendações VO	SNE/SNG/GTT	Referências
Oritavancina	400 mg em pó para concentrado para solução para perfusão	IV	40 mL de AD, concentração final 10 mg/mL	▪ Extrair e eliminar 120 mL de um saco com solução IV de SG 5% de 1.000 mL ▪ Extrair 40 mL de cada um dos três frascos para injetáveis reconstituídos e adicionar ao saco com solução IV de SG 5% para perfazer o volume no saco de 1.000 mL. Isso produz uma concentração de 1,2 mg/mL de oritavancina	SG 5%	IV: 3 h	Não utilizar SF 0,9%	Não se aplica	Não se aplica	Bula do medicamento referência: Orbactiv®

AD: água destilada; IV: intravenoso; SNE/SNG/GTT: sonda nasoenteral/nasogástrica/gastrostomia; SF: soro fisiológico; SG: soro glicosado; VO: via oral.

REFERÊNCIAS

Bennett JE, Dolin R, Blaser MJ. Mandell, Douglas, and Bennett's principles and practice of infectious diseases. New York: Elsevier Inc.; 2014.

Bunnell KL, Pai MP, Sikka M, Bleasdale SC, Wenzler E, Danziger LH RK. Pharmacokinetics of telavancin at fixed doses in normal-body-weight and obese (Classes I, II, and III) adult subjects. Antimicrob Agents Chemother. 2018;62(4):1-12.

Cardona AF, Wilson SE. Skin and soft-tissue infections: a critical review and the role of telavancin in their treatment. Clin Infect Dis. 2015;61:S69-S78.

Corey GR, Kollef MH, Shorr AF, Rubinstein E, Stryjewski ME, Hopkins A, et al. Telavancin for hospital-acquired pneumonia: clinical response and 28-day survival. Antimicrob Agents Chemother. 2014;58(4): 2030-7.

Dalbavancin (DALVANCE®). Durata Therapeutics U.S. Limited; 2014. Disponível em: https://www.accessdata.fda.gov/drugsatfda_docs/label/2018/021883s007lbl.pdf. Acesso em 14 nov. 2024.

Dorr MB, Jabes D, Cavaleri M, Dowell J, Mosconi G, Malabarba A, et al. Human pharmacokinetics and rationale for once-weekly dosing of dalbavacin, a semi-synthetic glycopeptide. J Antimicrob Chemother. 2005;55(SUPPL. 2):25-30.

Gilbert DN, Chambers HF, Saag MS, Pavia AT, Boucher HW, Sanford JP. The Sanford guide to antimicrobial therapy 2022. Sperryville: Antimicrobial Therapy, Inc.; 2022.

Goldstein EJC, Citron DM, Merriam CV, Warren YA, Tyrrell KL, Fernandez HT. In vitro activities of the new semisynthetic glycopeptide telavancin (TD-6424), vancomycin, daptomycin, linezolid, and four comparator agents against anaerobic gram-positive species and Corynebacterium spp. Antimicrob Agents Chemother. 2004;48(6):2149-52.

Jame W, Basgut B, Abdi A. Efficacy and safety of novel glycopeptides versus vancomycin for the treatment of gram-positive bacterial infections including methicillin resistant Staphylococcus aureus: a systematic review and meta-analysis. PLoS One [Internet]. 2021;16(11 November):1-19.

Karlowsky JA, Nichol K, Zhanel GG. Telavancin: mechanisms of action, in vitro activity, and mechanisms of resistance. Clin Infect Dis. 2015;61(Suppl 2): S58-68.

Oritavancin. KIMYRSA™: Melinta Therapeutics, LLC; 2014. Disponível em: https://www.accessdata.fda.gov/drugsatfda_docs/label/2021/214155s000lbl.pdf. Acesso em 14 nov. 2024.

Smith JR, Yim J, Raut A, Rybak J. Oritavancin combinations with beta-lactams against multidrug-resistant Staphylococcus aureus and vancomycin-resistant Enterococci. Antimicrob Agents Chemother. 2016; 60(4):2352-8.

Telavancin (VIBATIV®). Theravance Biopharma Antibiotics, Inc; 2009. Disponível em: https://www.accessdata.fda.gov/drugsatfda_docs/label/2014/022110s009lbl.pdf. Acesso em 14 nov. 2024.

van Bambeke F. Glycopeptides in clinical development: pharmacological profile and clinical perspectives. Curr Opin Pharmacol. 2004;4(5):471-8.

Werth BJ, Jain R, Hahn A, Cummings L, Weaver T, Waalkes A, et al. Emergence of dalbavancin non-susceptible, vancomycin-intermediate Staphylococcus aureus (VISA) after treatment of MRSA central line-associated bloodstream infection with a dalbavancin and vancomycin-containing regimen. Clin Microbiol Infect [Internet]. 2018;24(4):429.e1-429.e5.

Zhanel GG, Schweizer F, Karlowsky JA. Oritavancin: Mechanism of action. Clin Infect Dis. 2012;54 (Suppl. 3):214-9.

17

Cloranfenicol

B. Zambon
Igor Maia Marinho

Breve história

O cloranfenicol é um medicamento que foi descoberto em 1947. Foi desenvolvido como um derivado sintético do fungo *Streptomyces venezuelae.*

Mecanismo de ação

O cloranfenicol atua na inibição da síntese de proteína nas bactérias e apresenta atividade como bacteriostático, embora tenha ação bactericida na presença de algumas bactérias, como *Haemophilus influenzae, Neisseria meningitidis* e *Streptococcus pneumoniae.*

Penetra na bactéria por difusão facilitada, atuando na subunidade 50s do ribossoma de forma reversível.

Mecanismo de resistência

A resistência ao cloranfenicol se deve à sua inativação enzimática, na presença da enzima acetiltransferase. Muitas enzimas descobertas estão codificadas pelos genes *cat*, tanto nas bactérias Gram-positivas como nas Gram-negativas.

Espectro de ação

Tem atividade *in vitro* para *Actinomyces* spp., *Aeromonas* spp., *B. fragilis, Brucella* spp., *C. burnetti, Capnocytophaga* spp., *Chlamydophila* spp., *Clostridium* spp., *E. coli, Eikenella* spp., *F. necrophorum, F. talurensis, H. influenzae, K. granulomatis, Kingella* spp., *Klebsiella* spp., *Leptospira* spp., *N. meningitidis, Peptostreptococci, Prevotella* spp., *R. ricketsii, S. aureus, S. coagulase negativos, Streptococcus* spp., *V. parahemolyticus, V. vulnificus* e *Y.pestis.*

Efeitos adversos

Reações hematológicas podem se manifestar de duas formas: como uma depressão reversível da medula óssea ou como uma anemia aplástica idiossincrática. A depressão medular é dose-dependente, geralmente reversível com a suspensão do fármaco. A anemia aplástica é uma reação idiossincrática grave que ocorre em 1 a cada 25 a 40 mil pacientes, não tendo relação com a dose ou a duração do tratamento. Ocorre, geralmente, várias semanas ou meses após o uso do fármaco. Foram descritos casos raros de leucemia após anemia aplástica.

Podem ocorrer também síndrome cinzenta do recém-nascido, neurite óptica (geralmente é reversível), neurite periférica, cefaleia, depressão, oftalmoplegia e confusão mental. Reações de hipersensibilidade e gastrointestinais, como diarreia, náusea, vômitos, glossite e estomatite, são pouco frequentes e sem gravidade.

Farmacocinética e farmacodinâmica

O antibiótico é rapidamente absorvido no trato gastrointestinal. Após a administração, atinge seu pico entre 1 e 3 horas. Possui boa penetração em diversos tecidos, incluindo ossos, líquido pleural, líquido sinovial, liquor e sistema nervoso central (SNC). O cloranfenicol é metabolizado principalmente no fígado, pelo citocromo P450.

Interações medicamentosas

Álcool: podem ocorrer reações semelhantes ao dissulfiram. Antiepiléticos (fenobarbital e hidantoína) podem diminuir a concentração sérica de cloranfenicol. Além disso, a inibição do sistema citocromo P-450 pelo cloranfenicol pode diminuir o metabolismo do fenobarbital e da hidantoína, elevando os níveis séricos desses fármacos. Varfarina: mesma interação do fenobarbital.

Piridoxina: o cloranfenicol aumenta a excreção renal da piridoxina. Vitamina B12: o cloranfenicol pode reduzir o efeito hematológico da vitamina B12. Alfentanil: diminui o *clearance*, com acúmulo sérico. Antidiabéticos orais: o cloranfenicol pode inibir o metabolismo hepático desses fármacos, aumentando seus efeitos. Eritromicinas e lincomicinas: o cloranfenicol compete com ambos na ligação com a subunidade 50S dos ribossomos bacterianos, antagonizando seus efeitos; deve-se evitar o uso concomitante. Ativadores de enzimas hepáticas (rifampicina, fenobarbital etc.): aumentam a degradação de cloranfenicol. Penicilinas: pode haver diminuição da ação bactericida das penicilinas.

Aplicações clínicas

Costuma ser utilizado em infecções bacterianas sistêmicas: tifo, salmonelose,

TABELA 1 Parâmetros farmacológicos do cloranfenicol

Meia-vida média	6,9 a 16,5 h
Biodisponibilidade VO/IM	90% (VO)
Eliminação	Biliar e renal
Parâmetro PK/PD	Sem dados
Ligação proteica	25 a 50%
Volume de distribuição	Intermediário
Nível terapêutico no SNC	Sim
Uso na gravidez	Categoria C
Uso na lactação	Evitar o uso
Ajuste hepático	Sem dados (monitorar concentrações séricas e eventos adversos)
Ajuste renal	Não
Ajuste à obesidade	Sem dados

IM: intramuscular; SNC: sistema nervoso central; VO: via oral.
Fonte: adaptada de Gilbert et al., 2022.

TABELA 2 Ajuste de dose do cloranfenicol de acordo com *clearance* renal

Clearance de creatinina[1]	Dose recomendada
Sem ajuste	50 a 100 mg/kg/dia (dividido a cada 6 h)

[1]ClCr: *clearance* calculado com Crockoft-Gault.
Fonte: adaptada de Gilbert et al., 2022

TABELA 3 Formulações

Representante	Apresentação	Via de administração	Reconstituição	Diluição	Diluente	Tempo de infusão	Outros	Recomendações VO	SNE/SNG/GTT	Referências
Cloranfenicol	1 g pó em liofilizado para solução injetável	IV	5 mL de AD	50 a 250 mL de SF, SG 5% ou RL.	SF ou RL	Direta em 1 min (100 mg/mL); Diluído de 15 a 30 min (≤ 20 mg/mL)	Após reconstituição: imediato A concentração sérica deve ser mantida entre 10 e 25 mcg/mL	Não se aplica	Não se aplica	Guia Farmacêutico Hospital Sírio-Libanês
	Comprimidos revestidos de 500 mg	VO	Não se aplica	Não se aplica	Não se aplica	Não se aplica	Quemicetina® deve ser conservada em temperatura ambiente (entre 15 e 30 °C), protegida da luz e da umidade	Os comprimidos revestidos devem ser ingeridos com um copo de água e com o estômago vazio	Sem informações	Bula do medicamento Quemicetina®

AD: água destilada; RL: ringer lactato; SF: soro fisiológico; SG: soro glicosado; SNE/SNG/GTT: sonda nasoenteral/nasogástrica/gastrostomia; VO: via oral.

brucelose, meningites, carbúnculo e infecções do sistema urinário, como uretrite. O cloranfenicol possui papel importante no tratamento de infecções oftálmicas bacterianas, como conjuntivite, blefarite, ceratite, queratite e dacriocistite sob a forma de gotas oftálmicas ou colírio.

Na meningite bacteriana causada por *H. influenzae*, o tratamento com cloranfenicol traz excelentes resultados, iguais ou superiores aos obtidos com ampicilina. O cloranfenicol é muito eficaz contra a maioria das bactérias anaeróbicas, incluindo *Bacteroides* spp. Mostra-se eficiente também no tratamento de infecções intra-abdominais ou abscessos cerebrais graves, que são comumente causados por microrganismos anaeróbicos.

REFERÊNCIAS

Brody, Larner e Minmeman. Human Pharmacology. 3.ed. Missouri: Mosby; 1998.

Brunton LL, Hilal-Dandan R, Knollmann BC. Goodman & Gilman – As bases farmacológicas da terapêutica. 10.ed. Rio de Janeiro: McGraw-Hill; 2003. p. 948.

Bula medicamento Arifenicol®.

Chambers HF. Inibidores da síntese proteica e antibacterianos diversos. In: Brunton LL, Hilal-Dandan R, Knollmann BC. Goodman & Gilman – As bases farmacológicas da terapêutica. 10.ed. Rio de Janeiro: McGraw-Hill; 2003.

Fluit AC, Visser MR, Schmitz FJ. Molecular detection of antimicrobial resistance. Clin Microbiol Rev. 2001; 14(4):836-71.

Gilbert DN, Chambers HF, Saag MS, Pavia AT, Boucher HW, Sanford JP. The Sanford guide to antimicrobial therapy 2022. Sperryville: Antimicrobial Therapy, Inc.; 2022.

Jones FE, Hanson DR. Influenzae meningitis treated with ampicillin or chloramphenicol, and subsequent hearing loss. Dev Med Child Neurol. 1977;19:593-7.

Koskiniemi M, Pettay O, Raivio M, Sarna S. Haemophilus influenzae meningitis. A comparison between chloramphenicol and ampicillin therapy with special reference to impaired hearing. Acta Paediatr Scand. 1978;67:17-24.

Rahal Jr JJ, Simberkoff MS. Bactericidal and bacteriostatic action of chloramphenicol against meningeal pathogens. Antimicrob Agents Chemother. 1979; 16:13-18.

Stanford Medicine. Stanford Antimicrobial Safety & Sustainability. Antimicrobial Guidebook. Disponível em: https://med.stanford.edu/bugsanddrugs/guidebook.html. Acesso em 14 nov. 2024.

18

Tetraciclinas

Aléia Faustina Campos
Matheus Polly

INTRODUÇÃO

As tetraciclinas representam um amplo grupo de antibióticos de largo espectro, dos quais três são obtidos naturalmente por fermentação de determinados fungos (aureomicina, terramicina e clortetraciclina) e os demais por processo semissintético. Estes não apresentam diferenças significativas no espectro de ação em relação às drogas originais; sua vantagem está relacionada à melhor farmacodinâmica e menor toxicidade. As tetraciclinas são derivadas de hidrocarbonetos aromáticos polinucleares.

As tetraciclinas apresentam a propriedade de se difundirem bem para o interior das células, o que as torna antibióticos de excelente ação contra bactérias de localização intracelular. São consideradas uma classe de antibióticos bacteriostáticos nas concentrações terapêuticas usuais.

São antibióticos de primeira escolha de riquetsioses, da pneumonia atípica primária causada pelo *Mycoplsama pneumoniae*, da psitacose e do linfogranuloma venéreo causados por clamídias, em outras infecções por bactérias intracelulares como brucelose, tularemia, bartonelose, febres recorrentes (causadas por borrélias) e granuloma inguinal (donovanose). São importantes para o tratamento das espiroquetas, especialmente a doxiciclina no tratamento das *Leptospira* spp. e do *Treponema pallidum*. Podem ser utilizadas como droga de escolha secundária na malária por *Plasmodium falciparum*, por serem drogas de ação antimalárica lenta. Todas as tetraciclinas demonstram pobre atividade *in vitro* contra o *Mycobacterium avium* complex.

Fármacos disponíveis no Brasil: doxiciclina, minociclina, limeciclina e tetraciclina.

TABELA 1 Classificação em gerações das tetraciclinas

Geração da tetraciclina	Método de obtenção	Representantes
Primeira	Biossintética	Clortetraciclina, oxitetraciclina, tetraciclina, demeclociclina
Segunda	Semissintética	Doxiciclina, minociclina, limeciclina, meclociclina, metaciclina, rolitetraciclina
Terceira	Semissintética	Tigeciclina, omadaciclina, sareciclina
	Sintética	Eravaciclina

TETRACICLINA

Breve história

A tetraciclina, desenvolvida em 1953 por Lloyd Conover, farmacêutico americano, é uma droga derivada da primeira tetraciclina natural descoberta, a aureomicina – aprovada em 1954, após se tornar mais estável pelo processo de desidrogenação dos anéis tetracíclicos.

Mecanismo de ação

O mecanismo de ação ocorre pela inibição da síntese proteica por se ligar, reversivelmente, à fração 30S do cromossoma bacteriano, impedindo a fixação do RNA de transporte e a consequente inibição da formação dos aminoácidos formadores de proteínas.

Mecanismos de resistência

Há vários mecanismos de resistência às tetraciclinas, entre eles alterações cromossômicas resultantes de mutação ou adquiridas pela transferência de plasmídeos e transposons (mais frequentes). A resistência se manifesta principalmente por alterações no sistema de transporte da célula, o que impede o acúmulo do antibiótico em seu interior. Essa alteração é resultado da presença de proteínas nas membranas citoplasmáticas dos germes resistentes, codificadas em genes plasmidiais (tet genes), que promovem a retirada ativa das tetraciclinas levadas para o interior da célula pelo sistema normal de transporte de bactérias.

Espectro de ação

- Gram-positivo: *Actinomyces* spp., *Arcanobacter* spp., *Cutibacterium acnes, S. aureus, S. epidermidis, S.lugnunensis* e *S. saprophyticus.*
- Gram-negativo: *Coxiella brunetti, Brucella* spp., *Bartonella* spp., *Capnocytophaga* spp., *Francisella tularensis, Haemophilus influenzae, Klebsiella granulomatis, Kingella kingae, Legionella* spp., *Vibrio cholerae, Moraxella catarrhalis* e *Yersinia pestis.*
- Anaeróbias: *Clostridium perfringens, Peptostreptococci, Fusobacterium necrosphorum, Bacteroides* spp., *Prevotella* spp.
- Outros agentes: *Borrelia* spp., *Leptospira* spp., *Rickettsia, Chlamydia, Trachomatis* e *Mycoplasma.* Pode fazer parte do esquema de tratamento de *H. pylori.*

Efeitos adversos

As ações tóxicas das tetraciclinas em geral só se manifestam em concentrações altas, porém em alguns indivíduos a toxicidade hepática e renal se manifesta mesmo em doses terapêuticas, podendo causar alterações ósseas e dentárias em crianças. Apresentam também efeitos tóxicos para o sistema hematopoiético e para fetos, apresenta maior risco de reações imunológicas do tipo reação do soro, além da reativação de doenças autoimunes e do desencadeamento de púrpura de Henoch-Schönlein.

Farmacocinética e farmacodinâmica

A tetraciclina tem absorção razoável por via oral, porém a ingestão de alimentos gordurosos e laticínios pode reduzir em 50% sua absorção. O tempo para o pico de ação varia de 1 a 4 horas e o volume de distribuição da droga não é bem estabelecido. A distribuição das tetraciclinas nos tecidos e líquidos orgânicos é semelhante, sendo atingidos níveis terapêuticos no pulmão, pele, rim, músculos, saliva, leite, humor vítreo. Atravessam a placenta, alcançando boa concentração fetal e no líquido amniótico. Em geral não ultrapassam bem a barreira hematoencefálica. Têm afinidade de ligação para áreas calcárias em formação (dentes, unhas e ossos) e células tumorais. São parcialmente metabolizadas no fígado, onde sofrem conjugação com o ácido acético e o ácido glicurônico. A excreção é primariamente biliar, e cerca de 30% da droga ingerida via oral é eliminada na urina.

Não há recomendação oficial de correção de dose em paciente com disfunção renal ou hepática, porém especialistas recomendam aumento do intervalo de doses para pacientes com diminuição de *clearance* de creatinina. Para as gestantes, as tetraciclinas são contraindicadas.

Interações medicamentosas

Não há interações específicas para a tetraciclina; as interações são cruzadas em relação às outras tetraciclinas.

TABELA 2 Parâmetros farmacológicos da tetraciclina

Meia-vida média	6 a 12 h
Biodisponibilidade VO/IM	60 a 80%
Eliminação	Biliar e renal
Parâmetro PK/PD	AUC/CIM
Ligação proteica	20 a 67%
Volume de distribuição	Alto
Nível terapêutico no SNC	Não
Uso na gravidez	Categoria D
Uso na lactação	Alto risco
Ajuste hepático	Não
Ajuste renal	Sim
Ajuste obesidade	Sem dados

AUC/CIM: área sob a curva/concentração inibitória mínima; IM: intramuscular; SNC: sistema nervoso central; VO: via oral.
Fonte: adaptada de Gilbert et al., 2022.

TABELA 3 Ajuste de dose da tetraciclina de acordo com o *clearance* renal

Clearance de creatinina[1]	Dose recomendada
ClCr ≥ 90	250 a 500 mg a cada 6 h
ClCr 50 a 90	250 a 500 mg a cada 8 ou 12 h
ClCr 10 a 50	250 a 500 mg a cada 12 ou 24 h
ClCr < 10	250 a 500 mg a cada 24 h
Hemodiálise intermitente	250 a 500 mg a cada 24 h
Diálise peritoneal	250 a 500 mg a cada 24 h
Diálise contínua	250 a 500 mg a cada 12 ou 24 h

[1]ClCr: *clearance* calculado com Crockoft-Gault.
Fonte: adaptada de Gilbert et al., 2022.

TABELA 4 Formulações

Representante	Apresentação	Via de administração	Reconstituição	Diluição	Diluente	Tempo de infusão	Outros	Recomendações VO	SNE/SNG/GTT	Referências
Tetraciclina	500 mg cápsula gelatinosa dura 5 mg/g pomada oftálmica 3,5 g	VO e tópica	Não se aplica	Não se aplica	Não se aplica	Não se aplica	Aplicar uma pequena quantidade da pomada no saco conjuntivo inferior (canto interno do olho) em um intervalo de 4 a 6 h, ou a critério do médico	O cloridrato de tetraciclina deve ser ingerido com água. Leite e outros produtos lácteos não devem ser ingeridos durante 1 ou 2 h antes ou depois da administração de tetraciclina, pois podem diminuir a eficácia do tratamento	Abrir a cápsula, diluir em 20 a 40 mL de água	Bula do medicamento: Cinatrex Bula do medicamento: Prati. Guia de medicamentos enterais Hospital Sírio-Libanês

SNE/SNG/GTT: sonda nasoenteral/nasogástrica/gastrostomia; VO: via oral.

MINOCICLINA

Breve história

A minociclina é um derivado de tetraciclina semissintética com carboxilação do anel D (que lhe garantiu maior estabilidade e efetividade). Foi desenvolvida em 1966, com liberação para uso em 1971. Inicialmente aprovada para tratamento de infecções pulmonares por agentes Gram-positivos e Gram-negativos. Atualmente é presente em formulações tópicas e orais.

Mecanismo de ação

O mesmo mecanismo descrito para tetraciclinas.

Mecanismo de resistência

O mesmo mecanismo descrito para tetraciclinas.

Espectro de ação

- Gram-positivos: *Actinomyces* spp., *Cutibacterium acnes, S. aureus, S. epidermidis, S. lugnunensis* e *S. saprophyticus.*
- Gram-negativos: *Coxiella brunetti, Brucella* spp., *Bartonella* spp., *Capnocytophaga* spp., *Francisella tularensis, Haemophilus influenzae, Klebsiella granulomatis, Kingella kingae, Legionella* spp., *Vibrio cholerae, Moraxella catarrhalis, Moraxella catarrhalis, S. maltophilia e Yersinia pestis.*
- Anaeróbias: *Clostridium perfringens, Peptostreptococci, Fusobacterium necrosphorum, Bacteroides* spp., *Prevotella* spp.
- Outros agentes: *Leptospira* spp., *Rickettsia, Chlamydia psittaci* e *Mycoplasma.*

A minociclina demonstra maior atividade contra o *M. chelonae* e o *M. fortuitum.*

Efeitos adversos

O uso da minociclina pode causar tontura, vertigem, náuseas, vômitos e ataxia devido à intoxicação do sistema de equilíbrio (vestíbulo), mas esses sintomas desaparecem com a suspensão da medicação. Ademais, mantém o perfil de efeitos colaterais das outras tetraciclinas. É considerada a mais hepatotóxica das tetraciclinas, com descrições de hepatotoxicidade grave e até fatal.

Farmacocinética e farmacodinâmica

A minociclina é bem absorvida por via oral e tem alto volume de distribuição, com boa penetração em diversos tecidos: bile, tecido prostático, aparelho reprodutor feminino, secreção brônquica e seios da face. Não tem boa penetração no sistema nervoso central (SNC) e se deposita em tecido gorduroso por longos períodos. Seu pico de ação é de 1 a 4 horas e tem ligação variada a proteínas plasmáticas a depender da concentração sérica do fármaco. Seu tempo de efeito é curto, portanto, para que atinja área sobre a curva sobre a concentração inibitória mínima (CIM) adequada, necessita de doses maiores e posologia mais frequente em relação a outras tetraciclinas, como a doxiciclina. Pacientes com disfunção hepática ou renal podem ter tempo de meia-vida maior. É metabolizada no fígado, e sua excreção é primariamente biliar, cerca de 90%, com reabsorção e circulação êntero-hepática. Há uma pequena excreção urinária, em torno de 4 a 5%.

Recomenda-se ajuste de dose para pacientes com disfunção renal com *clearance* abaixo de 80 mL/minuto com dose máxima de 200 mg/dia. Não há recomendação de ajuste de dose para disfunção hepática, porém se discute que a sua utilização não é indicada para pacientes nessa condição. A minociclina é 90% eliminada pela bile.

Interações medicamentosas

Não há interações específicas para a minociclina; as interações são cruzadas em relação às outras tetraciclinas.

Aplicações clínicas

É utilizada majoritariamente para o tratamento de acne.

TABELA 5 Parâmetros farmacológicos da minociclina

Meia-vida média	16 a 17 h (VO)
Biodisponibilidade VO/IM	90 a 94% (VO)
Eliminação	Biliar
Parâmetro PK/PD	AUC/CIM
Ligação proteica	55 a 90%
Volume de distribuição	Alto
Nível terapêutico no SNC	Sem dados
Uso na gravidez	Categoria D
Uso na lactação	Alto risco
Ajuste hepático	Não
Ajuste renal	Não
Ajuste à obesidade	Sem dados

AUC/CIM: área sob a curva/concentração inibitória mínima; IM: intramuscular; SNC: sistema nervoso central; VO: via oral.
Fonte: adaptada de Gilbert et al., 2022.

TABELA 6 Ajuste de dose da minociclina de acordo com o *clearance* renal

Clearance de creatinina[1]	Dose recomendada
Sem ajuste	200 mg em dose inicial, seguido de 100 mg a cada 12 h

[1]ClCr: *clearance* calculado com Crockoft-Gault.
Fonte: adaptada de Gilbert et al., 2022

TABELA 7 Formulações

Representante	Apresentação	Via de administração	Reconstituição	Diluição	Diluente	Tempo de infusão	Outros	Recomendações VO	SNE/SNG/GTT	Referências
Minociclina	100 mg comprimido revestido	VO	Não se aplica	Não se aplica	Não se aplica	Não se aplica	Contraindicado para gestante (categoria D de risco na gravidez)	Recomenda-se a ingestão com líquidos para reduzir o risco de irritação esofágica e ulceração, evitando tomar com leite ou durante a alimentação, pois sua absorção pode ser afetada	Dados não disponíveis na literatura	Bula do medicamento referência: Minoderm® Literatura: Medicamentos da prática da farmácia clínica, 2013

SNE/SNG/GTT: sonda nasoenteral/nasogástrica/gastrostomia; VO: via oral.

LIMECICLINA

Breve história

A limeciclina é uma pró-droga da tetraciclina. É uma tetraciclina semissintética, liberada para uso comercial em 1963. Por ser aproximadamente 5 mil vezes mais solúvel que a tetraciclina e também solúvel em qualquer pH, demonstrou-se uma alternativa à minociclina e à tetraciclina no tratamento de infecções cutâneas. Por sua característica molecular, permite tomadas em menores doses (a dose padrão é 408 mg, equivalente a 500 mg de tetraciclina).

Mecanismo de ação

O mesmo mecanismo descrito para tetraciclinas.

Mecanismo de resistência

O mesmo mecanismo descrito para tetraciclinas. A resistência às tetraciclinas é cruzada entre os componentes da família.

Espectro de ação

Similar ao da minociclina.

Efeitos adversos

A limeciclina tem o mesmo perfil de efeitos colaterais de outras tetraciclinas, porém se pronuncia sua capacidade de esofagia erosiva cáustica. Dessa forma, o medicamento deve ser ingerido com bastante líquido. Além disso, há recomendação para que se permaneça de pé ou sentado por pelo menos 30 minutos após sua ingestão.

Farmacocinética e farmacodinâmica

A limeciclina, assim como a doxiciclina, tem efeito a partir de área sobre a curva sobre o CIM, e os picos de concentração plasmática estão associados a melhores resultados de PK/PD. Dessa forma, dado o tempo de ação e meia-vida, é um antibiótico com necessidade de pelo menos duas doses diárias. São poucos os estudos farmacológicos

TABELA 8 Parâmetros farmacológicos da limeciclina

Meia-vida média	8 h
Biodisponibilidade VO/IM	70% (VO)
Eliminação	Biliar e renal
Parâmetro PK/PD	AUC/CIM
Ligação proteica	Sem dados
Volume de distribuição	Alto
Nível terapêutico no SNC	Sem dados
Uso na gravidez	Categoria D
Uso na lactação	Alto risco
Ajuste hepático	Não
Ajuste renal	Não
Ajuste à obesidade	Sem dados

AUC/CIM: área sob a curva/concentração inibitória mínima; IM: intramuscular; SNC: sistema nervoso central; VO: via oral.
Fonte: adaptada de Gilbert et al., 2022.

TABELA 9 Ajuste de dose da limeciclina de acordo com o *clearance* renal

Clearance de creatinina[1]	Dose recomendada
Sem ajuste	408 mg a cada 24 h

[1]ClCr: *clearance* calculado com Crockoft-Gault.
Fonte: adaptada de Gilbert et al., 2022.

TABELA 10 Formulações

Representante	Apresentação	Via de administração	Reconstituição	Diluição	Diluente	Tempo de infusão	Outros	Recomendações VO	SNE/SNG/GTT	Referências
Limeciclina	150 mg cápsula dura 300 mg cápsula dura	Não se aplica	Não se aplica	Não se aplica	Não se aplica	Não se aplica	Manter à temperatura ambiente (15 a 30 °C). Proteger da luz e manter em lugar seco	A cápsula deve ser tomada com um copo de água, ou outro líquido. Este medicamento não deve ser partido, aberto ou mastigado	Sem dados	Bula do medicamento: Meciclin

SNE/SNG/GTT: sonda nasoenteral/nasogástrica/gastrostomia; VO: via oral.

sobre a limeciclina, e os dados sobre biodisponibilidade, metabolização e ligação proteica não são totalmente conhecidos. A meia-vida é de aproximadamente 8 horas.

Apesar da maior solubilidade da droga, a limeciclina tem menor absorção oral que outras tetraciclinas. Seu volume de distribuição é também alto e atinge grandes concentrações em tecidos. É metabolizada no fígado e excretada na forma de tetraciclina majoritariamente nos sais biliares, onde apresenta concentração até 25 vezes maior que na corrente sanguínea. A eliminação urinária é de aproximadamente 25%.

Aplicações clínicas

É utilizada no tratamento de acne severa.

DOXICICLINA

Breve história

A doxiciclina é uma tetraciclina sintética formada a partir de clortetraciclina após reações de desidroxilação microbiana do anel B. Foi patenteada em 1957 e sua comercialização iniciada em 1967, após aprovação para uso pelo Food and Drug Administration (FDA), EUA. É considerada umas das medicações essenciais da Organização Mundial da Saúde (OMS) por seu amplo espectro e ação antiparasitária na profilaxia e tratamento da malária. Sua molécula foi projetada para uso oral, e as modificações farmacológicas em relação às outras tetraciclinas garantem uma droga mais estável e com menor perfil de reações adversas. As formulações endovenosas não estão amplamente disponíveis no Brasil.

Mecanismo de ação específico

A doxiciclina se liga à unidade 16S do RNA ribossomal da unidade 30S do ribossomo; com isso, bloqueia estericamente a interação do RNA mensageiro e, consequentemente, impede a síntese proteica. Todas as tetraciclinas têm efeito bacteriostático em decorrência do impedimento da síntese proteica.

No *Plasmodium falciparum*, a doxiclina interrompe a função normal do apicoplasto e sua ação ocorre tardiamente no ciclo do microrganismo, por isso apresenta efeito antimalárico lento. Também tem ação em amebas e outros protozoários.

Mecanismos de resistência

Mesmo mecanismo descrito para tetraciclinas. A resistência às tetraciclinas é cruzada entre os componentes da família.

Espectro de ação

- Gram-positivos: ampla ação contra as bactérias Gram-positivas, entre elas: *Staphylococcus aureus* adquirido na comunidade (MSSA e MRSA), *Streptococcus pneumoniae, Actinomyces* spp., *Cutibacterium acnes* e *Staphylococcus coagulase negativo.*
- Gram-negativos: tem atividade para *Vibrio cholerae, Brucella* spp., *Aeromonas* spp., *Moraxella catarrhalis, Yersinia pestis, Haemophilus influenzae, Stenotrophomonas maltophilia, Borrelia* spp., *Chlamydia trachomatis, Chlamydia psittaci, Francisella talurensis, Rickettsiae* spp., *Eikenella corrodens, Klebsiella granulomatis* e espiroquetas.
- Anaeróbios: tem ação *in vitro* contra bactérias anaeróbias como *Peptostreptococci* spp. e *Clostridium perfringens*, entre outros.
- Outros agentes: *Mycoplasma pneumoniae, Plasmodium falciparum, Mycobacterium avium complex*; apresenta também atividade para micobactérias de crescimento rápido como o *Mycobacterium fortuitum* e menos atividade contra *Mycobacterium chelonae* e *Mycobacterium abscessus.*

Efeitos adversos

Os efeitos adversos mais comuns são alterações gastrointestinais leves como diarreia, entretanto também está associada à esofagite erosiva e a úlceras esofágicas que levam a dor pré-cordial, pirose e odinofagia de graus variados de intensidade; pode levar a reações de fotossensibilidade que variam de lesões similares a queimaduras solares até fotodermatites graves, hiperpigmentação cutânea e alteração da coloração dos dentes pela mineralização dos tecidos. Em relação ao retardo de crescimento ósseo, há extrapolação desse efeito pela classe das tetraciclinas, apesar de não existirem dados específicos sobre doxiciclina.

Farmacocinética e farmacodinâmica

Tem alta biodisponibilidade com ingestão oral, com absorção quase completa do fármaco. Sua absorção não é afetada pela alimentação e é maior quando ingerida junto aos alimentos, entretanto a administração com alimentos gordurosos ou em pacientes com alterações de pH estomacal pode ser reduzida em até 30%. Tem alto volume de distribuição e penetração em diversos tecidos, incluindo saliva, líquido sinovial, bile; no tecido prostático; no aparelho reprodutor feminino; na secreção brônquica e nos seios da face. A exceção de 30% da doxiciclina tomada via oral é eliminada pelos rins, e há pequena eliminação biliar sob a forma de um quelato inativo através do trato gastrointestinal.

Não há dados sobre a necessidade de adequação de dose para pacientes obesos ou emagrecidos.

Interações medicamentosas

A doxiciclina interage com a fenitoína e a carbamazepina, como também tem sua concentração diminuída se usada concomitantemente. O uso concomitante com inibidores de bomba de hidrogênio e antiácidos não é recomendado pela diminuição na absorção da droga.

Recomenda-se evitar o uso de doxiciclina com qualquer medicamento com potencial de hiperpigmentação cutânea e derivados de ferro.

Aplicações clínicas

São medicamentos indicados principalmente na terapêutica de riquetsioses, cancroide, linfogranuloma venéreo, uretrites não gonocócicas, psitacose, tracoma, brucelose, cólera, pneumonia atípica pelo micoplasma, febres recorrentes, tularemia, febre por mordedura de rato e peste. Devido ao crescente aumento de resistência ao *S. pneumoniae*, a doxiciclina não é indicada no tratamento empírico de pneumonias adquiridas na comunidade. Sua grande importância de uso recai na cobertura de patógenos pulmonares atípicos como *M. pneumoniae*, *L. pneumophila*, *C. pneumoniae* e *C. psittaci*.

As infecções uretrais e prostáticas por clamídias e micoplasmas têm nas tetraciclinas o medicamento de escolha para os tratamentos, porém apresenta limitações no tratamento da uretrite gonocócica pelo aumento da resistência à droga ao *N. gonorrhoeae*. Para o linfogranuloma venéreo causado por *C. trachomatis* e na donovanose (granuloma inguinal) causada por *Klebsiella granulomatis* se recomenda o uso de doxiciclina por pelo menos 21 dias. Devido à resistência do *Haemophilus ducreyi* à doxiciclina, ela não é mais recomendada para o tratamento do cancroide. Mas pode ser usada no tratamento da sífilis, por ter penetração satisfatória no liquor em dosagens maiores. Constitui uma opção à penicilina G para o tratamento da doença de Lyme e da sífilis com comprometimento neurológico, pois suas concentrações no liquor são ativas contra a *Borrelia burgdorferi* e o *Treponema pallidum*.

TABELA 11 Parâmetros farmacológicos da doxiciclina

Meia-vida média	18 a 22 h
Biodisponibilidade VO/IM	90% (VO)
Eliminação	Biliar (60%), renal (40%)
Parâmetro PK/PD	AUC/CIM
Ligação proteica	93%
Volume de distribuição	Alto
Nível terapêutico no SNC	Não
Uso na gravidez	Categoria D
Uso na lactação	Alto risco
Ajuste hepático	Não
Ajuste renal	Não
Ajuste à obesidade	Sem dados

AUC/CIM: área sob a curva/concentração inibitória mínima; IM: intramuscular; SNC: sistema nervoso central; VO: via oral.
Fonte: adaptada de Gilbert et al., 2022.

TABELA 12 Ajuste de dose da doxiciclina de acordo com o *clearance* renal

Clearance de creatinina[1]	Dose recomendada
Sem ajuste	100 mg a cada 12 h

[1]ClCr: *clearance* calculado com Crockoft-Gault.
Fonte: adaptada de Gilbert et al., 2022.

TABELA 13 Formulações

Representante	Apresentação	Via de administração	Reconstituição	Diluição	Diluente	Tempo de infusão	Outros	Recomendações VO	SNE/SNG/GTT	Referências
Doxiciclina	100 mg comprimido revestido 100 mg comprimido solúvel 200 mg cápsula gelatinosa micrográntulos	VO, via sonda	Não se aplica	Não se aplica	Não se aplica	Não se aplica	Não se aplica	O comprimido solúvel pode ser deglutido diretamente com uma quantidade adequada de líquido. Não tomar cloridrato de doxiciclina antes de deitar, pois pode levar a inflamação e/ou ulceração do esôfago. Se sentir irritação no estômago, tomar cloridrato de doxiciclina com alimentos ou leite		EBSERH: Recomendações para administração de medicamentos via sonda, 2017 Bula do medicamento

SNE/SNG/GTT: sonda nasoenteral/nasogástrica/gastrostomia; VO: via oral.

ERAVACICLINA

Breve história

A eravaciclina é a mais recente das tetraciclinas, classificada como uma fluorociclina. Foi aprovada para uso clínico em agosto de 2018. Indicada inicialmente para o tratamento de infecções abdominais por bactérias multidroga-resistentes, como os *Enterobacteriaceaes* e resistentes à colistina portadores do gene mrc-1. Graças a sua fluoração, é capaz de escapar dos principais mecanismos de resistência associados às tetraciclinas e é uma importante opção terapêutica no contexto de aumento gradual de infecções por patógenos multirresistentes.

Mecanismo de ação

O mecanismo de ação ocorre pela interrupção da síntese das proteínas bacterianas por meio da ligação à subunidade ribossomal 30S. As substituições C-7 e C-9 presentes na eravaciclina não estão presentes em nenhuma tetraciclina natural ou semissintética, e o padrão de substituição confere atividades microbiológicas contra bactérias Gram-positivas e Gram-negativas que expressam mecanismos de resistência às tetraciclinas.

Mecanismos de resistência

Não existe descrição de resistência cruzada dependente do alvo entre a eravaciclina e outras classes de antibióticos, como as quinolonas, as penicilinas, as cefalosporinas e as carbapenemes. Os outros mecanismos de resistência bacteriana que podem afetar potencialmente essa droga são as bombas de efluxo. A eravaciclina não é afetada por enzimas inativadoras ou modificadoras dos aminoglicosídeos, bem como não é um substrato para a bomba MepA no *Staphylococcus aureus*, que é descrito como um mecanismo de resistência à tigeciclina.

Espectro de ação

- Gram-positivos: *Staphylococcus aureus* adquirido na comunidade (MSSA e MRSA), *S. pneumoniae*, *Streptococcus* spp., *E. faecium*, *E. faecalis* e *Staphylococcus* coagulase negativo.
- Gram-negativos: *A. baumanni*, *Aeromonas* spp., *Citrobacter* spp., *E. coli.*, *Klebsiella*

spp., *Legionella* spp., *Serratia marcescens, Salmonella* spp., *Shigella* spp. e *S. maltophilia.*

- Anaeróbios: tem ação *in vitro* contra bactérias anaeróbias como *Peptostreptococci* spp., *B. fragilis* e *Clostridium perfringens,* entre outras.

Efeitos adversos

A avaliação de efeitos adversos ainda está sendo realizada na fase pós-comercialização, visto que a eravaciclina é um fármaco recentemente aprovado e com pouco tempo em utilização, mas mantém os principais efeitos colaterais da classe das tetraciclinas, como alteração de formação óssea e descoloração de dentes.

Até o momento, os principais efeitos colaterais são hipotensão, diarreia, náuseas, vômitos, hipocalcemia, pancreatite medicamentosa e reação no local de infusão.

Farmacocinética e farmacodinâmica

Estima-se que a área sob a curva sobre a concentração inibitória mínima (CIM) aumenta proporcionalmente com a dose e que há aproximadamente 45% de acúmulo tecidual da dose após 12 horas da administração do fármaco. Sua ligação à proteínas plasmáticas varia de acordo com a concentração sérica e o pico de concentração plasmática da droga livre melhora sua eficácia, portanto é indicado o uso a cada 12 horas e não em dose única diária. Metabolizada no fígado, é substrato do citocromo CYP3A4 e sofre oxidação mediada por monoxigenase contendo flavina. Sua excreção é mista, 40% biliar/fecal e 30% renal.

Não há descrição de necessidade de ajuste de dose para pacientes com doença renal, e se discute alteração de posologia pra disfunções hepáticas graves, com ajuste de dose para 1 mg/kg em dose única diária.

Interações medicamentosas

As drogas indutoras do citocromo CYP3A4 reduzem as concentrações de eravaciclina, e há necessidade de ajuste de dose. O uso concomitante com rifampicina ou itraconazol diminui consideravelmente as concentrações plasmáticas. Deve ser evitado o uso em conjunto com outros agentes

TABELA 14 Parâmetros farmacológicos da eravaciclina

Meia-vida média	20 h
Eliminação	Biliar (40%), renal (30%)
Parâmetro PK/PD	AUC/CIM
Ligação proteica	79 a 90%
Volume de distribuição	Alto
Nível terapêutico no SNC	Não
Uso na gravidez	Sem dados (evitar o uso)
Uso na lactação	Sem dados (evitar o uso)
Ajuste hepático	Sim (Child-Pugh C – 1 mg/kg a cada 24 h)
Ajuste renal	Não
Ajuste à obesidade	Sem dados

AUC/CIM: área sob a curva/concentração inibitória mínima; SNC: sistema nervoso central; VO: via oral.
Fonte: adaptada de Gilbert et al., 2022.

TABELA 15 Ajuste de dose da eravaciclina de acordo com o *clearance* renal

Clearance de creatinina[1]	Dose recomendada
Sem ajuste	1 mg/kg a cada 12 h

[1]ClCr: *clearance* calculado com Crockoft-Gault.
Fonte: adaptada de Gilbert et al., 2022.

TABELA 16 Formulações

Representante	Apresentação	Via de administração	Reconstituição	Diluição	Diluente	Tempo de infusão	Outros	Recomendações VO	SNE/SNG/GTT	Referências
Eravaciclina	50 mg pó para concentrado para solução para perfusão	IV	5 mL de água para preparações injetáveis e agitado cuidadosamente até que o pó se dissolva completamente	Para administração, a solução reconstituída tem de ser diluída utilizando uma solução injetável de cloreto de sódio 9 mg/mL (0,9%). O volume calculado da solução reconstituída deve ser adicionado ao saco de perfusão para uma concentração-alvo de 0,3 mg/mL num intervalo de 0,2 a 0,6 mg/mL	SF 0,9%	Administrado por IV durante aproximadamente 1 h	Após reconstituição no frasco para injetáveis, foi demonstrada estabilidade química e física durante 1 h a 25 °C. Após diluição, foi demonstrada estabilidade química e física durante 72 h a 2 a 8 °C e durante 12 h a 25 °C	Não se aplica	Não se aplica	Bula do medicamento: Xerava

IV: intravenoso; SF: soro fisiológico; SNE/SNG/GTT: sonda nasoenteral/nasogástrica/gastrostomia; VO: via oral.

fotossensibilizantes. Há descrição de que essa droga aumenta a concentração de lítio; dessa forma, pacientes em uso dessa substância devem ser monitorados com cautela.

Aplicações clínicas

Tem aprovação do FDA para tratamento de infecções abdominais complicadas. Mostrou não inferioridade aos carbapenêmicos em estudo randomizado fase III para apendicite, colecistite, diverticulite e peritonites.

REFERÊNCIAS

Agwuh KN, MacGowan A. Pharmacokinetics and pharmacodynamics of the tetracyclines including glycylcyclines. J Antimicrob Chemother. 2006;58(2):256-65.

Bennett J, Dolin R, Blaser M. Mandell, Douglas, and Bennett's principles and practice of infectious diseases. 8.ed. New York: Elsevier; 2010.

European Medicines Agency (EMA). Gilbert DN, Chambers HF, Saag MS, Pavia AT, Boucher HW, Sanford JP. The Sanford guide to antimicrobial therapy 2022. Sperryville: Antimicrobial Therapy, Inc.; 2022.

McCarthy MW. Clinical pharmacokinetics and pharmacodynamics of eravacycline. Clin Pharmacokinet. 2019;58(9):1149-53.

Nelson ML, Levy SB. The history of the tetracyclines. Ann N Y Acad Sci. 2011;1241:17-32.

Rusu A, Buta EL. The development of third-generation tetracycline antibiotics and new perspectives. Pharmaceutics. 2021;13(12):2085.

Schreiner A, Digranes A. Pharmacokinetics of lymecycline and doxycycline in serum and suction blister fluid. Chemotherapy. 1985;31(4):261-5.

Sjölin-Forsberg G, Hermansson J. Comparative bioavailability of tetracycline and lymecycline. Br J Clin Pharmacol. 1984;18(4):529-33.

Vojtová V, Urbánek K. Farmakokinetika tetracyklinů a glycylcyklinů [Pharmacokinetics of tetracyclines and glycylcyclines]. Klin Mikrobiol Infekc Lek. 2009;15(1):17-21.

Zhou J, Ledesma KR, Chang KT, Abodakpi H, Gao S, Tam VH. Pharmacokinetics and pharmacodynamics of minocycline against acinetobacter baumannii in a neutropenic murine pneumonia model. Antimicrob Agents Chemother. 2017;61(5):e02371-16.

19

Glicilciclinas: tigeciclina

Maristela Pinheiro Freire
Gabriela Takeshigue Lemos

INTRODUÇÃO DA CLASSE

A tigeciclina é uma molécula semissintética desenvolvida a partir da minociclina, à qual houve a adição de um radical butilglicilamido na posição 9 da molécula. É a primeira droga da classe das glicilciclinas aprovada pela Food and Drug Administration (FDA), EUA, para infecções de pele e partes moles, infecções intra-abdominais e pneumonias da comunidade. No entanto, com base em dados sobre tratamentos, a FDA emitiu, posteriormente, um alerta sobre o eventual aumento da mortalidade em pacientes que trataram pneumonias hospitalares com tigeciclina em relação aos outros antibióticos.

Mecanismo de ação

A tigeciclina age na inibição da síntese proteica ao se ligar reversivelmente à subunidade 30s ribossomal, por isso é considerada um antibiótico bacteriostático.

Mecanismos de resistência

O principal mecanismo de resistência a esse antibiótico ocorre pela presença de bombas de efluxo: AcrAB, MexAB-OprM, MexXY; e bombas da família MATE.

Espectro de ação

- Gram-positivos: *Staphylococcus aureus* (sensível ou resistente à oxacilina), *Streptococcus pneumoniae, Streptococcus anginosus* spp., *Streptococcus pyogenes, Streptococcus agalactiae, Enterococcus faecalis* e *Enterococcus faecium* (principalmente as cepas sensíveis à vancomicina) etc.
- Gram-negativos: *Escherichia coli, Citrobacter freundii, Enterobacter clocae, Klebsiella* spp., *Aeromonas* spp., *Legionella* spp., *Haemophilus influenzae, Kingella* spp., *Stenotrophomonas maltophilia* e *Acinetobacter baumannii.*
- Anaeróbios: *Bacteroides* spp., *Clostridium perfringens, Peptostreptococcus micros.*
- Outros: pode ter atividade contra *Mycobacterium abscessus.*

Vale lembrar que algumas bactérias são intrinsecamente resistentes à tigeciclina, com destaque para: *Proteus* spp., *Morganella morganii, Pseudomonas aeruginosa* e *Providencia* spp.

Efeitos adversos

Os efeitos adversos mais comuns são alterações gastrointestinais: náusea, vômitos, diarreia, reações de hipersensibilidade, reações dermatológicas, incluindo a síndrome de Stevens-Johnson, hipoglicemias, pancreatite aguda, icterícia e colestase.

Farmacocinética e farmacodinâmica

Há apenas formulações endovenosas. É uma droga com alto volume de distribuição, com baixa concentração sérica e ampla distribuição entre tecidos, como pulmão, fígado, ossos, rins e pele. Não ultrapassa a barreira hematoencefálica.

A excreção é realizada quase de forma inalterada (~81%), principalmente fecal, pela bile (59%) e pela urina (22%). Menores proporções da medicação são de metabolização hepática.

Interações medicamentosas

Algumas das principais interações medicamentosas da tigeciclina são: varfarina, tacrolimo, sulfonilureias, lítio e digoxina, além de interação com anticoncepcionais hormonais orais diminuindo sua efetividade.

Aplicações clínicas

A indicação oficial é para infecção de pele e partes moles, infecções intra-abdominais complicadas e pneumonias comunitárias. Contudo, de modo *off-label*, ela é utilizada principalmente para agentes multidroga-resistentes que carecem de outras opções de tratamento, como *Enterobacterales* e *Acinetobacter baumannii* resistentes a carbapenêmicos, preferencialmente em terapia combinada. Pode ser utilizada para *Stenotrophomonas maltophilia* quando outras opções terapêuticas não estão disponíveis.

TABELA 1 Parâmetros farmacológicos do tigeciclina

Meia-vida média	24 a 48 h
Biodisponibilidade VO/IM	Não se aplica
Eliminação	Renal/biliar
Parâmetro PK/PD	AUC/CIM
Ligação proteica	71 a 89%
Volume de distribuição	Alto
Nível terapêutico no SNC	Não
Uso na gravidez	Categoria C
Uso na lactação	Baixo risco[1]
Ajuste hepático	Sim (Child-Pugh C), com dose inicial de 100 mg, seguido de 25 mg a cada 12 h
Ajuste renal	Não
Ajuste à obesidade	Não

[1]Não recomendado uso prolongado (mais de três semanas) por risco de mudança na pigmentação dentária e inibição de crescimento ósseo do lactante.
AUC/CIM: área sob a curva/concentração inibitória mínima; IM: intramuscular; SNC: sistema nervoso central; VO: via oral.
Fonte: adaptada de Gilbert et al., 2022.

TABELA 2 Dose padrão de tigeciclina

Clearance de creatinina	Dose recomendada
Sem ajuste	100 mg, seguido de 50 mg a cada 12 h

Fonte: adaptada de Gilbert et al., 2022.

TABELA 3 Formulações

Representante	Apresentação	Via de administração	Reconstituição	Diluição	Diluente	Tempo de infusão	Outros	Recomendações VO	SNE/SNG/GTT	Referências
Tigeciclina	50 mg de pó liófilo injetável	IV	5,3 mL de SF 0,9% (10 mg/mL)	100 mL SF ou SG concentração máxima 1 mg/mL	SF 0,9% OU SG	IV: 30 a 60 min	24 h em temperatura ambiente, após diluição: 45 h sob refrigeração	Não se aplica	Não se aplica	Bula do medicamento referência: Tygacil® Guia Farmacêutico Hospital Sírio-Libanês

IV: intravenoso; SF: soro fisiológico; SNE/SNG/GTT: sonda nasoenteral/nasogástrica/gastrostomia; VO: via oral.

Usualmente não é recomendada para tratamento de infecções por *Enterococcus* spp., mas pode ser prescrita especialmente em situações de infecções polimicrobianas e infecções de via biliar. Não deve ser utilizada para tratamento de infecção de corrente sanguínea e também não deve ser utilizada no tratamento de pneumonia associada à ventilação mecânica empiricamente ou na terapia dirigida. Porém, as indicações devem ser discutidas com especialistas.

A posologia descrita inicialmente na bula é 100 mg de dose de ataque, seguido de 50 mg a cada 12 horas, mas os estudos clínicos, de farmacocinética e *guidelines* internacionais recomendam a dose de 200 mg de ataque, intravenoso, seguida de 100 mg a cada 12 horas, principalmente no tratamento de bactérias multidroga-resistentes.

REFERÊNCIAS

Bennett J, Dolin R, Blaser M. Mandell, Douglas, and Bennett's principles and practice of infectious diseases. New York: Elsevier; 2010.

Gilbert DN, Chambers HF, Saag MS, Pavia AT, Boucher HW, Sanford JP. The Sanford guide to antimicrobial therapy 2022. Sperryville: Antimicrobial Therapy, Inc.; 2022.

Kwon YS, Levin A, Kasperbauer SH, Huitt GA, Daley CL. Efficacy and safety of tigecycline for Mycobacterium abcessus disease. Respir Med. 2019;158: 89-91.

MacGowan AP. Tigecycline pharmacokinetic/pharmacodynamics update. J Antimicrob Chemother. 2008;62(suppl 1):i11-i16.

Paul M, Carrara E, Retamar P, Tängdén T, Bitterman R, Bonomo RA, et al. European Society of Clinical Microbiology and Infectious Diseases (ESCMID) guidelines for the treatment of infections caused by multidrug-resistant Gram-negative bacilli (endorsed by European Society of Intensive Care Medicine). Clin Microbiol Infect. 2022;28(4): 521-47.

Rodvold KA, Gotfried MH, Cwik M, Korth-Bradley JM, Dukart G, Ellis-Grosse EJ. Serum, tissue and body fluid concentrations of tigecycline after a single 100mg dose. J Antimicrob Chemother. 2006; 58:1221-9.

Yaghoubi S, Zekiy AO, Krutova M, Gholami M, Kouhsari E, Sholeh M, et al. Tigecycline antibacterial activity, clinical effectiveness and mechanisms and epidemiology of resistance: a review. Eur J Clin Microbiol Infect Dis. 2022;41(7):1003-22.

20

Polimixinas

Eusébio Lino dos Santos Júnior
Ícaro Boszczowski

INTRODUÇÃO

As polimixinas são polipeptídeos catiônicos que consistem em um heptapeptídeo cíclico que possui uma cadeia lateral tripeptídeo acilada no terminal N por uma cauda de ácido graxo. A polimixina B e a polimixina E (colistina) diferem apenas por um único aminoácido no anel peptídeo, com uma fenilalanina na polimixina B e uma leucina na polimixina E. Elas são um grupo de antibióticos distintos quimicamente produzidos por cepas de bactérias Gram-positivas formadoras de esporos *Paenibacillus polymyxa*, inicialmente identificadas em meados de 1940. A colistina foi descrita em 1950; e a partir de 1970 o uso dessas drogas declinou em virtude do surgimento de classes com menos efeitos adversos e mesmo espectro de atividade. Todavia, a emergência de bactérias multirresistentes tornou as polimixinas importantes agentes para a terapia de infecções de difícil tratamento. Desde então, há uma grande confusão a respeito do uso das polimixinas devido às diferenças nas suas formulações e suas possíveis toxicidades. Das cinco polimixinas originalmente descritas (polimixina A a E), duas (B e E) são usadas na prática clínica. As polimixinas têm um espectro de ação estreito, especialmente dirigido contra bactérias Gram-negativas. Algumas espécies apresentam resistência intrínseca e não possuem atividade contra bactérias Gram-positivas e bactérias anaeróbias.

A polimixina B é administrada diretamente como um antibiótico ativo, enquanto a colistina é administrada como uma pró-droga, o colistimetato (CMS). As duas drogas disponíveis apresentam espectro de ação semelhante, com poucas diferenças práticas.

Fármacos disponíveis no Brasil: polimixina B e polimixina E (colistina).

POLIMIXINA B

Breve história

Descoberta por volta de 1940, com atividade exclusiva contra bactérias Gram-negativas. Com a emergência de bactérias multidroga-resistentes e uma lacuna na descoberta de novas drogas, o papel das polimixinas ganhou destaque nos últimos anos.

Mecanismo de ação

A ação das polimixinas ocorre a partir da interação com a molécula aniônica LPS, exclusiva da membrana celular externa das bactérias Gram-negativas, ocasionando alteração estrutural de LPS e desorganização da membrana celular, com perda da sua função de barreira de permeabilidade e consequente morte celular.

Além dessa função bactericida, a polimixina B pode se ligar ao LPS circulante e neutralizá-lo, podendo reduzir os efeitos fisiopatológicos da endotoxina na circulação.

Um terceiro mecanismo de ação é a inibição da oxirredutase NADH tipo II na membrana celular interna bacteriana, que é essencial para a respiração celular.

Mecanismo de resistência

Os mecanismos de resistência em algumas bactérias permanecem desconhecidos. O mecanismo mais comum é a modificação do LPS via substituição catiônica, similar ao observado nas bactérias que têm resistência intrínseca às polimixinas. Somente um mecanismo de resistência transferível, de transmissão plasmidial, foi identificado (gene plasmidial *mcr-1*). A proteína codificada pelo gene *mcr-1* leva à adição de fosfatoetanolamina ao LPS e consequentemente torna-o mais catiônico, de forma similar ao que ocorre por mecanismos cromossômicos. Portanto, as polimixinas perdem sua ação detergente contra a membrana celular externa.

Espectro de ação

Espectro contra bactérias Gram-negativas. Não tem ação contra bactérias Gram-positivas ou bactérias anaeróbias.

- Gram-negativos: excelente atividade bactericida contra a maioria dos bacilos ou coco bacilos Gram-negativos, inclusive *Pseudomonas aeruginosa*, *Acinetobacter baumannii* e outras bactérias da família *Enterobacteriaceae*, como *Klebsiella* spp. ou *Escherichia coli*. Também tem atividade contra *Enterobacter* spp., *Shigella* spp., *Salmonella* spp., *Citrobacter* spp., *Haemophilus* spp. e a maioria das espécies de *Aeromonas* (exceto *Ae. jandaei*). A atividade contra *Campylobacter* spp. e *Stenotrophomonas maltophilia* é variável. Inativa contra *Vibrio* spp., *Providentia* spp., *Proteus* spp., *Serratia* spp., *Morganella morganii*, *Helicobacter pylori*, *Neisseria* spp. (gonococo e meningococo), *Brucella* spp., *Edwardsiella tarda*, *Burkholderia cepacia complex*, *Burkholderia pseudomallei* e *Moraxella catarrhalis*.

Efeitos adversos

Reações de hipersensibilidade podem ocorrer em aproximadamente 2% dos usuários; a neurotoxicidade (ataxia e parestesias) ocorre em 7 a 27%. Um efeito adverso gravíssimo é a paralisia respiratória em virtude de bloqueio neuromuscular, que ocorre de forma não competitiva e não é revertida pela neostigmina, mais frequente em pacientes com disfunção renal, doenças neuromusculares e uso de relaxantes musculares, associada à velocidade de infusão. Pode ser prevenida com infusões lentas.

Nefrotoxicidade ocorre em 20% dos pacientes que desenvolvem lesão renal aguda. Na maioria dos casos, tem início nos primeiros 4 dias de uso e tende a se resolver em até duas semanas após a suspensão, é dose-dependente e potencializada pelo uso de outras drogas nefrotóxicas. Não necessita de correção para função renal. Pacientes que fazem terapia inalatória podem apresentar broncoespasmo. Meningite asséptica foi relatada após administração intraventricular ou intratecal da droga. Hiperpigmentação cutânea é comumente vista.

Farmacocinética e farmacodinâmica

É administrada via intravenosa como sulfato de polimixina B, a forma ativa. Também pode ser usada via tópica e intramuscular. Não tem absorção pela via oral. Pouco se conhece sobre sua distribuição tecidual, mas se acredita que tenha pobre penetração em tecidos como ossos, pleura e sistema nervoso central (SNC). Mais de 95% sofre *clearance* independentemente dos rins. A maioria da droga é eliminada por vias não renais e não existe excreção biliar. Seus níveis séricos não são afetados pela função renal; dessa forma, não precisa de ajuste. As polimixinas têm eficácia clínica concentração-dependente. Tem um modesto efeito pós-antibiótico em altas concentrações. O índice farmacocinético/farmacodinâmico (PK/PD) que melhor prediz a atividade antibacteriana contra *A. baumannii* e *P. aeruginosa* é a razão da área sob a curva de concentração-tempo para droga livre de 0 a 24 horas dividida pela concentração inibitória mínima. Na concentração de 1 μg/mL é bacteriostática; e na concentração de 2 μg/mL é bactericida. Seu efeito pós-antibiótico é mínimo.

Interações medicamentosas

Atenção especial deve ser dada ao uso concomitante de drogas nefrotóxicas, como aminoglicosídeos e glicopeptídeos, inibidores de calcineurina (p. ex., tacrolimo), anti-inflamatórios não esteroidais, além do uso de potenciais neurotóxicos, como anestésicos, relaxantes musculares e opioides.

Aplicações clínicas

Seu uso ganhou destaque no cenário de infecções relacionadas à assistência à saúde, pelo número crescente de infecções por patógenos pan-resistentes como enterobactérias resistentes a carbapenêmicos, *A. baumannii* e *Pseudomonas* resistentes a carbapenêmicos.

Recomendada para o uso sistêmico de infecções por patógenos multidroga-resistentes. Deve ser realizada dose de ataque, especialmente para o tratamento de infecções graves, na dose de 2 a 2,5 mg/kg (equivalente a 20.000 a 25.000 UI/kg). A dose de manutenção recomendada é de 1,25 a 1,5 mg/kg a cada 12 horas.

Tem sido historicamente usada via inalatória para o tratamento de exacerbações infecciosas por *P. aeruginosa* em pacientes com fibrose cística. A administração inalatória para manejo da pneumonia nosocomial e da pneumonia associada à ventilação mecânica (PAVM) baseia-se na baixa concentração pulmonar quando usada por via sistêmica. Entretanto, é um tema controverso; quando usada, deve ser feita como terapia adjuvante.

TABELA 1 Parâmetros farmacológicos da polimixina B

Meia-vida média	4,5 a 6 h
Biodisponibilidade VO/IM	Não se aplica (droga IV)
Eliminação	Renal
Parâmetro PK/PD	AUC/CIM
Ligação proteica	70 a 92%
Volume de distribuição	Baixo
Nível terapêutico no SNC	Sem dados
Uso na gravidez	Categoria C
Uso na lactação	Sem dados
Ajuste hepático	Não
Ajuste renal	Não
Ajuste à obesidade	Sim (ajuste por peso)

AUC/CIM: área sob a curva/concentração inibitória mínima; IM: intramuscular; IV: intravenoso; SNC: sistema nervoso central; VO: via oral.
Fonte: adaptada de Gilbert et al., 2022.

TABELA 2 Ajuste de dose da polimixina B de acordo com o *clearance* renal

Clearance de creatinina[1]	Dose recomendada
Sem ajuste	Dose de ataque: 2,5 mg/kg (25.000 UI/kg) Dose de manutenção: 1,5 mg/kg (15.000 UI/kg) a cada 12 h

[1]ClCr: *clearance* calculado com Crockoft-Gault.
Fonte: adaptada de Gilbert et al., 2022.

TABELA 3 Formulações

Representante	Apresentação	Via de administração	Reconstituição	Diluição	Diluente	Tempo de infusão	Outros	Recomendações VO	SNE/SNG/GTT	Referências
Polimixina B	500.000 UI em pó liofilizado para solução injetável 1.000.000 UI em pó liofilizado para solução injetável 1.500.000 UI em pó liofilizado para solução injetável	IV, IM e intratecal	IV: reconstituir cada frasco em 2 mL de água estéril para injeção, SF 0,9% ou SG 5% Intratecal: para obter uma concentração de 50.000 UI/mL, reconstituir 1 frasco de sulfato de polimixina B (sulfato de polimixina B) em 2 mL de SF 0,9% e transferir para uma seringa contendo 8 mL de SF 0,9% Intramuscular: reconstituir cada frasco em 2 mL de água estéril para injeção ou SF 0,9% ou hidrocloridrato de procaína 1%	IV: diluir em 300 a 500 mL Intratecal: não se aplica IM: não se aplica	IV: SF 0,9% e SG 5% Intratecal: não se aplica IM: não se aplica	IV: administrar em no mínimo 1 h Intratecal: administrar lentamente IM: administrar lentamente	Medicamento não dialisável	Não se aplica	Não se aplica	UpToDate: polimixina B Bulário eletrônico

IM: intramuscular; IV: intravenoso; SF: soro fisiológico; SG: soro glicosado; SNE/SNG/GTT: sonda nasoenteral/nasogástrica/gastrostomia; VO: via oral.

POLIMIXINA E (COLISTINA)

Breve história

É um derivado do *Bacillus colistinus*. Difere da polimixina B por uma alteração de aminoácido (D-leucina para D-fenilalanina). A colistina foi descoberta em 1950 e mais tardiamente foi reconhecida como polimixina E. Aprovada pelo Food and Drug Administration (FDA) em 1959, o colistimetato (CMS), a pró-droga inativa da colistina, substituiu a colistina para administração parenteral. Passou pela mesma questão da polimixina B em relação ao declínio de uso devido aos efeitos adversos e ao surgimento de outras drogas efetivas e menos tóxicas.

Mecanismo de ação

Tem o mesmo mecanismo de ação descrito para polimixina B.

Mecanismo de resistência

Tem o mesmo mecanismo de ação descrito para polimixina B.

Espectro de ação

O espectro de ação é igual ao da polimixina B; dessa forma, tem ação contra grande parte das bactérias Gram-negativas e é inativa para uso contra as Gram-positivas e anaeróbios.

Efeitos adversos

Apresenta efeitos adversos iguais aos da polimixina B: neurotoxicidade, nefrotoxicidade e broncoespasmo na terapia inalatória.

Quanto às diferenças de risco, alguns estudos demonstraram que as taxas de nefrotoxicidade foram maiores com a colistina em comparação com a poliximina B. Por fim, tem menor potencial de causar broncoespasmo quando comparada com a polimixina B.

Farmacocinética e farmacodinâmica

O colistimetato pode tem administração parenteral, porém a administração intratecal ou intraventricular também é possível. A injeção intramuscular é pouco utilizada porque pode causar muita dor local e tem absorção variável; há a possibilidade do uso inalatório.

Já foi claramente demonstrado que a atividade antimicrobiana resulta da ação da colistina, que é gerada *in vivo* quando o CMS (a pró-droga) é administrado. A meia-vida da colistina é maior que a do CMS, de 3 e 2 horas, respectivamente. Tem baixa penetração tecidual em ossos, pleura, parênquima pulmonar e liquor.

Depois da administração parenteral, uma grande proporção do CMS é eliminada, principalmente via renal. Como em indivíduos saudáveis, o *clearance* de CMS pelos rins é maior que o seu *clearance* de conversão em colistina; não mais que 20 a 25% do CMS é convertido em colistina ativa. Em pacientes com a função renal boa (*clearance* de creatinina > 80 mL/min), pode não ser possível alcançar com confiança a concentração plasmática desejada de 2 mg/L.

Diferente do CMS, a colistina é eliminada predominantemente por via não renal em virtude de extensa reabsorção tubular. Na disfunção renal, a eliminação do CMS é prejudicada e maior fração daquilo que foi administrado seria convertida em colistina. Isso explica a necessidade de correção da dose de colistina administrada para o *clearance* de creatinina (Tabela 5).

Sua eficácia clínica é concentração-dependente. O PK/PD é bem predito pela razão da área sob a curva de concentração-tempo para droga livre de 0 a 24 horas para a CIM. Praticamente não tem efeito pós-antibiótico.

TABELA 4 Parâmetros farmacológicos da polimixina E (colistina)

Meia-vida média	6,3 a 12 h
Biodisponibilidade VO/IM	Não se aplica (droga IV)
Eliminação	Renal
Parâmetro PK/PD	AUC/CIM
Ligação proteica	50%
Volume de distribuição	Baixo
Nível terapêutico no SNC	Não
Uso na gravidez	Categoria C
Uso na lactação	Sem dados
Ajuste hepático	Não
Ajuste renal	Sim
Ajuste à obesidade	Sim (ajuste por peso)

AUC/CIM: área sob a curva/concentração inibitória mínima; IM: intramuscular; IV: intravenoso; SNC: sistema nervoso central; VO: via oral.
Fonte: adaptada de Gilbert et al., 2022.

TABELA 5 Ajuste de dose da polimixina E (colistina) de acordo com o *clearance* renal

Clearance de creatinina[1]	Dose recomendada de colistina base	Dose recomendada de colistimetato
ClCr ≥ 90	2,5 a 5 mg/kg/dia, dividido a cada 8 h	5.000.000 a 9.000.000UI/dia dividido a cada 8 h
ClCr 50 a 90	2,5 a 3,8 mg/kg/dia, dividido a cada 8 ou 12 h	5.000.000 a 8.000.000UI/dia dividido a cada 8 ou 12 h
ClCr 10 a 50	1,5 a 2,5 mg/kg/dia, dividido a cada 12 h	3.000.000 a 5.000.000 UI/dia dividido a cada 12 h
ClCr < 10	1 mg/kg/dia, dividido a cada 12 h	2.000.000 UI/dia dividido a cada 12 h
Hemodiálise intermitente	1 mg/kg/dia, dividido a cada 12 h em dias sem diálise. Nos dias de diálise fazer dose adicional (30 a 40% da dose base após a diálise)	1.500.000 UI/dia dividido a cada 12 h nos dias sem diálise. Nos dias com diálise dose suplementar de 1.500.000 UI
Diálise contínua	1,5 a 2,5 mg/kg/dia divididos a cada 12 h	3.000.000 a 5.000.000 UI/dia dividido a cada 12 h

[1]ClCr: *clearance* calculado com Crockoft-Gault.
Fonte: adaptada de Gilbert et al., 2022.

Interações medicamentosas

Atenção especial deve ser dada a outros medicamentos nefrotóxicos e neurotóxicos, como os aminoglicosídeos, glicopeptídeos, psicotrópicos e opioides.

Aplicações clínicas

Como tem o mesmo espectro de ação, tem as mesmas aplicações clínicas de uso da polimixina B (Tabela 6).

Devido às características de PK/PD descritas e apesar de poucas evidências e maior experiência na literatura com o uso da colistina, quando estiverem disponíveis as duas polimixinas, existem recomendações que indicam o uso preferencial da polimixina B para o tratamento de infecções graves, enquanto a polimixina E seria preferível para o tratamento de infecções do trato urinário, onde terá uma concentração maior que a polimixina B. Também pode ser usada para administração intraventricular ou intratecal. A depender da localização, existem duas formulações diferentes de colistina disponíveis comercialmente. Os frascos do produto podem ser rotulados como unidades internacionais (UI) ou miligrama da pró-droga, ou miligrama da atividade de base de colistina (ABC). Ambas contêm o CMS, formulado de forma diferente e com recomendações de dose distintas. A conversão de 1 mg de ABC equivale a 30 mil UI de CMS, logo 1 milhão de UI de CMS equivale a 33 mg de ABC.

TABELA 6 Conversões das diversas formulações de polimixina E (colistina)

1 mg colistina base	30.000 UI colistimetato
33 mg colistina base	1.000.000 UI colistimetato
1 mg colistina base	2,4 mg colistimetato

Fonte: adaptada de Gilbert et al., 2022.

TABELA 7 Particularidades e comparações entre as polimixinas B e E

Particularidades	Polimixina B	Polimixina E
Mecanismo de ação	Alteração estrutural de LPS e desorganização da membrana celular externa	
Espectro antimicrobiano	Gram-negativos somente	
Correção para *clearance* de creatinina	Não	Sim
Potencial de nefrotoxicidade	+	++
Indicações clínicas	Infecções por patógenos multidroga-resistentes. Tratamento de pneumonias, infecções de corrente sanguínea, infecções urinárias, infecções do sistema nervoso central, infecções intra-abdominais, entre outras	

TABELA 8 Formulações clínicas

Representante	Apresentação	Via de administração	Reconstituição	Diluição	Diluente	Tempo de infusão	Outros	Recomendações VO	SNE/SNG/GTT	Referências
Polimixina E (colistina)	1.000.000 UI em pó liofilizado para solução injetável/inalável (80 mg de colistimetato de sódio) 2.000.000 UI em pó liofilizado para solução injetável/inalável (160 mg de colistimetato)	IV e IN	Reconstituir em 2 mL de AD	50 mL SF 0,9%, SG 5% e RL 10 mL SF, SG 5% e RL para acesso central	SF 0,9%, SG 5% e RL	*Bolus*: de 3 a 5 min IV: ▪ Intermitente: acima de 30 min ▪ Contínua: injetar metade da dose de 3 a 5 min, diluir a outra metade e administrar após 1 a 2 h da inicial em 22 a 23 h IN: ▪ Administrar via nebulizador. Preparar imediatamente antes da administração para evitar toxicidade pulmonar. Considerar uso de broncodilatador 15 min antes da administração	Concentração máxima de 75 mg/mL	Não se aplica	Não se aplica	Guia do Farmacêutico Hospital Sírio-Libanês Bula: colistimetato de sódio ABL®

AD: água destilada; IN: inalatório; IV: intravenoso; RL: ringer lactato; SF: soro fisiológico; SG: soro glicosado; SNE/SNG/GTT: sonda nasoenteral/nasogástrica/gastrostomia; VO: via oral.

REFERÊNCIAS

Abdellatif S, Trifi A, Daly F, Mahjoub K, Nasri R, Ben Lakhal S. Efficacy and toxicity of aerosolised colistin in ventilator-associated pneumonia: a prospective, randomised trial. Ann Intensive Care. 2016; 6(1):26.

Akajagbor DS, Wilson SL, Shere-Wolfe KD, Dakum P, Charurat ME, Gilliam BL. Higher incidence of acute kidney injury with intravenous colistimethate sodium compared with polymyxin B in critically ill patients at a tertiary care medical center. Clin Infect Dis. 2013;57(9):1300-3.

Gilbert DN, Chambers HF, Saag MS, Pavia AT, Boucher HW, Sanford JP. The Sanford guide to antimicrobial therapy 2022. Sperryville: Antimicrobial Therapy, Inc.; 2022.

Landman D, Georgescu C, Martin DA, Quale J. Polymyxins revisited. Clin Microbiol Rev. 2008; 21(3): 449-65.

Li J. Reviving polymyxins: achievements, lessons and the road ahead. In: Li J, Nation RL, Kaye KS. Polymyxins antibiotics: from laboratory bench to bedside. Advances in experimental medicine and biology. V. 1145. Switzerland: Springer; 2019. p. 1-8.

Li J, Nation RL, Turnidge JD, Milne RW, Coulthard K, Rayner CR, Paterson DL. Colistin: the re-emerging antibiotic for multidrug-resistant Gram-negative bacterial infections. Lancet Infect Dis. 2006;6: 589-601.

Li Z, Velkok T. Polymyxins: mode of action. In: Li J, Nation RL, Kaye KS. Polymyxins antibiotics: from laboratory bench to bedside. Advances in experimental medicine and biology. V. 1145. Switzerland: Springer; 2019. p. 37-54.

Myint T, Evans ME, Burgess DR, Greenberg RN. Respiratory muscle paralysis associated with colistin, polymyxin b, and muscle relaxants drugs: a case report. J Investig Med High Impact Case Rep. 2016;4(1):2324709616638362.

Nation RL, Forrest A. Clinical pharmacokinetics, pharmacodynamics and toxicodynamics of polymyxins: implications for therapeutic use. In: Li J, Nation RL, Kaye KS. Polymyxins antibiotics: from laboratory bench to bedside. advances in experimental medicine and biology. V. 1145. Switzerland: Springer; 2019. p. 219-49.

Nation RL, Rigatto MHP, Falci DR, Zavascki AP. Polymyxin acute kidney injury: dosing and other strategies to reduce toxicity. Antibiotics (Basel). 2019;8(1):24.

Poirel L, Jayol A, Nordmann P. Polymyxins: antibacterial activity, susceptibility testing, and resistance mechanisms encoded by plasmids or chromosomes. Clin Microb Rev. 2017;30(2):557-96.

Tsuji BT, Pogue JM, Zavascki AP, Paul M, Daikos GL, Forrest A, et al. International Consensus Guidelines for the Optimal Use of the Polymyxins: Endorsed by the American College of Clinical Pharmacy (ACCP), European Society of Clinical Microbiology and Infectious Diseases (ESCMID), Infectious Diseases Society of America (IDSA), International Society for Anti-infective Pharmacology (ISAP), Society of Critical Care Medicine (SCCM), and Society of Infectious Diseases Pharmacists (SIDP). Pharmacotherapy. 2019;39(1):10-39.

Vaara M. Polymyxins and their potential next generation as therapeutic antibiotics. Front Microbiol. 2019;10.

Velkov T, Thompson PE, Azad MAK, Roberts KD, Bergen PJ. History, chemistry and antibacterial spectrum. In: Li J, Nation RL, Kaye KS. Polymyxins antibiotics: from laboratory bench to bedside. Advances in Experimental Medicine and Biology. V. 1145. Switzerland: Springer; 2019. p. 15-36.

Wen X, Luo C, Lyu W. Polymyxin B-induced skin hyperpigmentation. Case Rep Med. 2020;2020: 6461329.

Zavascki AP, Nation RL. Nephrotoxicity of polymyxins: is there any difference between colistimethate and polymyxin B? Antimicrob Agents Chemother. 2017;61(3):e02319-16.

21

Fosfomicina

Bruno Tavares

Breve história

A fosfomicina foi descoberta na Espanha em 1969, isolada a partir de culturas de cepas de *Streptomyces* spp. Inicialmente, foi denominada fosfonomicina por ser derivada de um ácido fosfônico de extremo baixo peso molecular, cuja estrutura química é definida como ácido cis-1,2-epóxi-propil-fosfônico ($C_3H_7O_4P.C_4H_{11}NO_3$).

Mecanismo de ação

Trata-se de um antibiótico bactericida, cuja ação se dá pela interferência na síntese da parede celular. A droga utiliza as proteínas de transporte GlpT e UhpT para entrar na célula bacteriana e se ligar à enzima UDP-N-acetilglucosamina-enolpiruviltransferase (MurA). Essa ligação interfere na síntese inicial do peptidoglicano, pois a enzima MurA é responsável pela formação do ácido N-acetilmurâmico, um precursor do peptidoglicano, o que ocasiona a perda da integridade da parede celular bacteriana.

Mecanismo de resistência

O mecanismo de resistência à fosfomicina se deve principalmente a mutações nos genes cromossomais responsáveis pela codificação das proteínas de transporte. Outro mecanismo de resistência é a produção de glutationa-transferase, enzima capaz de inativar o fármaco e que é codificada por genes plasmidiais.

Espectro de ação

- Gram-negativas: possui amplo espectro de ação, sendo ativo contra *Escherichia coli, Proteus* spp., *Klebsiella pneumoniae, Enterobacter* spp., *Serratia marcescens* e *Salmonella typhi* selvagem, incluindo bactérias multirresistentes (MDR). *Acinetobacter* spp., *Stenotrophomonas* spp. e *Pseudomonas* spp. são usualmente resistentes.
- Gram-positivas: *Staphylococcus aureus, Staphylococcus epidermidis, Streptococcus pneumoniae, Enterococcus faecalis* e VRE.

Efeitos adversos

Em formulação oral, os efeitos mais comuns são náuseas, vômitos, diarreia, dor abdominal, cefaleia e alterações cutâneas. Em administração intravenosa, pode-se observar flebite, hipertensão, insuficiência cardíaca, hipocalemia e eosinofilia. A formulação intravenosa é comercializada na forma de fosfomicina dissódica, o que pode limitar a utilização em tratamentos de pacientes com insuficiência cardíaca e hipertensão em virtude da elevada quantidade de sódio.

Farmacocinética e farmacodinâmica

A ação do fármaco se dá com base no tempo acima da concentração inibitória mínima (CIM). A droga atinge elevada concentração sérica e tissular, capaz de inibir a maioria dos patógenos. Para formulação intravenosa, a penetração no sistema nervoso central (SNC) é descrita quando há inflamação das meninges. Para droga via oral, a absorção é maior quando administrada antes da ingestão alimentar. A excreção ocorre por via renal através da filtração glomerular. Embora apresente eliminação por via renal, não há excreção tubular.

Interações medicamentosas

Sabe-se que a metoclopramida reduz a biodisponibilidade da fosfomicina, enquanto a cimetidina não impacta na biodisponibilidade do antibiótico, tem interação com antagonistas da vitamina K e pode ocasionar uma atividade aumentada desses antagonistas.

Aplicações clínicas

Em decorrência da alta concentração urinária, esse medicamento está indicado para tratamento de infecções do trato urinário. Além disso, há evidência de benefício em tratamento de infecções de sítio cirúrgico, de corrente sanguínea, enterite, meningite, prostatite e infecções respiratórias causadas por bactérias Gram-positivas, Gram-negativas e bacteriúria assintomática com indicação de tratamento.

No cenário de resistência bacteriana, a fosfomicina vem ganhando destaque no tratamento de infecções causadas por MDR.

TABELA 1 Parâmetros farmacológicos da fosfomicina

Meia-vida média	4 a 8 h (VO) a cada 2 a 3,8 h (IV)
Biodisponibilidade VO/IM	12% (VO)
Eliminação	Renal
Parâmetro PK/PD	Tempo acima da CIM
Ligação proteica	< 10%
Volume de distribuição	Alto (VO)/baixo (IV)
Nível terapêutico no SNC	Não (VO)/sim (IV)
Uso na gravidez	Categoria B
Uso na lactação	Baixo risco
Ajuste hepático	Não
Ajuste renal	Não (há correção se for utilizada formulação IV, não disponível no Brasil)
Ajuste à obesidade	Sem dados

CIM: concentração inibitória mínima; IM: intramuscular; IV: intravenosa; SNC: sistema nervoso central; VO: via oral.
Fonte: adaptada de Gilbert et al., 2022.

TABELA 2 Ajuste de dose da fosfomicina de acordo com o *clearance* renal

Clearance de creatinina[1]	Dose recomendada (via oral)
Sem ajuste	3.000 mg em dose única

[1]ClCr: *clearance* calculado com Crockoft-Gault.
Fonte: adaptada de Gilbert et al., 2022.

TABELA 3 Formulações

Representante	Apresentação	Via de administração	Reconstituição	Diluição	Diluente	Tempo de infusão	Outros	Recomendações VO	SNE/SNG/GTT	Referências
Fosfomicina	5,631 g granulado ▪ 8 g ▪ 2 g em pó para solução EV – FR ▪ 4 g em pó para solução EV- FR ▪ 8 g em pó para solução EV- FR	VO e IV	VO: não se aplica IV: ▪ 2 g: 10 mL AD ▪ 4 g:20 mL AD ▪ 8 g: 40 mL AD	VO: 50 a 75 mL de água IV: ▪ 2 g: 50 mL SG 5% ▪ 4 g: 100 mL SG 5% ▪ 8 g: 250 mL SG 5%	VO: água IV: SG 5%	VO: não se aplica IV: ▪ 2 g: 15 min ▪ 4 g: 30 min ▪ 8 g: 60 min	Fosfomicina trometamol (equivalente a 3 g fosfomicina)	Dissolver o conteúdo do envelope em um copo com 50 a 75 mL de água Preferível tomar o medicamento de estômago vazio ou em torno de 2 a 3 h após as refeições	Se não for possível, administrar VO, dissolver o pó em 20 mL de água fria e administrar via sonda	Bula do medicamento de referência: Monuril®/VOZFO™ Fosfomycin for injection Up To Date: osfomycin-drug-information. Literatura: Medicamentos na prática da farmácia clínica

AD: água destilada; EV: endovenosa; FR: frasco; IV: intravenoso; SF: soro fisiológico; SG: soro glicosado; SNE/SNG/GTT: sonda nasoenteral/nasogástrica/gastrostomia; VO: via oral.

REFERÊNCIAS

Falagas ME, Athanasaki F, Voulgaris GL, Triarides NA, Vardakas KZ. Resistance to fosfomycin: mechanisms, frequency and clinical consequences. Int J Antimicrob Agents. 2019;53(1):22-8.

Falagas ME, Giannopoulou KP, Kokolakis GN, Rafailidis PI. Fosfomycin: use beyond urinary tract and gastrointestinal infections. Clin Infect Dis. 2008;46(7):1069-77.

Falagas ME, Kanellopoulou MD, Karageorgopoulos DE, Dimopoulos G, Rafailidis PI, Skarmoutsou ND, et al. Antimicrobial susceptibility of multidrug-resistant Gram negative bacteria to fosfomycin. Eur J Clin Microbiol Infect Dis. 2008;27(6):439-43.

Falagas ME, Maraki S, Karageorgopoulos DE, Kastoris AC, Kapaskelis A, Samonis G. Antimicrobial susceptibility of Gram-positive non-urinary isolates to fosfomycin. Int J Antimicrob Agents. 2010;35(5):497-9.

Florent A, Chichmanian RM, Cua E, Pulcini C. Adverse events associated with intravenous fosfomycin. Int J Antimicrob Agents. 2011;37(1):82-3.

Gamboa PM, Antepara I, Jauregui I, Urrutia I, Sanz ML. Two patients with anaphylactic shock due to fosfomycin. Ann Allergy Asthma Immunol. 2011; 106(3):260-1.

Gilbert DN, Chambers HF, Saag MS, Pavia AT, Boucher HW, Sanford JP. The Sanford guide to antimicrobial therapy 2022. Sperryville: Antimicrobial Therapy, Inc.; 2022.

Karageorgopoulos DE, Wang R, Yu X, Falagas ME. Fosfomycin: evaluation of the published evidence on the emergence of antimicrobial resistance in Gram-negative pathogens. J Antimicrob Chemother. 2012;67(2):255-68.

Michalopoulos AS, Livaditis IG, Gougoutas V. The revival of fosfomycin. Int J Infect Dis. 2011;15(11):e732-9.

Perdigão Neto LV, Oliveira MS, Martins RCR, Marchi AP, Gaudereto JJ, da Costa LATJ, et al. Fosfomycin in severe infections due to genetically distinct pan--drug-resistant Gram-negative microorganisms: synergy with meropenem. J Antimicrob Chemother. 2019;74(1):177-81.

Perdigão Neto LV, Oliveira MS, Orsi TD, Prado GVB do, Martins RCR, Leite GC, et al. Alternative drugs against multiresistant Gram-negative bacteria. J Glob Antimicrob Resist. 2020;23:33-7.

Pfausler B. Concentrations of fosfomycin in the cerebrospinal fluid of neurointensive care patients with ventriculostomy-associated ventriculitis. J Antimicrob Chemother. 2004;53(5):848-52.

Raz R. Fosfomycin: an old – new antibiotic. Clin Microbiol Infect. 2012;18(1):4-7.

Sánchez-Morillas L, Pérez-Ezquerra PR, Reaño-Martos M, Mayorga C, Laguna-Martínez JJ. Anaphylaxis induced by fosfomycin. Ann Allergy Asthma Immunol. 2010;105(3):241.

Trapnell BC, McColley SA, Kissner DG, Rolfe MW, Rosen JM, McKevitt M, et al. Fosfomycin/tobramycin for inhalation in patients with cystic fibrosis with pseudomonas airway infection. Am J Respir Crit Care Med. 2012;185(2):171-8.

Yun D, Dey M, Higgins LJ, Yan F, Liu H wen, Drennan CL. Structural basis of regiospecificity of a mononuclear iron enzyme in antibiotic fosfomycin biosynthesis. J Am Chem Soc. 2011;133(29):11262-9.

22

Nitrofurantoína

Glória Selegatto

Breve história

A nitrofurantoína é um componente da família dos nitrofuranos, criada na década de 1940 e aprovada para uso pelo Food and Drug Administration (FDA) em 1953 para infecções de trato urinário baixa. Foi amplamente utilizada até os anos de 1970, quando houve a introdução dos betalactâmicos e do sulfametoxazol-trimetropim.

Há três tipos de formulação de nitrofurantoína: macrocristais, microcristais e macrocristais com nitrofurantoína monoidratada. Elas não têm diferença de indicação ou eficácia nem no tempo de liberação e efeitos colaterais.

Mecanismo de ação e resistência

O exato mecanismo de ação da droga não é completamente conhecido. Aparentemente, ele envolve múltiplos sítios do metabolismo bacteriano: inibição de tradução ribossômica, dano ao DNA e alterações no ciclo de Krebs. O composto formado após metabolização danifica proteínas ribossomais, causando inibição da síntese proteica. Assim, bactérias com deficiência de atividade da enzima nitrofurano-redutase podem apresentar aumento de resistência a essa droga.

Espectro de ação

- Gram-positivos: *Staphylococcus saprophyticus, Enterococcus* spp.
- Gram-negativos: ativa contra agentes importantes de infecção urinária como *E. coli*, *Klebsiella* spp., *Enterobacter* spp. As bactérias *Proteus, Serratia* e *Pseudomonas* apresentam resistência quase universal a essa droga.
- Anaeróbios: sem atividade.

Efeitos adversos

Em geral, apresenta-se como uma droga segura com menos de 0,1% de efeitos colaterais relatados durante todo o período de terapia. Porém, pode cursar com anemia hemolítica, que pode se manifestar nos pacientes com deficiência de G6PD, além de efeitos gastrointestinais como náuseas e vômitos.

Os efeitos adversos pulmonares acorrem com incidência de 1 caso a cada 5 mil a 100 mil tratamentos. Outros efeitos colaterais relatados são a hepatite aguda, *rash* cutâneo e neuropatia periférica, todos incomuns e geralmente com reversão do quadro após suspensão da medicação.

Farmacocinética e farmacodinâmica

A nitrofurantoína é disponível apenas em formulações orais. É otimizada se tomada junto com alimentos e não há excreção da droga no leite materno. Apesar de cruzar a placenta, apresenta baixa concentração em líquido amniótico. Entre 38 e 42 semanas e durante o parto, deve ser contraindicada pelo risco de anemia hemolítica no recém-nascido. É contraindicada em neonatos com menos de 1 mês de vida e em pessoas com deficiência de G6PD. Eliminada principalmente na urina.

Interações medicamentosas

Pode inibir a absorção da vacina viva para febre tifoide. Deve ser evitado o uso concomitante de outras drogas que causem hipercalcemia (losartana, espironolactona).

Aplicações clínicas

Seu uso pode ser terapêutico ou profilático. A recomendação de uso se limita a infecções de trato urinário baixo não complicadas, portanto contraindicada para

TABELA 1 Parâmetros farmacológicos da nitrofurantoína

Meia-vida média	0,5 a 2 h
Biodisponibilidade VO/IM	80 a 90% (VO)
Eliminação	Renal
Parâmetro PK/PD	Sem dados
Ligação proteica	Sem dados
Volume de distribuição	Sem dados
Nível terapêutico no SNC	Não
Uso na gravidez	Categoria B
Uso na lactação	Baixo risco
Ajuste hepático	Não
Ajuste renal	Sim
Ajuste à obesidade	Sem dados

IM: intramuscular; SNC: sistema nervoso central; VO: via oral.
Fonte: adaptada de Gilbert et al., 2022.

TABELA 2 Ajuste de dose da nitrofurantoína de acordo com o *clearance* renal

Clearance de creatinina[1]	Dose recomendada	
	Formulações macrocristalinas (Macrodantina®)	Formulações monoidratadas (Macrobid®)
ClCr ≥ 50 (terapia)	50 a 100 mg a cada 6	100 mg a cada 12 h
ClCr ≥ 50 (profilaxia)	50 a 100 mg a cada 24 h	100 mg a cada 24 h
ClCr < 50	Em pacientes com disfunção renal (ClCr < 60 mL/min), a excreção é reduzida e não garante concentrações adequadas da droga na urina	

[1]ClCr: *clearance* calculado com Crockoft-Gault.
Fonte: adaptada de Gilbert et al., 2022.

TABELA 3 Formulação

Representante	Apresentação	Via de administração	Reconstituição	Diluição	Diluente	Tempo de infusão	Outros	Recomendações VO	SNE/SNG/GTT	Referências
Nitrofurantoína	100 mg em cápsula gelatinosa dura	VO	Não se aplica	Não se aplica	Não se aplica	Não se aplica	Cada cápsula contém 100 mg de nitrofurantoína	Pode ser administrada com alimentos	Dispersar em 10 mL de água e misturar por 5 min	Nitrofurantoin – National Institutes of Health. Up To Date: nitrofurantoin-drug-information

SNE/SNG/GTT: sonda nasoenteral/nasogástrica/gastrostomia; VO: via oral.

tratamento de pielonefrites. Não há concentração adequada em secreções prostáticas e, portanto, não deve ser usada em prostatites. Atualmente é droga de primeira linha de tratamento em cistites agudas não complicadas comunitárias. É importante enfatizar que a profilaxia deve ser adequadamente indicada, uma vez que a exposição a antibióticos de forma contínua aumenta as chances de efeitos colaterais, leva à seleção da flora intestinal e à aquisição de resistência antimicrobiana.

REFERÊNCIAS

Bennett JE, Dolin R, Blaser MJ, Mandell GL, R Gordon Douglas. Mandell, Douglas, and Bennett's Principles and practice of infectious diseases. Philadelphia: Elsevier/Saunders; 2015.

Briggs GG, Fremann RK, Yaffe SJ. Drugs in pregnancy and lactation. MCN Am J Matern Child Nurs. 1987;12(6):440-4.

Cortes-Penfield NW, Trautner BW. Nitrofurantoin, an excellent empiric choice for outpatient cystitis. Antimicrob Agents Chemother. 2016;60(12):7535-5.

Cunha BA. Nitrofurantoin. Obstet Gynecol Surv. 1989;44(5):399.

Gilbert DN, Chambers HF, Saag MS, Pavia AT, Boucher HW, Sanford JP. The Sanford guide to antimicrobial therapy 2022. Sperryville: Antimicrobial Therapy, Inc.; 2022.

Huttner A, Verhaegh EM, Harbarth S, Muller AE, Theuretzbacher U, Mouton JW. Nitrofurantoin revisited: a systematic review and meta-analysis of controlled trials. J Antimicrob Chemother. [Internet]. 2015;70(9):2456-64.

Kapral N, Saxena R, Sule AA, Markle B. Nitrofurantoin: friend or foe? Case Reports [Internet]. 2018 [cited 2021 Jul 15];2018:bcr.

Munoz-Davila M. Role of old antibiotics in the era of antibiotic resistance. highlighted nitrofurantoin for the treatment of lower urinary tract infections. Antibiotics. 2014;3(1):39-48.

Squadrito F, del Portal D. Nitrofurantoin. Internet: StatPearls Publishing LLC; 2022.

23

Antibacterianos tópicos

Tiago Azambuja

INTRODUÇÃO

Os antimicrobianos tópicos são divididos em: antibacterianos (bacitracina, clindamicina, eritromicina, metronidazol, mupirocina, neomicina e retapamulin) e antissépticos (gluconato de clorexidina, iodopovidona, violeta de genciana, peróxido de hidrogênio, triclosan e derivados de quaternário de amônia), sendo seus principais usos: desinfecção da pele, profilaxia de infecção em feridas limpas, profilaxia de infecções de repetição em pele e partes moles, profilaxia de infecção em feridas cirúrgicas, descolonização de bactérias como MRSA (*Staphylococcus aureus* resistente à meticilina), profilaxia de infecção associada a cateteres vasculares, profilaxia de infecção em queimados e tratamento de piodermites superficiais, como eritrasma, rosácea e acne.

O uso dessas drogas tem como vantagens baixo custo, fácil administração, pouca absorção sistêmica e baixo potencial de toxicidade, além da ação direta no sítio de infecção com altas concentrações mesmo com pequena quantidade de droga. Em contrapartida, esses fármacos não penetram adequadamente em tecidos profundos, podendo interferir na cicatrização de feridas, com risco de causar dermatite nas áreas expostas. É importante lembrar também que o seu uso excessivo e indiscriminado pode levar à resistência bacteriana.

As principais drogas e seus usos clínicos são:

- Agentes tópicos usados para acne: ácido azelaico, peróxido de benzoílo, clindamicina e dapsona.
- Agentes tópicos usados em feridas e piodermas superficiais: ácido fusídico, gentamicina, metronidazol, mupirocina, neomicina, bacitracina, retapamulina e sulfadiazina de prata.

Neste capítulo abordaremos individualmente apenas duas dessas drogas, de uso mais corriqueiro e de maior importância, e não contempladas em outros capítulos desta obra: bacitracina e mupirocina.

BACITRACINA

Breve história

Descoberta em 1945, naturalmente derivada de bactérias da espécie *Bacillus subtilis*.

Mecanismo de ação

Mistura de peptídeos cíclicos que contêm em sua estrutura um anel de tiazolidina e que interagem com uma enzima da membrana celular bacteriana (C55–isoprenil pirofosfato), interrompendo a maturação da parede celular.

Espectro de ação

- Gram-positivos: ação contra *Staphylococcus* spp., *Streptococcus* spp., *Corynebacterium* spp., *Clostridium* spp., *Actinomyces* spp.
- Gram-negativas: são resistentes, sendo uma exceção a *Neisseria* spp.

Efeitos adversos

Apesar de ter toxicidade baixa, há relatos de anafilaxia em pacientes com feridas abertas e longa exposição à bacitracina. Raramente, pode ocorrer dermatite de contato. Pode haver reação cruzada com polimixina B, visto que ambas são derivadas da mesma espécie bacteriana.

Aplicações clínicas

A medicação tem sido usada há anos, principalmente coformulada com neomicina, polimixina B ou ambas, mas sem demonstração de eficácia em estudos clínicos randomizados. É usada para tratamento de impetigo com eficácia de 80% no clareamento microbiológico, relatos de melhora clínica lenta em até 1/3 dos casos. Não se mostrou eficaz para erradicar *Staphylococcus aureus* de pacientes com narinas colonizadas. Uma revisão sistemática de 2016 mostrou que o uso de bacitracina comparado ao não uso de antibiótico provavelmente diminui o risco de infecção no sítio cirúrgico.

MUPIROCINA

Breve história

É um antimicrobiano introduzido para uso clínico em 1985. Possui estrutura química única entre todos os antibióticos, pois

TABELA 1 Formulações

Representante	Apresentação	Via de administração	Reconstituição	Diluição	Diluente	Tempo de infusão	Outros	Recomendações VO	SNE/SNG/GTT	Referências
Bacitracina + neomicina	5 mg + 250 UI/g pomada dermatológica 10 g	Via tópica	Não se aplica	Não se aplica	Não se aplica	Não se aplica	Cada grama da pomada contém: 5 mg/g de sulfato de neomicina (equivalente a 3,5 mg de neomicina base) + 250 UI/g bacitracina zíncica + 1 g excipiente QSP	Não se aplica	Não se aplica	Bula do medicamento (CIMED Indústria de Medicamentos Ltda.): sulfato de neomicina + bacitracina zíncica (pomada 5 mg + 250 UI/g)

SNE/SNG/GTT: sonda nasoenteral/nasogástrica/gastrostomia; QSP: quantidade suficiente para; VO: via oral.

é produzido a partir da mistura de quatro ácidos pseudomônicos (A, B, C, D) derivados de *Pseudomonas fluorescens* e formado por uma cadeia lateral curta de ácido graxo ligado a ácido pseudomônico conectados por ligação éster.

Mecanismo de ação

Seu mecanismo de ação é por inibição da síntese proteica por meio de bloqueio enzimático (tRNA sintetase).

Espectro de ação

- Gram-positivos: tem espectro de ação basicamente contra *Staphylococcus* spp. e *Streptococcus* spp. Não é ativo contra *Enterococcus* spp., e contra a flora normal da pele (*Micrococcus, Corynebacterium, Cutibacterium*). É importante frisar que possui atividade contra MRSA.
- Gram-negativos: sem atividade para *P. aeruginosa* e *Enterobacteriales.*

Efeitos adversos

Quanto à toxicidade, a droga se mostra segura. Tem pouco potencial para causar dermatite de contato ou fotossensibilidade, mas pode irritar membranas mucosas.

Aplicações clínicas

Infecções superficiais de pele, como foliculite e impetigo; e infecções secundárias de pele, como eczema, queimaduras e úlceras. Também é usado para descolonização de pacientes colonizados por MRSA nas narinas antes de procedimento cardiotorácico ou ortopédico, porém não há formulação nasal disponível comercialmente no Brasil.

Na pele, tem poder bactericida contra *S. aureus* em concentrações específicas. Não é absorvido em pele íntegra ou no contato com mucosa nasal, tem alta ligação proteica (em torno de 95%) e por isso sua atividade é diminuída em contato com sangue/soro.

REFERÊNCIAS

Bandyopadhyay D. Topical antibacterials in dermatology. Indian J Pediatr. 2021;66(2):117.

Srabani Banerjee S, Argáez C. Topical antibiotics for infection prevention: a review of the clinical effectiveness and guidelines. Ottawa: CADTH; 2017.

Tucaliuc A, Blaga A, Galaction A, Cascaval D. Mupirocin: applications and production. Biotechnol Lett. 2019; 41(4-5):495-502.

TABELA 2 Formulações

Representante	Apresentação	Via de administração	Reconstituição	Diluição	Diluente	Tempo de infusão	Outros	Recomendações VO	SNE/SNG/GTT	Referências
Mupirocina	20 mg/g pomada dermatológica 10 g 20 mg/g creme dermatológico 15 g	Via tópica	Não se aplica	Não se aplica	Não se aplica	Não se aplica	Evitar contato com os olhos	Não se aplica	Não se aplica	Bula do medicamento referência: Bactroban®

SNE/SNG/GTT: sonda nasoenteral/nasogástrica/gastrostomia; VO: via oral.

24

Nitroimidazólicos

Isabela Carvalho Leme Vieira da Cruz

INTRODUÇÃO

Os nitroimidazólicos são compostos nitro-heterocíclicos descritos pela primeira vez no Japão, em 1953. Tratava-se de um 2-nitroimidazol (composto químico com anel aromático e grupo funcional nitro na posição 2), produzido naturalmente por uma cepa de *Streptomyces* spp. e que apresentava uma ação antiprotozoário, especialmente antitrichomonas. No entanto, como a obtenção da droga naturalmente era desafiadora, iniciou-se uma busca por isômeros sintéticos que fossem de mais fácil obtenção e que tivessem boa atividade antimicrobiana.

Foi assim que, em 1957, foram descritos os primeiros 5-nitroimidazóis, compostos que apresentavam uma modificação do grupo funcional nitro para a posição 5 do anel aromático, o que lhes garantia, inclusive, maior atividade antiprotozoária que seu precursor. De todos os fármacos da classe descritos até hoje, como o secnidazol e o tinidazol, o principal e mais utilizado representante dessa classe é o metronidazol. Sua ação ocorre pela atividade citotóxica oxirredutora no DNA dos microrganismos, que leva à quebra das moléculas do DNA, com consequente lise celular.

Os 5-nitroimidazólicos, no geral, apresentam boa atividade contra protozoários (*Trichomonas* spp., *Giardia* spp. e *Entamoeba* spp.). Adicionalmente, o metronidazol e o tinidazol são também drogas bactericidas, com atividade contra Gram-positivos e Gram-negativos anaeróbios, como *Bacteroides fragilis*, *Pasteurella* spp., *Prevotella* spp., *Fusobacterium* spp., *Clostridium* spp. e *Actinomyces* spp. Dessa forma, são utilizados na prática médica para o tratamento de infecções por bactérias anaeróbias, especialmente as de trato gastrointestinal: giardíase, amebíase e tricomoníase.

As drogas dessa classe podem ser utilizadas, então, no tratamento de infecções bacterianas por anaeróbios, incluindo infecções abdominais graves e abscessos cerebrais e infecções por protozoários. Além disso, foi descrito seu uso na doença de Crohn e como radiossensibilizadores de neoplasias durante a radioterapia.

No Brasil, estão disponíveis para uso: metronidazol, tinidazol e secnidazol. Outro nitroimidazólico disponível, com atuação específica contra o protozoário *Trypanosoma cruzi*, é o benznidazol, derivado do 2-nitroimidazol, abordado no capítulo referente às drogas antichagásicas. Há ainda outros compostos, como o delamanid e o pretomanid, que têm atividade contra micobactérias e podem ser utilizados no tratamento da tuberculose MDR (multirresistente), e serão abordados no Capítulo 26 – Drogas antimicobactérias não rifamicinas.

METRONIDAZOL

Breve história

Assim como os demais 5-nitroimidazólicos, o metronidazol teve sua primeira descrição no final da década de 1950 e foi lançado comercialmente como droga antiprotozoária em 1959, sendo estabelecido como medicamento de escolha para o tratamento das infecções por espécies de *Trichomonas* spp. Foi apenas em 1962 que sua atividade antibacteriana começou a ser questionada, após um relato de caso feito por um cirurgião-dentista britânico, no qual uma paciente que havia usado metronidazol para tratamento de tricomoníase vaginal relatou uma "dupla cura", com melhora completa, não só do quadro vaginal mas também da gengivite que ela apresentava. Assim, durante a década de 1960, cada vez mais, a medicação foi utilizada no tratamento de afecções bucais, como úlceras orais, gengivite e angina de Vincent. Já na década de 1970, com sua utilização na profilaxia de infecções pós-operatórias em procedimentos ginecológicos e abdominais, notou-se que a droga também era capaz de exercer excelente ação contra bactérias anaeróbicas não esporuladas, especialmente o *Bacteroides fragilis*, que até hoje é uma das principais drogas anaerobicidas utilizadas em nosso meio.

Mecanismo de ação

O metronidazol é uma pró-droga, portanto necessita de uma reação redutora do seu grupamento nitro pelos organismos suscetíveis a ele para sua ativação. Inicialmente a droga precisa penetrar na célula por difusão passiva; a seguir, sofre uma redução do seu grupo nitro, e tal reação gera dois metabólitos diferentes: um ativo (radical nitroaniônico) e o outro sem atividade antimicrobiana (derivado amino).

Esse processo pode ocorrer por diversas enzimas diferentes, a mais bem descrita sendo a piruvato-ferredoxina oxidorredutase (PFOR), entretanto já foram identificadas outras enzimas capazes de realizar o mesmo processo de redução, como a ferredoxina purificada e a flavodoxina. Por outro lado, algumas enzimas, como as hidrogenase nitrorredutases insensíveis e sensíveis ao oxigênio (tipos I e II, respectivamente), são capazes de reduzir a droga em seu metabólito inativo.

Quando há ativação da pró-droga, é formado um metabólito intermediário que tem atividade oxirredutora. Esse subproduto citotóxico é capaz de quebrar a dupla fita das moléculas de DNA e gerar erros nos seus mecanismos de reparo, interrompendo a transcrição correta e, consequentemente, a morte celular. Essas reações são possíveis apenas em ambientes com baixa concentração de oxigênio (O_2) porque sua presença no meio celular, por maior afinidade, remove um elétron do radical nitro aniônico e acarreta regeneração da molécula do metronidazol e, consequentemente, perda da atividade. Isso explica o fato de a droga funcionar muito bem em patógenos anaeróbios e microaerófilos, quando comparados a microrganismos aeróbios.

Mecanismos de resistência

O primeiro relato de resistência ao metronidazol foi descrito em 1978 em um isolado clínico de *Bacteroides fragilis*. No entanto, até os dias de hoje, ainda há poucos relatos de resistência dessa bactéria ao metronidazol, com uma prevalência variável na literatura de acordo com a localidade da descrição. Por exemplo, em relatos da Europa, encontra-se de 0,5 a 1,7% das cepas de *B. fragilis* resistentes à droga, enquanto no Oriente Médio a resistência pode chegar a 5 a 8%. Outras bactérias também apresentam resistência ao metronidazol, como a *Prevotella* spp., cuja prevalência de cepas resistentes pode chegar a 21% dependendo da localidade; e o *Clostridioides difficile*, com resistência variando de 0 a 41% das cepas estudadas.

Há diversos mecanismos que podem ser responsáveis por conferir resistência a esse medicamento, como a redução de sua captação para o meio intracelular, bombas de efluxo, alterações nas enzimas redutoras para ativação em metabólitos ativos ou aumento das enzimas capazes de o inativar e maior eficiência de reparo do DNA pela célula. Por exemplo, o *downregulation* da piruvato-flavodoxina oxidorredutase (PFOR) ou da flavodoxina diminui a redução do metronidazol em seu metabólito nitroaniônico, sua forma ativa com ação citotóxica. Do mesmo modo, a elevação da produção ou da atividade das enzimas nitrorredutoras (tipos I e II) leva à maior formação de metabólitos intermediários inativos (derivado amino).

Já foi descrita também a presença de genes nim que codificam 5-nitroimidazol redutases capazes de produzir o derivado amino do metronidazol em cepas de *Bacteroides* spp. e *Clostridioides* spp., conferindo uma baixa resistência à medicação. Os genes nim podem ser plasmidiais ou cromossômicos. Apesar disso, ainda não há o conhecimento de outros genes capazes de gerar uma resistência de níveis mais altos.

Espectro de ação

- Gram-positivos: algumas bactérias Gram-positivas anaeróbias.
- Gram-negativos: bactérias Gram-negativas anaeróbias.
- Anaeróbias: o metronidazol apresenta boa atividade bactericida contra bactérias anaeróbias, sejam elas Gram-positivas, como as do gênero *Clostridium* e *Clostridioides* (*Clostridioides difficile*, *Clostridium perfringens*, *Clostridium tetani* e *Clostridium botulinum*), ou Gram-negativas, como as dos gêneros *Bacteroides* (incluindo *Bacteroides fragilis*), *Pasteurella* spp., *Prevotella* spp., *Porphyromonas* spp. e *Fusobacterium* spp. Tem atividade baixa contra *Helicobacter pylori*, *Actinomyces* spp. e *Propionibacterium* spp.
- Outros agentes: demonstra excelente ação contra protozoários microaerófilos, como a *Entamoeba histolytica*, a *Giardia lamblia*, o *Trichomonas vaginalis* e o *Balantidium coli*.

Efeitos adversos

Os eventos adversos mais comumente associados ao uso de metronidazol são náuseas, dor abdominal, anorexia, língua saburrosa, sensação de boca seca e alterações do paladar (gosto metálico). Outras alterações do trato gastrointestinal possíveis são pancreatite e colite.

A cefaleia é o evento adverso do sistema nervoso central (SNC) mais comumente associado ao uso da droga. No entanto, quando do uso de doses elevadas por tempo prolongado podem ocorrer eventos mais raros, como neuropatia óptica, neuropatia periférica, parestesias, ataxia e encefalopatia, que podem ser reversíveis com a suspensão da medicação.

Além disso, alguns pacientes podem apresentar alteração na coloração urinária com o uso da droga, que pode estar escurecida ou até avermelhada, além de cistite, mais raramente. O uso do metronidazol também eleva a incidência de candidíase vaginal pela alteração da flora geniturinária.

Outros eventos que podem ser encontrados infrequentemente são febre, reação de hipersensibilidade, exantema, prurido cutâneo, leucopenia, trombocitopenia, tromboflebite e achatamento de onda T no eletrocardiograma.

Farmacocinética e farmacodinâmica

O metronidazol tem uma absorção excelente pela via oral, sendo absorvido diretamente pela mucosa do trato gastrointestinal. A droga se distribui bem nos líquidos e tecidos corporais, similar à endovenosa. Tem boa penetração no SNC, líquido peritoneal, intestino, rins, pele, saliva, líquido seminal, secreções vaginais, fígado e vias biliares, além de atuar em infecções de focos fechados, como os abscessos.

Sofre metabolização hepática em cinco metabólitos diferentes e entre eles o hidroximetabólito é o que apresenta a maior atividade antimicrobiana, correspondendo a 30 a 65% da atividade desse fármaco.

É excretado pelo leite materno, com concentrações próximas às plasmáticas, além disso pode alterar o gosto do leite materno para o lactente. Apesar de não haver contraindicações a seu uso nas lactantes, deve-se evitar a exposição desnecessária dos lactentes, optando-se por tratamentos curtos sempre que possível.

Sua formulação vaginal tem absorção sistêmica baixa e o pico de absorção entre 8 e 12 horas após a utilização da droga.

Interações medicamentosas

A ingestão de álcool junto ao metronidazol deve ser evitada, uma vez que a interação entre as duas drogas reduz a metabolização do etanol, levando a um quadro semelhante ao que ocorre com o dissulfiram, o chamado "efeito antabuse", no qual o paciente apresenta desconforto abdominal, vômitos, taquicardia e cefaleia. Esse quadro pode ocorrer tanto durante o tratamento quanto em até três dias após o seu fim, portanto se deve orientar o paciente a não ingerir bebidas alcoólicas durante todo esse período. O metronidazol também interage com o próprio dissulfiram. O uso concomitante, que também deve ser desaconselhado, pode causar psicose e confusão mental.

Outra interação importante relatada é com a varfarina, um anticoagulante oral que tem sua metabolização hepática reduzida pelo metronidazol. Com isso, há um aumento de seu efeito e consequente elevação do tempo de protrombina e do risco de hemorragias.

Também há aumento dos níveis de lítio e ciclosporina quando do uso concomitante com o metronidazol, portanto seus níveis séricos devem ser dosados regularmente, além de uma vigilância ativa de reações adversas.

Aplicações clínicas

O metronidazol é indicado para o tratamento de doenças causadas por protozoários e bactérias anaeróbias, como giardíase, tricomoníase, amebíase e infecções do trato gastrointestinal. Sua posologia e principais indicações podem ser vistas na Tabela 3.

Outras indicações menos usuais são o tratamento tópico da rosácea, utilização para melhora clínica nos pacientes com doença de Crohn e como radiossensibilizadores de neoplasias durante a radioterapia.

TABELA 1 Parâmetros farmacológicos da metronidazol

Meia-vida média	6 a 14 h
Biodisponibilidade VO/IM	90 a 95% (VO)/não se aplica (IM)
Eliminação	Renal (75%) e fezes (15%)
Parâmetro PK/PD	AUC/CIM
Ligação proteica	20%
Volume de distribuição	Alto
Nível terapêutico no SNC	Sem dados
Uso na gravidez	Categoria B
Uso na lactação	Dados conflitantes (evitar uso)
Ajuste hepático	Sim (redução de 50% da dose em Child-Pugh C)
Ajuste renal	Sim
Ajuste à obesidade	Sim (ajuste por peso)

AUC/CIM: área sob a curva/concentração inibitória mínima; IM: intramuscular; SNC: sistema nervoso central; VO: via oral.
Fonte: adaptada de Gilbert et al., 2022.

TABELA 2 Ajuste de dose de metronidazol de acordo com o *clearance* renal

Clearance de creatinina[1]	Dose recomendada
ClCr > 10	7,5 mg/kg a cada 6 h
ClCr < 10	7,5 mg/kg a cada 12 h
Hemodiálise intermitente	7,5 mg/kg a cada 12 h (administrar dose após diálise)
Diálise peritoneal	7,5 mg/kg a cada 12 h
Diálise contínua	7,5 mg/kg a cada 6 h

[1]ClCr: *clearance* calculado com Crockoft-Gault.
Fonte: adaptada de Gilbert et al., 2022.

TABELA 3 Indicações e posologia para uso do metronidazol

	Metronizadol	
Agente	Adulto	Pediátrica
Abscesso cerebral	7,5 mg/kg EV a cada 6 h (máximo de 4 g/dia)	22,5 a 40 mg/kg/dia EV a cada 6 h
Colite pseudomebranosa (*Clostridium difficile*)	500 mg VO a cada 8 h por 10 a 14 dias	30 a 40 mg/kg/dia VO a cada 6 h
Helicobacter pylori	500 mg VO por 12 h por 14 dias*	–
Infecção abdominal (anaeróbios da flora intestinal)	7,5 mg/kg EV a cada 6 h (máximo de 4 g/dia)	Pré-termo: 7,5 mg/kg/dia EV a cada 12 h 0 a 7 dias: 7,5 mg/kg/dia EV a cada 8 h 1 a 4 semanas: 7,5 mg/kg/dia EV a cada 6 h > 1 mês: 30 mg/kg/dia EV dividido em 3 a 4×/dia (máximo 2,25 g/dia)

continua

TABELA 3 Indicações e posologia para uso do metronidazol (*continuação*)

Metronizadol		
Agente	**Adulto**	**Pediátrica**
Vaginose bacteriana (*Gardnerella vaginalis*)	500 mg VO 2×/dia por 7 dias OU gel vaginal 100 mg/g, um aplicador cheio 1×/noite, antes de deitar por 5 noites	–
Profilaxia após violência sexual	2.000 mg VO em dose única	–
Amebíase** (*Entamoeba histolytica*)	500 a 750 mg VO a cada 8 h por 7 a 10 dias	35 a 50 mg/kg/dia dividido em 3×/dia por 7 a 10 dias (máximo 2,25 g/dia)
Balatidíase (*Balantidium coli*)	750 mg VO a cada 8 h por 5 dias	–
Blastocistose (*Blastocystis hominis*)	750 mg VO a cada 8 h por 10 dias OU 1.500 mg VO 1×/dia por 10 dias	–
Giadíase (*Giardia lamblia*)	250 mg VO a cada 8 h por 5 a 7 dias	5 mg/kg VO a cada 8 h por 7 dias
Tricomoníase (*Trichomonas vaginalis*)	2.000 mg VO em dose única OU 500 mg VO 2×/dia por 7 dias	–

*Associado a inibidor de bomba de prótons + amoxicilina, 1.000 mg VO a cada 12 h + claritromicina, 500 mg VO a cada 12 h; OU inibidor de bomba de prótons + tetraciclina 500 mg 1×/dia + subsalicilato de bismuto 525 mg 4×/dia.
**Associar amebicida luminal para melhor sucesso terapêutico.
EV: endovenoso; VO: via oral.

TABELA 4 Formulações

Representante	Apresentação	Via de administração	Reconstituição	Diluição	Tempo de infusão	Outros	Recomendações VO	SNE/SNG/GTT	Referências
Metronidazol	40 mg/mL suspensão oral 250 mg comprimido 400 mg comprimido	VO	Não se aplica	Não se aplica	Não se aplica		Administrar durante as refeições, para minimizar desconforto gástrico.	Para administração via sonda, fazer uso da suspensão oral	Bula do medicamento referência: Flagyl® Literatura: Medicamentos na prática da Farmácia Clínica, 2013 UpToDate 2022
Metronidazol	5 mg/mL solução injetável 300 mL	IV	Bolsa pronta para uso, não sendo necessária diluição extra em soro	Bolsa pronta para uso, não sendo necessária diluição extra em soro	IV: infundir em 30 a 60 min	Diálise: não necessita de dose de reposição	Não se aplica	Não se aplica	Bula do medicamento referência: Flagyl® Literatura: Medicamentos na prática da Farmácia Clínica, 2013 UpToDate 2022

IV: intravenoso; SNE/SNG/GTT: sonda nasoenteral/nasogástrica/gastrostomia; VO: via oral.

TINIDAZOL

Breve história

O tinidazol é um 5-nitroimidazólico desenvolvido no final da década de 1960 a partir da azomicina, com espectro de ação semelhante ao do metronidazol, aprovado para o tratamento de infecções por protozoários e bactérias anaeróbias.

Mecanismo de ação

A droga se difunde no organismo, reduzida a metabólitos intermediários ativos, os quais causam citotoxicidade, o que, provavelmente, danifica o DNA, impedindo, assim, sua síntese adicional e levando à morte celular.

Mecanismos de resistência

Há poucas descrições de resistência ao tinidazol, mas os mecanismos propostos são similares aos do metronidazol, como a redução de sua entrada no meio intracelular, bombas de efluxo e alterações no seu sítio de ligação.

Espectro de ação

- Gram-positivos: algumas bactérias Gram-positivas anaeróbicas.
- Gram-negativos: algumas bactérias Gram-negativas anaeróbicas.
- Anaeróbias: apresenta boa atividade bactericida contra bactérias anaeróbias como as do gênero *Bacteroides* spp., *Fusobacterium* spp., *Peptococcus* spp., *Peptostreptococcus* spp. e *Veillonella* spp. Baixa atividade contra o *Helicobacter pylori*.
- Outros agentes: o medicamento também apresenta boa ação contra protozoários anaeróbios, como a *Entamoeba histolytica*, a *Giardia lamblia* e o *Trichomonas vaginalis*.

Efeitos adversos

Os eventos adversos mais descritos relacionados ao uso do tinidazol são cefaleia, vertigem, anorexia, alteração de paladar (gosto metálico), náuseas, vômitos, diarreia, dor abdominal e dermatite alérgica. Em doses mais altas, podem ocorrer alterações do sistema nervoso central (SNC), como convulsões, neuropatia periférica, ataxia e tontura. Também são descritas, raramente, leucopenia, reações de hipersensibilidade, fadiga e urina escurecida (cromatúria).

Farmacocinética e farmacodinâmica

O tinidazol oral apresenta absorção excelente no trato gastrointestinal, mas sua utilização tópica vaginal tem pouca absorção, correspondendo a menos de 10%. Ele é capaz de se difundir na maioria dos tecidos, como bile, mucosa intestinal e peritoneal, trato genital, secreção vaginal, ossos, dentes, saliva e como líquido cefalorraquidiano, porém não há dados robustos para seu uso no SNC. Tem passagem pela barreira placentária e pode ser detectado no leite materno, onde pode permanecer por até 72 horas após a sua administração via oral. Dessa forma, a amamentação deverá ser contraindicada durante o uso do medicamento e por até 3 dias após sua interrupção.

Interações medicamentosas

Assim como os demais nitroimidazólicos, o tinidazol, quando associado ao consumo de álcoois, pode causar reações do tipo dissulfiram-like ou efeito antabuse, com desconforto abdominal, vômitos, taquicardia e cefaleia. Dessa forma, o consumo de álcool durante o tratamento e por até 72 horas depois deve ser evitado. Também pode aumentar a biodisponibilidade de anticoagulantes orais, como a varfarina, portanto se deve desaconselhar o uso concomitante dessas drogas.

Aplicações clínicas

De maneira semelhante ao metronidazol, o tinidazol é aprovado para tratamento de tricomoníase, giardíase e amebíase, além das infecções do trato gastrointestinal por bactérias anaeróbias. Sua posologia para cada indicação pode ser observada na Tabela 7.

TABELA 5 Parâmetros farmacológicos do tinidazol

Meia-vida média	13 h
Biodisponibilidade VO/IM	48% (VO)/não se aplica (IM)
Eliminação	Renal
Parâmetro PK/PD	Sem dados
Ligação proteica	12%
Volume de distribuição	Alto
Nível terapêutico no SNC	Sem dados
Uso na gravidez	Categoria C
Uso na lactação	Alto risco
Ajuste hepático	Sim (redução de dose não padronizada, apesar de estimulada)
Ajuste renal	Sim (ajuste na hemodiálise)
Ajuste à obesidade	Sem dados

IM: intramuscular; SNC: sistema nervoso central; VO: via oral.
Fonte: adaptada de Gilbert et al., 2022.

TABELA 6 Dose padrão de tinidazol e ajuste em hemodiálise

Clearance de creatinina[1]	Dose recomendada
Sem ajuste	2.000 mg a cada 24 h (número de doses depende da indicação)
Hemodiálise intermitente	Ofertar dose de 1.000 mg suplementar após a sessão

[1]ClCr: *clearance* calculado com Crockoft-Gault.
Fonte: adaptada de Gilbert et al., 2022.

TABELA 7 Indicações e posologia para uso do tinidazol

Tinidazol		
Agente	**Adulto**	**Pediátrica**
Helicobacter pylori	500 mg VO por 12 h por 14 dias*	–
Infecção abdominal (anaeróbios da flora intestinal)	Dose de ataque: 2.000 mg VO ou IV Dose de manutenção: 1.000 mg VO OU IV 1×/dia OU 5.000 mg VO ou IV a cada 12 h por 5 a 7 dias	–
Vaginose bacteriana (*Gardnerella vaginalis*)	2.000 mg VO 1×/dia por 2 dias OU Gel vaginal 100 mg/g, um aplicador cheio 1×/dia, antes de deitar por 5 dias	–
Protozoários		
Agente	**Adulto**	**Pediátrica**
Amebíase (*Entamoeba histolytica*)	2.000 mg VO 1×/dia por 3 a 5 dias	50 mg/kg VO 1×/dia por 3 a 5 dias (máximo 2 g/dia)
Giadíase (*Giardia lamblia*)	2.000 mg VO dose única	50 mg/kg VO dose única (máximo 2 g)
Tricomoníase (*Trichomonas vaginalis*)	2.000 mg VO dose única	–

*Associado a inibidor de bomba de prótons + amoxicilina, 1.000 mg VO a cada 12 h + claritromicina, 500 mg VO a cada 12 h.
IV: intravenoso; VO: via oral.

TABELA 8 Formulações

Representante	Apresentação	Via de administração	Reconstituição	Diluição	Tempo de infusão	Outros	SNE/SNG/GTT	SNE/SNG/GTT	Referências
Tinidazol	500 mg comprimido revestido	VO	Não se aplica	Não se aplica	Não se aplica	Não se aplica	Recomenda-se que seja administrado durante ou após as refeições	O medicamento não pode ser partido, aberto ou mastigado	Bula do medicamento referência: Amplim®

SNE/SNG/GTT: sonda nasoenteral/nasogástrica/gastrostomia; VO: via oral.

SECNIDAZOL

Breve história

Secnidazol é um análogo estrutural sintético dos 5-nitroimidazólicos desenvolvido e utilizado na década de 1970. Avaliado para o tratamento de giardíase, amebíase, tricomoníase e vaginose bacteriana com boa eficácia.

Mecanismo de ação

Semelhantemente ao mecanismo no metronidazol, o secnidazol tem ação citotóxica capaz de danificar grandes moléculas de proteínas e do próprio DNA. Isso ocorre por meio da sua ativação intracelular, ocasionada por uma reação de redução por enzimas bacterianas ou parasitárias a um radical ânion ativo citotóxico.

Mecanismos de resistência

Há poucas descrições de resistência ao secnidazol, mas os mecanismos propostos são similares aos do metronidazol, como a redução de sua entrada no meio intracelular, bombas de efluxo e alterações no seu sítio de ligação.

Espectro de ação

- Gram-positivos: sem dados.
- Gram-negativos: poucas bactérias Gram-negativas anaeróbicas.
- Anaeróbias: seu espectro de atuação é pouco mais estrito, com atividade contra *B. fragilis* e *Prevotella* spp.
- Outros agentes: boa ação contra protozoários anaeróbios, como *Entamoeba histolytica*, *Trichomonas vaginalis*; e atividade aproximadamente 10 vezes maior que o metronidazol contra *Giardia duodenalis*.

Efeitos adversos

As reações adversas mais comuns são náuseas, vômitos, dor abdominal, alteração de paladar (gosto metálico) e glossites. Em casos mais raros, os pacientes podem apresentar reações de hipersensibilidade, leucopenia e alterações do SNC, como vertigem, parestesias, ataxias e polineurites motoras e/ou periféricas.

Farmacocinética e farmacodinâmica

O secnidazol distribui-se bem na maior parte dos tecidos, especialmente no trato gastrointestinal e genital. Apresenta meia-vida mais curta no sexo feminino, pois há uma excreção maior nesse grupo. Dados mostram que, após uma dose única oral de 2.000 mg, as concentrações plasmáticas podem ser mantidas acima da concentração inibitória mínima (CIM) de patógenos protozoários por mais de 48 horas.

Interações medicamentosas

Os estudos não demonstraram alterações nas enzimas do citocromo P450 e não há interações medicamentosas significativas conhecidas.

Apesar de não haver a descrição de interações com álcool, como os demais 5-nitroimidazólicos, já foram descritos relatos de reações adversas semelhantes ao "efeito antabuse", com náusea, vômitos, diarreia, dor abdominal e cefaleia no uso concomitante das duas substâncias. Desse modo, recomenda-se não ingerir álcool durante a utilização da droga e em até 48 horas depois.

Também pode aumentar a biodisponibilidade de anticoagulantes orais, como a varfarina, portanto se deve desaconselhar o uso concomitante dessas drogas.

Aplicações clínicas

Apesar de seu espectro, em teoria, ser semelhante ao dos demais 5-nitroimidazólicos utilizados na prática clínica, o uso foi aprovado apenas para tratamento da vaginose bacteriana, da amebíase, da giardíase e da tricomoníase, com a eficácia de uma dose única semelhante à do metronidazol e do tinidazol em doses múltiplas. Para maiores informações de posologia, vide Tabela 11.

TABELA 9 Parâmetros farmacológicos do secnidazol

Meia-vida média	17 h
Biodisponibilidade VO/IM	100% (VO)
Eliminação	Renal
Parâmetro PK/PD	Sem dados
Ligação proteica	< 5%
Volume de distribuição	Alto
Nível terapêutico no SNC	Sem dados
Uso na gravidez	Sem dados (evitar uso)
Uso na lactação	Sem dados (evitar uso)
Ajuste hepático	Não
Ajuste renal	Não
Ajuste à obesidade	Sem dados

SNC: sistema nervoso central; VO: via oral.
Fonte: adaptada de Gilbert et al., 2022.

TABELA 10 Dose padrão de Secnidazol

Clearance de creatinina[1]	Dose recomendada
Sem ajuste	2.000 mg a cada 24 h (número de doses depende da indicação)

[1]ClCr: *clearance* calculado com Crockoft-Gault.
Fonte: adaptada de Gilbert et al., 2022.

TABELA 11 Indicações e posologia para uso do secnidazol

	Secnidazol	
Agente	**Adulto**	**Pediátrica**
Vaginose bacteriana (*Gardnerella vaginalis*)	2.000 mg VO dose única	–
Protozoários		
Agente	**Adulto**	**Pediátrica**
Amebíase	2.000 mg VO dose única	30 mg/kg/dia por 1 a 3 dias
Amebíase hepática	1.500 mg VO 2×/dia por 5 a 7 dias OU 2.000 mg VO 1×/dia por 5 a 7 dias	30 mg/kg/dia por 5 a 7 dias
Giardíase	2.000 mg VO dose única	30 mg/kg/dia por 1 a 3 dias
Tricomoníase (*Trichomonas vaginalis*)	2.000 mg VO dose única	–

VO: via oral.

TABELA 12 Formulações

Representante	Apresentação	Via de administração	Reconstituição	Diluição	Tempo de infusão	Outros	Recomendações VO	SNE/SNG/GTT	Referências
Secnidazol	1.000 mg comprimido revestido 30 mg/mL em pó para suspensão oral	VO	Não se aplica	Não se aplica	Não se aplica	Não se aplica	O medicamento deve ser administrado em uma das refeições, preferencialmente à noite	Para administração via sonda, fazer uso da suspensão oral	Bula do medicamento: Medley® e EMS®

SNE/SNG/GTT: sonda nasoenteral/nasogástrica/gastrostomia; VO: via oral.

REFERÊNCIAS

Bennett J, Dolin R, Blaser M. Mandell, Douglas, and Bennett's principles and practice of infectious diseases. Philadelphia: Elsevier; 2010.

Bruton L, Parker K, Blumenthal D, Buxton I. Goodman & Gilmore – Manual de farmacologia e terapêutica. New York: McGraw-Hill; 2008.

Dingsdag SA, Hunter N. Metronidazole: an update on metabolism, structure-cytotoxicity and resistance mechanisms. J Antimicrob Chemother. 2018;73(2): 265-79.

Drugs and Lactation Database (LactMed) [Internet]. Bethesda (MD): National Library of Medicine (US); 2006.

Edwards DI. Nitroimidazole drugs-action and resistance mechanisms I. Mechanism of action. J Antimicrob Chemother. 1993;31(1):9-20.

Edwards DI. Nitroimidazole drugs – action and resistance mechanisms II. Mechanisms of resistance. J Antimicrob Chemother. 1993;31(2):201-10.

Gilbert DN, Chambers HF, Saag MS, Pavia AT, Boucher HW, Sanford JP. The Sanford guide to antimicrobial therapy 2022. Sperryville: Antimicrobial Therapy, Inc.; 2022.

Gillis JC, Wiseman LR. Secnidazole. A review of its antimicrobial activity, pharmacokinetic properties and therapeutic use in the management of protozoal infections and bacterial vaginosis. Drugs. 1996; 51(4):621-38.

Lamp KC, Freeman CD, Klutman NE, Lacy MK. Pharmacokinetics and pharmacodynamics of the nitroimidazole antimicrobials. Clin Pharmacokinet. 1999; 36(5):353-73.

LiverTox: Clinical and Research Information on Drug-Induced Liver Injury [Internet]. Bethesda (MD): National Institute of Diabetes and Digestive and Kidney Diseases; 2012.

Maeda K, Osato T, Umezawa H. A new antibiotic, azomycin. J Antibiot. 1953;6:182.

Murphy PA, Jones E. Use of oral metronidazole in pregnancy. Risks, benefits, and practice guidelines. J Nurse Midwifery. 1994;39(4):214-20.

Nailor MD, Sobel JD. Tinidazole for bacterial vaginosis. Expert Rev Anti Infect Ther. 2007;5(3):343-8.

Shinn DLS. Metronidazole in acute ulcerative gingivitis. The Lancet. 1962;279(7240):1191.

Tavares W. Antibióticos e quimioterápicos para o clínico. 4.ed. São Paulo: Atheneu; 2020.

Zhang J, Ba Y, Wang S, Yang H, Hou X, Xu Z. Nitroimidazole-containing compounds and their antibacterial and antitubercular activities. Eur J Med Chem. 2019;179:376-88.

SEÇÃO III

Drogas antimicobactérias

25

Rifamicinas

Igor Carmo Borges
Max Igor Banks Ferreira Lopes

INTRODUÇÃO

As rifamicinas são um grupo de antibióticos compostos por moléculas macrocíclicas altamente lipofílicas da família das ansamicinas, que são constituídos por um núcleo aromático ligado a uma longa cadeia alifática em formato de alça. Os componentes estruturais moleculares responsáveis pela atividade antimicrobiana das rifamicinas apresentam alta semelhança. As diferenças entre os representantes do grupo estão nas estruturas relacionadas à lipofilicidade da molécula (consequente habilidade de penetrar a parede celular bacteriana) e suas características farmacocinéticas (especialmente a absorção no trato gastrointestinal e a metabolização hepática).

As rifamicinas foram originalmente isoladas de culturas da bactéria *Amycolatopsis mediterranei*, que em condições naturais de fermentação produz cinco tipos principais de rifamicinas (rifamicinas A, B, C, D e E). As rifamicinas em uso médico atual são derivadas semissintéticas da rifamicina B.

Isoladas em 1957 de culturas de *Amycolatopsis mediterranei* obtidas de amostras do solo do sul da França, as rifamicinas inicialmente estudadas apresentavam baixa atividade antibacteriana, baixa absorção pelo trato gastrointestinal e/ou excreção muito rápida quando administradas por via parenteral. Rifamicina SV, a primeira rifamicina aprovada para uso clínico, em 1963, até chegou a ser comercializada para uso parenteral ou tópico no tratamento de infecções por bactérias Gram-positivas ou infecções da via biliar por bactérias Gram-negativas. Contudo, a restrita utilidade clínica desses antimicrobianos iniciais limitou sua incorporação de forma mais ampla na prática médica. Após várias modificações químicas na estrutura básica das rifamicinas iniciais, a rifampicina ganhou destaque por seu perfil farmacocinético favorável, baixa toxicidade (comparado a outras rifamicinas) e seu amplo espectro antimicrobiano.

A rifampicina teve sua primeira aprovação para uso clínico em 1968, inicialmente com foco principal para o tratamento da tuberculose e, a partir do final da década de 1970, com ampliação do uso do antibiótico para tratamento de infecções não micobacterianas. Outras rifamicinas mais modernas e também importantes no manejo das infecções micobacterianas foram introduzidas em 1975 (rifabutina) e 1999 (rifapentina). A rifaximina foi aprovada para uso em 1987, e passou a ter maior utilização para tratamento de infecções intestinais e encefalopatia hepática a partir da década de 1990.

As rifamicinas têm amplo espectro de atividade, com destaque para micobactérias (tuberculosas e não tuberculosas), bactérias Gram-positivas (especialmente *Staphylococcus aureus* e estafilococos coagulase-negativo) e bactérias Gram-negativas (especialmente *Neisseria meningitidis* e *Haemophilus influenzae*). Habitualmente, as rifamicinas têm menor atividade contra bacilos Gram-negativos, comparado às bactérias Gram-positivas, devido à baixa permeabilidade à membrana externa da parede celular desses microrganismos.

Essas drogas inibem a transcrição gênica bacteriana/micobacteriana através de forte ligação com a subunidade β da RNA polimerase DNA-dependente microbiana. A formação de um complexo enzimático estável da substância com a RNA polimerase leva à inibição do início da formação de uma nova cadeia de RNA. As enzimas RNA polimerase nucleares de células eucariontes não são afetadas pelo antibiótico. Contudo, altas concentrações de rifamicinas podem afetar a atividade de RNA polimerases mitocondriais e virais, já que o efeito sobre a RNA polimerase dessa classe de antibióticos é concentração-dependente. As rifamicinas têm ação bactericida para microrganismos intracelulares e extracelulares.

A resistência microbiana às rifamicinas deve-se, em mais de 95% dos casos, à alteração no alvo de ação da droga, a RNA polimerase DNA-dependente, resultando em menor afinidade do antibiótico pela enzima. No caso das micobactérias, por exemplo, a maior parte dos casos de resistência emerge por meio de mutações entre os códons 507 e 533 do gene *rpoB*, que contém o material genético codificador da subunidade β da RNA polimerase. Esse tipo de resistência ocorre por nova mutação espontânea na replicação de 1 a cada 10^8 bacilos. Esse fato aponta para maior risco de aparecimento de novas mutações de resistência em casos de tuberculose com maior carga bacilar, como tuberculose pulmonar cavitária, que geralmente tem carga bacilar entre 10^9 e 10^{11} bacilos por grama de tecido infectado (comparado à carga de 10^4 a 10^5 bacilos por grama de tecido infectado em áreas sem cavitação). Adicionalmente, a resistência secundária às rifamicinas na tuberculose geralmente emerge durante o tratamento de pacientes com adesão irregular ou submetidos a subdoses ou monoterapia com rifamicinas, seja pela seleção inadequada de drogas ativas do esquema ou pela penetração/atuação subótima das múltiplas drogas no tecido infectado. Enquanto a resistência primária às rifamicinas é incomum para o *Mycobacterium tuberculosis*, é muito mais frequente entre as bactérias Gram-positivas e Gram-negativas, pois as novas mutações que levam a mudanças no sítio de ação da droga ocorrem com frequência muito maior nesses microrganismos. Adicionalmente, outros mecanismos estudados de resistência a rifamicinas são a hiperexpressão de bombas de efluxo, que geralmente também estão envolvidas no mecanismo de resistência de outros antimicrobianos, e a produção de enzimas modificadoras do antibiótico. Por fim, a resistência cruzada entre as rifamicinas pode variar de acordo com o mecanismo de resistência e a mutação em questão. Geralmente, cepas de *M. tuberculosis* resistentes à rifampicina também são resistentes às demais rifamicinas. Contudo, cerca de 20 a 30% das cepas de *M. tuberculosis* resistentes à rifampicina podem apresentar sensibilidade *in vitro* à rifabutina.

Desde a década de 1970, a rifampicina é considerada droga essencial no tratamento da tuberculose multissensível, principalmente após estudos do British Medical Research Council demonstrarem que sua adição ao esquema de tratamento reduzia a taxa de recidiva da doença e permitia encurtar a duração de tratamento da tuberculose (de 18 para 9 meses, na época). Desde a década de 1990, a rifampicina também tem sido utilizada em terapia combinada para tratamento de infecções estafilocócicas associadas à formação de biofilme, como em infecções envolvendo dispositivos ortopédicos. A rifabutina tem sido reservada para o tratamento de casos de tuberculose, no qual a interação medicamentosa é impeditiva para o uso da rifampicina (pois que a rifabutina é estimuladora mais fraca das enzimas do citocromo P-450). Já a rifapentina tem sido reservada para o tratamento de tuberculose latente, visto que apresenta a possibilidade de posologia mais cômoda em virtude de sua meia-vida mais longa. Por fim, a rifaximina tem sido reservada para o tratamento de pacientes com encefalopatia hepática ou infecção intestinal, por seu efeito restrito ao lúmen do trato digestivo durante a administração oral, e a rifamicina SV reservada predominantemente para o tratamento tópico de infecções de pele e partes moles.

Os principais fármacos da classe são rifampicina, rifabutina, rifapentina, rifaximina e rifamicina SV, e todos estão disponíveis no Brasil.

RIFAMPICINA

Espectro

Micobactérias

A rifampicina apresenta atividade bactericida importante contra *M. tuberculosis*, *M. leprae* e diversas espécies de micobactérias não tuberculosas (MNT). Contudo, o efeito sobre as MNT é bastante variável, com alta atividade contra *Mycobacterium kansasii*; atividade variável contra o complexo *Mycobacterium avium* e *Mycobacterium scrofulaceum*; e baixa atividade contra micobactérias de crescimento rápido (p. ex., *Mycobacterium abscessus*, *Mycobacterium fortuitum* e *Mycobacterium chelonae*). Na prática clínica, a rifampicina é rotineiramente utilizada na terapia combinada da tuberculose, da hanseníase e das MNT de crescimento lento (como *M. kansasii*, complexo *M. avium* e *M. scrofulaceum*). A rifampicina em monoterapia também é considerada alternativa para o tratamento da infecção latente pelo *M. tuberculosis*, especialmente em pacientes com maior risco de hepatotoxicidade aos esquemas com isoniazida.

- Gram-positivas: apresenta potencial de inibição do crescimento da maioria das bactérias Gram-positivas, com especial atividade contra *S. aureus* e estafilococos coagulase-negativo (incluindo estafilococos oxacilina-resistente). Na prática clínica, a rifampicina tem sido empregada na terapia combinada de infecções estafilocócicas de dispositivos ortopédicos (quando há retenção do dispositivo) e prótese valvar cardíaca, graças a sua ação em situações em que há a formação de biofilme.
- Gram-negativas: apresenta potencial ação contra variadas bactérias Gram-negativas, como *Neisseria meningitidis*, *Haemophilus influenzae*, *Legionella* spp., *Brucella* spp. e *Clamydophila* spp. Apesar de a rifampicina poder apresentar atividade *in vitro* contra outras bactérias Gram-negativas, como *Pseudomonas* spp., *Acinetobacter* spp., *Klebsiella* spp.,

Proteus spp. e *Escherichia coli*, não tem sido empregada no tratamento de infecções causadas por esses agentes. Alguns estudos sugerem potencial ação dessa droga na terapia combinada de bacilos Gram-negativos multirresistentes, especialmente *Pseudomonas aeruginosa* e *Acinetobacter baumannii*. Na prática clínica, a rifampicina tem sido utilizada na quimioprofilaxia em contatos de alto risco de casos de meningite por *N. meningitidis* ou *H. influenzae*. Casos graves de infecção por *Legionella* spp. também podem ser tratados com terapia combinada incluindo a rifampicina, porém tal prática é anedótica e não deve ser rotineiramente empregada.

- Anaeróbias: não há atividade conhecida da rifampicina contra bactérias anaeróbias.

Efeitos adversos

O tratamento com rifampicina geralmente apresenta boa tolerância, podendo ocasionar efeitos adversos menores (que não necessariamente requerem suspensão do tratamento) ou maiores (quando há necessidade de suspensão). Os efeitos adversos menores mais frequentes são alterações gastrointestinais (náusea, vômito, epigastralgia, hiporexia e diarreia; frequência variável, geralmente < 10%), alterações dermatológicas (prurido e exantema, frequência < 5%) e um quadro gripe-símile (frequência < 1%). Os efeitos adversos maiores mais frequentes são hepatotoxicidade (frequência < 5%), alterações hematológicas (neutropenia, plaquetopenia e anemia hemolítica, frequência < 1%) e nefrite intersticial aguda (frequência < 1%). O risco de hepatotoxicidade pode aumentar de forma substancial quando há outras condições predisponentes, como hepatopatia prévia, administração concomitante de outras substâncias com potencial hepatotóxico (como outros medicamentos do tratamento da tuberculose), idade avançada e infecção pelo HIV. As alterações hepáticas causadas pela rifampicina podem se manifestar por meio da elevação isolada de bilirrubinas indiretas (por interferência na captação de bilirrubinas pelos hepatócitos) ou diretas (por inibição das bombas de excreção de sais biliares); ou pela elevação de transaminases e bilirrubinas indiretas/diretas (por lesão hepatocelular mediada por reação de hipersensibilidade). Os pacientes devem ser informados de que o uso de rifampicina tipicamente ocasiona uma coloração laranja ou laranja-avermelhada em secreções corporais, como urina, suor, saliva e lágrimas.

Farmacocinética e farmacodinâmica

Dentre as rifamicinas, a rifampicina é a droga que apresenta melhor descrição de suas características farmacocinéticas/farmacodinâmicas. A rifampicina apresenta efeito concentração-dependente com potencial esterilizante para uma gama de microrganismos, sendo o seu efeito mais bem estudado no tratamento da tuberculose. A rifampicina apresenta efeito pós-antibiótico prolongado contra o *M. tuberculosis* de 68 a 75 horas.

Apresenta alta absorção (68%) após administração oral em jejum. A presença de alimento no estômago e, possivelmente, a utilização de medicamentos que aumentam o pH gástrico reduzem sua absorção. Após a administração oral, a rifampicina atinge concentrações plasmáticas máximas em 1,5 a 2 horas. A droga possui concentrações efetivas em diversos tecidos e fluidos, como pulmão, linfonodo, osso, líquido pleural e liquor (em pacientes com inflamação meníngea). A concentração intracelular do fármaco pode atingir até cinco vezes sua concentração extracelular, especialmente em leucócitos. Após a absorção pelo trato gastrointestinal, a rifampicina passa por uma circulação êntero-hepática. Durante esse processo, o fármaco é progressivamente desacetilado, processamento que dificulta a reabsorção intestinal e, consequentemente, facilita sua eliminação nas fezes por excreção biliar.

A meia-vida da droga geralmente é maior no início do tratamento, sendo progressivamente reduzida em até 40% nos primeiros 14 dias de tratamento, devido à indução de enzimas hepáticas que aceleram sua metabolização.

Interações medicamentosas

A rifampicina é um potente indutor de diversas enzimas ligadas à metabolização de variados medicamentos, como as enzimas do grupo citocromo P450, além de também induzir a expressão de bombas de efluxo no fígado e no intestino envolvidas na excreção de variadas substâncias, como a glicoproteína P. Como resultado, o tratamento com rifampicina pode ocasionar redução significativa na concentração sérica e na meia-vida de variados fármacos, necessitando de ajuste de dose ou até suspensão desses medicamentos. Os medicamentos mais comumente afetados pelo tratamento concomitante com a rifampicina são os anticoncepcionais orais, anticoagulantes orais, alguns anticonvulsivantes (fenitoína, carbamazepina e barbitúricos), alguns imunossupressores (corticosteroides, ciclosporina e tacrolimo), alguns antirretrovirais (inibidores de protease e inibidores de integrase), alguns antifúngicos (itraconazol e fluconazol), antidiabéticos orais (sulfonilureias), betabloqueadores, bloqueadores de canal de cálcio, levotiroxina, entre diversos outros. Os níveis séricos da rifampicina geralmente não são afetados por essas induções enzimáticas, já que seu metabolismo é independente das enzimas do citocromo P450.

Aplicações clínicas

As principais aplicações clínicas da rifampicina são no tratamento combinado das infecções causadas por micobactérias (tuberculose, hanseníase e MNT de crescimento lento) e nas infecções estafilocócicas de dispositivos ortopédicos (quando há retenção do dispositivo) e prótese valvar cardíaca. A rifampicina também tem sido utilizada em monoterapia em casos de infecções com baixa carga bacilar, como no tratamento da infecção latente pelo *M. tuberculosis* e na quimioprofilaxia em contatos de alto risco de casos de meningite por *Neisseria meningitidis* ou *Haemophilus influenzae*. Fora do contexto de doenças infecciosas, também tem sido utilizada no tratamento alternativo para prurido associado a colestase crônica, apesar de os mecanismos desse efeito ainda não estarem completamente esclarecidos.

TABELA 1 Parâmetros farmacológicos da rifampicina

Meia-vida média	2 a 5 h
Biodisponibilidade VO/IM	68% (VO)
Eliminação	Fezes (60 a 65%), renal (30%)
Parâmetro PK/PD	AUC/CIM
Ligação proteica	80%
Volume de distribuição	Baixo
Nível terapêutico no SNC	Sim
Uso na gravidez	Categoria C (avaliar risco-benefício)
Uso na lactação	Avaliar risco-benefício
Ajuste hepático	Considerar ajuste de dose (reduzida) se houver disfunção, monitorar níveis de enzimas hepáticas durante o uso
Ajuste renal	Não
Ajuste à obesidade	Sim (ajuste por peso a depender da indicação)

AUC/CIM: área sob a curva/concentração inibitória mínima; IM: intramuscular; SNC: sistema nervoso central; VO: via oral.
Fonte: adaptada de Gilbert et al., 2022.

TABELA 2 Ajuste de dose da rifampicina de acordo com o *clearance* renal

Clearance de creatinina[1]	Dose recomendada
Sem ajuste	*Staphylococcus aureus*: 600 mg a cada 24 h Micobacterioses não tuberculosas: 10 mg/kg a cada 24 h Tuberculose: 600 mg a cada 24 h (pacientes acima de 50 kg) 450 mg a cada 24 h (pacientes abaixo de 50 kg)

[1]ClCr: *clearance* calculado com Crockoft-Gault.
Fonte: adaptada de Gilbert et al., 2022.

TABELA 3 Formulações

Representante	Apresentação	Via de administração	Reconstituição	Diluição	Diluente	Tempo de infusão	Outros	Recomendações VO	SNE/SNG/GTT	Referências
Rifampicina	300 mg cápsula dura 20 mg/mL suspensão oral	VO, via sonda	Não se aplica	Não se aplica	Não se aplica	Não se aplica	Não se aplica	Administrar em jejum, preferencialmente 30 min antes ou 2 h após as refeições. Via sonda: pausar a dieta enteral 1 h antes da administração do medicamento e reiniciá-la 2 h depois	Administrar a suspensão oral ou a preparação extemporânea via sonda	Bula do medicamento Literatura: Medicamentos na prática da Farmácia Clínica, 2013

SNE/SNG/GTT: sonda nasoenteral/nasogástrica/gastrostomia; VO: via oral.

RIFABUTINA

Espectro de ação

Micobactérias

A rifabutina tem demonstrado perfil de atividade semelhante ou superior ao da rifampicina em estudos *in vitro* ou experimentais contra *M. tuberculosis*, *M. leprae* e MNT de crescimento lento. Há uma estimativa de resposta clínica semelhante à da rifampicina no tratamento das doenças causadas por esses agentes. Na prática clínica, a rifabutina tem sido utilizada no tratamento da tuberculose e de algumas MNT de crescimento lento (especialmente do complexo *M. avium*) quando há impossibilidade de uso da rifampicina.

- Gram-positivas: a rifabutina tem demonstrado perfil de atividade *in vitro* semelhante ao da rifampicina contra bactérias estafilocócicas. Os poucos estudos sobre o assunto têm demonstrado bons desfechos clínicos com o uso da rifabutina no tratamento combinado de infecções estafilocócicas associadas a dispositivos ortopédicos quando há impossibilidade de uso da rifampicina. Contudo, o uso da rifabutina nesse contexto ainda é limitado.
- Gram-negativas: de forma geral, a rifabutina tem demonstrado perfil de sensibilidade *in vitro* semelhante ao da rifampicina contra bactérias Gram-negativas. Alguns estudos *in vitro* e em modelos experimentais até sugerem maior atividade da rifabutina em comparação à rifampicina contra *A. baumannii* multirresistente. Contudo, a experiência clínica com o uso da rifabutina nesse contexto ainda é muito limitada.
- Anaeróbias: não há atividade conhecida.

Efeitos adversos

Estima-se que o risco de alterações gastrointestinais, dermatológicas e hematológicas seja semelhante entre rifabutina e rifampicina, além de um risco semelhante ou possivelmente menor de hepatotoxicidade com a rifabutina. Assim como a rifampicina, o uso de rifabutina também tem sido associado à coloração laranja ou laranja-avermelhada de fluidos corporais. Peculiaridades dos efeitos adversos da rifabutina são a possibilidade de causar poliartralgia e uveíte (evento raro e dose-dependente).

Farmacocinética e farmacodinâmica

A rifabutina apresenta menor absorção após administração oral (20 a 50%) quando comparado à rifampicina. A administração concomitante com refeições com maior teor lipídico reduz a velocidade, mas não a extensão, da absorção dessa droga. A rifabutina apresenta maior distribuição entre os tecidos quando comparada à rifampicina, o que é principalmente explicado por sua maior lipofilicidade.

Interações medicamentosas

Apesar de ser um indutor mais fraco das enzimas do citocromo P450, o uso da rifabutina acarreta redução da meia-vida e da concentração sérica de uma série de medicamentos, como varfarina, fenitoína, prednisona e sulfonilureias. Uma característica marcante da rifabutina nesse contexto é o fato de seu uso ter baixo impacto na meia-vida e na concentração sérica dos antirretrovirais inibidores de protease, de modo a possibilitar a administração simultânea de ambos. Outra diferença entre a rifabutina e a rifampicina é o fato de a rifabutina também ser substrato de metabolização por enzimas do citocromo P450. Logo, a administração concomitante de outros medicamentos indutores de enzimas do citocromo P450 também pode levar à necessidade de ajuste da dosagem da rifabutina, como acontece com claritromicina, antirretrovirais inibidores de protease e fluconazol, por exemplo.

Aplicações clínicas

Na prática clínica, a rifabutina tem sido reservada para o tratamento de casos de tuberculose em pessoas vivendo com HIV que necessitam manter o uso de antirretrovirais da classe dos inibidores de protease. Apesar de não ser uma prática comum em nosso meio, principalmente pela dificuldade de acesso ao medicamento, a rifabutina também tem grande potencial de ser empregada no tratamento combinado de outras infecções micobacterianas ou de infecções estafilocócicas associadas à formação de biofilme, quando houver impedimento ao uso da rifampicina.

TABELA 4 Parâmetros farmacológicos da rifabutina

Meia-vida média	32 a 67 h
Biodisponibilidade VO/IM	20 a 50% (VO)
Eliminação	Fezes (30%), renal (50%)
Parâmetro PK/PD	AUC/CIM
Ligação proteica	85%
Volume de distribuição	Alto
Nível terapêutico no SNC	Sem dados
Uso na gravidez	Categoria B
Uso na lactação	Sem dados
Ajuste hepático	Considerar ajuste de dose (reduzida) se houver disfunção grave, monitorar níveis de enzimas hepáticas durante o uso
Ajuste renal	Sim
Ajuste à obesidade	Sem dados

AUC/CIM: área sob a curva/concentração inibitória mínima; IM: intramuscular; SNC: sistema nervoso central; VO: via oral.
Fonte: adaptada de Gilbert et al., 2022.

TABELA 5 Ajuste de dose da rifabutina de acordo com o *clearance* renal

Clearance de creatinina[1]	Dose recomendada
Sem ajuste	300 mg a cada 12 h

[1]ClCr: *clearance* calculado com Crockoft-Gault.
Fonte: adaptada de Gilbert et al., 2022.

TABELA 6 Formulações

Representante	Apresentação	Via de administração	Reconstituição	Diluição	Diluente	Tempo de infusão	Outros	Recomendações VO	SNE/SNG/GTT	Referências
Rifabutina	150 mg cápsulas	VO	Não se aplica	Não se aplica	Não se aplica	Não se aplica	Conservar em temperatura inferior a 25 °C. Os doentes deverão ser advertidos de que Mycobutin pode conferir uma coloração vermelho-alaranjada à urina e possivelmente à pele e secreções corporais. Lentes de contato, especialmente as moles, podem ficar permanentemente manchadas	Geralmente administrado como dose única diária oral em qualquer altura, independentemente das refeições	Sem dados	Bula do medicamento Mycobutin

SNE/SNG/GTT: sonda nasoenteral/nasogástrica/gastrostomia; VO: via oral

RIFAPENTINA

Espectro de ação

Micobactérias

Vários estudos clínicos já demonstraram a eficácia da rifapentina no tratamento combinado da infecção latente e da infecção ativa pelo *M. tuberculosis*. Alguns estudos *in vitro* sugerem, inclusive, maior atividade da rifapentina contra o *M. tuberculosis* quando comparado à rifampicina, especialmente com relação à atividade antimicobacteriana intracelular. Estudos *in vitro* e com modelos experimentais também têm demonstrado atividade da rifapentina contra *M. leprae* e MNT de crescimento lento, apesar da ausência de estudos clínicos.

- Gram-positivas: a rifapentina tem demonstrado perfil de atividade *in vitro* semelhante ao da rifampicina e da rifabutina contra bactérias estafilocócicas. Contudo, não há estudos clínicos avaliando o uso da rifapentina para tratamento dessas bactérias até o momento.
- Gram-negativas: entre os poucos estudos realizados, foi demonstrada atividade semelhante ou inferior em comparação à rifampicina contra esses agentes.
- Anaeróbias: não há atividade conhecida.

Efeitos adversos

A rifapentina apresenta melhor tolerabilidade que a rifampicina. Os principais efeitos adversos associados à rifapentina são as alterações gastrointestinais e a hepatotoxicidade, com frequência semelhante à da rifampicina. A ocorrência de hiperuricemia também tem sido ocasionalmente descrita e, mais raramente, hemólise ou disfunção renal. Semelhante à rifampicina e à rifabutina, o uso de rifapentina também tem sido associado à coloração laranja ou laranja-avermelhada de fluidos corporais.

Farmacocinética e farmacodinâmica

A rifapentina apresenta melhor absorção quando administrada com refeições hiperlipídicas (até 55% maior), com absorção de até 70% da dose oral nessa condição. A concentração plasmática máxima é atingida em 4,8 a 6,6 horas após a sua administração. A rifapentina apresenta menor distribuição entre os tecidos quando comparada à rifampicina (não atingindo concentrações significativas no liquor, por exemplo), porém apresenta maiores concentrações intracelulares.

Apesar da depuração mais rápida nas primeiras horas, a rifapentina apresenta alta concentração máxima e excreção terminal mais lenta, mantendo níveis séricos acima da concentração inibitória mínima contra o *M. tuberculosis* por até 6 dias. Esses fatores possibilitam a comodidade posológica da administração das doses da rifapentina 1 a 2 vezes por semana em alguns casos.

Interações medicamentosas

A rifapentina apresenta capacidade intermediária de indução das enzimas do citocromo P450 quando comparada à rifampicina e à e rifabutina. De forma geral, considera-se que a rifapentina apresenta interações medicamentosas importantes com as mesmas drogas que interagem com a rifampicina, sendo que o grau da interação dependerá da dose e da frequência de administração da rifapentina (dosagem intermitente pode atenuar consideravelmente as interações medicamentosas).

Aplicações clínicas

Apesar de seu uso potencial no tratamento da tuberculose ativa, a rifapentina tem sido reservada para o tratamento da infecção latente pelo *M. tuberculosis* na prática clínica.

TABELA 7 Parâmetros farmacológicos da rifapentina

Meia-vida média	14 a 18 h
Biodisponibilidade VO/IM	70% (VO)
Eliminação	Fezes (70%), renal (< 20%)
Parâmetro PK/PD	AUC/CIM
Ligação proteica	98%
Volume de distribuição	Alto
Nível terapêutico no SNC	Sem dados
Uso na gravidez	Categoria C
Uso na lactação	Avaliar risco-benefício
Ajuste hepático	Sem dados
Ajuste renal	Não
Ajuste à obesidade	Sem dados

AUC/CIM: área sob a curva/concentração inibitória mínima; IM: intramuscular; SNC: sistema nervoso central; VO: via oral.
Fonte: adaptada de Gilbert et al., 2022.

TABELA 8 Ajuste de dose da rifapentina de acordo com o *clearance* renal

Clearance de creatinina[1]	Dose recomendada
Sem ajuste	A depender do esquema escolhido: 600 mg 1 a 2 vezes por semana OU 900 mg por semana OU 1.200 mg a cada 24 h

[1]ClCr: *clearance* calculado com Crockoft-Gault.
Fonte: adaptada de Gilbert et al., 2022.

TABELA 9 Formulações

Representante	Apresentação	Via de administração	Reconstituição	Diluição	Diluente	Tempo de infusão	Outros	Recomendações VO	SNE/SNG/GTT	Referências
Rifapentina	150 mg comprimidos	VO	Não se aplica	Não se aplica	Não se aplica	Não se aplica		Tomar com comida. Os comprimidos podem ser esmagados e adicionados a alimentos semissólidos	Sem dados	Bula do medicamento Priftin®

SNE/SNG/GTT: sonda nasoenteral/nasogástrica/gastrostomia; VO: via oral.

RIFAXIMINA

Espectro de ação

Micobactérias

A rifaximina apresenta atividade *in vitro* contra o *M. tuberculosis*, porém tal achado não tem aplicação clínica, dado o efeito sistêmico insignificante da droga.

- Gram-positivas: apresenta atividade contra variadas bactérias Gram-positivas, incluindo *Enterococcus* spp. e bactérias estafilocócicas.
- Gram-negativas: tem atividade contra uma ampla gama de bactérias Gram-negativas, com destaque para a ação no lúmen intestinal contra bactérias enteropatogênicas, como *Escherichia coli* e *Salmonella* spp., motivo pelo qual eventualmente tem sido utilizada no tratamento de diarreia do viajante.
- Anaeróbias: atividade intraluminal intestinal contra *Clotridioides difficile* e diversas bactérias anaeróbias produtoras de amônia. O efeito sobre este último grupo de bactérias tem destacado a utilidade da rifaximina no controle da encefalopatia hepática associada a cirrose hepática.

Efeitos adversos

O tratamento com rifaximina apresenta boa tolerabilidade, com menos de 1% dos usuários podendo cursar com náusea, dor abdominal, flatulência ou vômito. Menos frequentemente, pessoas com hipersensibilidade a rifamicinas podem apresentar exantema e prurido cutâneos (mais raramente com reações de hipersensibilidade mais graves).

Farmacocinética e farmacodinâmica

TABELA 10 Parâmetros farmacológicos da rifaximina

Meia-vida média	2 a 5 h
Biodisponibilidade VO/IM	0,01% (VO)
Eliminação	Fezes (97%)
Parâmetro PK/PD	Sem dados
Ligação proteica	68%
Volume de distribuição	Sem dados
Nível terapêutico no SNC	Não
Uso na gravidez	Categoria C
Uso na lactação	Avaliar risco-benefício
Ajuste hepático	Não
Ajuste renal	Não
Ajuste à obesidade	Sem dados

IM: intramuscular; SNC: sistema nervoso central; VO: via oral.
Fonte: adaptada de Gilbert et al., 2022.

TABELA 11 Ajuste de dose da rifaximina de acordo com o *clearance* renal

Clearance de creatinina[1]	Dose recomendada
Sem ajuste	A depender do esquema escolhido: 200 mg a cada 8 h OU 550 mg a cada 8 ou 12 h

[1]ClCr: *clearance* calculado com Crockoft-Gault.
Fonte: adaptada de Gilbert et al., 2022.

TABELA 12 Formulações

Representante	Apresentação	Via de administração	Reconstituição	Diluição	Diluente	Tempo de infusão	Outros	Recomendações VO	SNE/SNG/GTT	Referências
Rifaximina	Comprimido revestido 550 mg	VO	Não se aplica	Não se aplica	Não se aplica	Não se aplica	Manter Xifaxan® em temperatura ambiente (15 a 30 °C). Os comprimidos revestidos também devem ser mantidos ao abrigo da umidade	A dose recomendada é de 1 comprimido revestido, VO, 2×/dia, tomados com um copo de água	Sem dados	Bula do medicamento Xifaxan®

SNE/SNG/GTT: sonda nasoenteral/nasogástrica/gastrostomia; VO: via oral.

Interações medicamentosas

Não há interações significativas entre a rifaximina e outros medicamentos.

Aplicações clínicas

Por ter atuação exclusivamente no lúmen intestinal, o uso da rifaximina é restrito a condições associadas à presença de bactérias no intestino. A principal aplicação clínica dessa droga tem sido no tratamento de pacientes com cirrose hepática complicada com encefalopatia hepática. Outros usos do fármaco são no tratamento da diarreia do viajante, de recorrência da colite por *C. difficile* e em casos de supercrescimento bacteriano no intestino delgado.

RIFAMICINA SV

Espectro de ação

Micobactérias

Apesar de a rifamicina SV apresentar atividade *in vitro* contra algumas micobactérias, mas não ser utilizado em tratamentos sistêmicos, tal sensibilidade antimicrobiana não tem aplicação clínica.

- Gram-positivas: tem atividade ampla contra variadas bactérias Gram-positivas (incluindo bactérias estafilocócicas), com atividade *in vitro* semelhante à da rifampicina contra esses agentes.
- Gram-negativas: tem atividade contra variadas bactérias Gram-negativas, com atividade *in vitro* semelhante à da rifampicina contra esses agentes.
- Anaeróbias: apresenta atividade contra algumas bactérias anaeróbias, como o *C. difficile*.

Efeitos adversos

O tratamento com rifamicina SV apresenta boa tolerabilidade, com raros relatos de pessoas com hipersensibilidade apresentando exantema e prurido cutâneos (mais raramente com reações de hipersensibilidade mais graves).

TABELA 13 Parâmetros farmacológicos da rifamicina SV

Meia-vida média	Não se aplica (tópico)
Biodisponibilidade VO/IM	Não se aplica (tópico)
Eliminação	Não se aplica (tópico)
Parâmetro PK/PD	Sem dados
Ligação proteica	Não se aplica (tópico)
Volume de distribuição	Não se aplica (tópico)
Nível terapêutico no SNC	Não se aplica (tópico)
Uso na gravidez	Sem dados
Uso na lactação	Sem dados
Ajuste hepático	Não
Ajuste renal	Não
Ajuste à obesidade	Sem dados

IM: intramuscular; SNC: sistema nervoso central; VO: via oral.
Fonte: adaptada de Gilbert et al., 2022.

TABELA 14 Formulações

Representante	Apresentação	Via de administração	Reconstituição	Diluição	Diluente	Tempo de infusão	Outros	Recomendações VO	SNE/SNG/GTT	Referências
Rifamicina SV	Solução tópica (*spray*). Embalagem com 1 frasco *spray* contendo 20 mL	Tópico	Não se aplica	Não se aplica	Não se aplica	Não se aplica	Cuidados de conservação: manter à temperatura ambiente (15 a 30 °C) Proteger da luz e manter em lugar seco	Não se aplica	Não se aplica	Bula do medicamento: rifamicina SV sódica EMS

Farmacocinética e farmacodinâmica

Não é aplicável discutir biodisponibilidade oral por conta do uso tópico do medicamento, bem como seus mecanismos de excreção.

Interações medicamentosas

Não há interações significativas entre a rifamicina e outros medicamentos.

Aplicações clínicas

A rifamicina SV é reservada para o tratamento tópico de infecções superficiais na pele ou em partes moles por meio da pulverização sobre a área afetada.

REFERÊNCIAS

Adachi JA, DuPont HL. Rifaximin: a novel nonabsorbed rifamycin for gastrointestinal disorders. Clin Infect Dis. 2006;42(4):541-7.

Arioli V, Berti M, Carniti G, Randisi E, Rossi E, Scotti R. Antibacterial activity of DL 473, a new semisynthetic rifamycin derivative. J Antibiot (Tokyo) [Internet]. 1981;34(8):1026-32.

Armengol E, Asunción T, Viñas M, Sierra JM. When combined with colistin, an otherwise ineffective rifampicin-linezolid combination becomes active in escherichia coli, pseudomonas aeruginosa, and acinetobacter baumannii. Microorganisms. 2020;8(1).

Bennett J, Dolin R, Blaser M. Mandell, Douglas, and Bennett's principles and practice of infectious diseases. Philadelphia: Elsevier; 2020.

Brasil. Ministério da Saúde Secretaria de Atenção à Saúde Departamento de Ações Programáticas Estratégicas B. Manual de para o Controle da Tuberculose. Ministério da Saúde [Internet]. 2018;(2):364.

Bruton L, Parker K, Blumenthal D, Buxton I. Goodman & Gilmore – Manual de farmacologia e terapêutica. New York: McGraw-Hill; 2010.

Cascio A, Scarlata F, Giordano S, Antinori S, Colomba C, Titone L. Treatment of human brucellosis with rifampin plus minocycline. J Chemother. 2003;15(3): 248-52.

Chambers HF. Rifabutin to the Rescue? J Infect Dis. 2020; 222(9):1422-4.

Charles B, Touitou Y, Selmaoui B. A population pharmacokinetic turnover and surge-function model for describing melatonin biological rhythm in healthy male subjects. J Pharm Sci. 2009;98(2):782-90.

Dervout C, Boulais N, Barnetche T, Nousbaum JB, Brenaut E, Misery L. Efficacy of treatments for Cholestatic pruritus: a systemic review and meta-analysis. Acta Derm Venereol. 2022;102:1-12.

Drapeau CMJ, Grilli E, Petrosillo N. Rifampicin combined regimens for Gram-negative infections: data from the literature. Int J Antimicrob Agents. 2010;35(1):39-44.

Fox W, Ellard GA, Mitchison DA. Studies on the treatment of tuberculosis undertaken by the British Medical Research Council tuberculosis units, 1946-1986, with relevant subsequent publications. Int J Tuberc Lung Dis [Internet]. 1999;3(10 Suppl 2):S231-79.

Fürész S, Acocella G, Scotti R. Experimental data for the use of rifamycin SV in biliary tract infections: In vitro activity against various pathogenic bacteria and bile concentrations in man. Chemotherapy. 1963; 7(5):365-73.

Gilbert, D. N., Chambers, H. F., Saag, M. S., Pavia, A. T., Boucher, H. W., & Sanford, J. P. (2022). The Sanford guide to antimicrobial therapy 2022. Sperryville, VA, USA: Antimicrobial Therapy, Inc.

Gillis JC, Brogden RN. Rifaximin: a review of its antibacterial activity, pharmacokinetic properties and therapeutic potential in conditions mediated by gastrointestinal bacteria. Drugs. 1995;49(3):467-84.

Girling DJ, Chan SL. A double-blind placebo-controlled clinical trial of three antituberculosis chemoprophylaxis regimens in patients with silicosis in Hong Kong. Am Rev Respir Dis. 1992;145(1):36-41.

Girling DJ, Hitze KL. Adverse reactions to rifampicin. Bull World Health Organ. 1979;57(1):45-9.

Jarvis B, Lamb HM. Rifapentine. Drugs [Internet]. 1998; 56(4):607-16.

Ji B, Truffot-Pernot C, Lacroix C, Raviglione MC, O'Brien RJ, Olliaro P, et al. Effectiveness of rifampin, rifabutin, and rifapentine for preventive therapy of tuberculosis in mice. Am Rev Respir Dis. 1993;148 (6 I): 1541-6.

Jiang ZD, Dupont HL. Rifaximin: In vitro and in vivo antibacterial activity – A review. Chemotherapy. 2005;51(Suppl 1):67-72.

Jindani A, Doré CJ, Mitchison DA. Bactericidal and sterilizing activities of antituberculosis drugs during the first 14 days. Am J Respir Crit Care Med. 2003; 167(10):1348-54.

Khurana S, Singh P. Rifampin is safe for treatment of pruritus due to chronic cholestasis: a meta-analysis of prospective randomized-controlled trials. Liver Int. 2006;26(8):943-8.

Kunin CM. Antimicrobial activity of rifabutin. Clin Infect Dis. 1996;22(Suppl1).

Laws M, Jin P, Rahman KM. Efflux pumps in Mycobacterium tuberculosis and their inhibition to tackle antimicrobial resistance. Trends Microbiol [Internet]. 2022;30(1):57–68.

Lee B, Yan J, Ulhaq A, Miller S, Seo W, Lu P, et al. In Vitro activity of rifabutin and rifampin against antibiotic--resistant Acinetobacter baumannii, Escherichia coli, Staphylococcus aureus, Pseudomonas aeruginosa, and Klebsiella pneumoniae. Bradford PA. mSphere [Internet]. 2021;6(6):1-9.

Lin MY, Lin SJ, Chan LC, Lu YC. Impact of food and antacids on the pharmacokinetics of anti-tuberculosis drugs: Systematic review and meta-analysis. Int J Tuberc Lung Dis. 2010;14(7):806-18.

Menzies D, Dion MJ, Rabinovitch B, Mannix S, Brassard P, Schwartzman K. Treatment completion and costs of a randomized trial of rifampin for 4 months versus isoniazid for 9 months. Am J Respir Crit Care Med. 2004;170(4):445-9.

Natal S. Emergência da resistência às drogas. Bol Pneumol Sanitária. 2002;10(2).

Palaci M, Dietze R, Hadad DJ, Ribeiro FKC, Peres RL, Vinhas SA, et al. Cavitary disease and quantitative sputum bacillary load in cases of pulmonary tuberculosis. J Clin Microbiol. 2007;45(12):4064-6.

Polesky A, Farber HW, Gottlieb DJ, Park H, Levinson S, O'Connell JJ, et al. Rifampin preventive therapy for tuberculosis in Boston's homeless. Am J Respir Crit Care Med [Internet]. 1996;154(5):1473-7.

Rothstein DM. Rifamycins, alone and in combination. Cold Spring Harb Perspect Med. 2016;6(7):1-19.

Saukkonen JJ, Cohn DL, Jasmer RM, Schenker S, Jereb JA, Nolan CM, et al. An official ATS statement: Hepatotoxicity of antituberculosis therapy. Am J Respir Crit Care Med. 2006;174(8):935-52.

Sensi P. History of the Development of Rifampin. Rev Infect Dis [Internet]. 1983;5(Suppl 3):S402-6.

Sensi P. Recent progress in the chemistry and biochemistry of rifamycins. Pure Appl Chem. 1975;41(1-2): 15-29.

Tamma PD, Aitken SL, Bonomo RA, Mathers AJ, van Duin D, Clancy CJ. Infectious Diseases Society of America Guidance on the Treatment of AmpC β-Lactamase–Producing Enterobacterales, Carbapenem-Resistant Acinetobacter baumannii, and Stenotrophomonas maltophilia Infections. Clin Infect Dis [Internet]. 2022;74(12):2089-114.

Urbanowski ME, Ordonez AA, Ruiz-Bedoya CA, Jain SK, Bishai WR. Cavitary tuberculosis: the gateway of disease transmission. Lancet Infect Dis. 2020;20(6): e117-28.

Villarino ME, Ridzon R, Weismuller PC, Elcock M, Maxwell RM, Meador J, et al. Rifampin preventive therapy for tuberculosis infection: experience with 157 adolescents. Am J Respir Crit Care Med [Internet]. 1997;155(5):1735-8.

Zimmerli W, Sendi P. Role of rifampin against staphylococcal biofilm infections in vitro, in animal models, and in orthopedic-device-related infections. Antimicrob Agents Chemother. 2019;63(2):1-10.

26

Drogas antimicobactérias não rifamicinas

Olavo Henrique Munhoz Leite
Álvaro Furtado da Costa
Alan dos Santos Moreira
José Victor Bortolotto Bampi

INTRODUÇÃO

Entre a metade do século XIX e a metade do século XX, os sanatórios foram planejados para curar a tuberculose e tinham como base os princípios galênicos: isolamento, ar fresco, exercícios e boa nutrição. Esses sanatórios foram amplamente apoiados por eminentes médicos como o remédio para tratamento de formas mais graves da doença por muitas décadas. O tratamento medicamentoso iniciou-se em 1943, quando Jorge Lehman propôs o uso do ácido para-aminossalicílico (PAS) como ativo para tratar a tuberculose. Em 1944, o PAS foi usado com sucesso na Suécia para o tratamento de pacientes com tuberculose pulmonar. Ao mesmo tempo, a estreptomicina (SM) foi descoberta e sua atividade foi avaliada nos EUA por Schatz, Bugie e Waksman e outros clínicos. Ainda que o sucesso do tratamento tenha sido observado, após 3 meses de uso da SM, 85% (35/41) dos pacientes tinham cultura positiva e bacilos resistentes à SM. Em paralelo, uma série de estudos clínicos randomizados e controlados foi conduzida pelo British Medical Research Council (BMRC) entre 1948 e 1952, criando as bases para o tratamento combinado da tuberculose, a fim de diminuir o risco de resistência com o uso da monoterapia.

A década de 1950 foi bastante profícua para o tratamento da tuberculose. Em 1951, desenvolveu-se a tiacetazona, seguido da isoniazida (1952). Em 1954, a pirazinamida e a clofazimina foram descobertas e a seguir, a cicloserina (1955). Entre o final dos anos 1950 e início dos anos 1960 foram descritas: rifampicina, rifapentina e kanamicina (1957). A etionamida em 1960 e o etambutol em 1961, encerrando com a capreomicina no mesmo ano. No início de 1980 ocorreu a padronização, no Brasil, do tratamento da tuberculose com a associação da isoniazida + rifampicina + pirazinamida (com duração de 6 meses); em seguida, com o acréscimo do etambutol, também com duração de 6 meses, como tratamento inaugural para todos os pacientes virgens de tratamento. Na década de 1990 (quase 30 anos após a última droga descoberta), iniciaram os estudos com as fluoroquinolonas: gatifloxacino (1992) e moxifloxacino (1996). Nos anos 2000 foram liberadas 3 novas drogas especificamente para o tratamento da tuberculose: pretonamida (2000), bedaquilina (2005) e delamanida (2006).

PIRAZINAMIDA (PZA)

Breve história

A pirazinamida (PZA) é um análogo pirazinamídico sintético da nicotinamida, testada em modelos murinos, a partir de 1952, nos quais foi demonstrada sua ação contra o *Mycobacterium tuberculosis*. A PZA foi definitivamente incorporada nos anos de 1970 e considerada um fármaco essencial no esquema, inicialmente tríplice, adotado no Brasil, e, posteriormente, manteve-se no esquema quádruplo com o acréscimo do etambutol. Graças à sua potente atividade esterilizante foi logo acrescentada aos esquemas para tratamento da tuberculose e, após estudos clínicos relevantes, verificou-se que possibilitou a diminuição do tempo de tratamento de 12 para 6 meses, sendo considerada, assim, droga de primeira linha nos esquemas atuais.

Mecanismo de ação

O mecanismo de ação ainda não foi plenamente entendido, e diferentes possibilidades têm sido aventadas. Acredita-se que ocorra a inibição da síntese de ácidos graxos essenciais para formação da membrana celular decorrente da interferência na via da biossíntese de dinucleotídeo nicotinamida adenina, influindo na respiração celular. A presença da enzima pirazinamidase no bacilo promove a conversão da PZA em ácido pirazinoico (POA). O acúmulo de POA resultante das bombas de efluxo ineficientes leva a dano celular persistente. O principal efeito da droga se dá na população dos bacilos que se encontram dentro de cáseos e macrófagos, uma vez que agem em ambientes de pH ácido onde as demais drogas teriam dificuldades em agir.

Mecanismos de resistência

Devido à necessidade da conversão da droga em seu metabólito ativo POA, a resistência do *Mycobacterium tuberculosis* se relaciona com mutações no gene *pncA*, responsável pela produção da pirazinamidase. Contudo, algumas cepas (3 a 30%) resistentes à PZA sem mutações no gene *pncA* já foram relatadas, e isso leva a crer que haja outros mecanismos de resistência ainda desconhecidos.

Espectro de ação

Complexo *Mycobacterium tuberculosis*, podendo ocorrer atividade contra outras micobactérias, conforme perfil de sensibilidade.

Efeitos adversos

Em geral bem tolerada, pode determinar quadro de náuseas, vômitos, anorexia, artralgias, disúria, mal-estar e febre. O principal efeito adverso é a toxicidade hepática, com elevações de transaminases em até 15% dos pacientes e icterícia em até 3% dos casos nas doses antigas (50 mg/kg/dia), contudo são menos reportados atualmente, com doses menores (15 a 30/mg/kg/dia). Com a retirada da droga, ocorre melhora da toxicidade. Em pacientes cirróticos descompensados, deve-se alterar o esquema; e em pacientes dialíticos deve-se administrar a PZA 2 a 3 vezes por semana.

Na indicação atual do Ministério da Saúde, a PZA é utilizada no esquema de primeira linha nos 2 primeiros meses (fase de indução) do tratamento para todas as formas de tuberculose. O medicamento é seguro para gestantes e crianças.

Farmacocinética e farmacodinâmica

Possui excelente penetração no sistema nervoso central (SNC), fígado, pulmões e intracelular.

Logo após a administração oral, a droga é rapidamente absorvida no trato gastrointestinal, tem metabolismo predominantemente hepático e 70% da dose total é excretada na urina nas primeiras 24 horas.

Interações medicamentosas

Pode interagir principalmente com a isoniazida e a rifampicina, causando um aumento do risco de hepatotoxicidade, que deve ser monitorado durante o uso das drogas.

Aplicações clínicas

Tratamento de infecções por micobactérias do complexo *Mycobacterium tuberculosis*, com destaque para o próprio *M. tuberculosis* ou, mais raramente, outras micobacterioses, em diferentes sítios.

TABELA 1 Parâmetros farmacológicos da pirazinamida

Meia-vida média	9 a 10 h
Biodisponibilidade VO/IM	95% (VO)/não se aplica (IM)
Eliminação	Renal
Parâmetro PK/PD	Sem dados
Ligação proteica	5 a 10%
Volume de distribuição	Sem dados
Nível terapêutico no SNC	Sim
Uso na gravidez	Categoria C
Uso na lactação	Provavelmente seguro, monitorar lactente para toxicidade
Ajuste hepático	Não
Ajuste renal	Sim
Ajuste à obesidade	Sim (ajuste por peso – massa magra calculada,[1] dose máxima 2.500 mg/dia)

[1]Massa magra: homens = (peso em kg × 0,407) + altura em cm × 0,267) – 19,2; mulheres = (peso em kg × 0,252) + altura em cm × 0,473) – 48,3.
IM: intramuscular; SNC: sistema nervoso central; VO: via oral.
Fonte: adaptada de Gilbert et al., 2022.

TABELA 2 Ajuste de dose da pirazinamida de acordo com o *clearance* renal

Clearance de creatinina[1]	Dose recomendada
ClCr > 21	25 mg/kg a cada 24 h
ClCr < 20	25 mg/kg a cada 48 h
Hemodiálise intermitente	25 mg/kg a cada 48 h (dose após hemodiálise)
Diálise peritoneal	25 mg/kg a cada 24 h
Diálise contínua	25 mg/kg a cada 24 h

[1]ClCr: *clearance* calculado com Crockoft-Gault.
Fonte: adaptada de Gilbert et al., 2022.

TABELA 3 Formulações

Representante	Apresentação	Via de administração	Reconstituição	Diluição	Diluente	Tempo de infusão	Outros	Recomendações VO	SNE/SNG/GTT	Referências
Pirazinamida	500 mg comprimido Suspensão oral de 30 mg/mL	VO	Não se aplica	Não se aplica	Não se aplica	Não se aplica	A forma suspensão oral deste medicamento contém álcool na concentração de 1%	Os comprimidos devem ser administrados preferencialmente com água, em jejum. Em caso de desconforto gastrointestinal, podem ser administrados em horário próximo da refeição da manhã, em dose única diária	Utilizar preferencialmente suspensão oral Comprimido: triturar, diluir e administrar imediatamente, diluir em 20 mL de água	Manual para administração de medicamentos por acesso enteral, hospitalar Bula: Pirazinamida – Laboratório farmacêutico da Marinha – LFM®

ISONIAZIDA

Breve história

A isoniazida ou hidrazida do ácido isonicotínico (INH) tem estrutura similar à da piridoxina é um dos principais fármacos no tratamento da tuberculose. Descrita inicialmente em 1912, passou a ser avaliada nos estudos clínicos apenas na década de 1950 e incluída nos esquemas de tratamento a partir de 1952.

Mecanismo de ação

Inibe a síntese do ácido micólico, componente essencial da parede celular das micobactérias. Outros mecanismos de ação têm sido aventados, como a quelação de íons metálicos necessários ao metabolismo da micobactéria e interferência no metabolismo da glicose e na respiração celular desses microrganismos. Sua ação bactericida se dá primariamente nos bacilos de replicação rápida, com atividade diminuída em bacilos latentes. O fármaco penetra na célula por difusão passiva, é metabolizado pela enzima *katG* e, então, inibe a enzima *inhA*; assim, inicia seu efeito pela produção de espécies reativas de oxigênio que interferem na respiração celular e na síntese de ácidos micólicos, essenciais para manutenção da estabilidade da parede celular e replicação do bacilo.

Mecanismos de resistência

Os principais mecanismos de resistência (80% dos casos de resistência à droga) estão relacionados a mutações nas enzimas, *katG* e *inhA*, por isso são os principais alvos avaliados em testes de sensibilidade genotípicos. Outros genes, como *ahpC, KasA* e *ndh*, também podem estar associados a mecanismos de resistência, mas ainda não estão bem compreendidos.

Espectro de ação

Mycobacterium tuberculosis, Mycobacterium bovis e *Mycobacterium kansasii*, com pouca ação contra as demais micobactérias.

Efeitos adversos

A INH apresenta como efeito adverso mais importante o potencial de hepatotoxicidade em até 1% dos casos devido ao seu metabolismo hepático. Por outro lado, a neuropatia periférica, ocasionada pela depleção da piridoxina (vitamina B6), é o efeito mais frequente (até 10% dos pacientes de determinadas casuísticas); felizmente, pode ser revertido com a suplementação da vitamina.

Efeitos raros ou muito raros (todos graves) incluem:

- Sistema nervoso central: neurite periférica (grave), neurotoxicidade, neurite ótica, convulsão, encefalopatia tóxica, ataxia, estupor, zumbidos, euforia, distúrbio da memória, sonolência e psicose.
- Gastrointestinais: hepatopatia grave, especialmente em pacientes alcoólatras.
- Hematológicos: agranulocitose, eosinofilia, trombocitopenia, meta-hemoglobinemia, anemia sideroblástica ou aplástica.
- Dermatológicos: pelagra.
- Outros: acidose metabólica, retenção urinária, ginecomastia, artralgia e hiperglicemia. Reações de hipersensibilidade (febre, erupções cutâneas, linfadenopatia, vasculite, hipotensão), geralmente de 3 a 7 semanas após o início da terapêutica.

Farmacocinética e farmacodinâmica

Após a administração oral da droga ela é rapidamente absorvida, atingindo até 100% de biodisponibilidade em 30 minutos a 2 horas da ingestão em jejum.

Boa concentração em todos os tecidos e no interior de macrófagos. Porém, vale destacar que as concentrações no SNC e no líquido cefalorraquidiano variam de 20 a 100% em relação às do plasma.

O metabolismo é hepático, e 80% da concentração plasmática é eliminado pela urina nas primeiras 24 horas, inalterada, como derivado acetil ou como ácido isonicotínico.

A isoniazida atravessa facilmente a barreira placentária, atingindo concentrações no líquido amniótico e no feto, e é excretada no leite materno.

Interações medicamentosas

A isoniazida pode aumentar as concentrações séricas do acetaminofeno, com risco para toxicidade hepática. Acarreta também aumento das concentrações séricas de ácido valproico, fenitoína e carbamazepina, bem como de diazepam e triazolam. Já a associação de cicloserina e etionamida com isoniazida pode aumentar os seus efeitos adversos sobre o SNC.

Aplicações clínicas

De acordo com o Manual de Recomendações para o Controle da Tuberculose do Brasil (2020), a INH está incluída no esquema de primeira linha ao longo de todo o tratamento, em todas as formas clínicas, com liberação para uso em gestantes e crianças, sugerindo suplementação com piridoxina em situações especiais. Também há a indicação do uso em monoterapia ou combinado com rifapentina para o tratamento da infecção latente pelo *M. tuberculosis*.

TABELA 4 Parâmetros farmacológicos da isoniazida

Meia-vida média	1 a 4,5 h
Biodisponibilidade VO/IM	100% (VO)/não se aplica (IM)
Eliminação	Renal
Parâmetro PK/PD	Sem dados
Ligação proteica	< 10%
Volume de distribuição	Alto
Nível terapêutico no SNC	Sim
Uso na gravidez	Categoria C
Uso na lactação	Baixo risco (administrar piridoxina concomitante para mãe e lactente)
Ajuste hepático	Não
Ajuste renal	Não
Ajuste à obesidade	Sim (ajuste por peso, dose máxima 300 mg/dia)

IM: intramuscular; SNC: sistema nervoso central; VO: via oral.
Fonte: adaptada de Gilbert et al., 2022.

TABELA 5 Dose padrão de isoniazida

Clearance de creatinina[1]	Dose recomendada
Sem ajuste	5 a 10 mg a cada 24 h

[1]ClCr: *clearance* calculado com Crockoft-Gault.
Fonte: adaptada de Gilbert et al., 2022.

TABELA 6 Formulações

Representante	Apresentação	Via de administração	Reconstituição	Diluição	Diluente	Tempo de infusão	Outros	Recomendações VO	SNE/SNG/GTT	Referências
Isoniazida	100 mg comprimido 300 mg comprimido	VO	Não se aplica	Não se aplica	Não se aplica	Não se aplica	Isoniazida deve ser conservada na embalagem original e em temperatura ambiente (entre 15 e 30 °C), protegida da luz e da umidade	Isoniazida deve ser administrada VO, com um pouco de água, preferencialmente em jejum (1 h antes ou 2 h após o café da manhã), em uma única tomada, mas em caso de intolerância digestiva pode ser administrado com uma refeição	Triturar, diluir em 10 a 20 mL de água e administrar imediatamente Dieta cíclica: pausar a dieta 1 h antes e após a administração do medicamento Dieta intermitente: administrar o medicamento 1 h antes ou 2 h após a dieta	Manual para administração de medicamentos por acesso enteral, hospital Sírio-Libanês Bula: isoniazida – Farmanguinhos

SNE/SNG/GTT: sonda nasoenteral/nasogástrica/gastrostomia; VO: via oral.

ETAMBUTOL

Breve história

O dicloridrato de etambutol foi descrito inicialmente em 1961, passou a fazer parte dos esquemas de tratamento da tuberculose a partir de 1966 e até hoje é mantido nos esquemas de primeira linha.

Mecanismo de ação

Sua ação bacteriostática ocorre pela interferência na parede celular micobacteriana. Atua na arabinogalactana, que, associada com os ácidos micólicos e peptideoglicanos, interfere na síntese da parede celular.

Mecanismo de resistência

A identificação de cepas com resistência a etambutol está cada vez mais comum (chega a 50% de prevalência em alguns estudos). Apesar de os mecanismos de resistência não serem plenamente compreendidos, os principais mecanismos descritos são as mutações nos genes responsáveis pela produção de arabinosil transferases, envolvidos na síntese da arabinogalactana, como o *cluster embCAB*. Há também a possibilidade de estarem relacionados ao surgimento/ativação de bombas de efluxo que diminuem a concentração intracelular do etambutol e isoniazida.

Espectro de ação

Mycobacterium tuberculosis e outras micobactérias do grupo não tuberculosa.

Efeitos adversos

O efeito mais descrito é a neurite óptica em 1 a 2% dos pacientes recebendo a droga, com etiologia ainda pouco compreendida. A apresentação clínica da neurite se dá com perda de visão central, visão borrada e alteração na percepção de cores. É descrito que, se a droga for interrompida precocemente, 30 a 64% dos pacientes terão resolução dos sintomas espontaneamente.

Farmacocinética e farmacodinâmica

O etambutol é amplamente distribuído pelos tecidos, incluindo pulmão, rins e eritrócitos. Ocorre difusão para o SNC na inflamação meníngea, e, nessas condições, as concentrações no líquido cerebroespinhal podem atingir 0 a 50% das concentrações simultâneas.

Cerca de 75 a 80% de uma dose oral é absorvida no trato gastrointestinal, o restante eliminado inalterado nas fezes. A absorção não é prejudicada de modo significativo pela presença de alimentos.

É parcialmente metabolizado no fígado, onde são formados metabólitos inativos de excreção renal. Os níveis séricos são similares após dose prolongada. Há acúmulo do fármaco nos eritrócitos e, desse modo, pode retornar ao sangue. Aproximadamente 50% da droga inalterada é excretada na urina, 8 a 15% como metabólitos e 20 a 25% inalterados nas fezes.

Interações medicamentosas

Antiácidos contendo compostos de alumínio e bicarbonato de sódio diminuem o efeito de etambutol, por isso se indica um intervalo de várias horas entre as administrações. Outro ponto relevante é o aumento do risco de efeitos tóxicos do etambutol quando usado em associação com etionamida.

Aplicações clínicas

De acordo com o Manual de Recomendações para o Controle da Tuberculose do Brasil (2020), o etambutol está incluído no esquema primário durante os dois primeiros meses de indução. É autorizado para gestantes, mas contraindicado para menores de 10 anos devido ao risco de neurite óptica.

TABELA 7 Parâmetros farmacológicos do etambutol

Meia-vida média	4 h
Biodisponibilidade VO/IM	80% (VO)/não se aplica (IM)
Eliminação	Renal e fezes
Parâmetro PK/PD	Sem dados
Ligação proteica	10 a 30%
Volume de distribuição	Alto
Nível terapêutico no SNC	Não
Uso na gravidez	Categoria A
Uso na lactação	Baixo risco
Ajuste hepático	Não
Ajuste renal	Sim
Ajuste à obesidade	Sim (ajuste por peso – massa magra calculada,[1] dose máxima 1.000 mg/dia)

[1]Massa magra: homens = (peso em kg × 0,407) + altura em cm × 0,267) – 19,2; mulheres = (peso em kg × 0,252) + altura em cm × 0,473) – 48,3.
IM: intramuscular; SNC: sistema nervoso central; VO: via oral.
Fonte: adaptada de Gilbert et al., 2022.

TABELA 8 Ajuste de dose do etambutol de acordo com o *clearance* renal

Clearance de creatinina[1]	Dose recomendada
ClCr > 50 a 90	15 a 25 mg/kg a cada 24 h
ClCr 30 a 50	15 a 25 mg/kg a cada 24 ou 36 h
ClCr 10 a 30	15 a 25 mg/kg a cada 36 ou 48 h
ClCr < 10	15 mg/kg a cada 48 h
Hemodiálise intermitente	15 mg/kg a cada 48 h (dose após de hemodiálise)
Diálise peritoneal	15 mg/kg a cada 48 h
Diálise contínua	15 a 25 mg/kg a cada 24 h

[1]ClCr: *clearance* calculado com Crockoft-Gault.
Fonte: adaptada de Gilbert et al., 2022.

TABELA 9 Formulações

Representante	Apresentação	Via de administração	Reconstituição	Diluição	Diluente	Tempo de infusão	Outros	Recomendações VO	SNE/SNG/GTT	Referências
Etambutol	400 mg comprimido revestido Etambutol solução oral 25 mg/mL – 200 mL	VO	Não se aplica	Não se aplica	Não se aplica	Não se aplica	Conservar em temperatura ambiente (entre 15 e 30°C), proteger da luz e umidade	Em geral, a dose diária deve ser ingerida de manhã, independentemente da alimentação	Existe a opção suspensão. Triturar, diluir em 10 a 20 mL de água e administrar imediatamente	Manual para administração de medicamentos por acesso enteral do Hospital Sírio-Libanês. Bula: FURP – etambutol®; Etambutol solução oral FURP®

SNE/SNG/GTT: sonda nasoenteral/nasogástrica/gastrostomia; VO: via oral.

BEDAQUILINA

Breve história

A bedaquilina merece atenção especial por ter sido desenvolvida exclusivamente como droga antituberculose. Foi aprovada pela Food and Drug Administration (FDA) dos EUA no final da década de 1970. No Brasil, essa droga faz parte dos esquemas para tratamento de multidroga-resistência desde 2021, com recomendação atualizada por nota técnica do Ministério da Saúde nesse mesmo ano. Também é indicada como parte do tratamento da multirresistência nos manuais técnicos da Organização Mundial da Saúde (OMS).

Mecanismo de ação

A bedaquilina é uma diarilquinolina. Essa droga tem um mecanismo único e específico em que atua como um inibidor da bomba de prótons da ATP sintase e também apresenta ação em algumas vias metabólicas; com isso, tem como efeito final uma atividade bactericida e esterilizante para micobactérias.

Mecanismo de resistência

Variantes associadas à resistência em isolados clínicos foram identificadas quase exclusivamente com a mutação Rv0678, que pode elevar a concentração inibitória mínima (CIM) do *Mycobacterium tuberculosis* para bedaquilina e clofazimina. O significado clínico dessa mutação ainda não está claro, mas se sabe que emerge durante o tratamento e a incidência não é conhecida.

Espectro de ação

Usada para o tratamento de TB-MDR pulmonar (tuberculose resistente à rifampicina e à isoniazida) ou para TB-XDR (tuberculose resistente à rifampicina e isoniazida associada à resistência a três ou mais das seis principais classes de drogas de segunda linha). A bedaquilina só deve ser prescrita como componente de um esquema com pelo menos duas drogas ativas. Tem ação *in vitro* para diversos tipos de micobactérias, entre elas: *M. leprae, M. ulcerans, M. avium complex, M. kansasii, M. fortuitum* e *M. abscessus,* mas sem estudos clínicos que respaldem a sua utilização para tratamento dessas outras micobactérias.

Farmacocinética e farmacodinâmica

Em humanos a bedaquilina é bem absorvida após administração oral (dose única ou multidoses). Não há concentração no SNC.

Mais bem absorvida se ingerida com alimentos e sempre em combinação; é metabolizada pelo CYP3A4.

Interações medicamentosas

Deve-se evitar a administração da bedaquilina concomitante com indutores moderados ou potentes do CYP3A4 utilizados sistemicamente, porque podem diminuir suas concentrações plasmáticas e reduzir o seu efeito terapêutico. Logo, é recomendável evitar a prescrição conjunta com carbamazepina, ciprofloxacina, fenitoína, ritonavir, rifampicina, rifapentina, efavirenz e fluconazol.

Recomenda-se ainda abstinência alcoólica durante o seu uso.

Efeitos adversos

Nos ensaios clínicos de aprovação foi administrada como um dos componentes de um regime múltiplo; assim, é difícil determinar com exatidão os efeitos adversos isolados da bedaquilina. Um dos principais descritos com destaque nos estudos foi o alargamento moderado do intervalo QT corrigido (média de 10 a 16 ms nas 24 semanas de terapia); em virtude disso, recomenda-se um eletrocardiograma pré-tratamento e outros com 2, 12 e 24 semanas após o início do esquema para monitoramento. A descontinuação é recomendada quando houver arritmia grave ou alargamento do QT corrigido > 500 ms.

É importante também avaliar mensalmente o nível sérico de potássio, magnésio e cálcio e ajustar se houver distúrbios associados, além de poder elevar as transaminases.

Aplicações clínicas

Indicada para adultos com idade ≥ 18 anos, como parte do tratamento combinado da tuberculose pulmonar causada por *M. tuberculosis* resistente a múltiplas drogas, quando de outra forma não for possível constituir um regime de tratamento eficaz por razões relacionadas com a resistência ou tolerabilidade. O seu uso também pode ser considerado para tuberculose extrapulmonar, crianças, adolescentes, gestantes e pessoas vivendo com HIV em situações especiais, apesar de poucos estudos nesses cenários.

TABELA 10 Parâmetros farmacológicos da bedaquilina

Meia-vida média	24 a 30 h
Biodisponibilidade VO/IM	Sem dados (VO)/não se aplica (IM)
Eliminação	Renal
Parâmetro PK/PD	Sem dados
Ligação proteica	> 99%
Volume de distribuição	Alto
Nível terapêutico no SNC	Não
Uso na gravidez	Categoria B
Uso na lactação	Sem dados (evitar uso)
Ajuste hepático	Não (evitar uso em pacientes com disfunção hepática grave)
Ajuste renal	Não (evitar uso em pacientes com disfunção renal grave)
Ajuste à obesidade	Sem dados

IM: intramuscular; SNC: sistema nervoso central; VO: via oral.
Fonte: adaptada de Gilbert et al., 2022

TABELA 11 Dose padrão da bedaquilina

Clearance de creatinina[1]	Dose recomendada
Sem ajuste	400 mg a cada 24 h, por 2 semanas; seguido de 200 mg, 3 vezes na semana, por 22 semanas

[1]ClCr: *clearance* calculado com Crockoft-Gault.
Fonte: adaptada de Gilbert et al., 2022.

TABELA 12 Formulação

Representante	Apresentação	Via de administração	Reconstituição	Diluição	Diluente	Tempo de infusão	Outros	Recomendações VO	SNE/SNG/GTT	Referências
Bedaquilina	100 mg comprimido revestido	VO	Não se aplica	Não se aplica	Não se aplica	Não se aplica	Deve ser conservado em temperatura ambiente (entre 15 e 30 °C), protegido da luz	Deve ser tomado VO, com alimentos, para aumentar a biodisponibilidade oral	Sem dados	Bula: Sirturo®

SNE/SNG/GTT: sonda nasoenteral/nasogástrica/gastrostomia; VO: via oral.

DELAMANIDA

Aprovada pela Agência Europeia de Medicamentos em 2014, até o momento da confecção desta edição sem aprovação pelo FDA. Em comparação com a bedaquilina, a investigação sobre eficácia clínica da delamanida, embora promissora, ainda está em estágios iniciais. Pode ser classificada como um di-hidroimidazólico com ação bactericida. Uma dose diária de 200 mg foi significativa em ensaios focados na atividade bactericida precoce apoiando o potencial uso dessa droga. A pesquisa sobre a delamanida tem sido principalmente restringida pela ausência de um grupo controle comparativo. Mais ensaios clínicos futuros são necessários para esclarecer o valor definitivo dessa medicação. A indicação com aprovação é somente por meio de uso associado (nunca em monoterapia) com outras drogas ativas na terapêutica da multirresistência (TB-MDR) para *M. tuberculosis.* Além disso, a delamanida deve fazer parte de um regime combinado apropriado (ou regime de base otimizado) para o tratamento da TB-MDR. Esse regime combinado deve continuar após a conclusão do tratamento de 24 semanas com esse fármaco. Não há dados que respaldem o uso em tuberculose extrapulmonar.

Mecanismo de ação

A delamanida inibe a síntese de metoximicólico e ácido cetomicólico, componentes da parede celular de micobactérias. A pró-droga é ativada pelo metabolismo redutor do *M. tuberculosis* para produzir um ativo livre pelo sistema de coenzima nitrorredutase dependente de F420 da micobactéria.

Espectro de ação

M. tuberculosis complexo, pode ter ação sobre outras micobactérias sem estudos clínicos.

Mecanismo de resistência

A resistência à delamanida foi mensurada por meio do teste de sensibilidade nas culturas de pacientes que utilizaram delamanida. Foi avaliada em culturas positivas dentro de seis meses e culturas que eram negativas, mas após os seis meses, voltaram a ser positivas. Dos 341 pacientes alocados para o regime contendo delamanida, identificou-se que três (0,9%) desenvolveram resistência à delamanida.

Farmacocinética e farmacodinâmica

A absorção da delamanida em humanos é duas vezes maior quando administrada com alimentos. É metabolizada para DM-6705 pela albumina e tem potencial limitado para inibir ou induzir o sistema citocromo hepático.

A segurança e eficácia em crianças e adolescentes com menos de 18 anos não são estabelecidas.

Interações medicamentosas

Três estudos em voluntários adultos sadios foram conduzidos para avaliar a interação droga-droga de delamanida (100 mg 2 vezes/dia e 200 mg dose única), em especial com antirretrovirais. A concentração de delamanida foi minimamente alterada com efavirenz (moderado indutor de CYP), tenofovir ou lopinavir/ritonavir (potente indutor CYP), confirmando o limitado potencial da droga interação mediada por CYP. O nível de delamanida foi reduzido em 45% na presença de rifampicina + isoniazida + pirazinamida + etambutol, e a concentração dos metabólitos não foi mais alta quando administrada isolada. O impacto sobre a delamanida quando administrada com fortes indutores do sistema VYP, como a rifampicina, parece ser bem limitado. Avalia-se ainda que vários outros medicamentos podem diminuir a absorção da delamanida.

Efeitos adversos

Os principais efeitos incluem anemia, reticulocitose, diarreia, náuseas, vômitos, artralgia e mialgias.

O efeito mais notório é o prolongamento do intervalo QT que aumenta lentamente sobretudo nas primeiras semanas de tratamento (6 a 10 semanas) e usualmente se mantém estável depois desse período. Essa alteração eletrocardiográfica se correlaciona fortemente com o principal metabólito DM-6705 da delamanida. Assim, é recomendável a realização de ECG antes do início e mensalmente durante o tratamento. É preciso ressaltar que essa droga é formalmente contraindicada quando o intervalo QTc for maior do que 500 ms e/ou quando albumina sérica for menor do que 2,8 g/dL.

Além disso, é importante checar se há uso concomitante de fluorquinolonas, porque podem também alargar o intervalo QTc. A prescrição conjunta com a moxifloxacina não é recomendada por falta de estudos.

Aplicações clínicas

Aprovada unicamente para o tratamento de TB-MDR.

TABELA 13 Parâmetros farmacológicos da delamanida

Meia-vida média	30 a 38 h
Biodisponibilidade VO/IM	25 a 47% (VO)/não se aplica (IM)
Eliminação	Fezes
Parâmetro PK/PD	Sem dados
Ligação proteica	> 99%
Volume de distribuição	Alto
Nível terapêutico no SNC	Sem dados
Uso na gravidez	Sem dados (não recomendado)
Uso na lactação	Sem dados (evitar uso)
Ajuste hepático	Não (evitar uso em pacientes com disfunção hepática moderada ou grave)
Ajuste renal	Não (evitar uso em pacientes com disfunção renal grave)
Ajuste à obesidade	Sem dados

IM: intramuscular; SNC: sistema nervoso central; VO: via oral.
Fonte: adaptada de Gilbert et al., 2022.

TABELA 14 Dose padrão da delamanida

Clearance de creatinina[1]	Dose recomendada
Sem ajuste	100 mg a cada 12 h por 24 semanas

[1]ClCr: *clearance* calculado com Crockoft-Gault.
Fonte: adaptada de Gilbert et al., 2022.

TABELA 15 Formulação

Representante	Apresentação	Via de administração	Reconstituição	Diluição	Diluente	Tempo de infusão	Outros	Recomendações VO	SNE/SNG/GTT	Referências
Delamanida	50 mg comprimidos revestidos 25 mg comprimidos dispersíveis	VO	Não se aplica	Não se aplica	Não se aplica	Não se aplica	Conservar na embalagem de origem para proteger da umidade	A biodisponibilidade oral de delamanida melhora quando administrada com uma refeição normal Os comprimidos dispersíveis têm de ser dispersos em água utilizando 10 a 15 mL por comprimido dispersível de 25 mg, e a suspensão esbranquiçada resultante tem de ser ingerida imediatamente. Depois disso, devem ser adicionados mais 10 a 15 mL de água por comprimido dispersível ao copo ou xícara para garantir que a suspensão potencialmente remanescente seja dispersa; a suspensão resultante também deve ser ingerida	Sem dados	Bula: Deltyba®

SNE/SNG/GTT: sonda nasoenteral/nasogástrica/gastrostomia; VO: via oral.

PRETOMANIDA

A pretomanida é um nitroimidazólico e foi desenvolvida pela *TB Alliance*. A aprovação dessa droga pelo FDA se deu pelo sucesso de um estudo fase III, aberto, não comparativo, com 109 pacientes conduzido em três centros na Africa do Sul. A utilização dessa droga é recomendada como parte de um esquema combinado com bedaquilina e linezolida em adultos com tuberculose pulmonar TB-MDR ou TB-XDR.

Mecanismo de ação

Tem efeito bactericida por meio de suas ações inibitórias na biossíntese de ácido micólico da parede celular da micobactéria. O mecanismo molecular dos efeitos bactericidas é pouco conhecido; acredita-se que há ação sobre vários genes que afetam a parede celular, entre eles os operons *fas I* e *fas II*, bem como os operons *efp A* e ini BAC. A pretomanida é uma pró-droga que requer a conversão pela enzima nitrorredutase dependente de deazaflavina (Ddn).

Espectro de ação

M. tuberculosis.

Efeitos adversos

Os eventos que foram reportados são descritos dos estudos da combinação dessa droga com a bedaquilina e a linezolida: gastrointestinais, hepatotoxicidade, mielossupressão, alargamento do intervalo QTc, hipersensibilidade cutânea e neuropatia periférica.

Farmacocinética e farmacodinâmica

É recomendada a ingestão preferencialmente com alimentos.

Interações medicamentosas

Deve-se evitar a coadministração com efavirenz e rifampicina porque diminuem os níveis séricos da droga. O uso com metotrexato deve ser cuidadoso pela possibilidade de aumento do seu nível sérico.

TABELA 16 Parâmetros farmacológicos da pretomanida

Meia-vida média	17,4 h
Biodisponibilidade VO/IM	Sem dados (VO)/não se aplica (IM)
Eliminação	Urina (50%) e fezes (38%)
Parâmetro PK/PD	Sem dados
Ligação proteica	87%
Volume de distribuição	Alto
Nível terapêutico no SNC	Sem dados
Uso na gravidez	Sem dados (não recomendado)
Uso na lactação	Sem dados
Ajuste hepático	Sem dados
Ajuste renal	Sem dados
Ajuste à obesidade	Sem dados

IM: intramuscular; SNC: sistema nervoso central; VO: via oral.
Fonte: adaptada de Gilbert et al., 2022.

TABELA 17 Dose padrão da pretomanida

Clearance de creatinina[1]	Dose recomendada
Sem ajuste	100 mg a cada 12 h por 24 semanas[2]

[1]ClCr: *clearance* calculado com Crockoft-Gault.
[2]Em combinação com linezolida e bedaquilina.
Fonte: adaptada de Gilbert et al., 2022.

TABELA 18 Formulação

Representante	Apresentação	Via de administração	Reconstituição	Diluição	Diluente	Tempo de infusão	Outros	Recomendações VO	SNE/SNG/GTT	Referências
Pretomanida	200 mg comprimido	VO	Não se aplica	Não se aplica	Não se aplica	Não se aplica	Não se aplica	Deve ser administrado com alimentos uma vez por dia	Sem dados	Pretomanid FGK®

SNE/SNG/GTT: sonda nasoenteral/nasogástrica/gastrostomia; VO: via oral.

Aplicações clínicas

Recomendada para o tratamento de TB-MDR combinada com linezolida e bedaquilina. A segurança e eficácia da pretomanida não foram estudadas em combinação com medicamentos diferentes, portanto não deve ser usado como parte de qualquer outra combinação de tratamento

ETIONAMIDA E PROTIONAMIDA

A etionamida e a protionamida estão dentro do grupo das tiomidas com grande similaridade molecular e podem ser usadas de maneira indiferente no tratamento da tuberculose resistente, hanseníase e outras micobacterioses. A etionamida é um derivado do ácido nicotínico semelhante à isoniazida, descrito inicialmente em 1960 e aprovado pelo FDA em 1965 como agente antituberculose.

Mecanismo de ação

Devido à proximidade com a isoniazida, acredita-se que possui o mesmo, ou similar, mecanismo de ação, isto é, inibe um produto do gene *inhA*, a enoil-ACP-redutase. Com isso, há posterior inibição da biossíntese do ácido micólico e da síntese da parede celular da micobactéria. Seu efeito pode ser considerado bactericida ou bacteriostático, a depender da concentração da droga no sítio de ação e do microrganismo em questão.

Espectro de ação

M. tuberculosis.

Mecanismo de resistência

Possui como mecanismo de resistência a mutação no gene *etaR*, responsável pela transcrição da enzima que ativa a etionamida, e do gene *inhA*, que pode oferecer resistência cruzada com a isoniazida. A resistência à etionamida está ligada diretamente ao seu uso em monoterapia, pouco comum se usado concomitantemente a outras drogas.

Farmacocinética

Apresenta biodisponibilidade de aproximadamente 100% após ingestão oral e é extensamente metabolizado principalmente no fígado.

Interações medicamentosas

Não apresenta interação com drogas metabolizadas pelo CYP, e seu uso concomitante com isoniazida pode aumentar seu nível sérico.

Efeitos adversos

Aproximadamente 50% dos pacientes são incapazes de tolerar doses superiores a 500 mg devido à intolerância gastrointestinal. Seus principais eventos adversos são náuseas, vômitos, anorexia, dor abdominal, gosto metálico e, consequentemente, perda de peso. Os sintomas normalmente são dose-dependentes e podem ser amenizados quando o medicamento é tomado com alimentação e antieméticos.

Os eventos mais graves são os neurológicos, como distúrbios psicóticos, depressão mental, tontura, hipotensão postural, diplopia, neurite periférica, cefaleia, distúrbios olfativos, turvação visual e tremores. A administração de piridoxina em associação é altamente recomendável e costuma amenizar os efeitos neurológicos. Em decorrência de sua metabolização, pode haver acometimento hepático, por isso é recomendada a vigilância constante de enzimas e função hepática.

Raramente, podem aparecer alterações cutâneas como *rash*, fotossensibilidade e púrpura.

Seu uso é contraindicado no caso de insuficiência hepática e hipersensibilidade à droga.

Aplicações clínicas

A principal indicação do uso da etionamida é no tratamento de *Mycobacterium tuberculosis* resistente aos fármacos de primeira linha (p. ex., isoniazida ou rifampicina). Deve sempre ser feito teste de suscetibilidade antes do seu uso, além de ser indicada a utilização em associação com outros fármacos. É considerada um fármaco de segunda linha para o tratamento da tuberculose no Brasil.

TABELA 19 Parâmetros farmacológicos da etionamida[1]

Meia-vida média	2 h
Biodisponibilidade VO/IM	100% (VO)/não se aplica (IM)
Eliminação	Sem dados
Parâmetro PK/PD	Sem dados
Ligação proteica	30%
Volume de distribuição	Alto
Nível terapêutico no SNC	Sem dados
Uso na gravidez	Categoria C
Uso na lactação	Sem dados, evitar se possivel
Ajuste hepático	Não (utilizar com cuidado em pacientes com doença hepática)
Ajuste renal	Sim
Ajuste à obesidade	Sem dados

[1]Sem dados farmacológicos de protionamida.
IM: intramuscular; SNC: sistema nervoso central; VO: via oral.
Fonte: adaptada de Gilbert et al., 2022.

TABELA 20 Dose padrão da etionamida

Clearance de creatinina[1]	Dose recomendada
ClCr > 10	500 mg a cada 12 h
ClCr < 10	250 mg a cada 12 h
Hemodiálise intermitente	250 mg a cada 12 h
Diálise peritoneal	250 mg a cada 12 h
Diálise contínua	500 mg a cada 12 h

[1]ClCr: *clearance* calculado com Crockoft-Gault.
Fonte: adaptada de Gilbert et al., 2022.

TABELA 21 Formulação

Representante	Apresentação	Via de administração	Reconstituição	Diluição	Diluente	Tempo de infusão	Outros	Recomendações VO	SNE/SNG/GTT	Referências
Etionamida	250 mg comprimido	VO	Não se aplica	Não se aplica	Não se aplica	Não se aplica	Deve ser conservado em sua embalagem original, em temperatura ambiente (15 a 30 °C), protegido da luz e umidade	Deve ser ingerida de preferência com algum alimento para contornar os efeitos gastrointestinais	Sem dados	Bula: Farmanguinhos etionamida®

CAPREOMICINA

A capreomicina é um polipeptídeo cíclico antimicrobiano, que faz parte do grupo de tuberactinomicinas, e foi isolada inicialmente a partir do *Streptomyces capreolus*. Apresenta atividade antimicrobiana semelhante à dos aminoglicosídeos, assim como os mesmos efeitos adversos.

Mecanismo de ação

O mecanismo de ação ainda não é totalmente conhecido; acredita-se que atue a partir do bloqueio das subunidades ribossomais 70S a fim de inibir a síntese proteica. Sabe-se que age via inativação da metilase ribossomal TlyA.

Espectro de ação

TB-MDR e outras micobactérias *in vitro*.

Mecanismo de resistência

A resistência está associada a alterações ribossomais na porção 16S rRNA. Pode ocorrer resistência cruzada com a estreptomicina, mas de maneira incompleta. Porém, amicacina, canamicina ou capreomicina se mantêm eficazes *in vitro* quando a resistência à estreptomicina é identificada. A capreomicina permanece ativa *in vitro* contra muitas cepas resistentes à estreptomicina, amicacina e canamicina.

Como o mecanismo de ação da capreomicina é via inativação da metilase ribossomal TlyA, as bactérias que não têm a TlyA tŁ podem ser naturalmente resistentes. Não ocorre resistência cruzada entre a capreomicina e isoniazida, PAS, cicloserina, etionamida ou etambutol.

Farmacocinética

Não possui boa absorção no trato gastrointestinal, sendo, portanto, usada exclusivamente pela via parenteral.

TABELA 22 Parâmetros farmacológicos da capreomicina

Meia-vida média	2 a 5 h
Biodisponibilidade VO/IM	Não se aplica (VO)/sem dados (IM)
Eliminação	Renal
Parâmetro PK/PD	Sem dados
Ligação proteica	Sem dados
Volume de distribuição	Baixo
Nível terapêutico no SNC	Não
Uso na gravidez	Categoria C
Uso na lactação	Provavelmente seguro, monitorar lactente para toxicidade
Ajuste hepático	Não (utilizar com cuidado em pacientes com doença hepática)
Ajuste renal	Sim
Ajuste à obesidade	Sim (ajuste por peso)

IM: intramuscular; SNC: sistema nervoso central; VO: via oral.
Fonte: adaptada de Gilbert et al., 2022.

TABELA 23 Ajuste de dose da capreomicina de acordo com o *clearance* renal

Clearance de creatinina[1]	Dose recomendada
ClCr > 10	15 mg/kg a cada 24 h
ClCr < 10	15 mg/kg 3 vezes na semana
Hemodiálise intermitente	15 mg/kg 3 vezes na semana (dose após diálise)
Diálise peritoneal	Sem dados
Diálise contínua	Sem dados

[1]ClCr: *clearance* calculado com Crockoft-Gault.
Fonte: adaptada de Gilbert et al., 2022.

Efeitos adversos

As principais reações adversas são:

- Nefrotoxicidade: necrose tubular e lesão renal aguda (cerca de 36% dos pacientes), além de proteinúria, hipocalemia, hipomagnesemia e hipocalcemia.
- Ototoxicidade: perda auditiva subclínica (até 11% dos pacientes, algumas não reversíveis), zumbidos e vertigem.
- Alterações hematológicas: eosinofilia (mais comum), leucocitose ou leucopenia.

Já foram observadas também reações de hipersensibilidade, erupções cutâneas e febre. Reações locais são comuns, tendo em vista que a maioria dos pacientes reporta a injeção intramuscular como dolorosa e pode ocorrer endurecimento local.

Aplicações clínicas

Atualmente, no uso contra a tuberculose, é o injetável de segunda linha escolhido pela OMS como o representante do grupo B pela melhor tolerância, menor probabilidade de reações adversas e menor

TABELA 24 Formulação

Representante	Apresentação	Via de administração	Reconstituição	Diluição	Diluente	Tempo de infusão	Outros	Recomendações VO	SNE/SNG/GTT	Referências
Capreomicina	1 g de pó liofilizado em frasco ou ampola	IM e IV	2 mL de AD ou SF 0,9%	100 mL de SF 0,9%	SF 0,9%	IV: infusão em 60 min	Agitar vigorosamente, até a solução tornar-se transparente (após 3 a 5 min) A solução pode apresentar coloração escurecida algumas horas depois da reconstituição, mas isso não é indicativo de perda de eficácia	Não se aplica	Não se aplica	https://www.cevs.rs.gov.br/upload/arquivos/201804/18174827-10-consideracoes-sobre-medicamentos.pdf

AD: água destilada; SF: soro fisiológico; SNE/SNG/GTT: sonda nasoenteral/nasogástrica/gastrostomia; VO: via oral.

possibilidade de resistência cruzada com a amicacina, preservando sua utilização para esquemas alternativos futuros, em caso de falência ou TB-XDR. Seu uso em extremos de idade também deve ser feito criteriosamente como droga de exceção devido à sua toxicidade.

CLOFAZIMINA

A clofazimina é uma riminofenazina lipossolúvel, descrita originalmente em 1957. Foi desenvolvida especificamente para o tratamento da tuberculose, mas abandonada logo depois pela inefetividade na monoterapia. Em 1981, foi recomendada pela OMS para o tratamento da hanseníase em combinação com a rifampicina e a dapsona. Recentemente teve seu interesse revitalizado no tratamento da tuberculose, após estudos mostrarem que regimes contendo a clofazimina e outras drogas, como as fluoroquinolonas, eram muito efetivos contra cepas de TB-MDR, possibilitando a redução do tempo de tratamento. Sua ação contra o *M. tuberculosis* é demonstrada *in vitro*, porém na prática clínica é limitada, pois tem baixa ação bactericida, sendo menos efetiva em modelos animais que as drogas antituberculínicas mais amplamente difundidas, como a rifampicina ou a isoniazida. Além destes já citados, apresenta ação *in vitro* contra bactérias Gram-positivas e não possui ação contra quase nenhuma bactéria Gram-negativa.

Mecanismo de ação

Seu mecanismo de ação não é totalmente esclarecido, porém se acredita que possa agir contra a membrana bacteriana, ao gerar o acúmulo de lisofosfolípides com ação detergente, desestabilizando a membrana por alterar a funcionalidade de canais de potássio. A ação sobre o ciclo de oxidação e redução intracelular formadoras de espécies reativas de oxigênio e superóxidos tóxicos à bactéria não é bem definida na literatura, muitas vezes contestada. Apresenta ação anti-inflamatória, principalmente por inibição da proliferação de células T, com boa resposta no seu uso para controle da reação hansênica tipo 2 no tratamento do eritema nodoso e, potencialmente, em outras afecções autoimunes, como LES.

Espectro de ação

O espectro de ação envolve quase todas as micobactérias, tanto de crescimento rápido quanto de crescimento lento. Também tem uso bem estabelecido no tratamento da hanseníase, dada a boa ação contra a *Mycobacterium leprae*, mesmo nos casos resistentes à dapsona.

Mecanismo de resistência

O *Mycobacterium tuberculosis* resistente à clofazimina carrega uma mutação no gene que codifica um repressor de transcrição para bomba de efluxo *MmpL*, o que está associado à resistência cruzada à bedaquilina.

Farmacocinética

Por se tratar de uma substância altamente lipofílica, a clofazimina é administrada numa formulação lipídica para aumentar sua absorção; assim, tem absorção otimizada quando ingerida com refeição com alto teor de gorduras e redução de até 30% se ingerida próximo a antiácidos.

Efeitos adversos

O principal evento adverso observado é a mudança no tom da pele para uma coloração laranja-avermelhada até amarronzada, o que incomoda a maioria dos usuários da medicação. Pode ocorrer tanto na pele quanto na conjuntiva em 75 a 100% dos pacientes. Vale ressaltar que tal efeito é dose-dependente e é revertido, mesmo que lentamente, após a suspensão do fármaco.

Pode apresentar também efeitos gastrointestinais, como náuseas, vômitos e diarreia, normalmente em baixa intensidade. Raramente, provoca infarto esplênico, obstrução intestinal e sangramento de trato gastrointestinal.

Aplicações clínicas

Atualmente, seu uso contra a tuberculose é classificado como uma droga do grupo C da OMS e deve ser usado exclusivamente após teste de sensibilidade em indivíduos com resistência comprovada às drogas de primeira linha.

TABELA 25 Parâmetros farmacológicos da clofazimina

Meia-vida média	25 dias
Biodisponibilidade VO/IM	45 a 62% (VO)/não se aplica (IM)
Eliminação	Biliar
Parâmetro PK/PD	Sem dados
Ligação proteica	Sem dados
Volume de distribuição	Alto
Nível terapêutico no SNC	Não
Uso na gravidez	Categoria C
Uso na lactação	Provavelmente seguro, evitar se possível (pode modificar a cor do leite materno para rosa)
Ajuste hepático	Sem dados
Ajuste renal	Sem dados
Ajuste à obesidade	Sem dados

IM: intramuscular; SNC: sistema nervoso central; VO: via oral.
Fonte: adaptada de Gilbert et al., 2022.

TABELA 26 Dose padrão da clofazimina

Clearance de creatinina[1]	Dose recomendada
Sem ajuste	50 mg a cada 24 h + 300 mg 1 vez no mês

[1]ClCr: *clearance* calculado com Crockoft-Gault.
Fonte: adaptada de Gilbert et al., 2022.

TABELA 27 Formulação

Representante	Apresentação	Via de administração	Reconstituição	Diluição	Diluente	Tempo de infusão	Outros	Recomendações VO	SNE/SNG/GTT	Referências
Clofazimina	Cápsulas de 50 mg	VO	Não se aplica	Não se aplica	Não se aplica	Não se aplica	Deve ser conservada em sua embalagem original, em temperatura ambiente (15 a 30°C), protegida da luz e umidade	Recomenda-se a administração com leite ou com alimentos	Sem dados	Bula: Clofazimina-Novartis®

SNE/SNG/GTT: sonda nasoenteral/nasogástrica/gastrostomia; VO: via oral.

TERIZIDONA-CICLOSERINA

Foram desenvolvidas nos anos de 1950 e reabilitadas no começo dos anos 1980 para o tratamento da tuberculose. Um dos aspectos mais importantes era o efeito da cicloserina no SNC, que motivou o desenvolvimento da terizidona (um dímero da cicloserina) com menos efeitos adversos para o SNC. Poucos estudos foram realizados com essas drogas quanto à segurança e eficácia.

Mecanismo de ação

A cicloserina é um análogo do aminoácido D-alanina que inibe as enzimas, a alanina racemase e a D-alanina ligase. Juntas, essas enzimas sintetizam um pentapeptídeo core, que contém D-alanina, essencial na síntese do peptideoglucana e subsequentemente para biossíntese e manutenção da parede celular. Ainda assim, pouco se conhece sobre o mecanismo de ação da cicloserina e terizidona.

Mecanismo de resistência

A resistência fenotípica foi detectada em diferentes isolados clínicos de *M. tuberculosis*, variando de 7,4 a 81,8% em diferentes países. Não se conhece a mutação precisa associada à resistência da *M. tuberculosis*.

Farmacocinética

A cicloserina é um agente bacteriostático para tratamento da tuberculose.

É completamente absorvido no intestino (70 a 90%), mas pouco se conhece sobre sua farmacocinética.

Interações medicamentosas

Deve-se monitorar os níveis séricos de fenitoína em caso de administração concomitante.

Efeitos adversos

Como a cicloserina é um monômero cíclico da alanina, ocorre inibição do fosfato de piridoxil (PLP, derivado da vitamina B6) e consequente toxicidade. Ainda que os estudos tenham grande variabilidade aos eventos adversos, no geral, a prevalência foi de efeitos adversos no SNC de 9% com cerca de 5,7% de alterações psiquiátricas. As alterações incluíam convulsões, neuropatias, cefaleia, depressão e distúrbios de comportamento.

Aplicações clínicas

A produção de cicloserina foi interrompida nos anos 1990 e o etambutol foi incluído nos esquemas para TB-MDR, mesmo que apresentasse uma atividade fraca antituberculose e grande descrição de resistência. Em 2003, foi reabilitada, ainda que com baixa evidência de atividade e segurança. Cicloserina e terizidona estão listadas como categoria B para inclusão nos regimes de TB-MDR. Ambas são consideradas a última opção devido ao perfil de toxicidade. São intercambiáveis e não apresentam resistência cruzada nem interações com as outras drogas anti-TB.

TABELA 28 Parâmetros farmacológicos da cicloserina

Meia-vida média	10 h
Biodisponibilidade VO/IM	70 a 90% (VO)/não se aplica (IM)
Eliminação	Renal e fezes
Parâmetro PK/PD	Sem dados
Ligação proteica	Sem dados
Volume de distribuição	Baixo
Nível terapêutico no SNC	Sem dados
Uso na gravidez	Categoria C
Uso na lactação	Provavelmente seguro, monitorar lactente para toxicidade
Ajuste hepático	Não
Ajuste renal	Sim
Ajuste à obesidade	Sem dados

IM: intramuscular; SNC: sistema nervoso central; VO: via oral.
Fonte: adaptada de Gilbert et al., 2022.

TABELA 29 Ajuste de dose da cicloserina de acordo com o *clearance* renal

Clearance de creatinina[1]	Dose recomendada
ClCr > 50	250 a 500 mg a cada 12 h
ClCr 10 a 50	250 a 500 mg a cada 12 ou 24 h
ClCr < 10	500 mg a cada 48 h
Hemodiálise intermitente	250 mg a cada 24 h ou 500 mg a cada 48 h
Diálise peritoneal	Sem dados
Diálise contínua	Sem dados

[1]ClCr: *clearance* calculado com Crockoft-Gault.
Fonte: adaptada de Gilbert et al., 2022.

TABELA 30 Formulação

Representante	Apresentação	Via de administração	Reconstituição	Diluição	Diluente	Tempo de infusão	Outros	Recomendações VO	SNE/SNG/GTT	Referências
Terizidona	Cápsulas de 250 mg	VO	Não se aplica	Não se aplica	Não se aplica	Não se aplica	Deve ser conservada em temperatura ambiente (entre 15 e 30 °C), protegida da luz	Deve ser ingerida inteira, isto é, sem parti-la, abri-la ou mastigá-la, e com bastante líquido, sempre às refeições	Não indicada	Bula: Terizidex®

SNE/SNG/GTT: sonda nasoenteral/nasogástrica/gastrostomia; VO: via oral.

ÁCIDO PARA-AMINOSSALICÍLICO

O ácido para-aminossalicílico (PAS) é um análogo estrutural do ácido p-aminobenzoico, descrito originalmente em 1940. É atualmente uma alternativa eventual para TB-MDR e XDR devido às restrições quanto à segurança e ao grande número de medicamentos a serem utilizados.

Mecanismo de ação

Ainda não está perfeitamente esclarecido o principal mecanismo de ação do PAS. Porém, apesar de autores demonstrarem que a atividade *in vitro* é bem reduzida, é descrito que essa medicação atua no metabolismo do folato através da ligação competitiva com a di-hidrofolato redutase, com isso, inibe o crescimento do bacilo da tuberculose. Outro mecanismo discutido é a ação sobre os meios de aquisição de ferro pela micobactéria.

Mecanismo de resistência

Ainda pouco conhecido, a presença do gen *thyA* (timidilato sintetase), um transposon, resulta na diminuição da atividade e resistência ao PAS e CIM > 27 mg/mL. Mutação no gen *thyA* foi encontrada em *M. tuberculosis* em isolados clínicos.

Farmacocinética

Quando administrado com alimentos ocorre um aumento da concentração (Cmáx) de 50% e da área sob a curva (AUC) em 70%.

Em 2 horas da administração da dose, até 10% da droga é acetilada no estômago em PAS N-acetilado, uma conhecida hepatotoxina, 80% é excretado na urina e cerca da metade na forma acetilada.

Estudos farmacocinéticos indicam que o PAS pode aumentar o nível plasmático e prolongar a ação da isoniazida, retardando o caminho da acetilação. Assim, a coadministração de INH e PAS pode trazer benefícios adicionais para os casos de tuberculose, especialmente para os acetiladores rápidos.

Efeitos adversos

São descritos como eventos adversos:

- Gastrointestinais: náusea, vômitos, diarreia (um dos principais fatores para a baixa adesão ao esquema); a formulação em grânulos parece diminuir a toxicidade.
- Dermatológicas: exantemas eritematosos maculares e pruridos, em geral iniciando na face e no pescoço.
- Outras toxicidades incluem: linfadenopatia, icterícia, leucocitose, cefaleia e dores articulares.

Deve ser evitado em pacientes com alterações renais avançadas, devido às alterações mais tóxicas das formas acetiladas.

Aplicações clínicas

Atualmente, exclusivamente indicado para o tratamento da tuberculose em que as opções terapêuticas são escassas dada a baixa tolerância, apesar de demonstrar boa atividade.

TABELA 31 Parâmetros farmacológicos do ácido para-aminossalicílico

Meia-vida média	0,75 a 1 h
Biodisponibilidade VO/IM	Sem dados (VO)/não se aplica (IM)
Eliminação	Renal e fezes
Parâmetro PK/PD	Sem dados
Ligação proteica	50 a 60%
Volume de distribuição	Baixo
Nível terapêutico no SNC	Sem dados
Uso na gravidez	Categoria C
Uso na lactação	Provavelmente seguro, monitorar lactente para toxicidade
Ajuste hepático	Não
Ajuste renal	Sim
Ajuste à obesidade	Sem dados

IM: intramuscular; SNC: sistema nervoso central; VO: via oral.
Fonte: adaptada de Gilbert et al., 2022.

TABELA 32 Ajuste de dose do ácido para-aminossalicílico de acordo com o *clearance* renal

Clearance de creatinina[1]	Dose recomendada
ClCr > 50	4.000 mg a cada 12 h
ClCr 10 a 50	2.000 a 3.000 mg a cada 12 h
ClCr < 10	2.000 mg a cada 12 h
Hemodiálise intermitente	2.000 mg a cada 12 h (administrar após diálise)
Diálise peritoneal	Sem dados
Diálise contínua	Sem dados

[1]ClCr: *clearance* calculado com Crockoft-Gault.
Fonte: adaptada de Gilbert et al., 2022.

TABELA 33 Formulação

Representante	Apresentação	Via de administração	Reconstituição	Diluição	Diluente	Tempo de infusão	Outros	Recomendações VO	SNE/SNG/GTT	Referências
Ácido para-aminossalicílico	500 mg comprimidos revestidos	VO	Não se aplica	Não se aplica	Não se aplica	Não se aplica	Deve ser conservado refrigerado (2 a -8 °C), protegido da luz	Pode ser administrado nas refeições	Não indicado	https://www.mymedfarma.com/pt/principios-ativos/119-acido-para-aminosalicilico/21-comprimido-revestido/3964-paramino-corazida-comp-rev

REFERÊNCIAS

Akbergenov R, Shcherbakov D, Matt T, Duscha S, Meyer M, Wilson DN, et al. Molecular basis for the selectivity of antituberculosis compounds capreomycin and viomycin. Antimicrob Agents Chemother. 2011;55:4712-7.

Akksilp S. Extensive drug resistance acquired during treatment of multidrug-resistant tuberculosis. Clin Infect Dis. 2014;59(8):1049.

Akorn, Inc. Capreomycin for injection, USP 2019. Goodman. Disponível em https://www.accessdata.fda.gov/drugsatfda_docs/label/2023/050095s078lbl.pdf. Acesso em 14 nov. 2024.

Alexander DC, Ma JH, Guthrie JL, Blair J, Chedore P, Jamieson FB. Gene 724 sequencing for routine verification of pyrazinamide resistance in Mycobacterium tuberculosis: a role for pncA but not rpsA. J Clin Microbiol. 2012;50(11):3726-8.

Andries K, Verhasselt P, Guillemont J, Göhlmann HWH, Neefs JM, Winkler, H, Jarlier V. A diarylquinoline drug active on the ATP synthase of mycobacterium tuberculosis. Science. 2005;307(5707):223.

Bennett J, Dolin R, Blaser M. Mandell, Douglas, and Bennett's principles and practice of infectious diseases. Philadelphia: Elsevier; 2010.

Brasil. Ministério da Saúde. Manual de recomendações para o controle da tuberculose no Brasil. Departamento de Doenças de Condições Crônicas e Infecções Sexualmente Transmissíveis 2019. Disponível em: http://www.aids.gov.br/pt-br/pub/2019/manual-de-recomendacoes-para-o-controle-da-tuberculose-no-brasil (acesso 7 jul 2022).

Brasil. Ministério da Saúde Secretaria de Vigilância em Saúde. Departamento de Doenças de Condições Crônicas e Infecções Sexualmente Transmissíveis. Coordenação-Geral de Vigilância das Doenças de Transmissão Respiratória de Condições Crônicas – Nota informativa nº 9/2021-CGDR/.DCCI/SVS/MS.

Brunton LL, Hilal-Dandan R, Knollmann BC. As bases farmacológicas da terapêutica de Goodman e Gilman (Portuguese Edition). 13.ed. Porto Alegre: AMGH; 2018.

Chamberlain P, Amab S, Shaunab B, Lee AG. Ethambutol optic neuropathy. Curr Opin Ophthalmol. 2017;28(6): 545-51.

Cholo MC, Steel HC, Fourie PB, Germishuizen WA, Anderson R. Clofazimine: current status and future prospects. J Antimicrob Chemother. 2012;67:290-8.

Conradie F, Diacon AH, Ngubane N, Howell P, Everitt D, Crook AM, et al. Treatment of highly drug-resistant pulmonary tuberculosis. N Engl J Med. 2020;382: 893-902.

Cycloserine. Tuberculosis (Edinb). 2008;88(2):100-1.

Dookie N, Rambaran S; Padayatchi N, Mahomed S, Naidoo K. Evolution of drug resistance in Mycobacterium tuberculosis: a review on the molecular determinants of resistance and implications for personalized care. J Antimicrob Chemother. 2018;73:1138-5.

Emily R, Angela P, Addison SFJ, Olaleye OA, Rosell RC. Pharmacokinetics of isoniazid: the good, the bad, and the alternatives. Tuberculosis. 2019;116:S66-S70.

Fernandes GFDS, Salgado HRN, Santos JLD. Isoniazid: a review of characteristics, properties and analytical methods. Crit Rev Anal Chem. 2017;47(4):298-308.

Freerksen E, Orlowski E-H, Thumin H-J. Experimental and clinical evaluation of the tuberculostatics capreomycin, isoxyl, myambutok, rifampicin. International Colloquium, Borstel, May 1968. Antibiot Chemother. Basel, Karger. 1970;16:222-9.

Hirano K, Takahashi M, Kazumi Y, Fukasawa Y, Abe C. Mutation in pncA is a major mechanism of pyrazinamide resistance in Mycobacterium tuberculosis. Tuber Lung Dis. 1998;78(2):117-22.

Hwang TJ, Wares DF, Jafarov A, Jakubowiak W, Nunn P, Keshavjee S. Safety of cycloserine and terizidone for the treatment of drug-resistant tuberculosis: a meta-analysis. Int J Tuberc Lung Dis. 2013;17(10):1257-66.

McNeeley DF. Randomized pilot trial of eight weeks of bedaquiline (TMC207) treatment for multidrug-resistant tuberculosis: long-term outcome, tolerability, and effect on emergence of drug resistance. Antimicrob Agents Chemother. 2012;56(6):3271.

Migliori GB. Effectiveness and safety of bedaquiline containing regimens in the treatment of MDR-TB and XDR-TB: a multicentre study. Eur Respir J. 2017; 49(5):1700387.

Mirnejada R, Asadib A, Khoshnoodc S, Mirzaeid H, Heidaryb M, Fattorinie L, et al. Clofazimine: a useful antibiotic for drug-resistant tuberculosis. Biomed Pharmacother. 2018;105:1353-9.

Mitchison DA The action of antituberculosis drugs in short-course chemotherapy. Tubercle. 1985;66(3):219-25.

Njire M, Tan Y, Mugweru J, Wang C, Guo J, Yew W, et al. Pyrazinamide resistance in Mycobacterium tuberculosis: review and update. Adv Med Sci. 2016;61(1):63-71.

Novartis Pharmaceuticals Corporation. LAMPRENE® (clofazimine) capsules, for oral use 2019.

Para-aminosalicylic acid. Tuberculosis (Edinb). 2008; 88(2):137-8.

PCDT: protocolos clínicos e diretrizes terapêuticas, Ministério da Saúde; 2019.

Peloquin CA, Berning SE, Huitt GA, Childs JM, Singleton MD, Jame GT. Once-daily and twice-daily dosing of p-Aminosalicylic Acid Granules. Am J Respir Crit Care Med. 1999;159:932-4.

Pfizer, Inc. Trecator® (ethionamide tablets, USP) 2016. Disponível em https://labeling.pfizer.com/showlabeling.aspx?id=473. Acesso em 14 nov. 2024.

Rengarajan J, Sassetti CM, Naroditskaya V, Sloutsky A, Bloom BR, Rubin EJ. The folate pathway is a target for resistance to the drug para-aminosalicylic acid (PAS) in mycobacteria. Mol Microbiol. 2004;53(1): 275-82.

Scior T, Morales MI, Garcés ESJ, Domeyer D, Laufer S. Antitubercular isoniazid and drug resistance of Mycobacterium tuberculosis: a review. Arch Pharm Pharm Med Chem. 2002;335:511-25.

Shekar S, Yeo ZX, Wong JCL, Chan MKL, Ong DCT, et al. Detecting novel genetic variants associated with isoniazid-resistant Mycobacterium tuberculosis. PLoS One. 2014;9(7):e102383.

Silva DR, Dalcolmo M, Tiberi S, Arbex MA, Munoz-Torrico M, Duarte R, et al. New and repurposed drugs to treat multidrug- and extensively drug-resistant tuberculosis. J Bras Pneumol. 2018;44:153-60.

Solotorovsky M, Gregory FJ, Ironson EJ, Bugie EJ, O'Neill RC, Pfister R. Pyrazinoic acid amide; an agent active against experimental murine tuberculosis. Proc Soc Exp Biol Med. 1952;79(4):563-5.

Srivastava S, Musuka S, Sherman C, Meek C, Leff R, Gumbo T. Efflux-pump-derived multiple drug resistance to ethambutol monotherapy in Mycobacterium tuberculosis and the pharmacokinetics and pharmacodynamics of ethambutol. J Infect Dis. 2010; 201(8):1225-31.

Thomas JP, Baughn CO, Wilkinson RG, Shepherd RG. A new synthetic compound with antituberculous activity in mice: ethambutol (dextro-2,2'-(ethylenediimino)-di-l-butanol). Am Rev Respir Dis. 1961; 83:891-3.

Timmins GS, Deretic V. Mechanisms of action of isoniazid. Mol Microbiol. 2006;62(5):1220-7.

Tostmann A, Boeree MJ, Aarnoutse RE, de Lange WC, van der Ven AJ, Dekhuijzen R. Antituberculosis drug-induced hepatotoxicity: concise up-to-date review. J Gastroenterol Hepatol. 2008;23(2):192-202.

Xiang X, Gong Z, Deng W, Sun Q, Xie J. Mycobacterial ethambutol responsive genes and implications in antibiotics resistance. J Drug Target. 2021;29(3):284-93.

Zhang Y, Wade MM, Scorpio A, Zhang H, Sun Z. Mode of action of pyrazinamide: disruption of Mycobacterium tuberculosis membrane transport and energetics by pyrazinoic acid. J Antimicrob Chemother. 2003;52(5):790-5.

SEÇÃO IV

Antiparasitários

27

Antiparasitários

Alessandra J. Luna Muschi
Eduardo Guandelini da Silva
Nathália Neves Nunes
Pablo Andres Munoz Torres

INTRODUÇÃO

Neste capítulo serão abordadas as principais drogas antiparasitárias disponíveis no Brasil. É importante ressaltar que, apesar de estarem agrupadas em um mesmo capítulo por questões didáticas, essas drogas pertencem a classes diferentes e como é de esperar possuem mecanismos de ação distintos, além de espectro variável. Essas drogas possuem ação contra os parasitas de maior relevância clínica, geralmente protozoários ou helmintos.

Os protozoários são microrganismos unicelulares, eucariontes e heterotróficos, pertencem ao reino protista e são classicamente divididos de acordo com seu meio de locomoção em esporozoários, flagelados, amebócitos ou ciliados. Os helmintos são seres eucariontes, multicelulares, pertencentes ao reino animal, divididos em dois grandes filos, platelmintos e nematelmintos, e são popularmente conhecidos como vermes.

Os agentes com atividade contra protozoários com maior enfoque aqui tratados serão: atovaquone, antimonial pentavalente, albendazol, mebendazol, benznidazol, pentamidina, espiramicina, nifurtimox, nitazoxanida e miltefosina. O albendazol, o mebendazol e a nitazoxanida, apesar de também terem ação contra protozoários, são frequentemente utilizados para o tratamento das verminoses. Algumas das drogas aqui citadas também possuem ação antibacteriana e antifúngica.

ANTIMONIAIS PENTAVALENTES

Breve história

Os antimoniais pentavalentes perfazem um grupo de fármacos utilizados no tratamento da leishmaniose em suas diferentes manifestações. São definidos como compostos metálicos que apresentam o antimônio com número de oxidação +5 Sb(V), o antimônio pentavalente, na parte central de suas moléculas. Atualmente, os mais utilizados são o estibogluconato de sódio (Pentostan®) e o antimoniato de meglumina (Glucantime®).

O início da utilização em larga escala de antimoniais em si remete ao começo do século XX, quando, em 1912, o pesquisador e médico brasileiro Gaspar Vianna descobriu as propriedades terapêuticas do tártaro emético, um antimonial trivalente, em casos de leishmaniose mucocutânea. Porém, a droga, ainda que revolucionária na época, mostrava certa inconveniência funcional por apresentar vários efeitos colaterais.

A utilização com mais segurança dos antimoniais pentavalentes iniciou-se em 1945, quando se mostraram menos tóxicos que seus antecessores. O tipo de antimonial pentavalente que é utilizado de forma mais frequente pode variar de país para país. No Brasil e em países francófanos, é o Glucantime®. Usado a partir de 1946, foi sintetizado em 1941 a partir da utilização do N-Metil-D-glucamina em combinação com SbCl3 (tricloreto de antimônio) ou SbCl5 (pentacloreto de antimônio).

Mecanismos de ação

Apesar de o início do uso dos dois principais antimoniais pentavalentes remeter a meados do século passado, seus mecanismos de ação ainda não foram bem elucidados; entretanto, as mais recentes pesquisas apresentam quatro principais hipóteses de atuação dos fármacos em questão. São elas:

A. Por oxirredução: o Sb(V) receberia, por variados processos biológicos, dois elétrons, sofrendo redução a Sb(III), antimônio trivalente, tóxico aos parasitas. Nessa hipótese, o antimonial pentavalente serviria como uma pró-droga.
B. Formação de complexos do Sb(V) e nucleotídeos, impactando diretamente na ação de enzimas, como topoisomerase, e na coordenação do metabolismo intracelular das leishmanias.
C. Formação de complexos entre componentes glicoconjugados, da parede celular dos parasitas, especialmente os ricos em manose e a guanosina 5'-difosfato-D-manose (5'-GDP), o que impactaria diretamente na virulência dos agentes patológicos.
D. Atuação sobre a enzima superóxido dismutase (SOD) das leishmanias: sua inibição levaria ao acúmulo de radicais superóxidos, levando à morte dos protozoários, além de atuação sobre outras diversas enzimas, como a fosfofrutoquinase, cuja atividade está intimamente ligada à produção de adenosina trifosfato.

Mecanismos de resistência

Os mecanismos de resistência aos antimoniais pentavalentes ainda estão em estudo, porém se acredita que a resistência aos medicamentos em questão esteja baseada em dois grandes fatores. Primeiro, menor expressão de transportadores de membrana plasmática como a aquagliceroporina (AQGP1). Segundo, por superexpressão e produção de alguns tióis intracelulares que impactam no processo de oxirredução do Sb(V) em Sb(III), como a glutationa (GSH – principal tiol no citoplasma dos mamíferos e também presente nas leishmanias), a cisteína (Cys), a cisteinil glicina (Cys – Gly, predominantes em lisossomos) e a tripanotiona T(SH)2.

Espectro de ação

Os antimoniais pentavalentes têm ação leishmanicida. Atuam sobre diversas espécies do gênero *Leishmania* spp., principalmente as de subgênero *Leishmania* e *Viannia*, patológicas ao ser humano.

Efeitos adversos

A grande maioria dos efeitos adversos aos antimoniais pentavalentes tende a ocorrer nos dias mais avançados da terapia, o que indica o caráter cumulativo das drogas. Entre os principais efeitos adversos, pode-se ressaltar: artralgia, mialgia, anorexia, náusea, vômitos, empachamento, dor epigástrica, dor abdominal, prurido, dor de cabeça, edema, eritema granulomatoso, febre, fraqueza, vertigem, insônia, ansiedade, edema facial, choque pirogênico, alterações eletrocardiográficas (aumento do intervalo QT e inversão da onda T), aumento das transaminases (hepatotoxicidade), aumento da fosfatase alcalina, lipase e amilase, injúria renal aguda, aumento da ureia sérica, hemorragias e edema de glote.

Destaca-se também como efeito colateral a recidiva de lesões herpéticas, principalmente o herpes-zóster, que é comum em pacientes tratados com compostos metálicos de grande peso.

É contraindicado para pacientes com insuficiência nos rins, coração ou fígado.

Farmacodinâmica e farmacocinética

Esses compostos não apresentam absorção via oral e são utilizados via intramuscular ou intravenosa. A administração parenteral deve ser feita lentamente (infusão em pelo menos 5 minutos).

O Glucantime®, mais usado no Brasil, tem mais de 80% da droga administrada excretada na urina de forma inalterada e pode ser eliminada em duas fases: na primeira, a meia-vida é mais curta, durando apenas 2 horas; na segunda, a meia-vida atinge 76 horas.

Interações medicamentosas

Pouco se sabe das reais interações medicamentosas dos antimoniais pentavalentes, entretanto se deve ter bastante atenção quanto ao uso associado com outras medicações que também podem aumentar o intervalo QT em eletrocardiograma (ECG), como quinidina, procainamida, disopiramida, sotalol, amiodarona, probucol, hidrato de cloral, antidepressivos tricíclicos, antraciclinas, trimetoprima/sulfametoxazol, tetraciclina, eritromicina, pentamida, cetoconazol e o anti-histamínico terfenadina.

Aplicações clínicas

Os fármacos aqui descritos são utilizados para o tratamento e a condução de casos de leishmaniose em apresentações cutâneas, mucocutâneas e viscerais.

TABELA 1 Parâmetros farmacológicos do antimonial pentavalente

Meia-vida média	2 a 76 h
Biodisponibilidade VO/IM	Não se aplica (droga IV/IM)
Eliminação	Renal (> 80%)
Parâmetro PK/PD	Sem dados
Ligação proteica	Sem dados
Volume de distribuição	Alto
Nível terapêutico no SNC	Sem dados
Uso na gravidez	Sem categoria (recomenda-se não utilizar)
Uso na lactação	Sem dados (avaliar risco/benefício individual)
Ajuste hepático	Sem dados
Ajuste renal	Sem dados (provável necessidade de mudança de dose se insuficiência renal)
Ajuste à obesidade	Sim (ajuste por peso)

IM: intramuscular; IV: intravenoso; SNC: sistema nervoso central; VO: via oral.
Fonte: adaptada de Gilbert et al., 2022.

TABELA 2 Formulações

Representante	Apresentação	Via de administração	Reconstituição	Diluição	Diluente	Tempo de infusão	Outros	Recomendações VO	SNE/SNG/GTT	Referências
Antimoniato de meglumina (Glucantime®)	Solução injetável, 1,5 g* 5 mL de solução aquosa a 300 mg/mL	IV e IM	Pronto uso	Pronto uso	Pronto uso	IV: 5 minutos	Cada ampola de 5 mL contém 405 mg de antimônio pentavalente (SB^{+5}), correspondendo a 81 mg/mL	Não se aplica	Não se aplica	Bula do medicamento: Glucantime®

* 1,5 g não deve ser utilizado para cálculo do medicamento. A prescrição é baseada no antimônio pentavalente (Sb^{+5}). Cada 1,5 g de antimoniato de meglumina contém 405 mg Sb^{+5}.
IM: intramuscular; IV: intravenoso; SNE/SNG/GTT: sonda nasoenteral/nasogástrica/gastrostomia; VO: via oral.

ATOVAQUONA

Breve história

A atovaquona é um composto químico singular pertencente à classe das naftoquinonas. É um análogo estrutural da ubiquinona; dessa forma, é altamente lipofílica e tem peso molecular relativamente baixo (MW = 366.84); a fórmula molecular da atovaquona é C22H19ClO3.

Atualmente utilizado como medicamento de uso combinado com proguanil para quimioprofilaxia e tratamento de casos não complicados de malária em crianças e adultos. Usado também em casos de encefalite por toxoplasma, prevenção e tratamento de pneumocistose e até no manejo de pacientes diagnosticados com babesiose.

O começo do desenvolvimento dos precursores da atovaquona data do início da Segunda Guerra Mundial, quando, dadas as conjunturas econômicas e políticas, o fornecimento no mercado global de quinina, também agente antimalárico, ficou escasso, o que demandou alternativas terapêuticas.

Após anos de trabalho, essa medicação foi patenteada em 1991 nos EUA, aprovada pela Food and Drug Administration (FDA) e lançada como comprimido para uso via oral em 1992 e como suspensão em 1999.

Mecanismo de ação

Apresentando-se como uma molécula intensamente lipofílica, a atovaquona é um análogo da ubiquinona; assim, atua como competidora inibitória de sua ação.

Age especificamente impedindo o transporte de elétrons pelo complexo do citocromo bc1 (complexo III) na atividade mitocondrial dos protozoários, o que impacta diretamente na biossíntese de pirimidinas, intermediada pela enzima diidroorotato desidrogenase (DHODH).

Já foi comprovado que a droga altera o potencial de membrana das mitocôndrias e atua diretamente na inibição da produção de ATP dentro dessas organelas. Análises recentes também observaram que a medicação impacta o ciclo intracelular de biossíntese de purinas.

Mecanismos de resistência

Mutações no gene que codifica o citocromo bc1 são associadas à resistência à atovaquona, principalmente em casos de malária causados por *Plasmodium falciparum*, em que o códon 133 mutado pode conferir resistência fraca, mas que pode aumentar com mutações no intervalo dos códons de 272 a 280.

Já a resistência à combinação atovaquona-proguanil, em casos de malária da mesma espécie, foi relacionada à mutação na posição 268, em que ocorre troca de tirosina por serina.

No caso de *Pneumocystis carinii*, duas mutações no sítio de ligação do ubiquinol (domínio Qo) foram documentadas em casos de falha de profilaxia. Há ainda relato de resistência *in vitro* de algumas cepas de *Toxoplasma gondii* relacionadas a mutações nos códons 129 e 154.

Para casos de malária, a atovaquona deve ser combinada com o proguanil, uma vez que a monoterapia está relacionada à recaída e ao surgimento de resistência *in vivo* em plasmódios.

Espectro de ação

Atividade contra os agentes etiológicos da malária: espécies do gênero *Plasmodium* spp., como *P. vivax* e *P. falciparum*; e atuação contra *Pneumocystis carinii*, *Toxoplasma gondii* e contra diferentes espécies do gênero da *Babesia* spp. Curiosamente, não apresenta atividade antibacteriana.

Efeitos adversos

Administrada de forma isolada, a atovaquona tem o perfil de efeitos adversos relativamente favoráveis. Na maioria dos casos ocorre: *rash* maculopapular, cefaleia, náuseas e diarreia. Além disso, observaram-se episódios de pacientes com elevação de enzimas hepáticas (hepatotoxicidade).

Menos comumente, podem-se citar efeitos adversos:

- Sistema nervoso central: insônia, depressão, dores generalizadas, vertigem e ansiedade.
- Dermatológicos: prurido, urticária, angioedema, síndrome de Stevens-Johnson, eritema multiforme descamativo e diaforese.
- Sistema gastrointestinal: dor abdominal, vômitos, candidíase oral, anorexia, dispepsia, constipação e disgeusia.
- Sistema musculoesquelético: fraqueza e mialgia.
- Sistema respiratório: tosse, rinite, sinusite, dispneia, broncoespasmo, sintomas gripais inespecíficos e constrição da faringe.
- Sistema cardiovascular: hipotensão.
- Sistema endócrino e metabolismo: febre, hiponatremia, hiperglicemia ou hipoglicemia e elevação de amilase.
- Função renal: elevação de ureia e creatinina, injúria renal aguda.
- Sistema hematopoiético: anemia, neutropenia, meta-hemoglobinemia, trombocitopenia.

Combinada com o proguanil, os possíveis efeitos adversos não mudam muito. Tem-se que, na quimioprofilaxia para malária, o que predomina é a cefaleia e os sintomas gastrointestinais. Vale ressaltar que em estudos de tratamento de malária com doses elevadas da terapia conjunta foi observada elevação de enzimas hepáticas e de bilirrubinas – tal fenômeno foi documentado principalmente em pacientes tailandeses, cujo país apresenta consideráveis índices de infecção pelo vírus da hepatite B.

Farmacocinética e farmacodinâmica

Pode-se encontrar a atovaquona em forma de suspensão oral ou em comprimidos quando combinada com o proguanil. A absorção da droga aumenta em duas vezes se administrada com alimentos gordurosos, portanto é conveniente a prescrição de dietas ricas em lipídios próximos ao horário da ingestão da medicação.

Interações medicamentosas

Medicamentos contendo rifampicina ou rifabuina podem reduzir a concentração plasmática de atovaquona. Além desses medicamentos, também a metoclopramida e a efavirenz podem reduzir a quantidade de atovaquona no plasma sanguíneo.

O proguanil pode aumentar os efeitos de varfarina ou de outros medicamentos anticoagulantes derivados da cumarina, elevando o risco de hemorragia, portanto, a dose deve ser monitorada e ajustada, de maneira a permitir o uso concomitante.

Aplicações clínicas

Pode ser usada para:

- Tratamento de babesiose quando administrada conjuntamente com azitromicina.
- Quimioprofilaxia ou tratamento de malária quando combinada ao proguanil.
- Profilaxia ou tratamento para pneumocistose, servindo de alternativa ao sulfametoxazol + trimetoprim.
- Encefalite por toxoplasma, principalmente em casos de pacientes imunocomprometidos, ao ser administrada em associação a pirimetamina e ácido folínico.

TABELA 3 Parâmetros farmacológicos da atovaquona

Meia-vida média	24 a 48 h (crianças); 48 a 72 h (adultos)
Biodisponibilidade VO/IM	23% (VO)
Eliminação	Fezes (94%)
Parâmetro PK/PD	Sem dados
Ligação proteica	99%
Volume de distribuição	Alto
Nível terapêutico no SNC	Sem dados
Uso na gravidez	Categoria C
Uso na lactação	Sem dados
Ajuste hepático	Sem dados (porém, meia-vida pode ser aumentada em caso de disfunção hepática)
Ajuste renal	Sem dados
Ajuste à obesidade	Sem dados

IM: intramuscular; SNC: sistema nervoso central; VO: via oral.
Fonte: adaptada de Gilbert et al., 2022.

TABELA 4 Formulações

Representante	Apresentação	Via de administração	Reconstituição	Diluição	Diluente	Tempo de infusão	Outros	Recomendações VO	SNE/SNG/GTT	Referências
Atovaquona + cloridrato de proguanilo	250 mg/ 100 mg comprimidos revestidos por película	VO	Não se aplica	Não se aplica	Não se aplica	Não se aplica	A administração de atovaquona com alimentos ricos em gordura aumenta a taxa e a extensão da absorção em 2 a 3 vezes	Recomenda-se a administração de malarone com alimentos ou bebidas à base de leite	Sem dados em bula	Bula do medicamento: Malarone™

SNE/SNG/GTT: sonda nasoenteral/nasogástrica/gastrostomia; VO: via oral.

BENZIMIDAZÓIS

Visão geral

Benzimidazol é um composto orgânico aromático heterocíclico resultante da fusão de benzeno e imidazol. O composto benzimidazol mais proeminente na natureza é o N-ribosil-dimetilbenzimidazol, que serve como um ligante axial para cobalto na vitamina B12.

Os benzimidazóis constituem um grupo de substâncias inicialmente estudadas visando à obtenção de drogas anti-helmínticas contra parasitas de animais. Em 1961, a descoberta do tiabendazol e a posterior demonstração de sua eficácia contra helmintos parasitas do homem atraiu o interesse para esse grupo de drogas. Isso resultou na síntese de inúmeros derivados, todos com as mesmas características químicas do grupo: presença de um anel benzeno ligado ao núcleo imidazol.

Exemplificados pelo mebendazol e pelo albendazol, são anti-helmínticos versáteis especialmente contra nematódeos gastrointestinais. Têm ação ovicida, larvicida e vermicida, ou seja, são ativos contra os estágios de larvas e de vermes adultos causadores de infecções. Também são eficazes contra os ovos de Ascaris e Trichuris.

ALBENDAZOL

Breve história

O albendazol foi introduzido em 1976 na terapêutica de helmintíases de animais e, em 1981, na terapêutica de humanos. Mostra-se eficaz em dose única contra ascaris, ancilostomídeos, tricocéfalos, oxiúros, embora o percentual de cura seja inferior ao obtido com o mebendazol, em esquemas de doses múltiplas. A droga também se revela eficaz na estrongiloidíase, na teníase e na himenolepíase, em esquemas de doses mais elevadas e tratamento prolongado, com percentuais de cura inferiores aos obtidos, respectivamente, com o cambendazol e o praziquantel.

Mecanismo de ação

O sulfóxido de albendazol, o metabólito ativo do albendazol, causa degeneração seletiva dos microtúbulos citoplasmáticos nas células intestinais e tegumentares de helmintos e larvas intestinais. O metabólito se liga à subunidade betatubulina dos microtúbulos do helminto e, assim, inibe a polimerização dos microtúbulos. Também reduz a utilização da glicose e, consequentemente, diminui os estoques de glicogênio do parasita.

Em altas concentrações, inibe as vias metabólicas parasitárias por meio das principais enzimas do ciclo de Krebs, como a malato desidrogenase. Assim, há diminuição na produção de ATP, o que leva à redução de energia, imobilização do parasita e consequentemente sua morte.

Efeitos adversos

Os efeitos adversos mais comuns relacionados ao uso de albendazol são dores de cabeça, enzimas hepáticas elevadas (10 a 20%), dor abdominal, náusea, vômito e febre. Uma pequena porcentagem de pacientes pode apresentar uma reação de hipersensibilidade como urticária e prurido.

Há também relatos de alopecia e eflúvio telógeno como efeitos colaterais raros da terapia com albendazol. Felizmente, a alopecia e o eflúvio telógeno geralmente revertem após a conclusão do tratamento.

Outros efeitos colaterais graves incluem leucopenia, anemia, trombocitopenia e pancitopenia – pacientes com lesão ou disfunção hepática preexistente têm maior risco de desenvolver essas condições. Acredita-se que o mecanismo mais provável relacionado à mielossupressão seja pela inibição da betatubulina da droga, que afeta os microtúbulos do hospedeiro e, assim, inibem a atividade de células humanas em divisão ativa, como os glóbulos brancos.

Pacientes com infecção por neuro-helmintos podem apresentar sintomas como déficits neurológicos focais, convulsões e dores de cabeça com mais frequência, em comparação com outras infecções parasitárias, devido à destruição de larvas e cistos helmínticos no sistema nervoso central (SNC). Eles também podem apresentar sinais meníngeos e aumento da pressão intracraniana decorrentes da reação inflamatória local da morte do parasita. A mitigação desses sintomas é possível com a coadministração de esteroides e medicação anticonvulsivante.

A baixa solubilidade do albendazol impede que seja absorvido em quantidades grandes o suficiente para ser tóxico para os seres humanos. Não há antídoto específico para *overdose* de albendazol.

Farmacocinética e farmacodinâmica

O albendazol deve ser administrado em jejum quando usado contra parasitas intraluminais; por outro lado, deve ser tomado acompanhado de uma refeição gordurosa quando usado contra parasitas teciduais.

Interações medicamentosas

Deve-se ter cautela em pacientes com doença ou disfunção hepática, uma vez que é metabolizado através do sistema CYP450. Além disso, é necessário cuidado se o paciente tiver obstrução biliar, pois a droga é excretada significativamente na bile.

Aplicações clínicas

São aplicações clínicas do albendazol:

1. Ascaridíase, tricuríase e infestações por ancilóstomos e oxiúros: para adultos e crianças com mais de 2 anos com ascaridíase e infecções por oxiúros, o tratamento consiste em uma dose única de 400 mg por via oral (repetida por 2 a 3 dias para infecções intensas por áscaris e em duas semanas para infecções por oxiúros). Em geral, esses tratamentos

alcançam boas taxas de cura e acentuada redução nas contagens de ovos naqueles não curados. Para infestações por ancilóstomos e tricuríase, atualmente se recomenda 400 mg por via oral de albendazol uma vez ao dia durante 3 dias (maior eficácia do albendazol em comparação com o mebendazol). Ademais, a combinação de mebendazol ou de albendazol com ivermectina para tratamento de tricuríase melhorou muito os resultados terapêuticos.

2. Hidatidose: o albendazol é o medicamento preferencial para tratamento clínico e um auxiliar para a remoção cirúrgica ou aspiração de cistos. É mais ativo contra o *Echinococcus granulosus* do que contra o *Echinococcus multilocularis*. A posologia é de 400 mg, duas vezes ao dia, junto com as refeições, durante um mês ou mais. A terapia diária por até seis meses foi bem tolerada.
3. Neurocisticercose: as indicações para o tratamento clínico são controversas, uma vez que a terapia anti-helmíntica não se mostrou claramente superior à terapia apenas com corticosteroides e pode agravar a doença neurológica. É provável que a terapia seja mais apropriada para os cistos intraventriculares ou parenquimatosos sintomáticos. Os corticosteroides geralmente são administrados com o fármaco anti-helmíntico para diminuir a inflamação causada pelos organismos em fase terminal. Hoje, o albendazol é considerado o fármaco preferencial em detrimento do praziquantel em razão de o tratamento ser mais curto, ter custo menor, maior penetração no espaço subaracnóideo e maiores níveis do medicamento (em oposição aos níveis reduzidos do praziquantel) quando administrado com corticosteroides. O albendazol é administrado em uma dose de 400 mg duas vezes ao dia por até 21 dias.
4. Outras infecções: é o medicamento preferencial para tratamento da larva *migrans* cutânea (400 mg por dia por 3 dias), da larva *migrans* visceral (400 mg, duas vezes ao dia por 5 dias), da capilaríase intestinal (400 mg por dia por 10 dias), das infecções por microsporídeos (400 mg, duas vezes ao dia por duas semanas ou mais) e da gnatostomíase (400 mg, duas vezes ao dia por três semanas). Também se mostrou ativo contra a triquinose (400 mg, duas vezes ao dia por uma a duas semanas) e na clonorquíase (400 mg, duas vezes ao dia por uma semana). Há relatos de efetividade no tratamento de opistorquíase, toxocaríase e loíase. O albendazol faz parte dos programas para controle da filariose linfática. Ele parece ser menos ativo que a dietilcarbamazina ou que a ivermectina para essa indicação, mas está incluído em combinação com um desses fármacos nos programas de controle. Tem sido recomendado como terapia empírica para tratar pessoas que voltam dos trópicos com eosinofilia persistente. No que se refere às infecções por protozoários, o albendazol demonstrou eficácia semelhante à do metronidazol, com menor toxicidade contra a giardíase.

TABELA 5 Parâmetros farmacológicos do albendazol

Meia-vida média	8 a 12 h
Biodisponibilidade VO/IM	Baixa (VO)
Eliminação	Biliar
Parâmetro PK/PD	Sem dados
Ligação proteica	70%
Volume de distribuição	Sem dados
Nível terapêutico no SNC	Sim
Uso na gravidez	Categoria C
Uso na lactação	Sem dados (avaliar risco-benefício)
Ajuste hepático	Sem dados (metabolização hepática, atentar ao uso em caso de disfunção)
Ajuste renal	Não
Ajuste à obesidade	Sem dados

IM: intramuscular; SNC: sistema nervoso central; VO: via oral.
Fonte: adaptada de Gilbert et al., 2022.

TABELA 6 Formulações

Representante	Apresentação	Via de administração	Reconstituição	Diluição	Diluente	Tempo de infusão	Outros	Recomendações VO	SNE/ SNG/GTT	Referências
Albendazol	40 mg/mL suspensão oral 10 mL 200 mg comprimido mastigável 400 mg comprimido mastigável	VO e sonda	Não se aplica	Não se aplica	Não se aplica	Não se aplica	Os comprimidos podem ser engolidos, mastigados, triturados ou misturados a alimentos e a suspensão pode ser misturada a outros líquidos	Devem ser administrados com uma refeição rica em gordura	Utilizar suspensão	Guia do Farmacêutico Hospital Sírio-Libanês Recomendações para administração de medicamentos via sonda 1ª edição – 2017 EBSERH

SNE/SNG/GTT: sonda nasoenteral/nasogástrica/gastrostomia; VO: via oral.

MEBENDAZOL

Breve história

O mebendazol é um benzimidazol sintético introduzido em 1971 na terapêutica de helmintíases humanas e caracteriza-se por seu amplo espectro de ação antiparasitária. A droga apresenta ação polivalente contra diversas helmintíases humanas, com índices de cura em torno de 95% na ascaridíase e oxiuríase, 60 a 90% para a ancilostomíase, 60 a 70% para a tricuríase e 70 a 90% para as teníases (neste caso, em doses mais elevadas).

Mecanismo de ação

O mebendazol inibe a produção de microtúbulos por meio da ligação ao sítio de junção da colchicina da betatubulina; com isso, bloqueia a polimerização dos dímeros de tubulina nas células intestinais dos parasitas. Consequentemente, a captação de glicose, bem como as capacidades digestivas e reprodutivas dos parasitas, são interrompidas, havendo imobilização, impedimento da produção de ovos e morte do helminto.

Mecanismos de resistência

O mecanismo de resistência ao benzimidazol é provavelmente resultado de alterações na proteína betatubulina, que diminui a ligação do mebendazol à betatubulina.

Efeitos adversos

Os efeitos adversos mais comuns relacionados ao uso de mebendazol são perda de apetite, dor abdominal, diarreia, flatulência, náusea, vômito, dor de cabeça, zumbido e enzimas hepáticas elevadas. Uma pequena porcentagem de pacientes pode apresentar reações de hipersensibilidade, como erupção cutânea, urticária e angioedema, além de convulsões.

A toxicidade do mebendazol é geralmente limitada a sintomas gastrointestinais (náuseas, diarreia, vômitos e dor abdominal), mas há relatos de outros efeitos colaterais graves, incluindo neutropenia (agranulocitose) e/ou trombocitopenia, principalmente em pacientes que receberam altas doses ou tratamento prolongado além do recomendado.

Farmacocinética e fármacodinâmica

O mebendazol é pouco absorvido no trato digestivo; assim, é um medicamento eficaz para o controle de infecções helmínticas intestinais com poucos efeitos colaterais. Pode ser administrado antes ou após as refeições, mas os comprimidos devem ser mastigados antes da deglutição.

Interações medicamentosas

Deve-se ter cautela com pacientes com doença ou disfunção hepática, uma vez que é metabolizado pelo sistema CYP450. Além disso, é necessário cuidado se o paciente tiver obstrução biliar, pois a droga é excretada significativamente na bile.

Evita-se o uso concomitante de mebendazol e metronidazol porque há um risco maior de síndrome de Stevens-Johnson/necrólise epidérmica tóxica.

Aplicações clínicas

O mebendazol é contraindicado em crianças com idade inferior a 1 ano para o tratamento em massa de infestações gastrointestinais únicas ou mistas devido ao risco de convulsão, relatado durante o uso pós-comercialização. Há estudos limitados em crianças com idade inferior a 2 anos.

Está indicado para uso em ascaridíase, tricuríase, nas infecções por ancilóstomos e oxiúros e em outras determinadas infecções helmínticas. Para a infecção por oxiúros, a posologia é 100 mg em dose única, repetida após duas semanas. Para ascaridíase, tricuríase, ancilostomíase e infecções por *Trichostrongylus*, uma dosagem de 100 mg, duas vezes ao dia por 3 dias, é usada para adultos e crianças com mais de 2 anos.

As taxas de cura são boas para infecções por oxiúros e ascaridíase, mas foram desapontadoras em estudos recentes para tricuríase, embora a eficácia para tricuríase seja maior do que a do albendazol. Essas taxas também são menores para as infecções por ancilóstomos, mas ocorre redução acentuada na carga de vermes naqueles não curados. Para a capilaríase intestinal, o mebendazol é usado na dose de 200 mg, duas vezes ao dia por 21 dias ou mais.

Na triquinose, relatos limitados sugerem eficácia contra vermes adultos no trato intestinal e contra larvas teciduais. O tratamento consiste na administração do fármaco três vezes ao dia, com alimentos gordurosos, 200 a 400 mg por dose durante 3 dias e, em seguida, doses de 400 a 500 mg por 10 dias; corticosteroides devem ser administrados ao mesmo tempo para as infecções graves.

TABELA 7 Parâmetros farmacológicos do mebendazol

Meia-vida média	2 a 9 h
Biodisponibilidade VO/IM	Baixa (VO)
Eliminação	Fezes
Parâmetro PK/PD	Sem dados
Ligação proteica	90 a 95%
Volume de distribuição	Alto
Nível terapêutico no SNC	Sem dados
Uso na gravidez	Categoria C (autorizado no 2º e 3º trimestres)
Uso na lactação	Dados escassos (bula sugere precaução na administração)
Ajuste hepático	Sem dados (porém, meia-vida de até 35 h no caso de disfunção hepática – uso com cautela)
Ajuste renal	Sem dados
Ajuste à obesidade	Sem dados

IM: intramuscular; SNC: sistema nervoso central; VO: via oral.
Fonte: adaptada de Gilbert et al., 2022.

TABELA 8 Formulações

Representante	Apresentação	Via de administração	Reconstituição	Diluição	Diluente	Tempo de infusão	Outros	Recomendações VO	SNE/SNG/GTT	Referências
Mebendazol	100 mg comprimido 500 mg comprimido 500 mg comprimido 20 mg/mL suspensão oral 30 mL	VO e sonda	Não se aplica	Não se aplica	Não se aplica	Não se aplica		Tomar com um pouco de líquido Não é necessário tomar o comprimido junto com os alimentos	Utilizar suspensão	Bula do medicamento: Mebendazol Geolab® e Mebendazol Ache®

SNE/SNG/GTT: sonda nasoenteral/nasogástrica/gastrostomia; VO: via oral.

BENZNIDAZOL

Breve história

O benznidazol é um derivado 2-nitroimidazólico com atividade antiprotozoária e antibacteriana, lançado em 1971. Sua atividade é exercida sobre *Trichomonas vaginalis, Entamoeba histolytica, Trypanosoma rhodesiense, T. congolense, T. cruzi,* mas seu interesse clínico é dirigido somente para a doença de Chagas.

Mecanismo de ação

O benznidazol inibe a síntese de DNA, RNA e proteínas no parasita *T. cruzi.* Estudos sugerem que o benzonidazol é reduzido por uma enzima nitrorredutase tipo I (NTR) do *T. cruzi*; com isso, dá origem a uma série de intermediários de vida curta que podem promover danos a várias macromoléculas, incluindo o DNA. Em células de mamíferos, no entanto, o benznidazol é metabolizado pela redução do grupo nitro a um grupo amino por uma enzima NTR tipo II. O mecanismo de ação preciso não é conhecido.

Mecanismo de resistência

Estudos mais recentes têm evidenciado alterações nas taxas de resposta ao benznidazol, e essa desigualdade na eficácia parece estar relacionada a variações na sensibilidade do *T. cruzi* à droga, uma vez que foram demonstrados diferentes padrões de sensibilidade aos quimioterápicos utilizados no tratamento a depender da cepa. Acredita-se que diversos mecanismos possam estar envolvidos, entre eles mutações nos genes que codificam a NTR e outras enzimas possivelmente envolvidas na ativação da droga.

Espectro de ação

Tem espectro de ação contra diversos protozoários, como *Trichomonas vaginalis, Entamoeba histolytica, Trypanosoma rhodesiense, T. congolense* e *T. cruzi*. No entanto, devido à elevada toxicidade, é atualmente utilizado somente no tratamento da doença de Chagas, com altas taxas de cura na fase aguda da doença.

Efeitos adversos

Nas doses terapêuticas, os efeitos adversos, quando surgem, costumam ser de pequena intensidade, o que não impede a continuação do tratamento. Tem perfil de tolerabilidade melhor quando comparado ao nifurtimox, e está mais associado a manifestações cutâneas.

Os principais efeitos colaterais do benznidazol, de acordo com órgãos e sistemas acometidos, são:

- Dermatológicos: erupções cutâneas maculopapulares, placas eritematosas, erupção cutânea generalizada, erupção cutânea eritematosa, erupção pruriginosa, erupções de bolhas, descamação da pele, dermatite esfoliativa, necrólise epidérmica tóxica (NET), pustulose exantemática aguda generalizada (AGEP), eritema multiforme e reação medicamentosa com eosinofilia e sintomas sistêmicos (DRESS).
- Neurológicos (NSC e periférico): parestesia, hipoestesia, dores de cabeça, insônia, convulsões, incapacidade de concentração, amnésia e desorientação temporária.
- Gastrointestinais: dor epigástrica, boca seca e ageusia.
- Distúrbios hepatobiliares: hepatite, hepatite tóxica, elevação de fosfatase alcalina e bilirrubina.
- Músculoesqueléticos: mialgia, dor musculoesquelética e artrite migratória.
- Sintomas gerais/constitucionais: febre, astenia e fadiga.
- Linfático: edema generalizado, edema da pálpebra, edema nas extremidades e linfadenopatia.
- Medulares: trombocitopenia, leucopenia e agranulocitose.

Farmacocinética e farmacodinâmica

O benznidazol é absorvido por via oral e distribuído pelo organismo, inclusive para o líquido cefalorraquidiano. Mantém níveis plasmáticos acima da concentração inibitória por mais de 24 horas.

Não provocou efeito tóxico embrionário em coelhas e ratas prenhas, mas sua segurança na gravidez humana não está estabelecida. Por isso, seu uso na gestante deve ser limitado aos casos de doença aguda sintomática.

Aplicações clínicas

Apresenta maior eficácia terapêutica na fase aguda da doença de Chagas, com índice de cura que atinge 76%. Seu valor na fase crônica tem sido motivo de controvérsias, visto que o índice de negativação parasitológica e sorológica é baixo. No entanto, existem evidências do benefício da droga em diminuir a evolução para alterações cardíacas mais graves. É importante ressaltar que o tratamento antiparasitário não tem atividade nas lesões orgânicas irreversíveis da doença Chagas, motivo pelo qual o Ministério da Saúde contraindica o tratamento antiparasitário em pacientes com lesões avançadas.

O benznidazol é administrado por via oral, em tratamento prolongado por 60 dias, na dose de 5 a 7 mg/kg/dia, fracionada em duas tomadas diárias.

TABELA 9 Parâmetros farmacológicos do benznidazol

Meia-vida média	13,2 h
Biodisponibilidade VO/IM	Baixa (VO)
Eliminação	Renal (75%), fezes (25%)
Parâmetro PK/PD	Sem dados
Ligação proteica	Sem dados
Volume de distribuição	Alto
Nível terapêutico no SNC	Sem dados
Uso na gravidez	Sem categoria (evitar uso)
Uso na lactação	Sem dados (avaliar risco benefício)
Ajuste hepático	Sem dados (considerar redução de dose em caso de disfunção)
Ajuste renal	Sem dados (considerar redução de dose em caso de disfunção)
Ajuste à obesidade	Sim (ajuste por peso)

IM: intramuscular; SNC: sistema nervoso central; VO: via oral.
Fonte: adaptada de Gilbert et al., 2022.

TABELA 10 Formulações

Representante	Apresentação	Via de administração	Reconstituição	Diluição	Diluente	Tempo de infusão	Outros	Recomendações VO	SNE/SNG/GTT	Referências
Benznidazol	Comprimidos 100 mg Comprimidos 12,5 mg	VO	Não se aplica	Não se aplica	Não se aplica	Não se aplica		O comprimido poderá ser administrado VO com água potável ou suco de laranja Para crianças, recomenda-se a desintegração do comprimido (12,5 mg)	Desintegração do comprimido (12,5 mg) em 5 a 10 mL de água potável ou suco de laranja, no copo medidor, para administração imediata	Bula do medicamento: Lafepe Benznidazol®

SNE/SNG/GTT: sonda nasoenteral/nasogástrica/gastrostomia; VO: via oral.

ESPIRAMICINA

Breve história

A espiramicina é um antimicrobiano pertencente à classe dos macrolídeos, isolada em 1954, a partir da bactéria *Streptomyces ambofaciens*. Apesar de ter sido inicialmente comercializada para o tratamento de infecções respiratórias, assim como as demais drogas dessa classe, por serem uma alternativa a agentes resistentes à penicilina, atualmente seu principal uso é o tratamento de infecções causadas por protozoários, como é o caso da criptosporidíase e da toxoplasmose, especialmente no primeiro trimestre de gestação, motivo pelo qual essa droga será abordada neste capítulo, junto com os demais antiparasitários.

Mecanismo de ação

A espiramicina, assim como os demais macrolídeos, inibe a síntese proteica de bactérias e protozoários pela ligação com a subunidade 50s do ribossomo.

Diferentemente de membros mais conhecidos da sua classe, como a azitromicina e a claritromicina, a molécula de espiramicina possui um número maior de átomos no seu anel de lactona, o que faz com que essa droga, além de atingir altas concentrações no interior das células humanas, seja liberada mais lentamente do compartimento intracelular, tornando-a uma excelente opção terapêutica para o tratamento de microrganismos intracelulares. Habitualmente essa é uma droga bacteriostática, mas dependendo do seu nível de concentração no compartimento intracelular pode chegar a ser bactericida para alguns agentes.

Espectro de ação

O espectro de ação da espiramicina é bem amplo e inclui cocos Gram-negativos e Gram-positivos, assim como bactérias de parede celular atípica, como *Legionella* spp., *Chlamydia* spp., *Ureaplasma urealyticum*, *M. pneumoniae* e *Listeria monocytogenes*, e também possui excelente ação no tratamento de infecções causadas por protozoários, como *Cryptosporidium* spp. e *Toxoplasma gondii*. A espiramicina não possui atividade contra enterobactérias e Gram-negativos não fermentadores.

Efeitos adversos

A espiramicina geralmente é bem tolerada e possui poucos efeitos colaterais, na sua maioria alterações de trato gastrointestinal leves e transitórias (dor abdominal, náusea, vômito, diarreia e casos muito raros de colite pseudomembranosa). Porém, raramente, assim como outros macrolídeos, também pode causar parestesias transitórias, disgeusia transitória e alterações de condução cardíaca, como prolongamento do intervalo QT e arritmias.

Farmacocinética e farmacodinâmica

A espiramicina tem boa distribuição para a maioria dos tecidos, como pulmão, amígdalas, músculos, útero e placenta, porém não parece atingir concentrações adequadas no líquido cefalorraquidiano e no SNC, mesmo em casos de inflamação meníngea. Além disso, tem pouco efeito fetal, o que limita seu uso no tratamento dos casos de toxoplasmose congênita confirmada, em que há necessidade de tratamento do feto intraútero.

Interações medicamentosas

Assim como os outros macrolídeos, deve ser usada com atenção em pacientes em uso de outros fármacos conhecidos por prolongar o intervalo QT, como alguns antiarrítmicos, antidepressivos tricíclicos, alguns anti-infecciosos e alguns antipsicóticos.

Outra interação que merece destaque é a inibição da absorção da carbidopa com diminuição dos níveis plasmáticos de levodopa. Os pacientes com uso concomitante dessas drogas devem ser cuidadosamente monitorizados.

Aplicações clínicas

Atualmente, a principal aplicação clínica da espiramicina é na prevenção da toxoplasmose congênita. Ela é a droga de escolha até a 16ª semana de gestação para mulheres com diagnóstico de toxoplasmose gestacional, devido ao baixo potencial de teratogenicidade, especialmente relacionado às malformações de tubo neural, quando comparado com a associação de sulfadiazina, pirimetamina e ácido folínico (SPAF). No entanto, a partir da 16ª semana gestacional, estudos mais recentes comprovam a superioridade do uso da combinação SPAF em relação à espiramicina, tanto na taxa de transmissão fetal quanto na presença de sequelas no nascimento relacionadas à toxoplasmose congênita.

A dose de espiramicina recomendada para o tratamento da toxoplasmose gestacional suspeita ou confirmada é de 3 g ao dia, dividida em três tomadas (2 comprimidos de 500 mg a cada 8 horas).

Também pode ser usada como terapia alternativa em outras parasitoses intestinais, mais comuns em pacientes imunossuprimidos, como criptosporidíase e isosporíase.

TABELA 11 Parâmetros farmacológicos da espiramicina

Meia-vida média	6,2 a 7,7 h
Biodisponibilidade VO/IM	30 a 40% (VO)
Eliminação	Biliar e renal (4 a 20%)
Parâmetro PK/PD	Sem dados
Ligação proteica	10 a 25%
Volume de distribuição	Alto
Nível terapêutico no SNC	Sem dados
Uso na gravidez	Categoria C
Uso na lactação	Contraindicado
Ajuste hepático	Sem dados
Ajuste renal	Sem dados
Ajuste à obesidade	Sem dados

IM: intramuscular; SNC: sistema nervoso central; VO: via oral.
Fonte: adaptada de Gilbert et al., 2022.

TABELA 12 Formulações

Representante	Apresentação	Via de administração	Reconstituição	Diluição	Diluente	Tempo de infusão	Outros	Recomendações VO	SNE/SNG/GTT	Referências
Espiramicina	1,5 milhões UI comprimido revestido	VO	Não se aplica	Não se aplica	Não se aplica	Não se aplica	A absorção da espiramicina não é modificada pela ingestão de alimentos	Os comprimidos devem ser ingeridos sem mastigar, com um copo de líquido	Sem dados	Bula do medicamento: Rovamicina®

MILTEFOSINA

Breve história

A miltefosina, também conhecida como hexadecilfosfocolina, é um antiparasitário alquilfosfolipídio, análogo a fosfolipídio. Pertence à família das alquilfosfocolinas, que, na sua estrutura, não apresentam o glicerol. É formada por um álcool de cadeia longa esterificado a uma simples fosfobase. Começou a ser produzida no início da década de 1980 e foi originalmente estudada por sua atividade antitumoral. A molécula foi obtida após a eliminação da espinha dorsal de glicerol dos outros lipídios clássicos como edelfosina e ilmofosina, e a ligação ao grupo alquil diretamente ao grupo da cabeça da colina. Essas alterações foram feitas na tentativa de aumentar sua estabilidade metabólica e atividade antitumoral.

Inicialmente foi usada em pacientes com tumores sólidos por via oral e por via tópica para o tratamento de metástase cutânea em câncer de mama, mas nenhuma delas foi bem-sucedida. Em 1982, descobriu-se o potencial da miltefosina e outros derivados de fosfolipídios no tratamento de leishmaniose visceral por *L. donovani* e *L. infantum*. Assim, foi aprovada para esse uso na Índia, em 2002, como única droga de formulação oral. Posteriormente, foi integrada à relação de medicamentos essenciais da OMS e aprovada nos EUA, Alemanha, América Central e América do Sul. No Brasil, a miltefosina é liberada com receita de controle especial e Termo de Responsabilidade/esclarecimento, porém não é disponível amplamente nos serviços de saúde.

Mecanismo de ação

Até o momento, há alguns mecanismos de ação em investigação associados à miltefosina, são eles:

1. Inibição da síntese da membrana celular do parasita.
2. Interrupção das vias de sinalização celulares dependentes de lipídios presentes na membrana pela inibição da fosfolipase C e da proteína quinase B e C.
3. Indução de apoptose celular: estimula as células T e macrófagos para secretar citocinas como interferon gama (IFN-γ) e induz a produção de reativos intermediários de nitrogênio e oxigênio, como óxido nítrico, causando a morte celular.
4. Disfunção mitocondrial: redução do potencial de membrana mitocondrial e inibição do citocromo C oxidase.

Mecanismos de resistência

Análises genômica e proteômica sugerem que o mecanismo de resistência intrínseca à miltefosina nos parasitas *Leishmania* spp. é complexo e multifatorial. Algumas cepas de *L. brasiliensis* têm mostrado resistência intrínseca à miltefosina. Até o momento, acredita-se que os potenciais mecanismos de resistência estão relacionados a um defeito no transporte da droga através da membrana celular do parasita pela baixa expressão do transportador LdMT e a proteína LdRos3. Outra forma seria pelo aumento do efluxo da droga mediada pela hiperexpressão do transportador ABC da leishmania (ABCB1 ou LtrMDR1).

Espectro de ação

A miltefosina tem atividade contra o gênero *Leishmania,* variando entre as diferentes espécies e áreas geográficas. Estudos *in vitro* com amastigotas intracelulares têm demonstrado que *L. donovani* é a espécie mais sensível, enquanto *L. major* a menos suscetível. Outros estudos evidenciaram que existe diferença de 3 a 20 vezes na sensibilidade entre *L. donovani e L. braziliensis*, por isso é preciso considerar possíveis repercussões clínicas. Concentrações maiores são necessárias para atingir atividade contra amastigotas em comparação às promastigotas.

Adicionalmente, tem atividade contra outros parasitas, como *Trypanosoma* spp., *Schistosoma* spp., *Entamoeba* spp., *Trichomonas vaginalis* e amebas de vida livre como *Acanthamoeba* spp., *Naegleria fowleri* spp. e *Balamuthia* spp.

Além disso, tem demonstrado atividade bactericida contra *Streptococcus pneumoniae* e *Staphylococcus aureus* sensível à meticilina (MSSA) e moderada atividade contra *Staphylococcus aureus* resistentes à meticilina (MRSA) e Enterococos resistentes à vancomicina (VRE). Sua ação é limitada diante de bactérias Gram-negativas. Finalmente, tem mostrado potencial antifúngico contra isolados de *Fusarium, Candida, Scedosporium, Mucorales* e *Cryptococcus*; assim, pode ser uma opção terapêutica para casos resistentes que deve ser mais bem estudada *in vitro* e *in vivo*.

Efeitos adversos

Os principais efeitos adversos são relacionados ao efeito na mucosa gastrointestinal; entre os mais comuns estão as náuseas e vômitos (40 a 97%), hiporexia (11 a 54%), diarreia (8 a 20%) e dor abdominal (8 a 11%), principalmente na primeira semana do tratamento. Doses diárias maiores que 150 mg podem causar efeitos gastrointestinais severos. Ademais, pode causar cefaleia (28%), tontura (5 a 13%), fadiga (31%), gota (12%) e plaquetopenia leve a moderada.

Outras toxicidades frequentemente observadas são a renal e a hepática. Os pacientes podem apresentar um aumento da creatinina sérica ($\geq 1{,}5 \times$ limite superior: 10 a 25%) durante o tratamento, possivelmente secundário a desidratação pelos vômitos e diarreia, mas a nefrotoxicidade severa é incomum. Também, podem cursar com elevação de amilase e um aumento transitório de transaminases durante a primeira semana de tratamento, provavelmente associado a necrose imediata de hepatócitos pré-danificados nos casos de leishmaniose visceral.

Dor testicular e diminuição do volume de ejaculação têm sido reportadas em homens durante o tratamento, porém o efeito na contagem e qualidade do esperma é desconhecido. Estudos em animais têm evidenciado atrofia testicular reversível e fertilidade prejudicada.

Farmacocinética e farmacodinâmica

A miltefosina é metabolizada pela fosfolipase D e C para formar colina e metabólitos contendo colina, que são posteriormente reutilizados na biossíntese de ácidos graxos de cadeia longa e membranas celulares. Atinge altas concentrações no pulmão, glândulas adrenais, baço e fígado; infere-se uma adequada penetração da barreira hematoencefálica baseada nos relatos de tratamento efetivo de meningoencefalite, porém não existem estudos específicos. A excreção urinária é baixa (< 0,2%) como droga não modificada.

É recomendado tomar a miltefosina com as refeições ou imediatamente após, principalmente com alimentos gordurosos.

Interações medicamentosas

Devido à não indução do citocromo P-450 e CYP3A, o risco de interações medicamentosas é baixo. Não foram reportadas interações maiores. Porém, existe uma potencial interação com esquemas de TARV, que é *booster* de ritonavir em pacientes coinfectados com leishmaniose visceral e HIV; com isso, há uma possível redução da biodisponibilidade e/ou acúmulo intracelular da miltefosina.

Aplicações clínicas

A miltefosina foi aprovada pela FDA para tratamento de leishmaniose cutânea, mucocutânea e visceral em monoterapia ou terapia combinada. É considerada esquema de primeira linha na leishmaniose cutânea. Apesar de ser a melhor opção terapêutica para leishmaniose visceral em monoterapia e a única opção via oral, ao comparar o uso em terapia combinada, a associação de miltefosina com anfotericina B lipossomal em dose única demonstrou ser mais custo-efetiva.

É considerada uma opção de tratamento de resgate, em terapia combinada, para infecções por amebas de vida livre em casos de meningoencefalite amebiana primária por *Naegleria fowleri* e meningoencefalite granulomatosa amebiana por *Acanthamoeba* spp. e *Balamuthia mandrillaris*. A terapia de escolha permanece incerta, pois a evidência é limitada a relatos de casos. A literatura sugere uso prolongado em terapia combinada de múltiplas drogas como pentamidina, flucitosina, fluconazol, macrolídeos, miltefosina, rifampicina, sulfametoxazol-trimetoprim ou anfotericina B.

A posologia depende do peso do paciente, recomendando-se usar 50 mg via oral, 3 vezes ao dia, para maiores de 45 kg e, 50 mg, via oral, 2 vezes ao dia, para 30 a 44 kg. O tratamento da leishmaniose cutânea, mucocutânea e visceral deve ser por 28 dias (2,5 mg/kg/dia – máximo 150 mg/dia). Em pacientes pediátricos, é aprovada para maiores de 12 anos e peso entre 30 e 44 kg, devendo ser administrado 50 mg, via oral, 2 vezes ao dia.

TABELA 13 Parâmetros farmacológicos da miltefosina

Meia-vida média	7 a 31 dias
Biodisponibilidade VO/IM	> 80% (VO)
Eliminação	Metabolização e degradação
Parâmetro PK/PD	Sem dados
Ligação proteica	96 a 98%
Volume de distribuição	Sem dados
Nível terapêutico no SNC	Dados escassos
Uso na gravidez	Sem categoria (contraindicado o uso na gestação e contraindicada concepção em até 5 meses após o uso)
Uso na lactação	Alto risco (contraindicado durante o uso e até 5 meses após o uso da droga)
Ajuste hepático	Sem dados
Ajuste renal	Sem dados
Ajuste à obesidade	Sem dados

IM: intramuscular; SNC: sistema nervoso central; VO: via oral.
Fonte: adaptada de Gilbert et al., 2022.

TABELA 14 Formulações

Representante	Apresentação	Via de administração	Reconstituição	Diluição	Diluente	Tempo de infusão	Outros	Recomendações VO	SNE/SNG/GTT	Referências
Miltefosina	Compirmido 50 mg	VO	Não se aplica	Não se aplica	Não se aplica	Não se aplica	Dose máxima de 150 mg/dia VO	Deve ser ingerido com alimentos para minimizar a irritação gástrica	Sem dados	Conitec: miltefosina para o tratamento da leishmaniose tegumentar, n. 365 Outubro/2018

SNE/SNG/GTT: sonda nasoenteral/nasogástrica/gastrostomia; VO: via oral.

NIFURTIMOX

Breve história

O nifurtimox é um antiparasitário pertencente à classe dos nitrofuranos, assim como o benzonidazol, um composto nitro-heterocíclico. Foi desenvolvido na década de 1970 para o tratamento da doença de Chagas. Atualmente também é utilizado no tratamento da tripanossomíase humana africana, popularmente conhecida como doença do sono. Seu mecanismo de ação ainda não foi completamente elucidado. Acredita-se que leve à destruição dos tripanossomas a partir da liberação de radicais livres e metabólitos eletrofílicos. Por conta desses efeitos citotóxicos, essa droga está associada a diversos efeitos colaterais, o que acaba limitando seu uso a depender do cenário clínico. No entanto, devido à falta de opções mais seguras para o tratamento das tripanossomíases, o nifurtimox, juntamente ao benzonidazol, seguem como as principais opções terapêuticas para o tratamento da doença de Chagas no Brasil e no mundo.

Mecanismo de ação

O nifurtimox é um análogo do nitrofurano que, a partir do momento em que sua molécula penetra na célula do *Trypanossoma* spp., é ativado pela NTR mitocondrial do tipo I, desencadeando a produção de radicais livres nitroaniônicos e outras espécies reativas de oxigênio. Acredita-se que essas moléculas sejam responsáveis pelas lesões celulares do parasita, como a peroxidação de lipídios, lesão de membranas, inativação enzimática e lesão do DNA. Esse processo enzimático é dependente de NADH, além da enzima NTR citada anteriormente.

É importante ressaltar, assim como ocorre com o benznidazol, que as células do hospedeiro também estão sujeitas aos efeitos citotóxicos gerados pela liberação de radicais livres causada por essa droga, acarretando efeitos adversos em diferentes órgãos e sistemas. Nas células humanas, o nifurtimox é ativado pela NTR do tipo II na presença de oxigênio, que leva à liberação de ânions superóxidos.

Espectro de ação

O nifurtimox têm ação tripanocida contra as diferentes formas do *Trypanossoma cruzi* e também tem atividade contra o *Trypanassoma brucei*.

Efeitos adversos

Está associado a efeitos colaterais em diferentes órgãos e sistemas e possui um perfil de toxicidade desfavorável quando comparado ao benznidazol, motivo pelo qual tem sido considerado droga de segunda linha para o tratamento da doença de Chagas no Brasil.

Os principais efeitos colaterais ocorrem no trato gastrointestinal e incluem anorexia e perda ponderal. Também está associado a alterações no SNC, como dor de cabeça e irritabilidade, além de tremores, disartria e transtornos de humor em casos mais graves. Alguns pacientes podem apresentar alterações hematológicas, como leucopenia transitória.

As crianças apresentam menos efeitos colaterais quando comparadas à população adulta, e a maior parte dos sintomas costuma surgir ainda no primeiro mês do tratamento, contrariando a ideia de efeito cumulativo associado a essa droga.

Farmacocinética e farmacodinâmica

O nifurtimox tem boa absorção por via oral e boa penetração tecidual. É capaz de cruzar a barreira placentária e hematoencefálica.

A droga é rapidamente metabolizada por um mecanismo não completamente elucidado. Sua excreção é primariamente renal (metabólitos), e menos de 0,5% é excretado de maneira inalterada na urina.

Interações medicamentosas

Sem descrição.

Aplicações clínicas

O nifurtimox é utilizado como droga de segunda linha para o tratamento da doença de Chagas no Brasil, principalmente na fase aguda da doença, quando as taxas de cura variam entre 80 e 90%. A dose recomendada para o tratamento é de 15 mg/kg/dia em crianças e 10 mg/kg/dia em adultos, dividido em três doses diárias, por 60 dias. No Brasil, o nifurtimox está restrito a casos de intolerância ou resistência ao benznidazol.

O nifurtimox também é utilizado para o tratamento da doença do sono, em combinação com a eflornitina em pacientes com acometimento do SNC, na dose de 15 mg/kg/dia, divididos em 3 doses diárias por 10 dias.

TABELA 15 Parâmetros farmacológicos do nifurtimox

Meia-vida média	3 h
Biodisponibilidade VO/IM	Sem dados (VO)
Eliminação	Renal (40%)
Parâmetro PK/PD	Sem dados
Ligação proteica	42%
Volume de distribuição	Alto
Nível terapêutico no SNC	Provavelmente
Uso na gravidez	Sem categoria (evitar uso na gestação)
Uso na lactação	Sem dados
Ajuste hepático	Sem dados
Ajuste renal	Sem dados
Ajuste à obesidade	Sim (ajuste por peso)

IM: intramuscular; SNC: sistema nervoso central; VO: via oral.
Fonte: adaptada de Gilbert et al., 2022.

TABELA 16 Formulações

Representante	Apresentação	Via de administração	Reconstituição	Diluição	Diluente	Tempo de infusão	Outros	Recomendações VO	SNE/SNG/GTT	Referências
Nifurtimox	30 mg comprimido 120 mg comprimido	VO	Não se aplica	Não se aplica	Não se aplica	Não se aplica	Não se aplica	Deve ser tomado com alimentos	Sem dados na bula	Bula do medicamento Lampit®

SNE/SNG/GTT: sonda nasoenteral/nasogástrica/gastrostomia; VO: via oral.

NITAZOXANIDA

Breve história

A nitaxozanida pertence ao grupo das tiazolidas, sendo um derivado de nitrotiazol sintético com amplo espectro contra diversos protozoários, helmintos, bactérias e vírus. Foi descoberta em 1984 como um fármaco eficaz contra *Taenia saginata* e *Hymenolepis nana*. A molécula é formada por dois grupamentos: uma porção de nitrotiazol e outra de ácido salicílico interligada por ligação amida. Em virtude de sua segurança e amplo espectro de ação, atualmente a nitazoxanida está envolvida em diversos ensaios clínicos para o tratamento de várias doenças. Está disponível na América do Sul desde 1996.

Mecanismo de ação

A nitazoxanida é uma pró-droga que após ingestão oral é rapidamente convertida por hidrólise em seu componente ativo, a tizoxanida. O componente de ácido salicílico interage com as proteínas ligadoras de tiazolidinas nos parasitas intracelulares, interfere nas vias de sinalização e, com isso, induz a morte celular.

Por outro lado, a porção nitrotiazol da nitaxozanida é convertida em radical livre e desencadeia a morte celular dos parasitas extracelulares por interferência nas vias de sinalização. Além disso, está envolvida na inibição da piruvato ferredoxina oxidoredutase, essencial para o metabolismo anaeróbico de energia.

Adicionalmente, a ação antiviral provavelmente está relacionada com a ativação da proteína quinase, codificada por RNA de cadeia dupla, que induz a síntese de interferon mediador da imunidade celular.

Por fim, a atividade antitumoral se deve a diferentes mecanismos, como autofagia, inibição de c-Myc, atividade anticitocina e supressão da produção de interleucinas.

Mecanismos de resistência

A resistência dos isolados de *Giardia intestinalis* é uma preocupação crescente, principalmente em relação ao metronidazol e ao albendazol, porém resistência a nitazoxanida também já foi relatada. O mecanismo mais conhecido é a diminuição da capacidade do parasita de ativar radicais tóxicos por redução; consequentemente, não haverá ativação da droga.

Espectro de ação

Apresenta um grande potencial terapêutico graças ao seu amplo espectro de ação, principalmente pela atividade antiparasitária contra protozoários, céstodes, nematódeos e trematódeos. Principalmente contra *Giardia lambdia*, *Cryptosporidium parvum*, *Cryptosporidium hominis* e *Blastocystis hominis*. Apresenta ação *in vitro* contra

Cystoisospora belli, *Trichomonas vaginalis*, *Balantidium coli*, *Entamoeba hystolitica*, *Ascaris lumbricoides*, *Trichuris trichura*, *Enterobius vermicularis*, *Echinococcus multilocularis*, bem como *Taenia* spp., *Hymenolepis nana* e *Fascíola* hepática, porém os estudos clínicos são limitados.

Além disso, tem demonstrado atividade *in vitro* contra bactérias Gram-negativas e Gram-positivas, incluindo *Clostridioides difficile* e *Helycobacter pylori* e diversos vírus, como influenza A e B, coronavírus, rotavírus, norovírus, hepatite B e C, febre amarela, dengue 2, chikungunya, encefalite japonesa, HIV e ebola.

Efeitos adversos

A nitazoxanida geralmente é bem tolerada durante o curto período de tratamento convencional; são relatados poucos efeitos adversos e via de regra estão relacionados à dose. Os mais comuns são de origem gastrointestinal, principalmente dor abdominal, diarreia e náuseas, mais frequentes em indivíduos que recebem a partir de 2 g por dia.

Outros efeitos menos frequentes (< 1%) são anorexia, flatulência, aumento do apetite, aumento das glândulas salivares, icterícia conjuntival, mal-estar geral, febre, disúria, prurido, sudorese, tontura, elevação de creatinina e de transaminases.

Não há contraindicações importantes, exceto ter apresentado hipersensibilidade previamente.

Farmacocinética e farmacodinâmica

A nitazoxanida tem baixa solubilidade aquosa, portanto é necessário o desenvolvimento de novas estratégias de formulação que melhorem a biodisponibilidade e estabilidade, como nanopartículas, lipossomas, microesferas e comprimidos de liberação prolongada. A biodisponibilidade é quase dobrada ao tomar com alimentos.

É parcialmente absorvida no trato gastrointestinal, aproximadamente dois terços são excretados nas fezes e um terço na urina. No sangue, é rapidamente hidrolisada por esterases plasmáticas para formar um metabólito ativo chamado tizoxanida. A concentração da tizoxanida na bile é 10 vezes maior que no plasma. A concentração máxima no plasma é observada em 1 a 4 horas.

Não apresenta toxicidade renal ou hepática. Apesar de estudos *in vitro* terem demonstrado que a tizoxanida carece de efeito inibitório significativo das enzimas citocromo P450, a farmacodinâmica em pacientes com disfunção renal ou hepática não é bem estudada, por isso deve ser administrada com cautela.

Interações medicamentosas

A administração concomitante com fenitoína e anticoagulantes como varfarina requer monitoramento próximo, devido ao aumento do nível dos anticoagulantes com prolongamento de TP.

Aplicações clínicas

As principais aplicações clínicas aprovadas pela FDA são para o tratamento de diarreia por *Cryptosporidium hominis*, *Cryptosporidium parvum* e *Giardia lamblia* em crianças maiores de 1 ano e adultos. O tratamento de infecções assintomáticas não é recomendado.

No caso de giardíase, recomenda-se o tratamento de contactantes de pacientes imunodeprimidos e gestantes, bem como de indivíduos com risco de transmissão cruzada (crianças em creches, trabalhadores da área da saúde e pacientes de instituições de longa permanência).

Posologia recomendada

1. Criptosporidíase: em pacientes imunocompetentes, usualmente o quadro é autolimitado; no entanto, nos casos de enterite severa ou diarreia persistente ou crônica, com ou sem acometimento da via biliar, recomenda-se usar 500 mg, via oral, a cada 12 horas, por 3 dias.
No caso de pacientes com HIV, deve-se administrar 500 mg, 2 vezes ao dia, por 14 dias, associado a TARV otimizado, hidratação, reposição hidroeletrolítica e tratamento sintomático.
Em pacientes transplantados de órgão sólido (*off-label*) pode-se administrar 500 a 1.000 mg, 2 vezes ao dia, por 14 dias, associado a diminuição da imunossupressão se possível. Em caso de diarreia severa ou falência do tratamento, considerar terapia combinada com azitromicina 500 mg, administrando nitazoxanida 500 mg, 2 vezes ao dia.
2. Giardíase: em adultos e crianças a partir de 12 anos, recomenda-se administrar 500 mg, via oral, 2 vezes ao dia, por 3 dias.

Para crianças de 1 a 3 anos, deve-se prescrever 100 mg, 2 vezes ao dia, e, nos pacientes de 4 a 11 anos, 200 mg, 2 vezes ao dia, por 3 dias.

TABELA 17 Parâmetros farmacológicos da nitazoxanida

Meia-vida média	7,3 h
Biodisponibilidade VO/IM	70% (VO)
Eliminação	Fezes (60%), renal (30%)
Parâmetro PK/PD	Sem dados
Ligação proteica	> 99%
Volume de distribuição	Sem dados
Nível terapêutico no SNC	Sem dados
Uso na gravidez	Categoria B
Uso na lactação	Sem dados (evitar uso)
Ajuste hepático	Sem dados (uso com cautela)
Ajuste renal	Sem dados (uso com cautela)
Ajuste à obesidade	Sem dados

IM: intramuscular; SNC: sistema nervoso central; VO: via oral.
Fonte: adaptada de Gilbert et al., 2022

TABELA 18 Formulações

Representante	Apresentação	Via de administração	Reconstituição	Diluição	Diluente	Tempo de infusão	Outros	Recomendações VO	SNE/SNG/GTT	Referências
Nitazoxanida	20 mg/mL pó para suspensão oral 500 mg comprimido revestido	VO	Não se aplica	Não se aplica	Não se aplica	Não se aplica	O comprimido não deve ser aberto, partido ou mastigado	A ingestão de com alimento aumenta a absorção do medicamento	Utilizar suspensão oral	Bula: Eurofarma® e Germed®

SNE/SNG/GTT: sonda nasoenteral/nasogástrica/gastrostomia; VO: via oral.

PENTAMIDINA

Breve história

A pentamidina é um fármaco pertencente ao grupo das diamidinas aromáticas, composta por pentano-1,5-diol, que interfere na síntese de RNA. Parece ter sido usada pela primeira vez para tratamento da leishmaniose na forma visceral em 1940.

É um agente anti-infeccioso de amplo espectro ativo contra vários vermes parasitas, protozoários e fungos. Tem sido utilizado no tratamento da pneumonia por *Pneumocystis jirovecii* em imunocomprometidos, leishmaniose (cutânea e visceral) e tripanossomíase humana africana (doença do sono africana). É uma droga relativamente tóxica e requer monitoramento cuidadoso durante a terapia.

Mecanismo de ação

A pentamidina é uma droga diamidina aromática que interfere na síntese de poliaminas e na atividade da RNA polimerase. Entra na célula protozoária, liga-se ao RNA transportador e impede a síntese de proteínas, ácidos nucleicos, fosfolipídios e folato. Além disso, é conhecida por ser um agente anti-inflamatório, xenobiótico e um antagonista do receptor NMDA, histona acetiltransferase e calmodulina.

Espectro de ação

Ativa contra o *Trypanosoma brucei gambiense* e o *T. b. rhodesiense,* tripanossomas causadores da doença do sono (tripanossomíase africana), mas não contra o *T. cruzi.*

Apresenta, ainda, atividade contra *Leishmania braziliensis* e outras leishmanias causadoras de leishmaniose tegumentar, *L. donovani, L. chagasi,* babésia, *Pneumocystis jirovecii, Sporothricum schenkii, Blastomyces dermatitidis,* estreptococos beta-hemolíticos e estafilococos dourados.

Efeitos adversos

Devido ao seu mecanismo de ação, que inclui inibição da síntese de proteínas e RNA e antagonismo de receptores, a pentamidina afeta múltiplos órgãos, logo apresenta diversos efeitos adversos.

- Sistema endócrino: mais comumente, causa hipoglicemia devido a danos nas células das ilhotas pancreáticas e, muito raramente, hiperglicemia.
- Cardiovascular: hipotensão, arritmias incluindo torção de picos (torsades de pointes), frequência cardíaca rápida ou anormal e intervalo QT prolongado.
- Geral: fadiga, disgeusia (mau gosto), anafilaxia, sudorese noturna, anorexia, náusea, vômito, síncope, erupção cutânea.
- Sistema renal: nefrotoxicidade, desequilíbrios eletrolíticos (p. ex., hipercalemia, hipocalcemia, hipomagnesemia).
- Hematológico: mais comumente leucopenia, trombocitopenia; menos comumente, anemia pode ocorrer.
- Trato gastrointestinal e hepático: hepatotoxicidade (mais comumente elevação da aminotransferase sérica) e pancreatite.
- Neurológico: neuropatia como formigamento ou dormência, dor de cabeça, estado mental alterado.
- É conhecida por causar uma elevação nos níveis séricos de aminotransferases durante a terapia.

Também pode apresentar efeitos adversos de acordo com a forma de administração:

- Forma de injeção: dor local ou formação de abscesso no local da injeção.
- Forma inalada: broncoespasmo, sibilos e tosse.

Devido à toxicidade multiorgânica causada pela pentamidina, não é uma terapia comumente escolhida, exceto em condições em que outros agentes de primeira ou segunda linha não responderam. Achados na toxicidade da pentamidina incluem: hipotensão, disfunção hepática clinicamente aparente, pancreatite, insuficiência renal, que pode causar aumento da creatinina sérica, parada cardiorrespiratória e leucopenia.

Farmacocinética e dinâmica

TABELA 19 Parâmetros farmacológicos da pentamidina

Meia-vida média	10 a 14 dias
Biodisponibilidade VO/IM	Não se aplica (droga IV)
Eliminação	Sem dados
Parâmetro PK/PD	Sem dados
Ligação proteica	70%
Volume de distribuição	Sem dados
Nível terapêutico no SNC	Sem dados
Uso na gravidez	Categoria C
Uso na lactação	Sem dados (evitar o uso)
Ajuste hepático	Sem dados
Ajuste renal	Sim
Ajuste à obesidade	Sim (ajuste por peso)

IM: intramuscular; SNC: sistema nervoso central; VO: via oral.
Fonte: adaptada de Gilbert et al., 2022.

TABELA 20 Ajuste de dose da pentamidina de acordo com o *clearance* renal

Clearance de creatinina[1]	Dose recomendada
ClCr > 10	4 mg/kg a cada 24 h
ClCr < 15	4 mg/kg a cada 24 ou 36 h
Hemodiálise intermitente[1]	4 mg/kg a cada 48 h (após HD)
Diálise peritoneal	4 mg/kg a cada 24 ou 36 h
Diálise contínua	4 mg/kg a cada 24 h

[1]ClCr: *clearance* calculado com Crockoft-Gault.
HD: hemodiálise.
Fonte: adaptada de Gilbert et al., 2022.

Interações medicamentosas

O uso de pentamidina concomitantemente com outras drogas nefrotóxicas, como ciclosporina, cisplatina, antibióticos aminoglicosídeos, antibióticos betalactâmicos, anfotericina B e indometacina, deve ser evitado ou monitorado de perto.

Outro evento que merece atenção é o prolongamento do intervalo QT, até mesmo torsades de pointes, que pode resultar da associação com antiarrítmicos, anti-histamínicos, antipsicóticos, antidepresivos, neurolépticos, antipsicóticos atípicos, antibióticos (quinolona, macrolídeos), antimaláricos e antifúngicos.

Há contraindicação em caso de história prévia de reação anafilática à pentamidina na forma inalatória ou parenteral.

Aplicações clínicas

Indicações da Food and Drug Administration

O isetionato de pentamidina é usado no tratamento e prevenção da pneumonia por *Pneumocystis jirovecii* em pacientes infectados pelo HIV de alto risco que atendem aos seguintes critérios:

1. História de um ou mais episódios anteriores de pneumonia por *Pneumocystis jirovecii.*
2. Uma contagem de CD4+ de 200 células/mm^3 ou menos.

Devido às suas várias toxicidades, seu uso é apenas para pneumonia grave por *Pneumocystis jirovecii* que não respondeu a outros agentes de primeira linha.

Indicações não aprovadas pela Food and Drug Administration

- Ação antiprotozoária e antiparasitária: a pentamidina é um tratamento para infecções por protozoários como a leishmaniose cutânea e visceral causada pela picada de flebotomíneos.

Também é usado para tratar uma doença tropical como a doença do sono, conhecida como tripanossomíase humana africana, causada pela picada de uma mosca tsé-tsé infectada. Os parasitas causadores dessa doença são *Trypanosoma brucei rhodesiense* e *Trypanosoma brucei gambiense.* É a droga de escolha para o estágio 1 (fase hemolinfática) da doença do sono causada pelo *Trypanosoma brucei gambiense.*

TABELA 21 Formulações

Representante	Apresentação	Via de administração	Reconstituição	Diluição	Diluente	Tempo de infusão	Outros	Recomendações VO	SNE/ SNG/ GTT	Referências
Pentamidina	Injetável/ 300 mg/ frasco	IV, IM e IN	IM: 3mL de água para injeção IV: 3 a 5 mL de água para injeção IN: 4 a 6 mL de água para injeção	50 a 250 mL de SG 5% ou SF 0,9%	SG 5% ou SF 0,9%	IV: 60 a 120 min em bomba de infusão	Concentração após reconstituição: IM: 100 mg/mL IV: 100 a 60 mg/mL INAL: qsp 6 mL água para injeção	Não se aplica.	Não se aplica	Guia do Farmacêutico Hospital Sírio-Libanês

IM: intramuscular; IN: intradérmico; IV: intravenoso; SF: soro fisiológico; SG: soro glicosado; SNE/SNG/GTT: sonda nasoenteral/nasogástrica/gastrostomia; VO: via oral.

REFERÊNCIAS

Aichelburg AC, Walochnik J, Assadian O, Prosch H, Steuer A, Perneczky G, et al. Successful treatment of disseminated Acanthamoeba sp. infection with miltefosine. Emerg Infect Dis. 2008;14(11):1743-6.

Akhoon BA, Singh KP, Varshney M, Gupta SK, Shukla Y, Gupta SK. Understanding the mechanism of atovaquone drug resistance in plasmodium falciparum cytochrome b mutation Y268S using computational methods. PLoS One. 2014;9(10).

Baggish AL, Hill DR. Antiparasitic agent atovaquone. Antimicrobial Agents and Chemotherapy. 2002; 46(5):1163-73.

Bastos MME, Hoelz LVB, Boechat N, Oliveira APD. Antileishmanial Chemotherapy: a literature review [Internet]. Mendeley. 1970 [cited 2022Oct21].

Berenstein A, Falk N, Moscatelli G, Moroni S, González N, Garcia-Bournissen F, et al. Adverse events associated with nifurtimox treatment for chagas disease in children and adults. Antimicrob Agents Chemother. 2021;65(2).

Boiani M, Piacenza L, Hernández P, Boiani L, Cerecetto H, González M et al. Mode of action of Nifurtimox and N-oxide-containing heterocycles against Trypanosoma cruzi: is oxidative stress involved?. Biochemical Pharmacology. 2010;79(12):1736-1745.

Brasil. Ministério da Saúde, Coordenação-Geral de Ciclos da Vida Coordenação de Saúde das Mulheres. Nota técnica nº 14/2020-COSMU/CGCIVI/DAPES/SAPS/MS. Brasilia: Secretaria de Atenção Primária à Saúde Departamento de Ações Programadas Estratégicas; 2020. p. 1-6.

Brasil. Ministério da Saúde. Protocolo Clínico e Diretrizes Terapêuticas Doença de Chagas. Brasília: Secretaria de Ciência, Tecnologia e Insumos Estratégicos; 2018 p. 1-145.

Brook I. Pharmacodynamics and pharmacokinetics of spiramycin and their clinical significance. Clinical Pharmacokinetics. 1998;34(4):303-310.

Capparelli EV, Syed SS. Nitazoxanide treatment of Cryptosporidium parvum in human immunodeficiency virus-infected children. Pediatr Infect Dis J. 2008;27(11):1041.

Cohen SA. Use of nitazoxanide as a new therapeutic option for persistent diarrhea: a pediatric perspective. Curr Med Res Opin. 2005;21(7):999-1004.

Dias L, Dessoy M, Silva J, Thiemann O, Oliva G, Andricopulo A. Quimioterapia da doença de Chagas: estado da arte e perspectivas no desenvolvimento de novos fármacos. Química Nova. 2009;32(9):2444-57.

Dorlo TP, Balasegaram M, Beijnen JH, de Vries PJ. Miltefosine: a review of its pharmacology and therapeutic efficacy in the treatment of leishmaniasis. J Antimicrob Chemother. 2012;67(11):2576-97.

Florescu DF, Sandkovsky U. Cryptosporidium infection in solid organ transplantation. World J Transplant. 2016;6(3):460-71

Fox LM, Saravolatz LD. Nitazoxanide: a new thiazolide antiparasitic agent. Clin Infect Dis. 2005;40(8):1173-80.

Frézard F, Demicheli C, Ribeiro R. Pentavalent antimonials: new perspectives for old drugs. Molecules. 2009;14(7):2317-36.

Gilbert DN, Chambers HF, Saag MS, Pavia AT, Boucher HW, Sanford JP. The Sanford guide to antimicrobial therapy 2022. Sperryville: Antimicrobial Therapy, Inc.; 2022.

Grace E, Asbill S, Virga K. Naegleria fowleri: pathogenesis, diagnosis, and treatment options. Antimicrob Agents Chemother. 2015;59(11):6677-81.

Hafiz S, Kyriakopoulos C. Pentamidine. [Updated 2022 May 8]. In: StatPearls [Internet]. Treasure Island (FL): StatPearls Publishing; 2022.

Jackson Y, Wyssa B, Chappuis F. Tolerance to nifurtimox and benznidazole in adult patients with chronic Chagas' disease. J Antimicrob Chemother. 2019; 75(3):690-6.

La Hoz RM, Morris MI, AST Infectious Diseases Community of Practice. Intestinal parasites including Cryptosporidium, Cyclospora, Giardia, and Microsporidia, Entamoeba histolytica, Strongyloides, Schistosomiasis, and Echinococcus: Guidelines from the American Society of Transplantation Infectious Diseases Community of Practice [published correction appears in Clin Transplant. 2020 Mar;34(3): e13807]. Clin Transplant. 2019;33(9):e13618.

Labro M. Macrolide antibiotics: current and future uses. Expert Opin Pharmacother. 2004;5(3):541-550.

Malik K, Dua A. Albendazole. [Updated 2022 May 15]. In: StatPearls [Internet]. Treasure Island (FL): StatPearls Publishing; 2022.

Marsden PD. Pentavalent antimonials: old drugs for new diseases. Revista da Sociedade Brasileira de Medicina Tropical. 1985;18(3):187-98.

Martínez DY, Seas C, Bravo F, Legua P, Ramos C, Cabello AM, et al. Successful treatment of Balamuthia mandrillaris amoebic infection with extensive neurological and cutaneous involvement. Clin Infect Dis. 2010;51(2):e7-e11.

Montoya J, Laessig K, Fazeli M, Siliman G, Yoon S, Drake-Shanahan E, et al. A fresh look at the role of spiramycin in preventing a neglected disease:

meta-analyses of observational studies. Eur J Pharm Med Res. 2021;26(1).

Musset L, Bouchaud O, Matheron S, Massias L, Le Bras J. Clinical atovaquone-proguanil resistance of plasmodium falciparum associated with cytochrome b codon 268 mutations. Microbes Infect. 2006;8(11): 2599-604.

Nixon GL, Moss DM, Shone AE, Lalloo DG, Fisher N, O'Neill PM, et al. Antimalarial pharmacology and therapeutics of atovaquone. J Antimicrob Chemother. 2013;68(5):977-85.

Nosratabadi M, Akhtari J, Faeli L, Haghani I, Aghili SR, Shokohi T, et al. In vitro antifungal susceptibility profile of miltefosine against a collection of azole and echinocandins resistant fusarium strains. J Fungi. 2022;8(7):709.

Olivera M, Fory J, Olivera A. Therapeutic drug monitoring of benznidazole and nifurtimox: a systematic review and quality assessment of published clinical practice guidelines. Revista da Sociedade Brasileira de Medicina Tropical. 2017;50(6):748-55.

Palić S, Beijnen JH, Dorlo TPC. An update on the clinical pharmacology of miltefosine in the treatment of leishmaniasis. Int J Antimicrob Agents. 2022;59(1): 106459.

Salomon C. First Century of Chagas' Disease: an overview on novel approaches to nifurtimox and benznidazole delivery systems. Int J Pharm Pharm Sci. 2012;101(3):888-94.

Soto J, Soto P. Miltefosine: oral treatment of leishmaniasis. Expert Rev Anti Infect Ther. 2006;4(2):177-85.

Staines HM, Burrow R, Teo BH-Y, Chis Ster I, Kremsner PG, Krishna S. Clinical implications of plasmodium resistance to atovaquone/Proguanil: a systematic review and meta-analysis. J Antimicrob Chemother. 2017;73(3):581-95.

Tavares W. Drogas antiprotozoárias, antibióticos e quimioterápicos para o clínico. 3.ed. São Paulo: Atheneu; 2015.

Thakare R, Dasgupta A, Chopra S. Update on nifurtimox for treatment of Chagas disease. Drugs of Today. 2021;57(4):251.

Thakur RK, Patel SP. Mebendazole. [Updated 2022 May 8]. In: StatPearls [Internet]. Treasure Island (FL): StatPearls Publishing; 2022.

Ware JM, O'Connell EM, Brown T, Wetzler L, Talaat KR, Nutman TB, et al. Efficacy and tolerability of miltefosine in the treatment of cutaneous leishmaniasis. Clin Infect Dis. 2021;73(7):e2457-e2562.

White CA Jr. Nitazoxanide: a new broad spectrum antiparasitic agent. Expert Rev Anti Infect Ther. 2004; 2(1):43-9.

28

Anti-helmínticos: ivermectina e praziquantel

Ronaldo Cesar Borges Gryschek
Maria Cristina Carvalho do Espírito Santo

IVERMECTINA

Breve história

A ivermectina é um fármaco derivado das avermectinas, produzidas pelos *Streptomyces avermitilis*, que tem em sua composição uma mistura de quatro compostos descobertos no Japão em 1974. Com estrutura química similar à de antibióticos macrolídeos, teve seu uso primeiramente direcionado ao público agrícola e veterinário.

A primeira formulação destinada a seres humanos foi lançada em 1987, para uso contra a oncocercose. A empresa anunciou que o medicamento seria fornecido gratuitamente para tratar a oncocercose, em qualquer lugar do mundo, pelo tempo que fosse necessário. Para controlar a doença, o Programa de Controle da Oncocercose na África Ocidental havia sido lançado em 1974. O principal objetivo desse programa era interromper o ciclo de transmissão do parasita. Desde 1987, o uso de ivermectina em combinação com larvicidas aéreos teve um impacto notável na transmissão da doença e reduziu bastante o efeito em humanos.

Em 1998, o Programa Global para Eliminar a Filariose Linfática, com base na administração regular em massa de albendazol com ivermectina ou dietilcarbamazina, foi iniciado, confirmando assim a segurança e a eficácia das combinações medicamentosas.

Atualmente está aprovada para uso humano em vários países, como Austrália, França, Japão, Brasil e Estados Unidos, para o tratamento de oncocercose, filariose linfática, estrongiloidíase e/ou sarna.

Mecanismo de ação

O mecanismo de ação da ivermectina consiste em induzir a imobilização dos vermes por paralisia tônica da musculatura, que é mediada pela potencialização e/ou ativação direta dos canais de cloro sensíveis às avermectinas, controlados pelo glutamato. Esses canais estão presentes somente nos nervos e nas células musculares de invertebrados, e quando potencializados acarretam aumento da permeabilidade da membrana celular aos íons cloro, com hiperpolarização dos nervos ou células musculares, resultando em paralisia e morte do parasita.

Os compostos dessa classe podem também interagir com canais de cloro mediados por outros neurotransmissores, como o ácido gama-aminobutírico (GABA).

A atividade seletiva dos compostos da classe das avermectinas pode ser atribuída ao fato de, nos mamíferos, os canais iônicos mediados pelo GABA só estarem presentes no cérebro e a ivermectina não atravessar a barreira hematoencefálica em situações normais.

A falta de receptores com alta afinidade para as avermectinas em cestódeos e trematódeos pode explicar por que esses helmintos não são sensíveis à ivermectina.

Espectro de ação

Ação antiparasitária contra oncocercose, estrongiloidíase, filariose, escabiose e pediculose.

Efeitos adversos

São descritas como eventos mais comuns as reações leves e transitórias, como diarreia, náuseas, vômitos, dor muscular, falta de apetite e reações cutâneas. Por outro lado, as reações graves como hipotensão postural sintomática e dispneia são bastante raras (menos de 1% dos pacientes).

Reações oculares são raras e podem estar ligadas à doença de base.

Em todas as indicações terapêuticas podem ocorrer alterações de enzimas hepáticas, de bilirrubinas e crises convulsivas, assim como síndrome de Stevens-Johnson e necrólise epidérmica tóxica.

Farmacocinética e farmacodinâmica

Estudos sobre o metabolismo da ivermectina em seres humanos são escassos. Essa droga é extensivamente metabolizada por microssomas hepáticos pelo citocromo P450, sendo a isoforma predominantemente responsável pela biotransformação desse composto, o citocromo P-4503A4, que converte o fármaco em pelo menos 10 metabólitos, a maioria deles formada por derivados hidroxilados e desmetilados.

As maiores concentrações foram detectadas no tecido adiposo, enquanto na pele, tecidos nodulares e fáscia subcutânea foram as menores.

A ingestão de bebidas alcoólicas durante o uso dessa medicação não é recomendada pela associação do fármaco com os receptores GABA e o efeito do álcool no sistema nervoso central (SNC). Alimentos são potenciais inibidores de certos transportadores de drogas. As informações sobre a influência de alimentos na farmacocinética da ivermectina também são escassas, mas poucos dados sugerem que sucos de frutas são potenciais inibidores de certos transportadores de drogas.

Interações medicamentosas

A azitromicina pode aumentar a concentração sérica de ivermectina.

Aplicações clínicas

Indicações rotuladas em adultos e idosos

- Oncocercose: a ivermectina não tem atividade contra parasitas adultos *Onchocerca volvulus*. Os parasitas adultos residem em nódulos subcutâneos que raramente são palpáveis. A excisão cirúrgica pode ser considerada, uma vez que a remoção desses nódulos eliminará os parasitas adultos produtores de microfilárias. Ivermectina oral: 150 mcg/kg

TABELA 1 Parâmetros farmacológicos da ivermectina

Meia-vida média	22 a 28 h
Biodisponibilidade VO/IM	60% (VO)/não se aplica (IM)
Eliminação	Fezes (99%)
Parâmetro PK/PD	Sem dados
Ligação proteica	93%
Volume de distribuição	Alto
Nível terapêutico no SNC	Sem dados
Uso na gravidez	Categoria C
Uso na lactação	Baixo risco
Ajuste hepático	Não
Ajuste renal	Não
Ajuste à obesidade	Sim (ajuste por peso, sem dose máxima descrita)

IM: intramuscular; SNC: sistema nervoso central; VO: via oral.
Fonte: adaptada de Gilbert et al., 2022.

em dose única; pode ser necessário retratamento a cada 3 a 12 meses até que os pacientes fiquem assintomáticos.

- Estrongiloidíase intestinal: ivermectina oral, 200 mcg/kg/dia, por 1 a 2 dias.
- Ascaridíase (*Ascaris lumbricoides*): ivermectina oral, 200 mcg/kg em dose única.
- Pediculose: o tratamento geralmente requer mais de uma dose, todavia o número de doses e os intervalos de dosagem não foram estabelecidos.
  - Em caso de *Pediculus humanus capitis* (piolho da cabeça): ivermectina oral, 400 mcg/kg/dose, a cada 7 dias, para 2 doses.
  - Se *Pediculus humanus corporis* (piolho do corpo): ivermectina oral, 200 mcg/kg/dose, a cada 7 dias, para 3 doses.
  - Se pediculose pubiana (devido a *Phthirus pubis*; piolhos pubianos): ivermectina oral, 250 mcg/kg, em dose única; repetir a dose em 7 a 14 dias.
- Escabiose (*Sarcoptes scabiei*):
  - Em caso de sarna clássica, resistente ao tratamento ou incapaz de tolerar medicamentos tópicos: ivermectina oral, 200 mcg/kg em dose única; repetir a dose em 7 a 14 dias.
  - Se for sarna crostosa: ivermectina oral, 200 mcg/kg em dose única nos dias 1, 2, 8, 9 e 15, como parte de um regime de combinação apropriado. Casos graves podem exigir tratamento adicional com ivermectina nos dias 22 e 29.
  - Prevenção e controle: ivermectina oral, 200 mcg/kg em dose única.

Indicações em faixa etária pediátrica

A segurança da ivermectina oral em crianças com peso inferior a 15 kg e idade inferior a 5 anos não foi estabelecida e, portanto, não é recomendada. A ivermectina (sistêmica), quando usada em lactentes < 1 ano de idade, deve ser evitada devido ao risco de encefalopatia.

- Ascaridíase (*Ascaris lumbricoides*):
  - Crianças ≥ 15 kg e adolescentes: ivermectina oral, 150 a 200 mcg/kg/dose em dose única.

- Larva *migrans* cutânea (ancilóstomos de canídeos e felinos):
  - Crianças ≥ 15 kg e adolescentes: ivermectina oral, 200 mcg/kg, uma vez ao dia, por 1 a 2 dias.
- Oncocercose (*Onchocerca volvulus*):
  - Crianças ≥ 15 kg e adolescentes: ivermectina oral, 150 mcg/kg/dose em dose única; podendo repetir a cada 6 a 12 meses até estar assintomático; para prevenção da cegueira por oncocercose ocular, são sugeridas doses repetidas a cada 3 a 12 meses.
- Pediculose:
  - Crianças ≥ 15 kg e adolescentes: ivermectina oral, 400 mcg/kg/dose, nos dias 1 e 8; ou 200 mcg/kg/dose repetida novamente após 10 dias.
  - Em caso de piolhos púbicos, para crianças ≥ 15 kg e adolescentes: ivermectina oral, 250 mcg/kg/dose para 2 doses administradas com 14 dias de intervalo.
  - Nota: a ivermectina não é ovicida; portanto, doses repetidas são necessárias para erradicar a infestação.
- Escabiose (*Sarcoptes scabiei*):
  - Crianças ≥ 15 kg e adolescentes: ivermectina oral, 200 mcg/kg/dose para 2 doses administradas com pelo menos 7 dias de intervalo; outros sugerem que as doses sejam separadas por 14 dias.
- Estrongiloidíase intestinal:
  - Crianças ≥ 15 kg e adolescentes: ivermectina oral, 200 mcg/kg, 1 vez ao dia, por 2 dias. Pacientes imunocomprometidos ou com doença disseminada podem precisar repetir a terapia.
- Tricuríase (*Trichuris trichiura*):
  - Crianças ≥ 15 kg e adolescentes: ivermectina oral, 200 mcg/kg, 1 vez ao dia, por 3 dias.

TABELA 2 Dosagem de faixa de peso para fornecer ~200 mcg/kg

Peso do paciente (kg)	Dose oral única
15 a 24	3 mg
25 a 35	6 mg
36 a 50	9 mg
51 a 65	12 mg
66 a 79	15 mg
≥ 80	200 mcg/kg

TABELA 3 Formulações

Representante	Apresentação	Via de administração	Reconstituição	Diluição	Diluente	Tempo de infusão	Outros	Recomendações VO	SNE/SNG/GTT	Referências
Ivermectina	6 mg comprimido	VO	Não se aplica	Não se aplica	Não se aplica	Não se aplica	Não se aplica	O comprimido deve ser ingerido com água e administrado com refeição rica em gordura	Triturar e dissolver com 15 mL de água	Bula do medicamento: Leverctin® Guia do Farmacêutico do Hospital Sírio-Libanês

SNE/SNG/GTT: sonda nasoenteral/nasogástrica/gastrostomia; VO: via oral.

PRAZIQUANTEL

Breve história

O praziquantel (PZQ) é um derivado da pirazino-isoquinolina e não é considerado tóxico; pode ter poucos efeitos colaterais leves e transitórios, com algumas precauções em indivíduos portadores de cardiopatias, neuropatias e hepatopatias.

A administração em massa de medicamentos direcionados às populações da África Subsaariana, onde a esquistossomose é endêmica, levou à redução da eficácia do PZQ e, com isso, à seleção de patógenos resistentes a esse medicamento.

A escassez de estudos sobre novos derivados do PZQ é curiosa e preocupante, especialmente porque a esquistossomose, cujo tratamento depende dessa droga, é uma das principais doenças tropicais negligenciadas e a infecção por *Schistosoma haematobium*, um dos maiores agentes causais da esquistossomose no mundo, pode estar diretamente associada a casos de neoplasia vesical (carcinógeno biológico), conforme descobertas recentes.

Mecanismo de ação

A droga apresenta duas ações primárias e imediatas em organismos suscetíveis. Nas mais baixas concentrações eficazes, provoca aumento da atividade muscular, seguido de contração e paralisia espástica do verme. Em concentrações terapêuticas mais elevadas, o PZQ provoca a vacuolização e vesiculação do tegumento de parasitas suscetíveis, e essa ação resulta em liberação do conteúdo do parasita, ativação do mecanismo de defesa do hospedeiro e destruição dos vermes.

Outras ações relacionadas ao mecanismo de ação do PZQ são a inibição de enzimas que mantêm os gradientes de íons inorgânicos (estímulo à entrada de sódio e inibição da entrada de potássio); consequentemente, há despolarização das células do parasita, aumento da passagem de cálcio para o intracelular, elevação do tônus muscular, redução da captação de glicose e aumento da liberação de lactato pelos vermes.

Efeitos adversos

São descritos como eventos adversos comuns:

- Distúrbios do metabolismo e nutrição: inapetência.
- Distúrbios do sistema nervoso central (SNC): cefaleia, tonturas, obnubilação. Eventos incomuns: meningismo e confusão. É recomendável evitar atividades que exijam atenção, como dirigir e operar máquinas, durante e até um dia após o término do tratamento, pois o PZQ pode alterar a consciência.
- Distúrbios gastrointestinais: dor abdominal, náusea e vômito. Orienta-se repouso por, pelo menos, 3 horas após a ingestão do medicamento, para prevenir náuseas e tonturas (sintomas passageiros).
- Distúrbios da pele e do tecido subcutâneo: urticária e erupções cutâneas pruriginosas.
- Distúrbios gerais e queixas no local de administração: fraqueza, cansaço e aumento da temperatura corporal.
- Distúrbios sanguíneos: eosinofilia.

Por outro lado, são tidos como eventos raros o aumento das enzimas hepáticas e câibras localizadas. Há descrição de reações retardadas cerca de duas semanas após o término do tratamento com PZQ.

Há também relatos de sintomas neurológicos, como convulsão, aracnoidite, meningismo, hipertermia e hipertensão craniana, possivelmente relacionados a reação inflamatória secundária à presença dos parasitos ou à sua morte no SNC, mais frequentes em pacientes com alta infestação, por exemplo, na neurocisticercose.

Farmacocinética e farmacodinâmica

Apresenta alta capacidade de permear os tecidos e baixa solubilidade (0,4 mg/mL) e prossegue através de extenso metabolismo, via hidroxilação do fármaco, absorvido em metabólitos inativos, de modo que apenas concentrações mínimas entrem em contato com os parasitas no sistema sanguíneo. O PZQ concentra-se principalmente no fígado e nos rins. Concentrações superiores às do plasma ocorrem nos pulmões, pâncreas, glândulas adrenais, hipófise e glândulas salivares. No entanto, o volume de distribuição não é conhecido.

Atualmente, o PZQ é distribuído como um racemato que inclui proporções equivalentes do *R*-PZQ biologicamente ativo e *S*-PZQ inativo, cuja consequência é que metade da dose de PZQ é farmacologicamente inativa. Isso requer o uso de um comprimido de 600 mg para fornecer uma dose final de 40 mg/kg.

A biodisponibilidade do PZQ aumenta com a administração concomitante de alimentos. O efeito dos alimentos na biodisponibilidade também pode ser devido a alterações no fluxo hepático, expressão alterada do citocromo P450 (CYP) em resposta à dieta ou alterações no metabolismo de primeira passagem do PZQ. Esse medicamento não deve ser partido ou mastigado e o consumo de bebidas alcoólicas deve ser evitado até o dia seguinte ao uso da medicação.

Não há dados disponíveis adicionais que assegurem a segurança de uso do PZQ em crianças com menos de 4 anos. Assim, nesses casos, o uso só pode ser feito sob controle médico rigoroso.

Interações medicamentosas

A administração simultânea de agentes que induzem o sistema microssomal hepático (citocromo P450), como determinados antiepilépticos (p. ex., carbamazepina ou fenitoína), glicocorticoides (como a dexametasona), rifampicina ou cloroquina, pode ocasionar níveis plasmáticos reduzidos de PZQ.

Por outro lado, os agentes que inibem o sistema microssomal hepático (citocromo P450), como a cimetidina ou o cetoconazol, podem aumentar os níveis plasmáticos e o tempo de retenção do PZQ.

O consumo simultâneo de suco de *grapefruit* (toranja) também pode aumentar os níveis plasmáticos dessa medicação.

Aplicações clínicas

Medicação de escolha no tratamento da esquistossomose (*Schistosoma mansoni, Schistosoma haematobium, Schistosoma japonicum, Schistosoma intercalatum* e *Schistosoma mekongi*).

- Esquistossomose por *Schistosoma mansoni*: dose 50 mg/kg para adultos e 60 mg/kg para crianças acima de 4 anos de idade, VO, em dose única. Alguns especialistas recomendam 40 mg/kg, VO, em dose única, ou 20 mg/kg, VO, 3 vezes durante um dia, em intervalos de 4 a 6 horas.
- Infecções intestinais por *Taenia saginata* e *Taenia solium*: 5 a 10 mg/kg, por via

oral, em dose única. PZQ é igualmente eficaz nas formas adultas de *Taenia solium* e *Taenia saginata*.

- Tratamento da infecção por *Cysticercus cellulosae* (forma larvar da *Taenia solium*): com localização no SNC (neurocisticercose), no tecido subcutâneo e na musculatura estriada esquelética:
  - Cisticercose: 50 mg/kg ao dia, dividido em 3 doses diárias, durante 14 dias.
  - Neurocisticercose: 50 mg/kg ao dia, divididos em 3 doses diárias, durante 15 dias, podendo ser necessário repetir o tratamento após 3 meses. Considerar combinação com albendazol no tratamento da cisticercose, após ressecção cirúrgica.
- Tratamento de clonorquíase e opistorquíase e outras infecções por trematódeos: PZQ 25 mg/kg, via oral, 3 vezes ao dia, por 2 dias; albendazol 10 mg/kg, via oral, 1 vez ao dia, durante 7 dias.
- Tratamento de infecções provocadas por cestódeos:
  - Infecção por *Hymenolepis nana*: 15 a 25 mg/kg, por via oral, em dose única.
  - Infecção por *Diphyllobothrium latum* e *Dipylidium caninum*: 25 mg/kg, em dose única.

O PZQ não parece ser útil na infecção por *Fasciola hepatica* e não é eficaz isoladamente no tratamento da hidatidose.

TABELA 4 Parâmetros farmacológicos do praziquantel

Meia-vida média	2 a 4 h
Biodisponibilidade VO/IM	80 a 100% (VO)/não se aplica (IM)
Eliminação	Renal (60 a 80%), biliar (15 a 37%) e intestinal (6%)
Parâmetro PK/PD	Não se aplica
Ligação proteica	80%
Volume de distribuição	Alto
Nível terapêutico no SNC	Sem dados
Uso na gravidez	Categoria B
Uso na lactação	Sem dados (avaliar risco/benefício individual)
Ajuste hepático	Sim (redução de dose em hepatopatia avançada)
Ajuste renal	Não
Ajuste à obesidade	Sim (ajuste por peso, sem dose máxima descrita)

IM: intramuscular; SNC: sistema nervoso central; VO: via oral.
Fonte: adaptada de Gilbert et al., 2022.

TABELA 5 Formulações

Representante	Apresentação	Via de administração	Reconstituição	Diluição	Diluente	Tempo de infusão	Outros	Recomendações VO	SNE/SNG/GTT	Referências
Praziquantel	500 mg comprimido 600 mg comprimido	VO	Não se aplica	Não se aplica	Não se aplica	Não se aplica	Após administração oral, o praziquantel é rápida e completamente absorvido	Administrar os comprimidos com água e durante as refeições. Os comprimidos podem ser misturados com alimentos semissólidos ou líquidos	Se necessário, podem ser dissolvidos e administrados por sonda nasogástrica	UpToDate: Nov/2022 Bula do medicamento

SNE/SNG/GTT: sonda nasoenteral/nasogástrica/gastrostomia; VO: via oral.

REFERÊNCIAS

Addiss DG, Beach MJ, Streit TG, Lutwick S, LeConte FH, Lafontant JG, et al. Randomised placebo-controlled of ivermectin and albendazole alone and in combination for Wuchereria bancrofti microfilaremia in Haitian children. Lancet. 1997;350(9076):480-4.

Ali BH. A short review of some pharmacological, therapeutic and toxicological properties of praziquantel in man and animals. Pak J Pharm Sci. 2006;19(2):170-5.

Andrews P. Praziquantel: mechanisms of anti-schistosomal activity. Pharmacol Ther. 1985;29:129-56.

Andrews P, Thomas H, Pohlke R, Seubert J. Praziquantel. Med Res Rev. 1983;3:147-200.

Baraka OZ, Mahmoud BM, Marschke CK, Geary TG, Homeida MM, Williams JF. Distribuição da ivermectina no plasma e tecidos de pacientes infectados com Onchocerca volvulus. Eur J Clin Pharmacol. 1996;50(5):407-10.

Brindley PJ, Hotez PJ. Break out: urogenital schistosomiasis and Schistosoma haematobium infection in the post-genomic era. PLoS Negl Trop Dis 2013;7:e1961.

Campillo JT, Boussinesq M, Bertout S, Faillie JL, Chesnais CB. Reações adversas graves associadas à ivermectina: um estudo sistemático de farmacovigilância na África Subsaariana e no resto do mundo. PLoS Negl Trop Dis. 2021;15(4):e0009354.

Canga AG, Prieto AMS, Liébana MJD, Martínez NF, Vega MS, Vieitez JJG. The pharmacokinetics and interactions of ivermectin in humans: a mini review. AAPS J. 2008;10(1):42-6.

Centros de Controle e Prevenção de Doenças (CDC) [internet]. Diretrizes para tratamento presuntivo no exterior de estrongiloidíase, esquistossomose e infecções por helmintos transmitidas pelo solo para refugiados que se reinstalam nos Estados Unidos. Disponível em: https://www.cdc.gov/immigrantrefugeehealth/guidelines/overseas/intestinal-parasites-overseas.html (acesso 9 nov 2020).

Centros de Controle e Prevenção de Doenças (CDC) [internet]. Parasites – Onchocerciasis (also known as river blindness). Disponível em: https://www.cdc.gov/parasites/onchocerciasis/health_professionals/index.html (acesso 15 jul 2022).

Centros de Controle e Prevenção de Doenças (CDC) [internet]. Sarna, recursos para profissionais de saúde. Disponível em: https://www.cdc.gov/parasites/scabies/health_professionals/meds.html (acesso 15 jul 2020).

Centros de Controle e Prevenção de Doenças (CDC) [internet]. Parasites – Strongyloides. Disponível em: https://www.cdc.gov/parasites/strongyloides/health_professionals/index.html (acesso 12 jul 2022).

Centros de Controle e Prevenção de Doenças (CDC) [internet]. Parasites – Trichuriasis (also known as whipworm infection). Disponível em: https://www.cdc.gov/parasites/whipworm/health_professionals/index.html (acesso 12 jul 2022).

Chandler RE. Eventos adversos neurológicos graves após ivermectina: eles ocorrem além da indicação de oncocercose? Am J Trop Med Hyg. 2018;98(2):382-8.

Chippaux JP, Gardon-Wendel N, Gardon J, Ernould JC. Ausência de qualquer efeito adverso do tratamento inadvertido com ivermectina durante a gravidez. Trans R Soc Trop Med Hyg. 1993;87(3):318.

Cioli D, Pica-Mattoccia L. Praziquantel. Parasitol Res. 2003;90(1):3-9.

Duthaler U, Leisegang R, Karlsson MO, Krähenbühl S, Hammann F. O efeito dos alimentos na farmacocinética da ivermectina oral. J Antimicrob Chemother. 2020;75(2):438-40.

Eissa MM, El-Azzouni MZ, El-Khordagui LK, Abdel Bary A, El-Moslemany RM, Abdel Salam SA. Single oral fixed-dose praziquantel-miltefosine nanocombination for effective control of experimental schistosomiasis mansoni. Parasit Vectors. 2020;13(1):474.

Hotez PJ, Alvarado M, Basáñez MG, Bolliger I, Bourne R, Boussinesq M, et al. The global burden of disease study 2010: interpretation and implications for the neglected tropical diseases. PLoS Negl Trop Dis. 2014;8(7):e2865.

Kimberlin DW, Brady MT, Jackson MA, Long SA. Livro vermelho: relatório de 2015 do Comitê de Doenças Infecciosas. 30.ed. Elk Grove Village: Academia Americana de Pediatria; 2015.

Lindenberg M, Kopp S, Dressman JB. Classification of orally administered drugs on the World Health Organization model list of essential medicines according to the biopharmaceutics classification system. Eur J Pharm Biopharm. 2004;58:265-78.

Meier H, Blaschkle G. Investigation of praziquantel metabolism in isolated rat hepatocytes. J Pharm Biomed Anal. 2001;26:409-15.

Murray M. Altered CYP expression and function in response to dietary factors: potential roles in disease pathogenesis. Curr Drug Metab. 2006;7(1):67-81.

Olliaro P, Delgado-Romero P, Keiser J. The little we know about the pharmacokinetics and pharmacodynamics of praziquantel (racemate and R-enantiomer). J Antimicrob Chemother. 2014;69:863-70.

Pacque MC, Dukuly Z, Greene BM, Munoz B, Keyvan-Larijani E, Williams PN, et al. Community-based treatment of onchocerciasis with ivermectin: acceptability and early adverse reactions. Bulletin of the World Health Organization; 1989;67(6).

Taketomo CK, Hodding JH, Kraus DM. Praziquantel. In: American Pharmacists Association. Pediatric & Neonatal Dosage Handbook. 26.ed. Hudson: Lexi-Camp; 2019.

Wang W, Wang L, Liang Y. Susceptibility or resistance of praziquantel in human schistosomiasis: a review. Parasitol Res. 2012;111:1871-7.

Wilkins AL, Steer AC, Cranswick N, Gwee A. Pergunta 1: é seguro usar ivermectina em crianças com menos de cinco anos de idade e peso inferior a 15 kg? Arch Dis Criança. 2018;103(5):514-9.

Wilkinson GR. The effects of diet, aging and disease--states on presystemic elimination and oral drug bioavailability in humans. Adv Drug Deliv Rev. 1997;27:129-59.

World Health Organization (WHO) [internet]. Prevention and control of schistosomiasis and soil-transmitted helminthiasis: report of a WHO expert committee: technical report series 912. Disponível em: https://apps.who.int/iris/handle/10665/42588 (acesso 18 ago 2022).

Workowski KA, Bachmann LH, Chan PA, Johnston CM, Muzny CA, Park I, et al. Sexually transmitted infections treatment guidelines, 2021. MMWR Recomm Rep. 2021;70(4):1-187.

29

Antimaláricos

Alan dos Santos Moreira
Aluísio Augusto Cotrim Segurado
Carolina Larocca
Juliana Yamashiro
Luciana Vilas Boas Casadio

DERIVADOS DA QUINOLINA: PRIMAQUINA, CLOROQUINA, LUMEFANTRINA E MEFLOQUINA

PRIMAQUINA

Breve história

A primaquina foi a primeira 8-aminoquinolina, sintetizada na década de 1940 e utilizada durante a Segunda Guerra Mundial com o objetivo de tratar a malária em militares. É a única droga disponível no Brasil que é ativa contra os hipnozoítas do *P. vivax* e *P. ovale*.

Mecanismo de ação

Embora não tenha mecanismo de ação completamente elucidado, um dos mecanismos é de interação com os ácidos nucleicos com inibição da atividade de DNA e RNA polimerases; outro mecanismo é a produção de metabólitos hidroxilados com formação de peróxido de hidrogênio que inibem o funcionamento mitocondrial do *Plasmodium* spp. Como a eficácia da primaquina depende também do metabolismo CYP2D6, a presença de metabolizadores lentos do gene CYP2D6, que possuem atividade baixa ou nula de enzimas, não transforma a droga em sua forma ativa eficientemente e pode estar associada à ocorrência das recaídas.

Espectro de ação

É eficaz contra os hipnozoítas do *P. vivax* e *P. ovale* e impede o desenvolvimento dos gametócitos de todas as espécies de *Plasmodium*.

Também pode ser utilizada no tratamento de infecções fúngicas causadas pelo *Pneumocystis jiroveci*.

Efeitos adversos

Sintomas gastrointestinais, tontura, cefaleia, fraqueza, prurido, alterações visuais, leucocitose, neutropenia, arritmias e meta -hemoglobinemia. Para redução dos efeitos gastrointestinais, recomenda-se ingestão com alimentos.

Hemólise em pacientes com deficiência de glicose-6-fosfato desidrogenase (G6PD) e em caso de deficiência detectada, como não há alternativa à primaquina para a forma hepática, o paciente deve ser acompanhado em serviço de referência.

Os eventos adversos são dose-dependentes (> 30 mg/dia), de forma que podem ser reduzidos com a administração da dose total recomendada em um período prolongado superior a 14 dias. A atividade hipnozoiticida está ligada à dose total e não à duração do tratamento. A droga é contraindicada em gestantes, crianças menores de 6 meses, puérperas até um mês de lactação e portadores de deficiência de G6PD.

Farmacocinética e farmacodinâmica

A primaquina é rapidamente absorvida pelo trato gastrointestinal, com picos de concentração plasmática alcançados dentro de 1 a 2 horas após a administração oral. A droga é amplamente distribuída por todo o corpo, necessita de ajuste pelo peso do paciente e é rapidamente metabolizada no fígado em três metabólitos oxidativos. Apenas uma pequena parte da dose administrada é excretada como substância inalterada. O principal metabólito é a carboxiprimaquina, que se acumula no plasma após administração repetida e prolongada.

Mesmo com o uso de maneira adequada, cerca de 30% dos casos podem apresentar recidiva por fatores ligados à predisposição genética do indivíduo com metabolismo inadequado da primaquina para a sua forma ativa ou resistência do *Plasmodium* spp.

Interações medicamentosas

- Levometadona: aumento do risco de cardiotoxicidade (prolongamento do intervalo QT, torsades de pointes, parada cardíaca).
- Sais de alumínio e magnésio podem reduzir o efeito da primaquina.

Aplicações clínicas

Erradicação dos hipnozoítas hepáticos, do *P. vivax* e *P. ovale* e dos gametócitos de todas as espécies de malária humana.

Tratamento alternativo para infecções por *Pneumocystis jiroveci* em associação com clindamicina.

TABELA 1 Parâmetros farmacológicos da primaquina

Meia-vida média	4 a 7 h
Biodisponibilidade VO/IM	96% (VO)
Eliminação	Renal (1 a 10% inalterado na urina)
Parâmetro PK/PD	Sem dados
Ligação proteica	Sem dados
Volume de distribuição	Alto
Nível terapêutico no SNC	Sem dados
Uso na gravidez	Categoria D
Uso na lactação	Sem dados (evitar uso)
Ajuste hepático	Sem dados
Ajuste renal	Sem dados
Ajuste à obesidade	Sim (ajuste por peso)

IM: intramuscular; SNC: sistema nervoso central; VO: via oral.
Fonte: adaptada de Gilbert et al., 2022.

TABELA 2 Formulações

Representante	Apresentação	Via de administração	Reconstituição	Diluição	Diluente	Tempo de infusão	Outros	Recomendações VO	SNE/SNG/GTT	Referências
Primaquina	15 mg comprimido	VO	Não se aplica	Não se aplica	Não se aplica	Não se aplica	Não se aplica	Deve ser ingerido com um pouco de água, preferencialmente no mesmo horário todos os dias, após uma refeição, evitando assim irritações do estômago ou vômitos	Não deve ser partido ou mastigado	Bula do medicamento: Farmanguinhos Primaquina®

SNE/SNG/GTT: sonda nasoenteral/nasogástrica/gastrostomia; VO: via oral.

CLOROQUINA

Breve história

Desenvolvida em 1934, a cloroquina foi amplamente utilizada como antimalárico após a Segunda Guerra Mundial. É derivada do quinino, um alcaloide obtido da casca da *Cinchona calisaya*, arbusto originário das regiões do Peru e Bolívia.

No Brasil, em Rondônia, na década de 1960, foi detectada resistência do *P. falciparum* à cloroquina; assim, é usada somente no tratamento da malária por *P. vivax* e de *P. ovale*.

Mecanismo de ação

A interação da cloroquina (uma 4-aminoquinolina) com a proteína hemozoína resulta no acúmulo de heme intraeritrocitário e, posteriormente, na hemólise. Além disso, a cloroquina pode inibir a síntese de proteínas no parasita, bem como interferir na sua replicação.

Espectro de ação

Interrompe a esquizogonia sanguínea de todas as cepas de *Plasmodium* e impede o desenvolvimento dos gametócitos do *P. vivax*.

Também foi demonstrada ação *in vitro* contra trofozoítos de *Entamoeba histolytica*.

Mecanismos de resistência

A resistência de cepas de *Plasmodium* à cloroquina é resultado, principalmente, da mutação em genes específicos responsáveis pelas proteínas transportadoras na membrana dos vacúolos digestivos, sítio de degradação da hemoglobina no ciclo parasitário. E é encontrada em certas regiões do mundo, como América do Sul, América Central, África Ocidental e Sudeste Asiático.

Efeitos adversos

Os eventos adversos mais comuns incluem dor de cabeça, tontura, náusea, vômitos, dores abdominais e diarreia. Prurido é mais frequente entre pessoas negras, tem duração curta e geralmente não responde bem a anti-histamínicos; quando ocorre, deve-se interromper o uso do medicamento. No entanto, em alguns casos, a condição regride naturalmente, mesmo continuando a utilizá-lo. Em ocorrências raras pode haver despigmentação da pele, clareamento de pelos, alopecia e outras alergias cutâneas.

Os eventos mais graves estão associados ao uso de altas doses por longos períodos, geralmente utilizadas para tratamento de doenças reumatológicas. Esses casos graves incluem toxicidade retiniana, que pode resultar em perda permanente da visão.

Baixa toxicidade, utilizada em gestantes e crianças.

Farmacocinética e farmacodinâmica

A cloroquina é rapidamente absorvida pelo trato gastrointestinal e apresenta uma boa biodisponibilidade, exceto no sistema nervoso central (SNC). É metabolizada pelo CYP450 e parcialmente eliminada pelos rins, o que pode corresponder a metade da eliminação total, e pode ser aumentada pela acidificação da urina.

Interações medicamentosas

- Antiácidos: diminuição da absorção de cloroquina, usar com intervalo de pelo menos 4 horas entre as medicações.
- Fármacos arritmogênicos: pode haver um risco aumentado de induzir arritmias ventriculares no uso concomitante com outras drogas arritmogênicas, como amiodarona ou moxifloxacina.
- Ampicilina: diminuição da biodisponibilidade da ampicilina, usar com intervalo de pelo menos 2 horas entre as medicações.
- Ciclosporina: aumento dos níveis séricos no uso concomitante.
- Mefloquina: a coadministração de cloroquina e mefloquina pode aumentar o risco de convulsões.
- Praziquantel: cloroquina reduz a biodisponibilidade do praziquantel.

Aplicações clínicas

Tratamento de malária não complicada, causada por *P. vivax* e *P. ovale* associada à primaquina.

É utilizada também no tratamento de doenças autoimunes, como artrite reumatoide e lúpus eritematoso.

Pode ser usada também para o tratamento de amebíase extraintestinal.

TABELA 3 Parâmetros farmacológicos da cloroquina

Meia-vida média	30 a 60 dias
Biodisponibilidade VO/IM	50 a 60% (VO)
Eliminação	Renal
Parâmetro PK/PD	Sem dados
Ligação proteica	60%
Volume de distribuição	Muito alto
Nível terapêutico no SNC	Sem dados
Uso na gravidez	Categoria C
Uso na lactação	Evitar uso (considerar risco-benefício)
Ajuste hepático	Sem dados
Ajuste renal	Sim (considerar redução de dose pela metade em pacientes com ClCr < 10 ou hemodiálise)
Ajuste à obesidade	Sem dados

IM: intramuscular; SNC: sistema nervoso central; VO: via oral.
Fonte: adaptada de Gilbert et al., 2022.

TABELA 4 Formulações

Representante	Apresentação	Via de administração	Reconstituição	Diluição	Diluente	Tempo de infusão	Outros	Recomendações VO	SNE/SNG/GTT	Referências
Cloroquina	150 mg comprimido revestido 250 mg comprimido revestido	Via oral; via sonda	Não se aplica	Não se aplica	Não se aplica	Não se aplica	A segurança no uso de cloroquina durante a gravidez ainda não está definitivamente estabelecida	Administrar com um pouco de água, preferencialmente com as refeições para diminuir os efeitos gastrointestinais	Administrar o pó do comprimido ou cápsula dispersa em água, ou preparar solução oral (15 mg/mL) para facilitar a administração via sonda	Bula do medicamento: Farmanguinhos Cloroquina (Difosfato de cloroquina) Literatura: Medicamentos na prática da Farmácia Clínica, 2013

SNE/SNG/GTT: sonda nasoenteral/nasogástrica/gastrostomia; VO: via oral.

LUMEFANTRINA

Breve história

De estrutura semelhante à mefloquina, a lumefantrina é uma arilamina-álcool e só está disponível em coformulação com o artemeter. Foi descoberta na década de 1960, durante pesquisas na China de compostos com ação antimalárica, e hoje é uma das principais opções para o tratamento de cepas resistentes pelo tempo de meia-vida prolongado.

Mecanismo de ação

Embora o mecanismo exato de ação seja desconhecido, sabe-se que a lumefantrina se liga à hemina produzida durante a degradação da hemoglobina e, com isso, impede a desintoxicação do pigmento cristalino da malária (hemozoína). Conjuntamente, o artemeter se liga ao heme e produz radicais livres tóxicos ao parasita.

Espectro de ação

Interrompe a esquizogonia sanguínea de todas as cepas de *Plasmodium*.

Efeitos adversos

Efeitos adversos comuns incluem cefaleia, anorexia, tontura, astenia e febre. Em crianças, os efeitos adversos comuns são febre, tosse, vômito, anorexia e dor de cabeça. Embora raros, também podem ocorrer prolongamento do intervalo QT, urticária, esplenomegalia, hepatomegalia, reações de hipersensibilidade e angioedema.

Contraindicado em gestantes no primeiro trimestre, menores de 6 meses de idade e pessoas com hipersensibilidade à droga.

Farmacocinética e farmacodinâmica

Apresenta ampla distribuição tecidual e boa absorção gastrointestinal, principalmente com alimentos gordurosos. A metabolização é primariamente hepática e possui alta ligação com proteínas plasmáticas. O principal metabólito é a desbutil lumefantrina.

Interações medicamentosas

O uso concomitante com rifampicina, carbamazepina e fenitoína pode diminuir as concentrações plasmáticas dos derivados da lumefantrina.

TABELA 5 Parâmetros farmacológicos da lumefantrina

Meia-vida média	4 a 5 dias
Biodisponibilidade VO/IM	Sem dados
Eliminação	Biliar, fecal e urinária
Parâmetro PK/PD	Sem dados
Ligação proteica	99%
Volume de distribuição	Sem dados
Nível terapêutico no SNC	Sem dados
Uso na gravidez	Categoria C (coformulação com artemeter)
Uso na lactação	Sem dados (evitar uso)
Ajuste hepático	Sem dados
Ajuste renal	Sem dados
Ajuste à obesidade	Não

IM: intramuscular; SNC: sistema nervoso central; VO: via oral.
Fonte: adaptada de Gilbert et al., 2022.

TABELA 6 Formulações

Representante	Apresentação	Via de administração	Reconstituição	Diluição	Diluente	Tempo de infusão	Outros	Recomendações VO	SNE/ SNG/GTT	Referências
Artemeter + lumefantrina	20 mg + 120 mg comprimido	VO	Não se aplica	Não se aplica	Não se aplica	Não se aplica	Não se aplica	Administrar com leite ou outros alimentos para absorção adequada do medicamento	Não deve ser partido, aberto ou mastigado	Brasil. Ministério da Saúde. Secretaria de Vigilância em Saúde. Departamento de Imunização de Doenças Transmissíveis. Coordenação-Geral de Vigilância de Zoonoses e Doenças de Transmissão Vetorial. Brasília; Ministério da Saúde; 2020. Bula do medicamento: Coartem®

SNE/SNG/GTT: sonda nasoenteral/nasogástrica/gastrostomia; VO: via oral.

Risco de arritmias cardíacas quando utilizada com medicações que possam aumentar o intervalo QT.

Aplicações clínicas

Usada no tratamento da malária não complicada por *P. falciparum*.

MEFLOQUINA

Breve história

A mefloquina é um análogo sintético do quinino. Foi desenvolvida na década de 1970 pelo Exército dos Estados Unidos e utilizada para o tratamento de infecções de *P. falciparum* e *P. vivax*.

Mecanismo de ação

Age na porção 80S do ribossomo dos *Plasmodium* spp., e dessa forma inibe de maneira letal a síntese proteica nos esquizontes, mas os mecanismos exatos não são totalmente esclarecidos.

Espectro de ação

Interrompe a esquizogonia sanguínea de todas as cepas de *Plasmodium*, inclusive de cepas resistentes à cloroquina.

Mecanismos de resistência

Observou-se resistência do *P. falciparum* à mefloquina, principalmente em algumas áreas do Sudoeste Asiático e resistências cruzadas com halofantrina e com quinino. Mecanismo ainda não elucidado.

Efeitos adversos

O uso de mefloquina pode causar sintomas psiquiátricos como ansiedade, paranoia e depressão, até os mais graves, como alucinações e sintomas psicóticos. Esses sintomas podem surgir logo no início do tratamento e, em alguns casos, persistir por meses ou até mesmo anos após o fim da medicação. Alguns relatos incluem ideação suicida e casos de suicídio.

Outros sintomas relatados são: tontura, vertigem, zumbido e perda de equilíbrio.

Também pode aumentar o risco de convulsões em pacientes com epilepsia, especialmente na combinação de mefloquina com cloroquina.

Farmacocinética e farmacodinâmica

Possui boa absorção oral, otimizada com a ingestão de alimentos. Atinge bons níveis plasmáticos para o uso profilático com doses semanais.

Interações medicamentosas

- O uso concomitante de mefloquina com outras medicações que também alteram o intervalo QT pode causar o seu prolongamento.
- Betabloqueadores.
- Rifampicina, carbamazepina e fenitoína.

Aplicações clínicas

Tratamento de malária por *P. falciparum* e *P. vivax*, incluindo formas de *P. falciparum* resistentes à cloroquina.

TABELA 7 Parâmetros farmacológicos da mefloquina

Meia-vida média	13 a 24 dias
Biodisponibilidade VO/IM	85% (VO)
Eliminação	Biliar e fecal
Parâmetro PK/PD	Sem dados
Ligação proteica	98%
Volume de distribuição	Alto
Nível terapêutico no SNC	Sem dados
Uso na gravidez	Categoria D
Uso na lactação	Contraindicado uso
Ajuste hepático	Sem dados
Ajuste renal	Sem dados
Ajuste à obesidade	Sem dados

IM: intramuscular; SNC: sistema nervoso central; VO: via oral.
Fonte: adaptada de Gilbert et al., 2022.

TABELA 8 Formulações

Representante	Apresentação	Via de administração	Reconstituição	Diluição	Diluente	Tempo de infusão	Outros	Recomendações VO	SNE/SNG/GTT	Referências
Artesunato + mefloquina	25 mg + 55 mg comprimido revestido 100 mg + 220 mg comprimido revestido	VO	Não se aplica	Não se aplica	Não se aplica	Não se aplica	Não se aplica	Administrar com água. Em caso de dificuldade de deglutição, dissolver o comprimido em 1 colher de sopa com água para administração	Os comprimidos de artesunato e mefloquina devem ser engolidos inteiros, com um copo de água, sem partir ou mastigar	Bula do medicamento: Farmanguinhos Artesunato + mefloquina – comprimido

SNE/SNG/GTT: sonda nasoenteral/nasogástrica/gastrostomia; VO: via oral.

DERIVADOS DA ARTEMISININA: ARTESUNATO E ARTEMETER

Breve história

O artesunato e o artemeter são derivados semissintéticos da artemisinina, uma lactona sesquiterpenoide, utilizada há mais de 2 mil anos pela medicina tradicional chinesa e indiana para tratamento de diversas enfermidades, inclusive malária. O princípio ativo é extraído das folhas da planta *Artemisia annua* e foi isolado quimicamente na década de 1970.

Mecanismo de ação

Interagem com o ferro presente nas hemácias parasitadas, o que provoca a liberação de radicais livres de oxigênio que causam a morte dos *Plasmodium* spp. pela oxidação de moléculas no parasita. Apresenta ação sobre os estágios eritrocíticos assexuados e sobre os gametócitos, responsável pela infecção no mosquito *Anopheles,* quebrando assim, também, a cadeia de transmissão do parasita.

Apresentam alta taxa de redução parasitária, com rápido clareamento da parasitemia.

Mecanismos de resistência

Não há caso de resistência verdadeira dos *Plasmodium* spp. contra a artemisinina. Há apenas um relato de depuração parasitária lentificada, mas que não confere falha de tratamento a esses fármacos. Acredita-se que essa resistência parcial seja conferida por mutações genéticas no parasita que podem ser transmitidas entre cepas diferentes.

Espectro de ação

Interrompe a esquizogonia sanguínea e impede o desenvolvimento dos gametócitos novos de todas as cepas de *Plasmodium.*

Efeitos adversos

A artemisinina e seus derivados costumam ser bem tolerados ou apresentam efeitos comuns a outras medicações, como intolerância gastrointestinal, principalmente nos primeiros dias de uso.

Efeitos menos comuns podem ser atribuídos à neurotoxicidade, como tonturas e nistagmos, ou à mielotoxicidade, como neutropenia. Infecções com altas cargas parasitárias e necessidade de uso de tratamento parenteral por mais de 7 dias podem apresentar hemólise em até 15% dos casos.

Farmacocinética e farmacodinâmica

Os derivados de artemisinina são rapidamente absorvidos após administração oral e metabolizados em diidroartemisinina. Agem na redução da quantidade de parasitas, diminuindo sua população em ciclos de 48 horas e nas formas gametocíticas.

Interações medicamentosas

Não há descrição de interações importantes com outros antimaláricos.

O uso concomitante com ritonavir, nevirapina, rifampicina, carbamazepina e fenitoína pode diminuir as concentrações plasmáticas dos derivados da artemisinina e diminuir o efeito antimalárico.

Aplicações clínicas

É usada no tratamento de malária grave por *P. falciparum*, sempre em combinação com outros antimaláricos, visto que os derivados da artemisinina não são suficientes para erradicação completa dos parasitas em monoterapia e pelo risco de resistência decorrente de sua meia-vida curta.

TABELA 9 Parâmetros farmacológicos do artesunato e do artemeter

	Artesunato	Artemeter
Meia-vida média	30 minutos	3 horas
Biodisponibilidade VO/IM	59% (VO)	43,2% (VO)
Eliminação	Renal	Renal
Parâmetro PK/PD	Sem dados	Sem dados
Ligação proteica	98%	95,4%
Volume de distribuição	Sem dados	Sem dados
Nível terapêutico no SNC	Sem dados	Sem dados
Uso na gravidez	Sem categoria (avaliar risco-benefício)	Categoria C (coformulação com lumefantrina)
Uso na lactação	Sem dados	Sem dados
Ajuste hepático	Não	Sem dados
Ajuste renal	Não	Sem dados
Ajuste à obesidade	Ajuste por peso	Não

IM: intramuscular; SNC: sistema nervoso central; VO: via oral.
Fonte: adaptada de Gilbert et al., 2022.

TABELA 10 Formulações

Representante	Apresentação	Via de administração	Reconstituição	Diluição	Diluente	Tempo de infusão	Outros	Recomendações VO	SNE/SNG/GTT	Referências
Artesunato	60 mg em pó liofilizado	IV e IM	1 mL solução de bicarbonato 5%	5 mL SF 0,9%	SF 0,9%	IV: 3 a 4 mL/min IM: injetar lentamente Dividir as doses superiores a 5 mL em locais diferentes	Concentração IV: 10 mg/mL Concentração IM: 20 mg/mL	Não se aplica	Não se aplica	Brasil. Ministério da Saúde. Secretaria de Vigilância em Saúde. Departamento de Imunização de Doenças Transmissíveis. Coordenação-Geral de Vigilância de Zoonoses e Doenças de Transmissão Vetorial. Brasília; Ministério da Saúde; 2020. https://www.mmv.org/sites/default/files/uploads/docs/access/Injectable_Artesunate_Tool_Kit/INJartesunate_booklet_PT.pdf

IM: intramuscular; IV: intravenoso; SF: soro fisiológico; SNE/SNG/GTT: sonda nasoenteral/nasogástrica/gastrostomia; VO: via oral.

REFERÊNCIAS

Ashley EA, Pyae Phyo A, Woodrow CJ. Malaria. Lancet. 2018;391(10130):1608-21.

Blasco B, Leroy D, Fidock DA. Antimalarial drug resistance: linking Plasmodium falciparum parasite biology to the clinic. Nat Med. 2017;23(8): 917-28.

Brasil. Ministério da Saúde. Secretaria de Vigilância em Saúde. Departamento de Articulação Estratégica de Vigilância em Saúde. Guia de Vigilância em Saúde [recurso eletrônico]. Brasília: Ministério da Saúde; 2021. Disponível em: https://www.gov.br/saude/pt-br/centrais-de-conteudo/publicacoes/publicacoes-svs/vigilancia/guia-de-vigilancia-em-saude_5ed_21nov21_isbn5.pdf

Brasil. Ministério da Saúde. Secretaria de Vigilância em Saúde. Departamento de Imunização e Doenças Transmissíveis. Guia de tratamento da malária no Brasil [recurso eletrônico]. Brasília: Ministério da Saúde, 2021. Disponível em: https://www.gov.br/saude/pt-br/assuntos/saude-de-a-a-z/m/malaria/arquivos/guia_tratamento_malaria_2nov21_isbn_site.pdf

Delves M, Plouffe D, Scheurer C, Meister S, Wittlin S, Winzeler EA, et al. The activities of current antimalarial drugs on the life cycle stages of Plasmodium: a comparative study with human and rodent parasites. PLoS Med. 2012;9(2):e1001169.

Esu EB, Effa EE, Opie ON, Meremikwu MM. Artemether for severe malaria. Cochrane Database Syst Rev. 2019-;6(6):CD010678.

Graves PM, Choi L, Gelband H, Garner P. Primaquine or other 8-aminoquinolines for reducing Plasmodium falciparum transmission. Cochrane Database Syst Rev. 2018;2(2):CD008152.

Gilbert DN, Chambers HF, Saag MS, Pavia AT, Boucher HW, Sanford JP. The Sanford guide to antimicrobial therapy 2022. Sperryville: Antimicrobial Therapy, Inc.; 2022.

Pedro RS, Brasil P, Pina-Costa A, Machado CR, Damasceno LS, Daniel-Ribeiro CT, et al. Pharmacotherapy follow-up: role in active malaria surveillance in a travel medicine centre outside the transmission area in Brazil. J Clin Pharm Ther. 2017;42(6):750-7.

Taylor WRJ, White NJ. Antimalarial drug toxicity: a review. Drug Saf. 2004;27(1):25-61.

White NJ. Anti-malarial drug effects on parasite dynamics in vivax malaria. Malar J. 2021;20(1):161.

World Health Organization. Administração massiva de medicamentos para o paludismo falciparum: um manual de campo prático. Genebra: WHO. Disponível em: https://apps.who.int/iris/bitstream/handle/10665/259367/9789240005938-por.pdf?sequence=9&isAllowed=y

World Health Organization. Guidelines for malária. Geneva: WHO; 2022. Disponível em: https://www.who.int/publications/i/item/guidelines-for-malaria

SEÇÃO V

Antivirais

30

Antivirais análogos de nucleosídeo: aciclovir, valaciclovir, fanciclovir e penciclovir

Adriana Coracini Tonacio de Proença
Julia Barbosa Silva

INTRODUÇÃO

Os antivirais análogos de nucleosídeo são drogas altamente seletivas para inibição do maquinário viral de síntese de DNA. As pró-drogas (valaciclovir e fanciclovir) dependem de metabolização para liberação dos seus respectivos metabólitos ativos (aciclovir e penciclovir) nos seres humanos. As drogas ativas, por sua vez, devem ser fosforiladas no citoplasma celular primeiro por uma timidina quinase viral e, posteriormente, por quinases humanas, para então se transformarem em um nucleosídeo que se ligará à DNA polimerase viral, interrompendo a elongação da fita de DNA viral em produção.

ACICLOVIR

Breve história

Primeira droga, descoberta em 1974, da segunda geração de antivirais análogos de nucleosídeo. Os estudos clínicos para testar sua eficácia foram iniciados em 1977 e a droga foi aprovada para uso nos EUA em 1982 pelo Food and Drug Administration (FDA).

Mecanismos de ação

É um análogo de nucleosídeo, agente seletivo inibidor da replicação dos vírus herpes, especialmente vírus herpes simples (HSV) 1 e 2 e vírus varicela-zóster (VZV). O trifosfato de aciclovir, um análogo de guanosina, atua tanto como substrato quanto como um inibidor da DNA polimerase viral, bloqueando, assim, a síntese de DNA viral. A captação celular e a fosforilação inicial são facilitadas pela timidina quinase do HSV. A afinidade do aciclovir pela timidina quinase do HSV é cerca de 200 vezes maior do que pela enzima dos mamíferos. As enzimas celulares convertem o monofosfato em trifosfato de aciclovir, encontrado em concentrações 40 a 100 vezes maiores nas células infectadas por HSV do que nas células não infectadas, que por sua vez compete com o trifosfato de desoxiguanosina (dGTP) endógeno. O trifosfato de aciclovir inibe competitivamente as DNA polimerases virais e em grau muito menor as DNA polimerases celulares. Por um mecanismo denominado inativação suicida, o modelo de DNA interrompido que contém aciclovir se liga à enzima e resulta em inativação irreversível da enzima DNA polimerase.

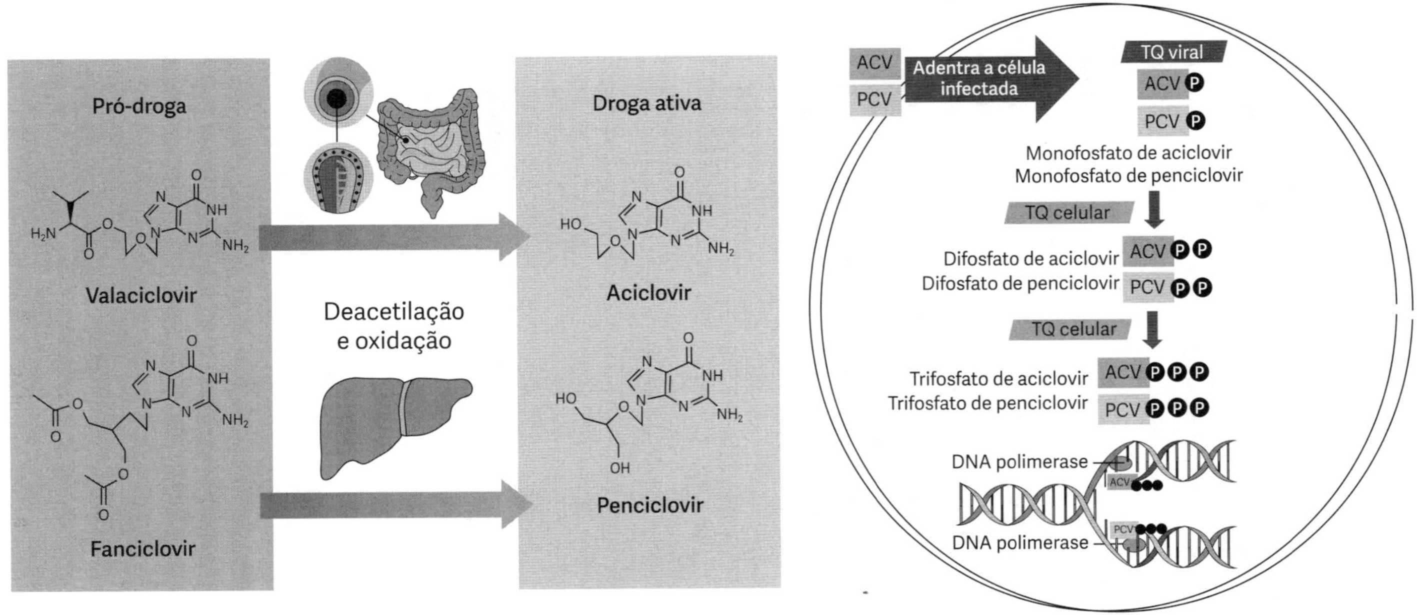

FIGURA 1 Estruturas moleculares, metabolização e modo de ação do aciclovir e penciclovir e das suas respectivas pró-drogas: valaciclovir e fanciclovir. Após a ingestão, as pró-drogas valaciclovir ou fanciclovir serão convertidas em aciclovir e penciclovir, respectivamente, por meio da metabolização que se inicia na parede intestinal e é finalizada em tecido hepático. O aciclovir ou o penciclovir, por sua vez, adentram as células infectadas e serão primeiramente fosforilados pela tirosinoquinase viral e, posteriormente, pelas tirosinoquinases celulares para chegarem à forma ativa de trifosfato. Nessa etapa, os antivirais apresentam maior afinidade pela TQ viral do que pelas celulares, e dessa maneira se estabelece a seletividade dessas drogas e consequente redução da toxicidade. O penciclovir apresenta ainda maior afinidade que o aciclovir pela TQ viral, resultando em maior quantidade de trifosfato intracelular. Os compostos trifosfato de aciclovir ou trifosfato de penciclovir interromperão a replicação do DNA viral ao se ligarem na cadeia de bases em formação e inativando a DNA polimerase viral.

ACV: aciclovir; P: fosfato; PCV: penciclovir; TQ celular: timidina quinase da célula do indivíduo; TQ viral: timidina quinase viral.

Fonte: https://www.researchgate.net/figure/Figura-5-Nucleosidios-nativos-e-analogos_fig1_318565713; https://www.freepik.com/free-vector/realistic-human-internal-organs-anatomy-co.mposition-with-isolated-image-liver-vector-illustration_23182753; https://www.freepik.com/free-vector/diagram-showing-small-intestine-structure_24081740

Mecanismo de resistência

A resistência do HSV e VZV ao aciclovir ocorre por mutações nos genes da timidina quinase (TQ) (genes UL23 no HSV e ORF36 no VZV) ou da DNA polimerase (codificada pelos genes UL30 no HSV e ORF28 no VZV). Os mecanismos mais comuns nos isolados clínicos de HSV e VZV são relacionados à timidina quinase (90 a 95%): a seleção de mutantes com deficiência de timidina quinase que apresentam pouquíssima atividade enzimática após a infecção e a seleção de mutantes que possuem uma timidina quinase de especificidade de substrato alterada, capaz de fosforilar timidina, mas não aciclovir.

Modificações da DNA polimerase são bem mais raras. Importante notar que a TQ não é uma enzima essencial à replicação viral; dessa maneira os vírus com deficiência de TQ ou TQ mutada, continuam a se replicar normalmente, embora seja uma enzima importante à virulência dos vírus.

A prevalência de cepas HSV-resistentes entre imunocompetentes é extremamente baixa (< 1%); por outro lado, nas populações imunossuprimidas expostas a tratamentos prolongados com antivirais e eventualmente em subdose é maior (2,5 a 30%). A prevalência dependerá do grau de imunossupressão e da doença de base dos pacientes. As taxas mais elevadas são relatadas em transplantados de células-tronco hematopoiéticas.

Espectro de ação

O espectro antiviral clinicamente útil do aciclovir se limita aos herpes-vírus. *In vitro*, é mais ativo contra o HSV-1, cerca de 2 vezes menos ativo contra o HSV-2, 10 vezes menos potente contra o VZV. Menos ativo contra os vírus Epstein-Barr (EBV), o citomegalovírus (CMV) ou o herpes-vírus humano 6 (HHV-6).

Efeitos adversos

O aciclovir oral pode ser associado a náuseas, diarreia, exantema ou cefaleia e mais raramente a insuficiência renal ou neurotoxicidade.

Anormalidades da função renal devido à precipitação do aciclovir nos túbulos renais podem ocorrer quando a solubilidade do fármaco no líquido intratubular é excedida. Tais reações são encontradas com mais frequência após injeção rápida *in bolus*, em pacientes com doença renal ou desidratados, e quando outros medicamentos nefrotóxicos são administrados concomitantemente. Assim, o potencial dessa complicação pode ser minimizado com infusão lenta de doses (pelo menos 1 hora), hidratação adequada e ajuste de dose em pacientes com disfunção renal.

Alterações neurológicas como eletroencefalogramas anormais, letargia, tremores, confusão e convulsões são raramente relatadas e são diferenciais com o acometimento encefálico do próprio vírus herpes-simples. O medicamento deve ser usado com cautela em pacientes com doença neurológica, renal ou hepática e em pacientes recebendo outros medicamentos intratecais, como metotrexato e interferon.

Para as formulações oftálmicas é relatada frequentemente sensação transitória de queimação imediatamente após a aplicação (até 27%) e mais raramente são relatados: conjuntivite folicular, blefaroconjuntivite de contato, alergia palpebral e outros sinais de hipersensibilidade, em geral mais relacionados ao veículo utilizado na pomada.

Farmacocinética e farmacodinâmica

Formulações de aciclovir em pomadas oftálmicas com concentrações de pelo menos 3% atingem o nível adequado na córnea, diferente das formulações de uso sistêmico (oral e endovenosa), que não atingem concentração terapêutica adequada em razão da pobre vascularização desse tecido. Sua distribuição em líquidos corporais é bastante ampla, incluindo liquor, humor aquoso, leite materno, líquido amniótico e placenta.

Não há relatos de defeitos de nascimento de bebês nascidos de mães que utilizaram o aciclovir no primeiro trimestre.

Interações medicamentosas

A probenecida aumenta a meia-vida média do aciclovir e a área sob a curva de concentração.

Aplicações clínicas

Reduz a propagação do vírus, sintomas e tempo de cicatrização se iniciado precocemente.

- Herpes-vírus simples:
  - Apresentações mucocutâneas: VO 200 mg 5×/dia ou 400 mg a cada 8 h, por 5 a 10 dias.
  - Herpes genital recorrente: VO 800 mg 2×/dia por 5 dias ou 800 mg 3×/dia por 2 dias.
  - Encefalite: EV 10 a 15 mg/kg/dose a cada 8 h, por 14 a 21 dias.
  - Terapia supressiva para prevenção de quadros recorrentes: 400 mg a cada 12 h, uso crônico.
  - Ceratite herpética: pomada oftálmica 3% – aplicar localmente 5×/dia.
- Vírus varicela-zóster: o herpes-zóster localizado pode ser tratado com aciclovir oral 800 mg 5×/ dia. O tratamento deve se iniciar até 72 h do início do exantema para resposta adequada.

Nos pacientes imunossuprimidos, aciclovir endovenoso deve ser considerado: 10 a 15 mg/kg a cada 8 h, a fim de reduzir a eliminação viral, tempo de cicatrização e complicações viscerais.

TABELA 1 Parâmetros farmacológicos do aciclovir

Meia-vida média	2,5 h
Biodisponibilidade VO/IM	10 a 30% (VO)
Eliminação	Renal
Parâmetro PK/PD	Sem dados
Ligação proteica	10-30%
Volume de distribuição	Moderado
Nível terapêutico no SNC	Sim
Uso na gravidez	Categoria B
Uso na lactação	Sem dados (evitar o uso)
Ajuste hepático	Sem dados
Ajuste renal	Sim
Ajuste à obesidade	Sim (ajuste por peso)

IM: intramuscular; SNC: sistema nervoso central; VO: via oral.
Fonte: adaptada de Gilbert et al., 2022.

TABELA 2 Dose padrão do aciclovir

Clearance de creatinina[1]	Infecções graves	Varicela-zóster	Herpes simples
ClCr ≥ 50	5 a 12,5 mg/kg a cada 8 h (IV)	800 mg a cada 4 h[2]	400 mg a cada 8 h
ClCr 25 a 50	5 a 12,5 mg/kg a cada 12 ou 24 h (IV)	800 mg a cada 4 h[2]	400 mg a cada 12 h
ClCr 10 a 25	5 a 12,5 mg/kg a cada 12 ou 24 h (IV)	800 mg a cada 8 h	400 mg a cada 12 h
ClCr < 10	2,5 a 6,25 mg/kg a cada 24 h (IV)	400 mg a cada 12 h	200 mg a cada 12 h
Hemodiálise intermitente	2,5 a 6,25 mg/kg a cada 24 h (IV) (após HD)	800 mg a cada 12 h (após HD)	200 mg a cada 12 h (após HD)
Diálise contínua	5 a 10 mg/kg a cada 24 h	Sem dados	Sem dados

[1]ClCr: *clearance* calculado com Crockoft-Gault.
[2]Doses cinco vezes ao dia (a cada 4 h com não administração da dose da madrugada).
HD: hemodiálise.
Fonte: adaptada de Gilbert et al., 2022.

TABELA 3 Formulações

Representante	Apresentação	Via de administração	Reconstituição	Diluição	Diluente	Tempo de infusão	Outros	Recomendações VO	SNE/SNG/GTT	Referências
Aciclovir	400 mg comprimido 200 mg comprimido Pó liofilizado para solução injetável, contendo 250 mg de aciclovir Creme – 50 mg/g (bisnaga 10 g)	VO, IV e tópico	IV: 10 mL de AD ou SF 0,9% cada frasco-ampola	100 mL SF 0,9% cada frasco-ampola	SF 0,9%	IV: 1 hora	Tópico: deve ser aplicado sobre as lesões já existentes ou emergentes	VO: pode ser administrado com ou sem alimento	Triturar e diluir em 20 mL de água e administrar imediatamente	Guia do Farmacêutico Hospital Sírio-Libanês Manual para administração de medicamentos por acesso enteral, Hospital Sírio-Libanês Bula do medicamento: Zolvirax®

AD: água destilada; IV: intravenoso; SF: soro fisiológico; SNE/SNG/GTT: sonda nasoenteral/nasogástrica/gastrostomia; VO: via oral.

VALACICLOVIR

Breve história

O valaciclovir, pró-droga do aciclovir, foi patenteado em 1987 e comercializado a partir de 1995 nos EUA. Sua busca nos laboratórios foi promovida com o objetivo de identificar uma pró-droga do aciclovir com melhor disponibilidade oral, após a descoberta do fanciclovir como pró-droga do penciclovir.

Mecanismo de ação

Corresponde à versão esterificada (L-valina) do aciclovir e, após sua metabolização, comporta-se como um análogo de guanina, idêntico ao aciclovir. Da mesma forma, ao adentrar a célula infectada deverá sofrer a primeira fosforilação pela timidina quinase viral, resultando no monofosfato de aciclovir e, posteriormente, fosforilações pelas quinases celulares, resultando no trifosfato de aciclovir. Este é o metabólito ativo que interrompe a elongação da cadeia de nucleotídeos que formaria o DNA viral. Também atuará diretamente na inibição da DNA polimerase.

Mecanismo de resistência

São relatados os mesmos mecanismos de resistência relatados ao aciclovir.

Espectro de ação

O espectro antiviral clinicamente útil do seu metabólito ativo, aciclovir, limita-se aos herpes-vírus. *In vitro*, é mais ativo contra o HSV-1, cerca de 2 vezes menos ativo contra o HSV-2, 10 vezes menos potente contra o VZV. Menos ativo contra os vírus Epstein-Barr (EBV), citomegalovírus (CMV) ou o herpes-vírus humano 6 (HHV-6).

Efeitos adversos

As reações adversas mais comuns são cefaleia e náuseas. Dispneia e erupções são consideradas reações menos comuns. Raramente podem ocorrer reações como: vertigem, confusão, alucinações, rebaixamento do nível de consciência, desconforto abdominal, vômitos, diarreia, prurido e insuficiência renal.

Em pacientes imunocomprometidos, embora considerado evento muito raro, pode ocorrer leucopenia, assim como trombocitopenia, distúrbios neurológicos e psiquiátricos, que costumam ser reversíveis.

Farmacocinética e farmacodinâmica

Após administração oral, o valaciclovir é bem absorvido, com absorção rápida e quase completamente convertido em aciclovir e valina pela enzima valaciclovir hidrolase, isolada no trato gastrointestinal e no fígado. A biodisponibilidade do aciclovir não é reduzida por alimentos.

Em pacientes com doença renal em estágio terminal, a meia-vida de eliminação média do aciclovir após a administração do valaciclovir é de aproximadamente 14 horas.

Em um estudo de farmacocinética de valaciclovir e aciclovir durante o período final de gravidez, a ASC (área sob a curva de concentração plasmática *versus* tempo) do aciclovir diário foi aproximadamente 2 vezes superior para as doses de valaciclovir oral se comparada à de aciclovir oral. Não houve relato de excesso de defeitos de nascimento atribuíveis ao uso de valaciclovir ou aciclovir durante a gestação. O principal metabólito do valaciclovir é o aciclovir, excretado no leite materno em pequenas quantidades. O valaciclovir em sua forma inalterada não foi detectado no plasma ou leite materno nem na urina do neonato. A meia-vida do aciclovir no leite materno foi similar à do soro materno.

Interações medicamentosas

A cimetidina e a probenecida aumentam a área sob a curva de concentração do valaciclovir.

Aplicações clínicas

- Vírus herpes simples:
  - Apresentações mucocutâneas: VO, 1 g, a cada 12 h, por 5 a 10 dias.
  - Herpes genital recorrente: VO, 500 mg, a cada 12 h, por 3 dias; ou 1 g, 1×/d, por 5 dias.
  - Existem séries de caso relatando a sua possível utilização em quadros de meningite na dose de 1 g, via oral, a cada 8 h, por 10 a 14 dias.
  - Terapia supressiva para prevenção de quadros recorrentes: 500 mg, 1×/d, VO, uso contínuo. Para indivíduos com mais de 10 episódios por ano, a dose de 1.000 mg, VO, 1×/dia, pode ser mais eficaz.
- Vírus varicela-zóster: o herpes-zóster localizado pode ser tratado com

valaciclovir oral 1 g a cada 8 h até resolução das vesículas e formação de crostas em todas as lesões. O tratamento deve se iniciar até 72 h do início do exantema para resposta adequada.

- Transmissão materno-fetal CMV: protocolos de 8 g/dia para prevenção de transmissão materno-fetal a partir de mulheres que apresentam infecção primária de CMV na gestação.

TABELA 4 Parâmetros farmacológicos do valaciclovir

Meia-vida média	3 h
Biodisponibilidade VO/IM	54 a 70% (VO)
Eliminação	Renal (80%)
Parâmetro PK/PD	Sem dados
Ligação proteica	15%
Volume de distribuição	Moderado
Nível terapêutico no SNC	Sim
Uso na gravidez	Categoria B
Uso na lactação	Seguro (monitorizar lactente)
Ajuste hepático	Sem dados
Ajuste renal	Sim
Ajuste à obesidade	Sem dados

IM: intramuscular; SNC: sistema nervoso central; VO: via oral.
Fonte: adaptada de Gilbert et al., 2022.

TABELA 5 Dose padrão do valaciclovir

Clearance de creatinina[1]	Dose recomendada
ClCr ≥ 50	1.000 mg a cada 8 h
ClCr 10 a 50	1.000 mg a cada 12 ou 24 h
ClCr < 10	500 mg a cada 24 h
Hemodiálise intermitente	500 mg a cada 24 h (após HD)
Diálise contínua	1.000 mg a cada 12 ou 24 h

[1]ClCr: *clearance* calculado com Crockoft-Gault.
HD: hemodiálise.
Fonte: adaptada de Gilbert et al., 2022.

TABELA 6 Formulações

Representante	Apresentação	Via de administração	Reconstituição	Diluição	Diluente	Tempo de infusão	Outros	Recomendações VO	SNE/SNG/GTT	Referências
Valaciclovir	500 mg comprimido revestido	Via oral; via sonda	Não se aplica	Não se aplica	Não se aplica	Não se aplica	Não se aplica	Pode ser administrado com ou sem alimentos	Triturar e dissolver os comprimidos em volume adequado de água. Para a administração via sonda, preferencialmente administrar a suspensão oral a partir dos comprimidos. No momento da administração, pausar a dieta	UpToDate: https://www.uptodate.com/contents/valacyclovir-drug-information? F232778. Bula do medicamento. Literatura: Medicamentos na prática da Farmácia Clínica, 2013.

SNE/SNG/GTT: sonda nasoenteral/nasogástrica/gastrostomia; VO: via oral.

PENCICLOVIR

Breve história

A primeira síntese de penciclovir, a (9-(4-hidroxi-3-hidroximetilbut-1-il) guanina, na sua forma pura, foi relatada em 1985, e a avaliação inicial da sua atividade contra os vírus herpes se deu em 1987. Pela baixa absorção via oral, notada já nos primeiros estudos animais, buscou-se uma molécula, pró-droga, que pudesse ser mais bem absorvida, e como resultado chegou-se à fórmula do fanciclovir. Dessa maneira, foi disponibilizado inicialmente em formulação tópica e intravenosa.

Sua formulação para aplicação tópica cutânea foi aprovada a partir de 1996 nos EUA e se mantém disponível na maior parte dos países até os dias atuais, enquanto a formulação intravenosa, atualmente, não é utilizada na maior parte do mundo.

Mecanismo de ação

Análogo de nucleosídeo derivado de guanina. Assim como aciclovir, o penciclovir entra rapidamente nas células infectadas e deve ser fosforilado inicialmente pela TQ viral, pela qual tem uma afinidade ainda 100 vezes maior que o aciclovir. Posteriormente, esse monofosfato de penciclovir deverá ser fosforilado a trifosfato de penciclovir pelas quinases celulares, e passará a ser, então, o metabólito responsável por inibir a elongação da cadeia de DNA viral, bem como bloquear a ação da DNA polimerase viral.

As concentrações atingidas dos compostos trifosfatos são maiores para o penciclovir que para o aciclovir, tornando sua meia-vida intracelular muito maior que a do aciclovir (7 a 20 horas *versus* 0,7 a 1 h para o trifosfato de aciclovir). No entanto, maior quantidade de trifosfato de penciclovir é necessária para inibir a DNA polimerase viral do que de trifosfato de aciclovir.

No caso da atividade contra o vírus da hepatite B, apesar de não apresentar uma TQ viral como a família Herpes, a fosforilação que ocorre pelas timidina quinases celulares é suficiente para atingir uma quantidade de trifosfato de penciclovir que é pequena, mas suficiente para inibir a DNA polimerase viral, uma vez que sua afinidade por essa enzima é 4 mil vezes superior àquela DNA polimerase celular. Dessa forma, alcança a seletividade e atividade antiviral.

Mecanismo de resistência

A mutação do gene que codifica a timidina-quinase viral (UL-23) pode levar à resistência ao aciclovir, penciclovir e fanciclovir.

Espectro de ação

Ativo contra os herpes-vírus: HSV-1, HSV-2 e VZV. E também ativo contra o vírus da hepatite B.

Efeitos adversos

- Para formulação tópica: reações locais em prevalência similar ao placebo nos estudos.
- Para formulação sistêmica: náusea e cefaleia.
- Em estudos animais com penciclovir, nenhum evento adverso relacionado ao desenvolvimento fetal foi identificado, ainda que em doses maiores proporcionalmente do que aquelas utilizadas em seres humanos.

Farmacocinética e farmacodinâmica

Baixíssima biodisponibilidade quando testado em formulação oral (< 10%), em estudos em animais, dessa maneira sua utilização se dá via endovenosa ou tópica.

Quando utilizado via endovenosa, ocorre a excreção renal da droga intacta por via tubular. Atinge maior concentração do metabólito ativo (trifosfato) nas células infectadas do que o aciclovir e possui maior estabilidade e, portanto, maior meia-vida no meio intracelular.

Não existe dado de excreção do penciclovir no leite materno em humanos. No leite materno de ratas lactentes, foi encontrada excreção com concentrações de cerca de 8 vezes a do soro materno.

Interações medicamentosas

Nenhuma interação farmacocinética clinicamente significativa foi identificada. Probenecida e outras drogas podem afetar os níveis plasmáticos de penciclovir.

Aplicações clínicas

Aplicação tópica cutânea: aprovado para herpes simples de repetição em face, para adultos ou crianças acima de 12 anos. Aplicação a cada 2 horas no local das lesões por 4 dias, iniciar ainda no período prodrômico.

TABELA 7 Parâmetros farmacológicos do penciclovir

Meia-vida média	2,5 h (se IV)
Biodisponibilidade VO/IM	Não se aplica
Eliminação	Sem dados
Parâmetro PK/PD	Sem dados
Ligação proteica	< 20%
Volume de distribuição	Sem dados
Nível terapêutico no SNC	Sem dados
Uso na gravidez	Categoria B
Uso na lactação	Sem dados
Ajuste hepático	Sem dados
Ajuste renal	Sem dados
Ajuste à obesidade	Sem dados

IM: intramuscular; IV: intravenoso; SNC: sistema nervoso central; VO: via oral.
Fonte: adaptada de Gilbert et al., 2022.

TABELA 8 Formulações

Representante	Apresentação	Via de administração	Reconstituição	Diluição	Diluente	Tempo de infusão	Outros	Recomendações VO	SNE/SNG/GTT	Referências
Penciclovir	Creme 1%	Tópico	Não se aplica	Não se aplica	Não se aplica	Não se aplica	Não se recomenda o uso de penciclovir em menores de 12 anos	Não se aplica	Não se aplica	Bula do medicamento: Penvir Lábia®

SNE/SNG/GTT: sonda nasoenteral/nasogástrica/gastrostomia; VO: via oral.

FANCICLOVIR

Breve história

Foi a primeira pró-droga de agente antiviral a ser licenciada para uso. Selecionado, por síntese em laboratório, para desenvolvimento durante os estudos do penciclovir ao constatarem a sua baixíssima biodisponibilidade oral (< 10%). Dessa maneira, escolheu-se uma versão esterificada do penciclovir que permitisse sua absorção pelo trato gastrointestinal, o diacetil-6-desoxipenciclovir, que foi denominado fanciclovir. Licenciado para uso pelo FDA em 1994 e registrado para uso no Brasil em 1996.

Mecanismo de ação

Após ingestão oral, o diacetil 6-desoxipenciclovir deve ser primeiramente metabolizado durante sua absorção no duodeno (primeira etapa já na parede intestinal – remoção do radical ester) e o 6-desoxi-penciclovir finalmente será convertido em penciclovir no tecido hepático, processo catalisado pela enzima aldeído-oxidase. A partir da droga ativa, então, o penciclovir adentrará a célula infectada, sofrerá a primeira e necessária fosforilação pela TQ viral, posteriormente novas fosforilações, pelas quinases celulares, para chegar ao metabólito ativo, trifosfato de penciclovir, que exercerá seu papel de inibidor da DNA polimerase viral análogo de nucleosídeo.

Mecanismo de resistência

A mutação do gene que codifica a timidina-quinase viral (UL-23) pode levar à resistência ao aciclovir, penciclovir e fanciclovir.

Espectro de ação

Ativo contra HSV-1, HSV-2, VVZ e vírus da hepatite B.

Efeitos adversos

São efeitos comuns cefaleia, náusea, diarreia e vômitos.

Farmacocinética e farmacodinâmica

Pró-droga do penciclovir, possui ótima biodisponibilidade após dose oral, de aproximadamente 77%. Para atingir essa taxa, depende da conversão do fanciclovir no seu metabólito ativo, que ocorre primeiramente por deacetilação e posterior oxidação, em tecido intestinal e posteriormente em tecido hepático. Dessa maneira, embora não haja recomendação de correção de dose para pacientes com insuficiência hepática, sabe-se que concentrações menores de penciclovir podem ser atingidas em razão da menor metabolização hepática do fanciclovir, o que pode impactar na eficácia da droga nessa população. O penciclovir, por sua vez, pela maior afinidade pela TQ viral que o aciclovir, atinge maior concentração do metabólito ativo (trifosfato de penciclovir) nas células infectadas e possui maior estabilidade e, portanto, maior meia-vida no meio intracelular do que o aciclovir.

A ingestão 30 minutos após refeição resultou em decréscimo de cerca de 20% da absorção, o que não foi considerado redução importante para impactar a eficácia.

Interações medicamentosas

Nenhuma interação farmacocinética clinicamente significativa foi identificada. Probenecida e outras drogas podem afetar os níveis plasmáticos.

Aplicações clínicas

- Herpes labial: 1.500 mg, dose única.
- Primo-infecção genital em imunocompetentes: 250 mg a cada 8 h por 5 dias (European Medicines Agency – EMA).
- Herpes genital recorrente: 1 g a cada 12 h, 2 doses/1 dia (FDA) ou 125 mg, a cada 12 h, por 5 dias. Se imunossuprimido, 500 mg, a cada 12 h, por 7 dias (EMA).
- Terapia supressiva para herpes de repetição: 250 mg a cada 12 h (imunocompetentes). Se imunossuprimido, considerar 500 mg a cada 12 h. Uso crônico, por pelo menos 12 meses.
- Herpes-zóster: 500 mg a cada 8 h, por 7 dias para imunocompetentes e 10 dias para imunossuprimidos.
- Imunossuprimidos HIV com herpes recorrente (genital ou labial): 500 mg, a cada 12 h, por 7 dias.
- Limitações de uso, segundo FDA: imunossuprimidos não HIV e primo-infecções herpéticas.

TABELA 9 Parâmetros farmacológicos do fanciclovir

Meia-vida média	10 h
Biodisponibilidade VO/IM	77% (VO)
Eliminação	Renal (80%)
Parâmetro PK/PD	Sem dados
Ligação proteica	20-25%
Volume de distribuição	Moderado
Nível terapêutico no SNC	Sim
Uso na gravidez	Categoria B
Uso na lactação	Sem dados (evitar o uso)
Ajuste hepático	Sem dados
Ajuste renal	Sim
Ajuste à obesidade	Sem dados

IM: intramuscular; SNC: sistema nervoso central; VO: via oral.
Fonte: adaptada de Gilbert et al., 2022.

TABELA 10 Dose padrão do fanciclovir

Clearance de creatinina[1]	Dose recomendada
ClCr ≥ 50	500 mg a cada 8 h
ClCr 10 a 50	500 mg a cada 12 ou 24 h
ClCr < 10	250 mg a cada 24 h
Hemodiálise intermitente	250 mg a cada 24 h (após HD)
Diálise contínua	Sem dados

[1]ClCr: *clearance* calculado com Crockoft-Gault.
HD: hemodiálise.
Fonte: adaptada de Gilbert et al., 2022.

TABELA 11 Formulações

Representante	Apresentação	Via de administração	Reconstituição	Diluição	Diluente	Tempo de infusão	Outros	Recomendações VO	SNE/SNG/GTT	Referências
Fanciclovir	125 mg comprimido revestido 250 mg comprimido revestido 500 mg comprimido revestido	VO	Não se aplica	Não se aplica	Não se aplica	Não se aplica	Deve-se atentar a pacientes com função renal comprometida, pois é necessário ajuste da dose Podem conter lactose	Deve ser usado VO com ou sem alimentos	Sem dados Medicamento não pode ser aberto, partido ou macerado	Bula do medicamento: Penvir® https://img.drogasil.com.br/raia-drogasil_bula/PENVIR.pdf

SNE/SNG/GTT: sonda nasoenteral/nasogástrica/gastrostomia; VO: via oral.

PERSPECTIVAS DE NOVAS DROGAS ANTI-HERPES-VÍRUS

Inibidores de helicase-primase atuam em herpes-zóster ou herpes simples resistentes a aciclovir. Possuem mecanismo de ação diferente e podem ser sinérgicos aos inibidores de análogos de nucleosídeos. Alguns representantes podem atuar na latência dos herpes-vírus, reduzindo a recorrência. São exemplos em desenvolvimento: pritelivir, amenavir, IM-250.

REFERÊNCIAS

Andrei G, Snoeck R. Herpes simplex virus drug-resistance: new mutations and insights. Curr Opin Infect Dis. 2013; 26(6):551-60.

Arndt KA. Adverse reactions to acyclovir: topical, oral, and intravenous. J Am Acad Dermatology. 1988;18: 188-90.

Bennett J, Dolin R, Blaser M. Mandell, Douglas e Bennett – Manual de doenças infecciosas. Rio de Janeiro: GEN Guanabara Koogan; 2017.

Boyd MR, Safrin S, Kern ER. Penciclovir: a review of its spectrum of activity, selectivity, and cross-resistance pattern. Antivir Chem Chemother. 1993; 4(Suppl1):3-11.

Bruton L, Parker K, Blumenthal D, Buxton I. Goodman &Gilmore – Manual de farmacologia e terapêutica. Philadelphia: McGraw-Hill Companies, Inc.; 2022.

Bula Valtrex. Disponível em: https://br.gsk.com/media/6222/valtrex.pdf. Acesso em 20 dez. 2024.

De Miranda P, Blum MR. Pharmacokinetics of acyclovir after intravenous and oral administration. J Antimicrob Chemother. 1983;12(Suppl. B): 29-37.

FDA Label FAMVIR. Disponível em: https://www.accessdata.fda.gov/drugsatfda_docs/label/2011/020363s-037lbl.pdf. Acesso em 20 dez. 2024.

FDA Label DENAVIR. Disponível em: https://www.accessdata.fda.gov/drugsatfda_docs/label/2018/020629s019lbl.pdf. Acesso em 20 dez. 2024.

Gilbert DN, Chambers HF, Saag MS, Pavia AT, Boucher HW, Sanford JP. The Sanford guide to antimicrobial therapy 2022. Sperryville: Antimicrobial Therapy, Inc.; 2022.

Gnann JW, Barton NH, Whitley RJ. Acyclovir: mechanism of action, pharmacokinetics, safety and clinical applications. Pharmacother J Hum Pharmacol Drug Ther. 1983;3(5):275-83.

Herpes – STI Treatment Guidelines. 2021. Disponível em: https:// www.cdc.gov/std/treatment-guidelines/herpes. htm. Acesso em 05 mar. 2023.

Hodge RAV, Field HJ. Chapter one: antiviral agents for herpes simplex virus. Adv Pharmacol. 2013:67: 1-38.

Jarvest RL, Sutton D, Hodge RAV. Chapter 14: Fanciclovir. Discovery and development of a novel antiherpesvirus agent. E-book: Integration of Pharmaceutical Discovery and Development Case Histories. Kluwer Academic Publishers; 2002.

King DH, Madera PDC. History, pharmacokinetics, and pharmacology of acyclovir. J Am Acad Dermatol. 1982;18(1):176-9.

Majewska A Mlynarczyk-Bonikowska B. 40 years after the registration of acyclovir: do we need new anti-herpetic drugs? Int J Mol Sci. 2022;23:3431.

Matthews E, Beckham JP, Piquet AL, Tyler KL, Chauhan L, Pastula DM. Herpesvirus-associated encephalitis: an update. Curr Trop Med Rep. 2022;9(3):92-100.

O'Brien JJ, Campoli-Richards DM. Acyclovir: an updated review of its antiviral activity, pharmacokinetic properties and therapeutic efficacy. Drugs. 1989; 37(3):233-309.

Richards DM, Carmine AA, Brogden RN, Heel RC, Speight TM, Avery SG. Acyclovir. A review of its pharmacodynamic properties and therapeutic efficacy. Drugs. 1983;26(5):378-438.

Tunkel AR, Glaser CA, Bloch KC, Sejvar JJ, Marra CM, Roos KL, et al. The management of encephalitis: clinical practice guidelines by the Infectious Diseases Society of America. Clin Infect Dis Off Publ Infect Dis Soc Am. 2008;47:303-27.

31

Valganciclovir

Alice Tung Wan Song
Larissa Nunes de Almeida Gouveia

Breve história

O valganciclovir é um antiviral com ação para tratamento e profilaxia de infecções por citomegalovírus (CMV). Apresenta a vantagem de ter apresentação oral, o que facilita seu uso fora do ambiente hospitalar, com eficácia semelhante à do ganciclovir endovenoso. Foi aprovado pelo Food and Drug Administration (FDA) em 2001 e pela Agência Nacional de Vigilância Sanitária (Anvisa) em 2003.

Mecanismos de ação

O valganciclovir é um ester-L-valina do ganciclovir, que é a combinação de dois diastereômeros. Após a absorção pela via oral, é convertido por esterases hepáticas e da parede intestinal em ganciclovir. O ganciclovir age impedindo a síntese do DNA viral por meio de dois mecanismos de ação. Ele se liga à enzima DNA polimerase, e também pode se incorporar ao DNA viral, interferindo em sua elongação.

Após penetrar nas células infectadas pelos herpes-vírus, passa por uma série de fosforilações. A primeira etapa é catalisada pela enzima UL97 quinase, gerando o monofosfato de ganciclovir. Posteriormente, sofre mais duas outras fosforilações, catalisadas por outras quinases, entre elas a dGMP quinase e a fosfogliceratoquinase. Após esse processo, é formado o metabólito ativo trifosfato de ganciclovir, e esse metabólito será o substrato que competirá com o sítio de ligação na enzima DNA polimerase viral, impedindo a síntese do DNA viral. O trifosfato de ganciclovir também se insere no DNA viral, causando a interrupção do alongamento do DNA viral.

Mecanismo de resistência

O valganciclovir possui os mesmos mecanismos de resistência que o ganciclovir. Pode ocorrer com maior frequência após uso prolongado da medicação e principalmente nas situações em que ocorrem concentrações subótimas da droga.

A resistência ocorre por mutações nos genes da enzima UL97 quinase e/ou nos genes da polimerase viral (UL54). Quando as mutações afetam apenas os genes da UL97, os vírus apresentam resistência ao valganciclovir/ganciclovir. Quando as mutações são no gene UL54, ocorre resistência a esses e a outros antivirais, como o cidofovir e o foscarnet.

Espectro de ação

O valganciclovir possui atividade viral semelhante ao ganciclovir. Tem ação em vírus da família *Herpesviridae*, como os herpes simples tipo 1 e tipo 2 (HSV-1 e HSV-2), herpes-vírus tipo 6, tipo 7 e tipo 8 (HHV-6, HHV-7, HHV-8), vírus Epstein-Barr (EBV) e vírus varicela-zóster (VVZ). O herpes-vírus mais estudado é o citomegalovírus (CMV).

Efeitos adversos

O principal efeito adverso relacionado ao valganciclovir é a toxicidade hematológica. Também tem alto potencial nefrotóxico. Além disso, são descritas outras toxicidades, como reação de hipersensibilidade, insônia, neuropatia periférica, parestesia, tonturas, convulsões, aumento de enzimas hepáticas, dor abdominal, náuseas, vômitos e diarreia, febre, espasmos musculares, fadiga, inapetência e edema periférico. Pode interferir na espermatogênese, além de possuir potencial mutagênico e teratogênico.

Farmacocinética e farmacodinâmica

O valganciclovir possui apresentação oral em comprimido e em pó para solução intravenosa. Sua absorção é pelo trato gastrointestinal (TGI) e é rapidamente convertido em ganciclovir pelo fígado e intestino. É mais bem absorvido se ingerido com refeições gordurosas.

A depuração plasmática é linearmente correlacionada com o *clearance* de creatinina. O valganciclovir não deve ser administrado em pacientes com necessidade de hemodiálise (ClCr < 10 mL/min). A excreção do valganciclovir é através da via renal, na forma de ganciclovir. A eliminação renal ocorre por dois mecanismos, através de filtração glomerular ou por secreção tubular ativa da droga inalterada.

Interações medicamentosas

Deve-se evitar o uso concomitante com imipenem-cilastatina, porque foram identificados casos de convulsões com a associação da medicação com o ganciclovir.

Administração conjunta com ITRN (AZT e DDI) promove aumento do nível sérico dessas drogas, é preciso atentar ao aumento do risco de mielotoxicidade e nefrotoxicidade.

O uso do valganciclovir associado ao uso do probenecida reduz a depuração renal do ganciclovir, aumentando seu nível sérico e potencial de toxicidade.

Uso concomitante a quimioterápicos (vincristina, vinblastina, doxorrubicina e flucitosina) requer rigorosa vigilância por também serem medicações mielotóxicas, bem como na associação com derivados de sulfa (sulfametoxazol-trimetoprima, dapsona) e micofenolato (mofetil ou sódico), pois, além de mielotóxicas, são também nefrotóxicas.

Medicações como anfotericina B e pentamidina também são nefrotóxicas, devendo-se monitorar rigorosamente esses potenciais efeitos adversos se usados em conjunto com valganciclovir.

Aplicações clínicas

É indicado para o tratamento de retinite por citomegalovírus (CMV) em pacientes com síndrome de imunodeficiência adquirida (aids). Além disso, também é licenciado para profilaxia de doença por CMV em receptores de transplante de órgão sólido. É comum o uso *off label* para tratamento de doenças, por CMV, em receptores de órgãos sólidos e congênitas.

TABELA 1 Parâmetros farmacológicos do valganciclovir

Meia-vida média	4 h
Biodisponibilidade VO/IM	60% (VO)/não se aplica (IM)
Eliminação	Renal
Parâmetro PK/PD	Sem dados
Ligação proteica	1 a 2%
Volume de distribuição	Moderado
Nível terapêutico no SNC	Sem dados
Uso na gravidez	Categoria C
Uso na lactação	Sem dados (evitar o uso)
Ajuste hepático	Sem dados
Ajuste renal	Sim
Ajuste à obesidade	Sem dados

IM: intramuscular; SNC: sistema nervoso central; VO: via oral.
Fonte: adaptada de Gilbert et al., 2022.

TABELA 2 Dose padrão do valganciclovir

Clearance de creatinina[1]	Dose de indução	Dose de manutenção
ClCr ≥ 60	900 mg a cada 12 h	900 mg a cada 24 h
ClCr 40 a 59	450 mg a cada 12 h	450 mg a cada 24 h
ClCr 25 a 39	450 mg a cada 24 h	450 mg a cada 48 h
ClCr 10 a 24	450 mg a cada 48 h	450 mg 2×/semana
ClCr < 10	Não recomendado	Não recomendado
Hemodiálise intermitente	Não recomendado	Não recomendado
Diálise contínua	Sem dados	Sem dados

[1]ClCr: *clearance* calculado com Crockoft-Gault.
Fonte: adaptada de Gilbert et al., 2022.

TABELA 3 Formulações

Representante	Apresentação	Via de administração	Reconstituição	Diluição	Diluente	Tempo de infusão	Outros	Recomendações VO	SNE/SNG/GTT	Referências
Valganciclovir	450 mg comprimido revestido	VO, via sonda	Não se aplica	Não se aplica	Não se aplica	Não se aplica	A segurança para uso em mulheres grávidas não foi estabelecida. O valganciclovir é potencialmente teratogênico e carcinogênico em humanos, devendo ser adotadas precauções com o manuseio de comprimidos quebrados. Deve-se evitar o contato direto dos comprimidos quebrados ou esmagados com a pele ou com as membranas mucosas. Caso ocorra contato, lave minuciosamente a pele com água e sabão e enxágue os olhos abundantemente com água estéril ou água corrente, caso água estéril não esteja disponível	Administrar com as refeições. Não quebrar ou mastigar os comprimidos	Triturar e dissolver os comprimidos em volume adequado de água. Para a administração via sonda, preferencialmente administrar a suspensão oral a partir dos comprimidos. No momento da administração, pausar a dieta	UpToDate: https://www.uptodate.com/contents/valacyclovir-drug-information?

SNE/SNG/GTT: sonda nasoenteral/nasogástrica/gastrostomia; VO: via oral.

REFERÊNCIAS

Britt WJ, Prichard MN. New therapies for human cytomegalovirus infections. Antiviral Res. 2018;159:153-74.

Bula Roche Valcyte. Disponível em: https://dialogoroche.com.br/content/dam/roche-dialogo/dialogo-brazil-assets/downloadable-assets/produtos/bulas/valcyte/Valcyte%20-%20Bula%20para%20Profissionais.pdf Food and Drug Administration (FDA). Highlights of prescribing information [Internet]. Disponível em: www.fda.gov/medwatch. Acesso em: 20 dez. 2024.

Kotton CN. Updates on antiviral drugs for cytomegalovirus prevention and treatment. Curr Opin Organ Transplant. 2019;24(4):469-75.

Ljungman P, de la Camara R, Robin C, Crocchiolo R, Einsele H, Hill JA, et al. Guidelines for the management of cytomegalovirus infection in patients with haematological malignancies and after stem cell transplantation from the 2017 European Conference on Infections in Leukaemia (ECIL 7). Lancet Infect Dis. 2019;19(8):e260-e272.

Selby PR, Shakib S, Peake SL, Warner MS, Yeung D, Hahn U, et al. A systematic review of the clinical pharmacokinetics, pharmacodynamics and toxicodynamics of ganciclovir/valganciclovir in allogeneic haematopoietic stem cell transplant patients. Clin Pharmacokinet. 2021;60(6):727-39.

32

Ganciclovir

Alice Tung Wan Song
Larissa Nunes de Almeida Gouveia

Breve história

O ganciclovir é um antiviral sintético, análogo de nucleosídeo acíclico da 2-deoxiguanosina. Foi o primeiro medicamento licenciado para tratamento e profilaxia de infecções por citomegalovírus (CMV) e a escolha para o tratamento de infecções por esse agente.

Mecanismos de ação

Impede a síntese do DNA viral por meio de dois mecanismos de ação. Ele se liga à enzima DNA polimerase e também pode se incorporar ao DNA viral, com isso interfere na elongação do vírus.

Após penetrar nas células infectadas pelos herpes-vírus, passa por uma série de fosforilações. A primeira etapa é catalisada pela enzima UL97 quinase, gerando o monofosfato de ganciclovir. Posteriormente, sofre mais duas outras fosforilações, catalisadas por outras quinases, entre elas a dGMP quinase e a fosfogliceratoquinase. Após esse processo, é formado o metabólito ativo trifosfato de ganciclovir, que será o substrato que competirá com o sítio de ligação na enzima DNA polimerase viral, consequentemente impede a síntese do DNA viral. O trifosfato de ganciclovir também se insere no DNA viral e interrompe seu alongamento.

Mecanismo de resistência

A incidência de infecções por CMV resistentes ao ganciclovir é mais frequente após o uso prolongado do medicamento e principalmente nas situações que ocorrem concentrações subótimas da droga. A resistência ao ganciclovir ocorre por mutações nos genes da enzima UL97 quinase e/ou nos genes da polimerase viral (UL54). Quando as mutações afetam apenas os genes da UL97, os vírus apresentam resistência ao ganciclovir. Quando as mutações são no gene UL54, ocorre resistência ao ganciclovir e a outros antivirais, como o cidofovir e o foscarnet.

Espectro de ação

O ganciclovir possui atividade viral contra os vírus da família *Herpesviridae*, como os herpes simples tipo 1 e tipo 2 (HSV-1 e

HSV-2), herpes-vírus tipo 6, tipo 7 e tipo 8 (HHV-6, HHV-7, HHV-8), vírus Epstein--Barr (EBV), vírus varicela-zóster (VVZ). Porém, o herpes-vírus mais estudado e que tem o ganciclovir como principal tratamento é o CMV.

Efeitos adversos

O principal efeito adverso relacionado é a toxicidade hematológica, porém há outras toxicidades descritas em menor grau, como mielotoxicidade; assim, deve-se evitar o uso se a contagem de neutrófilos for inferior a 500 células/μL, se a contagem de plaquetas for inferior a 25.000 células/μL ou se o valor de hemoglobina for inferior a 8 g/dL. Também há descrição de disfunção renal aguda, com elevação da creatinina, hipersensibilidade, tremores generalizados e/ou convulsões, aumento de enzimas hepáticas, dor abdominal, náuseas, vômitos, diarreia, febre, *rash* cutâneo, descolamento de retina (em pacientes em tratamento para retinite por CMV), reações no local da infusão, espasmos musculares, fadiga, inapetência e edema periférico. Potencial de interferência na espermatogênese.

Farmacocinética e farmacodinâmica

A atual apresentação do ganciclovir é a endovenosa e deve ser administrada ao longo de 1 hora, em uma concentração que não exceda 10 mg/mL. Apresenta boa penetração tecidual, inclusive no líquido cefalorraquidiano (LCR). Não deve ser administrado por via intramuscular ou subcutânea, porque o pH elevado pode lesar os tecidos locais.

A eliminação renal ocorre por dois mecanismos: filtração glomerular ou secreção tubular ativa da droga inalterada (90%).

Interações medicamentosas

Deve-se evitar o uso concomitante com imipenem-cilastatina, porque foram identificados casos de convulsões com a associação da medicação com o ganciclovir.

Administração conjunta com ITRN (AZT e DDI) promove aumento do nível sérico dessas drogas; é preciso atentar ao aumento do risco de mielotoxidade e nefrotoxidade.

O uso do valganciclovir associado ao uso do probenecida reduz a depuração renal do ganciclovir, aumentando seu nível sérico e potencial de toxicidade.

Uso concomitante com quimioterápicos (vincristina, vinblastina, doxorubicina e flucitosina) requer rigorosa vigilância por também serem medicações mielotóxicas. Assim como na associação com derivados de sulfa (sulfametoxazol/trimetoprim, dapsona) e micofenolato (mofetil ou sódico), visto que, além de mielotóxicas, são nefrotóxicas.

Medicações como anfotericina B e pentamidina também são nefrotóxicas, devendo-se monitorar rigorosamente esses potenciais efeitos adversos se usados em conjunto com ganciclovir.

Aplicações clínicas

É indicado para o tratamento de doenças por CMV em doentes imunocomprometidos. Atua no tratamento da viremia, assim como das infecções de órgãos alvos, como retinite, meningoencefalite, esofagite ou pneumonite. Além disso, também está indicado para a prevenção da doença por CMV em doentes de alto risco com imunossupressão, tanto por transplante de órgãos sólidos quanto por transplante de células-tronco hematopoiéticas ou em quimioterapia oncológica.

TABELA 1 Parâmetros farmacológicos do ganciclovir

Meia-vida média	2,9 h
Biodisponibilidade VO/IM	Não se aplica (droga IV)
Eliminação	Renal
Parâmetro PK/PD	Sem dados
Ligação proteica	1 a 2%
Volume de distribuição	Moderado
Nível terapêutico no SNC	Sim
Uso na gravidez	Categoria C
Uso na lactação	Sem dados (evitar o uso)
Ajuste hepático	Sem dados
Ajuste renal	Sim
Ajuste Obesidade	Sim (ajuste por peso)

IM: intramuscular; IV: intravenoso; SNC: sistema nervoso central; VO: via oral.
Fonte: adaptada de Gilbert et al., 2022.

TABELA 2 Dose padrão do ganciclovir

Clearance de creatinina[1]	Dose de indução	Dose de manutenção
ClCr ≥ 70	5 mg/kg a cada 12 h	5 mg/kg a cada 24 h
ClCr 50 a 69	2,5 mg/kg a cada 12 h	2,5 mg/kg a cada 24 h
ClCr 25 a 49	2,5 mg/kg a cada 24 h	1,25 mg/kg a cada 24 h
ClCr 10-24	1,25 mg/kg a cada 24 h	0,625 mg/kg a cada 24 h
ClCr < 10	1,25 mg/kg a cada 48 h	0,625 mg/kg a cada 48 h
Hemodiálise intermitente	1,25 mg/kg a cada 48 h (após HD)	0,625 mg/kg a cada 48 h (após HD)
Diálise contínua	2,5 mg/kg a cada 24 h	Sem dados

[1]ClCr: *clearance* calculado com Crockoft-Gault.
HD: hemodiálise.
Fonte: adaptada de Gilbert et al., 2022.

TABELA 3 Formulações

Representante	Apresentação	Via de administração	Reconstituição	Diluição	Diluente	Tempo de infusão	Outros	Recomendações VO	SNE/SNG/GTT	Referências
Ganciclovir	1 mg/mL 100 mL e 250 mL 500 mg pó liofilizado para injeção	IV	10 mL de água estéril para injeção	SF 0,9%, SG 5%, solução de ringer ou RL. Infusão com concentrações maiores que 10 mg/mL não são recomendadas. Padrão: SF 0,9% 100 mL	SF 0,9%, SG 5% e RL	IV; 1 hora	É irritante ao extravasamento	Não se aplica	Não se aplica	Guia do farmacêutico do Hospital Sírio-Libanês

IV: intravenoso; RL: ringer lactato; SF: soro fisiológico; SG: soro glicosado; SNE/SNG/GTT: sonda nasoenteral/nasogástrica/gastrostomia; VO: via oral.

REFERÊNCIAS

Britt WJ, Prichard MN. New therapies for human cytomegalovirus infections. Antiviral Res. 2018:159:153-74.

CHMP. Annex III Summary of product characteristics, labelling and package leaflet summary of product [Internet]. 2016. Disponível em: https://www.ema.europa.eu/en/medicines/human/referrals/cymevene (acesso 5 jul 2022).

Crumpacker CS, Ganciclovir. N Engl J Med. 1996; 335 (10):721-9. PMID: 8786764.

Faulds D, Heel RC. Ganciclovir – a review of its antiviral activity, pharmacokinetic properties and therapeutic efficacy in cytomegalovirus infections. Drugs. 1990;39(4):597-638.

Frange P, Leruez-Ville M. Maribavir, brincidofovir and letermovir: efficacy and safety of new antiviral drugs for treating cytomegalovirus infections. Med Mal Infect. 2018;48(8):495-502.

Gilbert DN, Chambers HF, Saag MS, Pavia AT, Boucher HW, Sanford JP. The Sanford guide to antimicrobial therapy 2022. Sperryville: Antimicrobial Therapy, Inc.; 2022.

Kotton CN. Updates on antiviral drugs for cytomegalovirus prevention and treatment. Curr Opin Organ Transplant. 2019;24(4):469-75.

Ljungman P, de la Camara R, Robin C, Crocchiolo R, Einsele H, Hill JA, et al. Guidelines for the management of cytomegalovirus infection in patients with haematological malignancies and after stem cell transplantation from the 2017 European Conference on Infections in Leukaemia (ECIL 7). Lancet Infect Dis. 2019;19(8):e260-e272.

Märtson AG, Edwina AE, Yejin Kim H, Knoester M, Touw DJ, G Sturkenboom MG, et al. Therapeutic drug monitoring of ganciclovir: where are we? Ther Drug Monit. 2022;44(1): 138-47.

Papatheodoridis GV, Dimou E, Papadimitropoulos V. Nucleoside analogues for chronic hepatitis B: antiviral efficacy and viral resistance. Am J Gastroenterol. 2002;97(7):1618-28.

U.S. Food and Drug Administration (FDA). Prevymis L. Mechanism of injury drug class: antiviral agents other antiviral agents for herpes virus infections: product information representative trade names antiviral agents complete labeling product labeling at DailyMed, National Library of Medicine, NIH 2 LiverTox [Internet]. Disponível em: https://www.accessdata.fda.gov/drugsatfda_docs/label/2023/209939s011,209940s010lbl.pdf. Acesso em 26 mar. 2025.

33

Foscarnet

Camila da Silva Bicalho
Lígia Camera Pierrotti

Breve história

O foscarnet, originalmente sintetizado em 1924, foi desenvolvido a partir do ácido fosfonoacético e apresenta importantes vantagens em relação a ele, por ser uma substância menos citotóxica e que dispensa a fosforilação antes da sua ligação ao DNA polimerase viral. Inicialmente reportado como uma droga capaz de inibir a RNA polimerase do vírus influenza, estudos posteriores (1978 e 1979) demonstram ampla ação antiviral do foscarnet, com atividade principalmente contra os herpes-vírus.

Em 1991, nos Estados Unidos, foi a segunda droga aprovada para o tratamento de retinite por citomegalovírus (CMV) em pacientes com HIV/aids. No Brasil, ainda não possui registro na Agência Nacional de Vigilância Sanitária (Anvisa).

Trata-se de um sal trissódico de ácido fosfonofórmico, um análogo sintético do pirofosfato inorgânico, que possui uma inibição seletiva no sítio de ligação do pirofosfato na DNA polimerase viral, proporcionando uma ampla atividade antiviral contra os herpes-vírus, utilizado principalmente para o tratamento de infecções por herpes simples (HSV) resistentes a aciclovir e infecções graves por citomegalovírus (CMV) resistentes a ganciclovir em pacientes imunocomprometidos. Durante o seu uso é recomendado rigoroso controle hidroeletrolítico para evitar complicações como disfunção renal, hipocalemia, hipocalcemia, hipomagnesemia e hipofosfatemia.

Mecanismo de ação

É um inibidor não competitivo da DNA polimerase viral dos herpes-vírus; a droga se liga de forma reversível ao sítio de ligação do pirofosfato na polimerase viral, impedindo a clivagem do pirofosfato em trifosfatos de desoxinucleotídeos, interrompendo, dessa forma, o alongamento da cadeia de DNA.

Diferentemente dos análogos nucleosídeos, o foscarnet não necessita ser ativado por enzimas virais ou celulares.

Mecanismo de resistência

A resistência se deve à mutação no gene da DNA polimerase. Em algumas circunstâncias o isolado resistente ao foscarnet pode permanecer suscetível ao aciclovir ou ao ganciclovir. No entanto, isolados de CMV com resistência cruzada tanto ao ganciclovir quanto ao foscarnet (contendo as mutações da polimerase UL54 e UL97) são descritos.

Espectro de ação

É um agente antiviral de amplo espectro, inibe todos os vírus do grupo herpes: herpes simples tipo 1 (HSV-1) e 2 (HSV-2), herpes humano 6 (HHV-6), varicela-zóster (HZV), Epstein-Barr (EBV) e CMV.

Possui ação contra alguns retrovírus, incluindo vírus da imunodeficiência humana (HIV), em concentrações que não afetam o crescimento celular normal, como também inibe a DNA polimerase viral do vírus da hepatite B.

Efeitos adversos

A experiência com o uso do foscarnet é principalmente com infecções graves em pacientes imunocomprometidos. Dessa forma, a condição clínica do paciente, a gravidade da doença, a presença de outras comorbidades e tratamentos concomitantes podem contribuir com a ocorrência dos efeitos adversos observados durante o uso.

Cerca de 60% dos pacientes que recebem foscarnet podem evoluir com elevação de 2 a 3 vezes do nível sérico de creatinina. Alguns pacientes desenvolvem insuficiência renal com necessidade de diálise, embora a nefrotoxicidade geralmente seja revertida com a suspensão da droga. O uso concomitante com outras drogas nefrotóxicas pode potencializar a toxicidade renal. O uso desse antiviral também está associado a distúrbios hidroeletrolíticos, como hipocalcemia, hiperfosfatemia, hipocalemia e hipomagnesemia.

Crises convulsivas são reportadas em até 10% dos pacientes sob terapia com foscarnet; com maior risco se houver outras alterações do sistema nervoso central (SNC).

Também está associado a elevações séricas de alanina aminotransferase (ALT) leves a moderadas. As elevações de ALT são geralmente assintomáticas e desaparecem mesmo com a continuação da droga. A lesão hepática aguda durante a terapia com foscarnet pode ser resultado de uma reação de hipersensibilidade à droga ou de uma complicação da condição infecciosa pelo próprio CMV.

Outros efeitos adversos reportados incluem febre, astenia, fadiga e transtornos gastrointestinais, bem como anemia e granulocitopenia, em geral, menos graves que nos pacientes em uso de ganciclovir.

Cerca de 20 a 30% dos pacientes apresentam efeitos colaterais gastrointestinais, incluindo náuseas e vômito, diarreia, dores abdominais, dispepsia e constipação. Casos isolados de pancreatite também foram reportados.

Farmacocinética e farmacodinâmica

É administrado exclusivamente por via intravenosa, sofre mínimo metabolismo hepático e é rapidamente excretado pela urina (90% é excretada de forma inalterada). Cerca de 10 a 28% da droga penetra nos ossos e a cinética de eliminação nesse sítio é mais longa.

A concentração no líquido cefalorraquidiano (LCR) é aproximadamente de 30% e no plasma de 69%.

Interações medicamentosas

Não são descritas interações medicamentosas significativas.

Aplicações clínicas

Disponibilidade no Brasil [Sistema Único de Saúde (SUS) – Aprovação Anvisa]. Indicação de uso

No Brasil, o foscarnet não possui registro na Anvisa, mas pode ser utilizado para as indicações médicas que estejam na bula da medicação, ou seja, para o tratamento de indução e manutenção de retinite causada pelo CMV em pacientes com HIV/aids e no tratamento de infecções mucocutâneas causadas pelo vírus do herpes simples que não respondem ao aciclovir em pacientes imunocomprometidos. A droga está disponível para uso pelo Programa de HIV/Aids, constando no Protocolo Clínico e Diretrizes Terapêuticas (PCDT) para Manejo da Infecção pelo HIV em Adultos, no qual a droga é listada como tratamento alternativo ao ganciclovir para o tratamento de retinite por CMV em pessoas vivendo com HIV/aids (PVHA). Entretanto, por ser uma droga não aprovada pela Anvisa, há restrição do acesso do foscarnet, no âmbito do SUS, para indicações para outros grupos de pacientes imunodeprimidos, como os transplantados de órgãos sólidos.

- Infecção pelo HIV/aids: de acordo com PCDT para Manejo da Infecção pelo HIV em adultos, o foscarnet deve ser utilizado como segunda opção para o tratamento da infecção pelo CMV. Possivelmente, os fatores de risco associados a infecção por CMV-resistente são: o estado imunológico do paciente, uso de ganciclovir oral, altas cargas virais e dose subterapêutica prolongada de drogas antivirais.
- Transplante de órgãos sólidos (TOS): nesses pacientes, está indicado para o tratamento de infecção por CMV como segunda linha dado o risco de nefrotoxicidade, com seu uso reservado apenas para o tratamento da infecção pelo CMV resistente ao ganciclovir. Não é recomendado para profilaxia antiviral ou terapia preemptiva. Nos pacientes submetidos a TOS, a incidência de CMV resistente ao ganciclovir varia de 0 a 3%. Deve-se suspeitar de resistência nos pacientes com infecção refratária (casos com aumento da CMV DNAemia ou antigenemia após 2 semanas de terapia antiviral e/ou deterioração clínico-laboratorial atribuída a infecção pelo CMV a despeito do tratamento antiviral) e naqueles que apresentem qualquer um dos fatores de risco para resistência ao ganciclovir [dose subterapêutica prolongada de drogas antivirais, D+/R– (doador com contato prévio com CMV e receptor suscetível), imunossupressão intensa e transplante pulmonar].
- Transplante de células-tronco hematopoiéticas (TCTH):
  - Herpes-vírus simples (HSV): os pacientes que apresentam quadro de infecção pelo HSV com resistência ao aciclovir devem receber foscarnet na dose de 40 mg/kg a cada 8 horas ou 60 mg/kg a cada 12 horas, por 7 a 21 dias, ou até cura clínica.
  - CMV: nos pacientes submetidos ao TCTH alogênico, a infecção pelo CMV é uma das complicações infecciosas mais frequentes e contribui para o aumento da morbimortalidade. Os principais fatores de risco associados à infecção pelo CMV são: D+/R-, doença por CMV no período pré-transplante, uso de altas doses de corticoides, doença do enxerto

versus hospedeiro (GVHD), depleção de células T e transplante haploidêntico. Os serviços de transplante seguem duas estratégias para o monitoramento dos pacientes quanto ao risco de desenvolvimento de infecção pelo CMV: a profilaxia até o D+100 ou a estratégia preemptiva. Caso o serviço opte pela estratégia de profilaxia, a dose recomendada de foscarnet é de 60 mg/kg endovenoso, 2 vezes por dia, por 7 dias; e a partir daí uma dose de 90 a 120 mg/kg/dia até o D+100. Caso o serviço opte pela estratégia preemptiva, a dose de indução é de 60 mg/kg endovenoso, 2 vezes por dia na indução e de 90 mg/kg/dia na manutenção; entretanto, vale lembrar que ganciclovir continua sendo a droga de primeira linha dada a nefrotoxicidade do foscarnet.

TABELA 1 Parâmetros farmacológicos do foscarnet

Meia-vida média	3 a 8 h
Biodisponibilidade VO/IM	Não se aplica (VO)/não se aplica (IM)
Eliminação	Renal
Parâmetro PK/PD	Sem dados
Ligação proteica	4%
Volume de distribuição	Baixo
Nível terapêutico em SNC	30%
Uso na gravidez	Categoria C
Uso na lactação	Sem dados (evitar o uso)
Ajuste hepático	Não
Ajuste renal	Sim
Ajuste à obesidade	Ajuste por peso

IM: intramuscular; SNC: sistema nervoso central; VO: via oral.
Fonte: adaptada de Gilbert et al., 2022.

TABELA 2 Dose padrão do foscarnet

Clearance de creatinina[1]	Dose de indução	Dose de manutenção
ClCr > 1,4	60 mg/kg a cada 8 h	90 a 120 mg/kg a cada 24 h
ClCr 1,0 a 1,4	45 mg/kg a cada 8 h	70 a 90 mg/kg a cada 24 h
ClCr 0,8 a 1,0	50 mg/kg a cada 12 h	50 a 65 mg/kg a cada 24 h
ClCr 0,6 a 0,8	40 mg/kg a cada 12 h	80 a 105 mg/kg a cada 48 h
ClCr 0,5 a 0,6	60 mg/kg a cada 24 h	60 a 80 mg/kg a cada 48 h
ClCr 0,4 a 0,5	50 mg/kg a cada 24 h	50 a 65 mg/kg a cada 48 h
ClCr < 0,4	Não utilizar	Não utilizar

[1]ClCr: *clearance* calculado com Crockoft-Gault.
Fonte: adaptada de Gilbert et al., 2022.

TABELA 3 Formulação

Representante	Apresentação	Via de administração	Reconstituição	Diluição	Diluente	Tempo de infusão	Outros	Recomendações VO	SNE/SNG/GTT	Referências
Foscarnet	24 mg/mL – solução injetável infusão IV 250 mL e 500 mL	IV	Não se aplica	Administração em acesso central: administrar sem necessidade de diluição Administração em acesso periférico: diluir em SG 5% ou SF 0,9% para uma concentração máxima de 12 mg/mL	SG 5% ou SF 0,9%	IV: administrar entre 60 e 120 min (bomba de infusão)	Taxa de infusão: não exceder 1 mg/kg/min	Não se aplica	Não se aplica	Bula do medicamento referência: foscavir® Literatura: Medicamentos da Prática da Farmácia Clínica, 2013, Guia do Farmacêutico Hospital Sírio-Libanês

IV: intravenoso; SF: soro fisiológico; SG: soro glicosado; SNE/SNG/GTT: sonda nasoenteral/nasogástrica/gastrostomia; VO: via oral.

REFERÊNCIAS

Azimi T, Tavakolian S, Goudarzi H, Pourmand MR, Faghihloo E. Global estimate of phenotypic and genotypic ganciclovir resistance in cytomegalovirus infections among HIV and organ transplant patients: a systematic review and meta-analysis. Microb Pathog. 2020;141:104012.

Brasil. Ministério da Saúde. Secretaria de Vigilância em Saúde. Departamento de Vigilância, Prevenção e Controle das Infecções Sexualmente Transmissíveis, do HIV/Aids e das Hepatites Virais. Protocolo Clínico e Diretrizes Terapêuticas para Manejo da Infecção pelo HIV em Adultos Brasília: Ministério da Saúde; 2018.

De Clercq E, Li G. Approved antiviral drugs over the past 50 years. Clin Microbiol Rev. 2016;29(3):695-747.

Domingo W, Nguyen IT, Johnsrud JJ, Brown JW. Continuous-infusion foscarnet facilitates administration in hematopoietic stem cell transplantation patients. Transplant Cell Ther. 2021;27(7):622.e1-622.e5.

Gilbert DN, Chambers HF, Saag MS, Pavia AT, Boucher HW, Sanford JP. The Sanford guide to antimicrobial therapy 2022. Sperryville: Antimicrobial Therapy, Inc.; 2022.

Metafuni E, Chiusolo P, Sica S, Laurenti L, Bregante S, Van Lint MT, Dominietto A, Angelucci E, Bacigalupo A. Foscarnet treatment of cytomegalovirus infection in haploidentical or unrelated donor transplants. Bone Marrow Transplant. 2018;53(12):1560-7.

Miyao K, Terakura S, Ozawa Y, Sawa M, Kohno A, Kasahara S, et al. Comparison of transplantation outcomes after foscarnet and ganciclovir administration as first-line anti-cytomegalovirus preemptive therapy. Transplant Cell Ther. 2021;27(4):342.e1-342.e10.

Oberg B. Antiviral effects of phosphonoformate (PFA, foscarnet sodium). Pharmacol Ther. 1989;40:213-85.

Razonable RR, Humar A. Cytomegalovirus in solid organ transplant recipients-Guidelines of the American Society of Transplantation Infectious Diseases Community of Practice. Clin Transplant. 2019;33(9):e13512.

Reusser P, Einsele H, Lee J, Volin L, Rovira M, Engelhard D, Infectious Diseases Working Party of the European Group for Blood and Marrow Transplantation, et al. Randomized multicenter trial of foscarnet versus ganciclovir for preemptive therapy of cytomegalovirus infection after allogeneic stem cell transplantation. Blood. 2002;99:1159-64.

Silva JT, Fernández-Ruiz M, Aguado JM. Prevention and therapy of viral infections in patients with solid organ transplantation. Enferm Infecc Microbiol Clin (Engl Ed). 2021;39(2):87-97.

34

Cidofovir e letermovir

Larissa Nunes de Almeida Gouveia

CIDOFOVIR

Breve história

Em 1986 foi descrito um composto antiviral sintético denominado (S)-9-(3-hidroxi-2-fosfonilmetoxipropil) adenina. Esse composto era um análogo de nucleosídeo, que teria ação contra diversos vírus de DNA. Apesar de não ter sido comercializado, foi o protótipo para os fosfonatos de nucleosídeos acíclicos, como o adefovir e o cidofovir. O cidofovir é um nucleosídeo monofosfato acíclico análogo à citosina, sintetizado em 1987. Foi aprovado pelo Food and Drug Administration (FDA) em 1996 para retinite por citomegalovírus (CMV) em pessoas vivendo com o vírus da imunodeficiência humana (HIV).

Mecanismos de ação

Após entrar nos linfócitos T, o cidofovir é convertido de monofosfato em um metabólito difosfato ativo, que vai ser fosforilado em duas etapas por enzimas que tem sua expressão aumentada nas células infectadas pelo CMV (pirimidina nucleosídeo monofosfato quinase, piruvato quinase, creatina quinase nucleosídeo difosfato quinase). Os produtos dessas duas etapas de fosforilação são análogos de deoxitidina trifosfato e deoxadenosina trifosfato. Esses metabólitos ativos competem pelo sítio de ligação com a citosina, são incorporados ao material genético como substrato alternativo da enzima DNA polimerase do vírus e atuam como um terminador de cadeia. Dessa maneira, a adição do próximo nucleotídeo é menos eficiente, e, se dois resíduos de cidofovir sequenciais são incorporados, o alongamento adicional é reduzido. O resultado é uma potente inibição da DNA polimerase viral e da replicação viral. Os metabólitos intracelulares do cidofovir tem meia-vida longa (cerca de 87 horas), o que provavelmente contribui para a atividade antiviral prolongada da droga.

Mecanismo de resistência

O principal mecanismo de resistência viral ao cidofovir ocorre devido a mutações seletivas nos genes da enzima DNA polimerase e ocorre, principalmente, nos domínios de exonuclease e da região V da enzima. Como consequência desse mecanismo, é comum que ocorra a resistência cruzada com o ganciclovir.

Espectro de ação

Atividade contra diversos vírus de DNA, como poliomavírus, papilomavírus, adenovírus, herpes-vírus e poxvírus.

Herpes-vírus

Entre os herpes-vírus, tem atividade *in vitro* para herpes simples tipo 1 e 2 (HSV-1 e HSV-2), varicela-zóster (VZV), Epstein-Barr (EBV), CMV, herpes-vírus humano tipo 6 (HHV-6), tipo 7 (HHV-7), tipo 8 (HHV-8) e cepas de HSV-1, HSV-2 e VZV deficientes em timidina quinase. Entretanto, o uso do cidofovir é licenciado apenas para retinite por CMV em pessoas vivendo com HIV.

Poxvírus

É documentada a ação *in vitro* contra os poxvírus, como os vírus vaccinia, varíola, cowpox, monkeypox, camelpox, *molluscum contagiosum* e orf. O uso não é aprovado pelo FDA para esses agentes, mas existem relatos do uso *off label* para os vírus vaccinia, monkeypox, *molluscum contagosium* e orf.

Adenovírus

O cidofovir tem atividade *in vitro* para adenovírus. Apesar do seu uso não ser liberado com essa finalidade pelo FDA, é documentado o uso *off label* para casos de pneumonite e cistite hemorrágica por adenovírus em pacientes hematológicos e pediátricos.

Poliomavírus

In vitro, o cidofovir possui ação contra poliomavírus. Há trabalhos que tentam avaliar seu uso para BK vírus, em casos de cistite hemorrágica, porém sua eficácia não foi definida; assim, não está liberado pelo FDA para esse fim.

Papilomavírus humano

Possui atividade *in vitro* para o papilomavírus humano. Porém, seu uso clínico não é aprovado pela FDA. O uso para tratamento tópico para papilomatose laríngea é *off label*, assim como para verruga vulgar, sem comprovação inequívoca de eficácia.

Efeitos adversos

O principal efeito adverso associado ao cidofovir é a toxicidade renal, por meio principalmente da lesão tubular proximal (mais de 50% dos pacientes evolui com proteinúria, > 100 mg/dL). Também pode ocorrer aumento da creatinina sérica e redução do *clearance* renal. Para evitar a toxicidade renal, deve-se realizar hidratação pré-infusão, além de associar probenecida via oral. Há relatos de reações de hipersensibilidade associada ao uso de probenecida, com boa resposta ao uso de anti-histamínicos.

São descritos também cefaleia, náuseas, vômitos alopecia e erupções cutâneas, bem como, as enzimas hepáticas podem apresentar leve a moderado aumento transitório, sem necessidade de suspensão da droga. Diarreia e pancreatite são menos comuns.

A neutropenia relacionada ao cidofovir foi o segundo efeito colateral mais descrito em pessoas vivendo com HIV.

Pode ocorrer uveíte associado às altas concentrações nos corpos ciliares das células. A hipotonia ocular é mais associada ao uso intraocular, além de descrito um potencial carcinogênico nos seres humanos.

Farmacocinética e farmacodinâmica

É uma molécula dianiônica no pH fisiológico, o que interfere na penetração pela mucosa intestinal, com isso sua biodisponibilidade por via oral é prejudicada e a administração é preferencialmente endovenosa.

A penetração no líquido cefalorraquidiano não é adequada em circunstâncias habituais, porém dados recentes sugerem que processos inflamatórios aumentam a permeabilidade da membrana e, consequentemente, alguma penetração no SNC. Não há evidências da necessidade do aumento de dose para tratamento de infecções no SNC. A administração via intralesional não está licenciada pelo FDA.

Tem baixa permeabilidade na camada córnea, portanto não ocorre absorção sistêmica relevante após a aplicação em lesões cutâneas pequenas a moderadas; lesões ulcerativas permitem uma absorção maior.

Recomenda-se a administração concomitante com probenecida para reduzir a toxicidade renal. Foi observado que a ação antiviral está associada à concentração intracelular dos metabólitos ativos do cidofovir após a fosforilação. Portanto, a curta meia-vida plasmática não interfere na sua ação antiviral.

A meia-vida plasmática do cidofovir é curta; porém, a meia-vida de seus metabólitos ativos intracelulares é longa, como o difosfato de cidofovir, que possui meia-vida de 17 a 65 horas, e o fosfato de cidofovir-colina, com meia-vida de 87 horas.

É contraindicado o uso por pessoas com *clearance* de creatina ≤ 55 mL/min e/ou proteinúria ≥ 100 mg/dL, além do uso concomitante a aminoglicosídeos, anfotericinas, foscarnet, pentamidina intravenosa e vancomicina.

Interações medicamentosas

O tenofovir não deve ser administrado concomitantemente, devido ao risco de síndrome de Fanconi.

TABELA 1 Parâmetros farmacológicos do cidofovir

Meia-vida média	2,5 h
Biodisponibilidade VO/IM	Não se aplica (droga IV)
Eliminação	Renal
Parâmetro PK/PD	Sem dados
Ligação proteica	0 a 7%
Volume de distribuição	Baixo
Nível terapêutico no SNC	Não
Uso na gravidez	Categoria C
Uso na lactação	Sem dados (evitar uso)
Ajuste hepático	Não
Ajuste renal	Sim
Ajuste à obesidade	Sim (dose por peso)

IM: intramuscular; IV: intravenoso; SNC: sistema nervoso central; VO: via oral.
Fonte: adaptada de Gilbert et al., 2022.

A administração da probenecida é importante para evitar a nefrotoxicidade, mas ela pode aumentar o nível sérico de outras substâncias.

Sugere-se que, no dia em que houver a infusão do cidofovir/probenecida, se em uso, haja redução das doses de medicações como cefalosporinas, penicilinas, rifampicina, aciclovir, anti-inflamatórios não esteroides, benzodiazepínicos, furosemida, metotrexato e teofilina.

Aplicações clínicas

É indicado para tratamento de retinite por citomegalovírus em pessoas vivendo com HIV.

O uso *off label* pode ser considerado em situações como tratamento de infecções graves por adenovírus, poliomavírus ou infecções por herpes-vírus em populações imunocomprometidas em que haja a suspeita ou evidência de resistência ao aciclovir.

LETERMOVIR

Breve história

O letermovir é um antiviral da classe das quinezolidas. Foi desenvolvido como alternativa para prevenção de infecção por CMV, com cobertura também para cepas resistentes. Os primeiros ensaios clínicos se iniciaram em 2009, em receptores de órgãos sólidos e, posteriormente, em pacientes transplantados de medula óssea. Seu uso como antiviral profilático foi aprovado pelo FDA em 2017 e pela Agência Nacional de Vigilância Sanitária (Anvisa) em 2021. Ainda não foi autorizado para uso terapêutico.

Mecanismos de ação

Interfere no ciclo viral, mas diferentemente de outros antivirais. Inibe a subunidade pUL56 do complexo enzimático da

TABELA 2 Ajuste de dose do cidofovir de acordo com o *clearance* renal

Clearance de creatinina[1]	Dose recomendada
ClCr > 55	5 mg/kg, 1 vez por semana (indução) 5 mg/kg a cada 2 semanas (manutenção)
ClCr < 55	Contraindicado

[1]ClCr: *clearance* calculado com Crockoft-Gault.
Fonte: adaptada de Gilbert et al., 2022.

TABELA 3 Formulações: cidofovir

Representante	Apresentação	Via de administração	Reconstituição	Diluição	Diluente	Tempo de infusão	Outros	Recomendações VO	SNE/SNG/GTT	Referências
Cidofovir	375 mg/5 mL solução injetável 5 mL	IV	Não se aplica	SF 0,9% 100 mL, manter concentração 75 mg/mL	SF 0,9% Após diluído, manter por 24 h, sob refrigeração	IV: em 1 h	Uso imediato	Não se aplica	Não se aplica	Bula do medicamento referência: Vistide® Guia Farmacêutico Hospital Sírio-Libanês

IV: intravenoso; SF: soro fisiológico; SG: soro glicosado; SNE/SNG/GTT: sonda nasoenteral/nasogástrica/gastrostomia; VO: via oral.

terminase do DNA do CMV. Dessa maneira, altera a clivagem e o empacotamento dos capsídeos virais que são liberados vazios; consequentemente, impede, dessa forma, a replicação viral.

Mecanismo de resistência

O principal mecanismo de resistência viral ao letermovir está associado a mutações nos genes do CMV responsáveis por codificar as subunidades da enzima terminase. Os genes responsáveis por essa função são os UL51, UL56 e UL89. Mutações acumuladas nesses genes estão associadas à resistência. Em ensaios clínicos realizados, observou-se que os pacientes que apresentaram falência da profilaxia possuíam variação genotípica que conferia resistência ao letermovir. Devido ao seu mecanismo de ação, não é observada resistência cruzada com outros antivirais.

Espectro de ação

O letemovir tem atividade antiviral exclusiva para o CMV, sem ação cruzada para outros vírus.

Efeitos adversos

Os efeitos adversos mais comuns são os gastrointestinais, como náuseas, diarreia e vômitos. Em relação à nefrotoxicidade, o aumento da creatinina sérica é considerado um evento pouco frequente. Reações de hipersensibilidade são descritas, mas também pouco frequentes, assim como disgeusia, cefaleia, vertigem, fibrilação atrial, espasmos musculares, fadiga, inapetência e edema periférico. Há descrição de leve aumento transitório de enzimas hepáticas, sem necessidade de suspensão da droga.

Farmacocinética e farmacodinâmica

Possui apresentações para via oral e endovenosa. Ao comparar os perfis de concentração plasmática *versus* tempo após absorção da droga, observou-se que a administração via oral e endovenosa são semelhantes. Sem relatos de que alimentos interfiram na absorção.

Apresenta boa concentração tecidual, principalmente no trato gastrointestinal, fígado e vias biliares. Entretanto, não atinge concentração adequada no SNC.

Até o momento, não foram realizados estudos em população com terapia substitutiva renal.

Interações medicamentosas

A ciclosporina aumenta o nível sérico de letermovir, inibindo a enzima OATP1B. Quando for necessário o uso concomitante, deve-se reduzir a dose do letermovir para 240 mg, uma vez ao dia.

Rifampicina, fenitoína, carbamazepina e fenobarbital podem reduzir o nível sérico do letermovir.

Voriconazol e varfarina podem reduzir o nível sérico do letermovir; dessa forma, o nível sérico deverá ser monitorado. Para dabigatrano, a interação pode reduzir sua eficácia.

O uso concomitante com ergotamínicos e pimozida é contraindicado pelo risco de prolongamento do intervalo QT e de *torsades de pointes*.

Aplicações clínicas

Atualmente é indicado para profilaxia de reativação do CMV em pacientes adultos com sorologia de CMV positiva, submetidos a transplante de medula óssea (TMO)

TABELA 4 Parâmetros farmacológicos do letermovir

Meia-vida média	12 h
Biodisponibilidade VO/IM	35 a 94% (VO)/não se aplica (IM)
Eliminação	Biliar e fezes
Parâmetro PK/PD	Sem dados
Ligação proteica	99%
Volume de distribuição	Alto
Nível terapêutico no SNC	Sem dados
Uso na gravidez	Sem dados (evitar uso)
Uso na lactação	Sem dados (evitar uso)
Ajuste hepático	Sim (não recomendado em Child-Pugh C)
Ajuste renal	Não
Ajuste à obesidade	Sem dados

IM: intramuscular; SNC: sistema nervoso central; VO: via oral.
Fonte: adaptada de Gilbert et al., 2022.

TABELA 5 Dose padrão do letermovir

Clearance de creatinina[1]	Dose recomendada
Sem ajuste	480 mg a cada 24 h

[1]ClCr: *clearance* calculado com Crockoft-Gault.
Fonte: adaptada de Gilbert et al., 2022.

TABELA 6 Formulações: letermovir

Representante	Apresentação	Via de administração	Reconstituição	Diluição	Diluente	Tempo de infusão	Outros	Recomendações VO	SNE/SNG/GTT	Referências
Letermovir	Comprimidos 240 e 480 mg	VO	Não se aplica	Não se aplica	Não se aplica	Não se aplica	Engolir o comprimido inteiro. Não dividir, triturar ou mastigar	Administrar com ou sem alimento	Sem dados	Bula do medicamento referência: Privymtra®

SNE/SNG/GTT: sonda nasoenteral/nasogástrica/gastrostomia; VO: via oral.

alogênico. Trata-se de uma excelente opção, em virtude da possibilidade de administração via oral, com posologia confortável, dose única diária, além da boa tolerância.

REFERÊNCIAS

Aitken SL, Zhou J, Ghantoji SS, Kontoyiannis DP, Jones RB, Tam VH, et al. Pharmacokinetics and safety of intravesicular cidofovir in allogeneic HSCT recipients. J Antimicrob Chemother. 2016;71(3):727-30.

Andrei G, Topalis D, de Schutter T, Snoeck R. Insights into the mechanism of action of cidofovir and other acyclic nucleoside phosphonates against polyoma and papillomaviruses and non-viral induced neoplasia. Antiviral Res. 2015;14:21-46.

Britt WJ, Prichard MN. New therapies for human cytomegalovirus infections. Antiviral Res. 2018;159:153-74.

Cadth. Service Line: cadth common drug review version: final clinical review report Cadth common drug review. Clinical Review Report. Letermovir (Prevymis). 2018.

CHMP. Annex I Summary of product characteristics [Internet]. 2009. Disponível em: https://www.ema.europa.eu/en/documents/product-information/vistide-epar-product-information_en.pdf. Acesso em 25 jun. 2022).

Cundy KC. Clinical pharmacokinetics of the antiviral nucleotide analogues cidofovir and adefovir. Clin Pharmacokinet. 1999;36(2):127-43.

de Clercq E. The holý trinity. The acyclic nucleoside phosphonates. Adv Pharmacol. 2013:67:293-316.

Frange P, Leruez-Ville M. Maribavir, brincidofovir and letermovir: efficacy and safety of new antiviral drugs for treating cytomegalovirus infections. Med Mal Infect. 2018;48:495-502.

Gilbert DN, Chambers HF, Saag MS, Pavia AT, Boucher HW, Sanford JP. The Sanford guide to antimicrobial therapy 2022. Sperryville: Antimicrobial Therapy, Inc.; 2022.

Harkensee C, Vasdev N, Gennery AR, Willetts IE, Taylor C. Prevention and management of BK-virus associated haemorrhagic cystitis in children following haematopoietic stem cell transplantation: a systematic review and evidence-based guidance for clinical management. Br J Haematol. 2008;142(5):717-31.

Kotton CN. Updates on antiviral drugs for cytomegalovirus prevention and treatment. Curr Opin Organ Transplant. 2019;24(4):469-75.

LiverTox: Clinical and research information on drug-induced liver injury [Internet]. Bethesda (MD): National Institute of Diabetes and Digestive and Kidney Diseases; 2012.

Melendez DP, Razonable RR. Letermovir and inhibitors of the terminase complex: a promising new class of investigational antiviral drugs against human cytomegalovirus. Infect Drug Resist. 2015;8:269-77.

Schneidewind L, Neumann T, Schmidt CA, Krüger W. Comparison of intravenous or intravesical cidofovir in the treatment of BK polyomavirus-associated hemorrhagic cystitis following adult allogeneic stem cell transplantation: a systematic review. Transpl Infect Dis. 2018;20(4):e12914 .

USA. FDA. Prevymis L. LiverTox [Internet]. Mechanism of injury drug class: antiviral agents other antiviral agents for herpes virus infections: product information representative trade names antiviral agents complete labeling product labeling at DailyMed, National Library of Medicine, NIH 2. Disponível em: https://www.accessdata.fda.gov/scripts/cder/daf/. Acesso em 20 dez. 2024.

Vere Hodge RA, Field HJ. Antiviral agents for herpes simplex virus. Adv Pharmacol. 2013:67:1-38.

35

Inibidores da integrase

Gabriel Trova Cuba
Jorge Salomão Moreira
Camila Rodrigues

INTRODUÇÃO

O desenvolvimento de inibidores da integrase (INI) representa um marco revolucionário no tratamento do vírus da imunodeficiência humana (HIV). Desde a aprovação do pioneiro INI, o raltegravir, em 2007, houve uma sequência de avanços substanciais e descobertas significativas, com notável eficácia na redução da carga viral, pouca toxicidade e consequente aumento da qualidade de vida para pessoas que convivem com o vírus.

Todos os medicamentos dessa classe atuam pelo bloqueio da atividade da enzima integrase do vírus, que é uma proteína essencial no ciclo de replicação do vírus do HIV, cuja função é integrar o material genético do vírus no DNA da célula hospedeira. A ação da integrase é um passo vital na disseminação do HIV porque permite a incorporação do DNA transcrito do RNAviral ao genoma da célula hospedeira. Essa inibição enzimática interrompe a replicação e a produção de novas partículas virais; com isso, haverá redução da carga viral no organismo e controle na progressão da doença.

Há várias gerações de INI, cada uma com sua eficácia e perfil de segurança próprios. Pertencem a essa classe: raltegravir, elvitegravir, dolutegravir e cabotegravir. Via de regra são usados em combinados com outros antirretrovirais a fim de maximizar a eficácia e reduzir o risco de resistência viral.

RALTEGRAVIR

Breve história

Foi a primeira droga em sua classe a ser aprovada pelo Food and Drug Administration (FDA), em 2007, para o tratamento de infecções causadas pelo HIV em combinação com outros agentes antirretrovirais. No Brasil, foi aprovada em 2008.

Efeitos adversos

Dor, distensão e desconforto abdominal, vômitos, constipação, dispepsia, flatulência, gastrite, doença de refluxo gastresofágico, boca seca e eructação.

Farmacocinética e farmacodinâmica

Após a ingestão oral, é absorvido pelo trato gastrointestinal, e a presença de alimentos não exerce impacto na absorção do medicamento. Tem curta meia-vida, que geralmente varia em torno de 9 horas. Isso impacta a frequência da administração, que geralmente requer duas doses diárias para manter níveis eficazes do medicamento no organismo.

Distribuído eficazmente no corpo, atinge concentrações terapêuticas no sangue e em tecidos relevantes. Destaca-se pela capacidade de atravessar a barreira hematoencefálica, o que é essencial para combater o HIV no sistema nervoso central (SNC), uma área onde o vírus pode persistir.

Sua metabolização é hepática, principalmente por meio da ação da enzima UGT1A1. A importância disso está na sua baixa suscetibilidade a interações com outros medicamentos, o que torna o raltegravir uma escolha favorável em terapias antirretrovirais combinadas sem comprometer sua eficácia. É principalmente excretado na bile e eliminado nas fezes.

Interações medicamentosas

A administração de antiácidos que contenham alumínio ou magnésio, bem como de inibidores de bomba de prótons, deve ser espaçada da dose do raltegravir, pela possibilidade de reduzir a absorção dos medicamentos antirretrovirais (ARV) com pelo menos 2 horas de intervalo.

O uso concomitante de cetoconazol pode aumentar os níveis sanguíneos de raltegravir, que pode ter a dose ajustada em alguns casos.

Medicamentos indutores enzimáticos, como a rifampicina, a fenitoína e a erva-de-são-joão, podem aumentar o metabolismo do raltegravir (reduz o nível sérico). Deve-se considerar dose maior de raltegravir ou troca do ARV.

Aplicações clínicas

Em setembro de 2008, o raltegravir foi indicado pelo Comitê Assessor para Terapia Antirretroviral em Adultos Infectados pelo HIV para uso no Programa Nacional de DST/aids. Dessa forma, no início do ano de 2009, o raltegravir começou a ser distribuído pelo Sistema Único de Saúde (SUS). Num primeiro momento, foi usado em pacientes que apresentavam quadro de falha virológica. Em 2017, o Ministério da Saúde

TABELA 1 Parâmetros farmacológicos do raltegravir

Meia-vida média	9 h
Biodisponibilidade VO/IM	Sem dados
Eliminação	Biliar
Parâmetro PK/PD	Sem dados
Ligação proteica	83%
Volume de distribuição	Alto
Nível terapêutico no SNC	Sim
Uso na gravidez	Categoria C
Uso na lactação	Não recomendada amamentação por mães HIV-positivas no Brasil
Ajuste hepático	Não
Ajuste renal	Não
Ajuste à obesidade	Sem dados

IM: intramuscular; SNC: sistema nervoso central; VO: via oral.
Fonte: adaptada de Gilbert et al., 2022.

TABELA 2 Dose padrão do raltegravir

Clearance de creatinina[1]	Dose recomendada
Sem ajuste	400 mg a cada 12 h

[1]ClCr: *clearance* calculado com Crockoft-Gault.
Fonte: adaptada de Gilbert et al., 2022.

TABELA 3 Formulações

Representante	Apresentação	Via de administração	Reconstituição	Diluição	Diluente	Tempo de infusão	Outros	Recomendações VO	SNE/SNG/GTT	Referências
Raltegravir	400 mg comprimido	VO	Não se aplica	Não se aplica	Não se aplica	Não se aplica	Não se aplica	Podem ser administrados com ou sem alimento	Triturar e dissolver em 20 mL de água	Bula do medicamento Literatura: Medicamentos na prática da Farmácia Clínica, 2013 UpToDate 2022

SNE/SNG/GTT: sonda nasoenteral/nasogástrica/gastrostomia; VO: via oral.

recomendou que os pacientes em uso de raltegravir alterassem o esquema, quando possível, para dolutegravir, devido à maior potência e barreira genética. A partir de 2021, a formulação de raltegravir granulado para suspensão oral no tratamento de crianças expostas ou vivendo com HIV foi incluída como opção terapêutica entre crianças e adolescentes com faixa etária entre 2 e 12 anos.

DOLUTEGRAVIR

Breve história

Foi o primeiro medicamento da segunda geração dessa classe a ser aprovado pelo FDA em 2013 e incluído nos Protocolos Clínicos e Diretrizes Terapêuticas (PCDT) em 2017, no Brasil.

Mutações no códon 148 associadas a mutações secundárias podem levar a redução de eficácia do dolutegravir (DTG).

Efeitos adversos

Mais comuns: náuseas, cefaleia e insônia. Podem ocorrer elevações de aspartato aminotransferase (AST) e creatina fosfoquinase (CPK), além de ganho ponderal. Efeitos adversos neuropsiquiátricos são raros, mas há relatos de aumento de ansiedade.

Farmacocinética e farmacodinâmica

Boa biodisponibilidade oral, e a ingestão pode ser feita com ou sem alimentos. Entretanto, a absorção é prejudicada se ingerida concomitantemente a cátions bivalentes ou trivalentes. O tempo de meia-vida varia entre 11 e 12 horas.

Seu metabolismo é hepático, majoritariamente conjugado pela glucuronil-transferase e, em menor quantidade, metabolizado via CYP3A4. Não houve diferenças de exposição em pacientes com hepatopatia leve ou moderada (Child-Pugh classe A ou B), porém não há informações para hepatopatias graves (Child-Pugh classe C) e se sugere cautela no uso.

Pela baixa depuração renal e altos níveis de ligação proteica, não há necessidade de ajuste de dose em pacientes com insuficiência renal. No entanto, as concentrações de DTG podem estar reduzidas na insuficiência renal grave, e isso pode afetar pacientes que apresentem exposição e mutações prévias aos INI.

É responsável por uma inibição não patológica do transportador de cátions orgânicos tipo 2 (OCT2) nos túbulos renais proximais, o que pode gerar aumento da creatinina sem traduzir piora da função renal.

Interações medicamentosas

As interações mais comuns e que requerem ajuste de dose ocorrem com rifampicina, fenitoína, fenobarbital e carbamazepina. Por outro lado, o uso concomitante com oxacarbamazepina, dofetilida e pilsicainida é proscrito.

É esperado que haja aumento da concentração de metformina na coadministração, assim pode haver necessidade de ajuste do antidiabético.

Aplicações clínicas

É utilizado no tratamento do HIV-1 e HIV-2 em associação com outros antirretrovirais, usualmente da classe dos inibidores da transcriptase reversa análogos de nucleosídeos (ITRNN) ou inibidores de protease (IP), e constitui o esquema padrão do PCDT atual. Em virtude de sua alta potência e barreira genética, pode ser utilizado em pacientes virgens de tratamento ou experimentados.

Atualmente possui autorização para uso em gestantes de qualquer idade gestacional e lactantes. Na faixa etária pediátrica está liberado a partir dos 6 anos de idade.

TABELA 4 Parâmetros farmacológicos do dolutegravir

Meia-vida média	11 a 12 h
Biodisponibilidade VO/IM	Sem dados
Eliminação	Metabolização
Parâmetro PK/PD	Sem dados
Ligação proteica	> 99%
Volume de distribuição	Intermediário
Nível terapêutico no SNC	Sim
Uso na gravidez	Categoria C
Uso na lactação	Não recomendada amamentação por mães HIV-positivas no Brasil
Ajuste hepático	Não (sem dados para pacientes com disfunção Child-Pugh C)
Ajuste renal	Não
Ajuste à obesidade	Sem dados

IM: intramuscular; SNC: sistema nervoso central; VO: via oral.
Fonte: adaptada de Gilbert et al., 2022.

TABELA 5 Dose padrão do dolutegravir

Clearance de creatinina[1]	Dose recomendada
Sem ajuste	50 mg a cada 24 h Exceto se coadministrado com efavirenz, rifampicina, fenitoína, carbamazepina e fenobarbital (dose de 50 mg a cada 12 h)

[1]ClCr: *clearance* calculado com Crockoft-Gault.
Fonte: adaptada de Gilbert et al., 2022.

TABELA 6 Formulações

Representante	Apresentação	Via de administração	Reconstituição	Diluição	Diluente	Tempo de infusão	Outros	Recomendações VO	SNE/SNG/GTT	Referências
Dolutegravir	50 mg comprimido revestido	VO	Não se aplica	Não se aplica	Não se aplica	Não se aplica	Não se aplica	Pode ser administrado com ou sem alimento	Triturar e dissolver em 20 mL de água. Pausar a dieta 1 hora antes da administração	Bula do medicamento: Tivicay® UpToDate 2022

SNE/SNG/GTT: sonda nasoenteral/nasogástrica/gastrostomia; VO: via oral.

BICTEGRAVIR

Breve história

Disponível em pílula coformulada com emtricitabina e tenofoviralafenamida (TAF). Em 2018, foi aprovado para pacientes adultos e pediátricos pelo FDA e pela Agência Nacional de Vigilância Sanitária (Anvisa), porém ainda não incorporado ao SUS.

Mecanismo de ação

O bictegravir (BIC) atua pela inibição da enzima integrase do HIV-1 e HIV-2, responsável por anexar o DNA viral ao genoma humano no núcleo celular. A emtricitabina (FTC) é um medicamento da classe dos ITRN e um análogo nucleosídeo da 2'-deoxicitidina. Seu produto ativo inibe a atividade da transcriptase reversa (TR) do HIV-1, concorrendo pela ligação direta com o nucleotídeo de DNA, o que leva à terminação da cadeia de DNA. O tenofoviralafenamida (TAF) é um ITRN e um pró-fármaco fosfonoamidato do tenofovir (TDF) que realiza a inibição do nucleotídeo da TR.

Efeitos adversos

É muito bem tolerado. Os eventos mais comuns são diarreia, náuseas e cefaleia. Eventos neuropsiquiátricos são incomuns. Em relação ao ganho de peso, foi semelhante ao dolutegravir.

Farmacocinética e farmacodinâmica

Assim, como outros INI, a absorção pode diminuir com a coadministração de outros cátions polivalentes (alumínio e cálcio). Dados são insuficientes para seu uso em gestantes.

Metabolizado pelo citocromo P450 3A4 (CYP3A4) e uridina difosfatoglucuronosil-transferase 1A1 (UGT1A1).

Interações medicamentosas

Como é metabolizado pelo citocromo P450, pode ser afetado pelo uso de outros indutores ou inibidores da CYP3A4 e UGT1A1. Rifampicina ou outras rifamicinas podem diminuir as concentrações plasmáticas do BIC.

Aplicações clínicas

No Brasil, o Biktarvy® (BIC/FTC/TAF) foi aprovado pela Anvisa, em 2018, para o tratamento de pacientes adultos e pediátricos (≥ 6 anos e com peso corporal ≥ 25 kg) com infecção pelo HIV-1 sem evidências presentes ou passadas de resistência à classe dos INI, FTC ou TDF. Ainda não disponível no Brasil.

Não deve ser indicado às gestantes, por falta de estudos clínicos.

TABELA 7 Parâmetros farmacológicos do bictegravir

Meia-vida média	16 a 18 h
Biodisponibilidade VO/IM	> 70%
Eliminação	Metabolização/fezes
Parâmetro PK/PD	Sem dados
Ligação proteica	> 99%
Volume de distribuição	Sem dados
Nível terapêutico no SNC	Sem dados
Uso na gravidez	Sem dados
Uso na lactação	Não recomendada amamentação por mães HIV-positivas no Brasil
Ajuste hepático	Sem dados
Ajuste renal	Não recomendado uso para ClCr < 30 mL/min
Ajuste à obesidade	Sem dados

IM: intramuscular; SNC: sistema nervoso central; VO: via oral.
Fonte: adaptada de Gilbert et al., 2022

TABELA 8 Dose padrão do bictegravir

Clearance de creatinina[1]	Dose recomendada
Sem ajuste	50 mg a cada 24 h (Disponível somente na coformulação com tenofovir alafenamida (TAF) e emtricitabina (FTC))

[1]ClCr: *clearance* calculado com Crockoft-Gault.
Fonte: adaptada de Gilbert et al., 2022.

TABELA 9 Formulações

Representante	Apresentação	Via de administração	Reconstituição	Diluição	Diluente	Tempo de infusão	Outros	Recomendações VO	SNE/SNG/GTT	Referências
Bictegravir – somente em coformulação	Bictegravir/entricitabina/tenofovir alafenamida. Comprimidos revestidos 50 mg/ 200 mg/ 25 mg	VO	Não se aplica	Não se aplica	Não se aplica	Não se aplica	Não se aplica	Pode ser administrado com ou sem alimentos	Sem dados na literatura	Bula do medicamento: Biktarvy®

SNE/SNG/GTT: sonda nasoenteral/nasogástrica/gastrostomia; VO: via oral.

CABOTEGRAVIR

Breve história

É um INI de segunda geração que se destaca pelo tempo de meia-vida alto.

Farmacocinética e farmacodinâmica

Apresenta formulações orais e parenterais com elevada potência e baixa solubilidade aquosa, o que permite que sua administração endovenosa seja feita com um volume de líquido pequeno (3 mL) em fórmula de nanopartículas administrada como formulação injetável de longa duração. O cabotegravir oral tem a meia-vida mais longa entre os INI (38,8 horas), e quando administrado por via intramuscular a meia-vida é excepcionalmente longa e variável (estimada entre 2,3 e 14,7 semanas).

Aplicações clínicas

Recentemente, o cabotegravir mostrou superioridade quando comparado ao esquema de tenofovir mais emtricitabina para profilaxia pré-exposição para HIV em homens que fazem sexo com homens e mulheres transgênero. Uma fase de ataque com a medicação em administração oral por cinco semanas precede a administração intramuscular, a cada oito semanas.

No exterior, existe aprovação do regime cabotegravir com rilpivirina para tratamento de pessoas que vivem com HIV em formulação injetável intramuscular de longa duração. Nesse caso, também é necessária uma fase inicial de tratamento oral antecedendo a aplicação intramuscular. A frequência do cabotegravir é diferente do regime de profilaxia pré-exposição (PrEP), com periodicidade mensal; esta última indicação foi recentemente aprovada pela Anvisa.

TABELA 10 Parâmetros farmacológicos do cabotegravir

Meia-vida média	IM: 2,3 a 14,7 semanas VO: 38,8 h
Biodisponibilidade VO/IM	Sem dados
Eliminação	Metabolização/fezes/urina
Parâmetro PK/PD	Sem dados
Ligação proteica	> 99%
Volume de distribuição	Sem dados
Nível terapêutico no SNC	Sem dados
Uso na gravidez	Sem dados
Uso na lactação	Não recomendada amamentação por mães HIV-positivas no Brasil
Ajuste hepático	Não deve ser ajustado para Child-Pugh A e B (sem dados em Child-Pugh C)
Ajuste renal	Não (maior vigilância em pacientes com ClCr < 15 mL/min)
Ajuste à obesidade	Sem dados

IM: intramuscular; SNC: sistema nervoso central; VO: via oral.
Fonte: adaptada de Gilbert et al., 2022

TABELA 11 Formulações

Representante	Apresentação	Via de administração	Reconstituição	Diluição	Diluente	Tempo de infusão	Outros	Recomendações VO	SNE/SNG/GTT	Referências
Cabotegravir	600 mg/3 mL	IM	Não se aplica	Não se aplica	Não se aplica	Não se aplica	Não se aplica	Não se aplica	Não se aplica	FDA *web site* (7 jan 2023)

IM: intramuscular; SNE/SNG/GTT: sonda nasoenteral/nasogástrica/gastrostomia; VO: via oral.

REFERÊNCIAS

Agência Nacional de Vigilância Sanitária (Anvisa). Parecer público de avaliação do medicamento – consulta/aprovação – biktarvy [Internet]. 2020. Disponível em: https://consultas.anvisa.gov.br/#/medicamentos/25351036239201987/?nomeProduto%0A=biktarvy%0A. Acesso em 20 dez. 2024.

Department of Health and Human Services. Panel on antiretroviral guidelines for adults and adolescents. guidelines for the use of antiretroviral agents in adults and adolescents with HIV. Disponível em: https://clinicalinfo.hiv.gov/en/guidelines/adult-and-adolescent-arv (acesso 20 jun 2022).

Gilbert DN, Chambers HF, Saag MS, Pavia AT, Boucher HW, Sanford JP. The Sanford guide to antimicrobial therapy 2022. Sperryville: Antimicrobial Therapy, Inc.; 2022.

Kovač L, Časar Z. A literature review of the patente application publications on cabotegravir – an HIV integrases trand transferinhibitor. Expert OpinTher Pat. 2020;30(3):195-208.

Miguel R, Montejano R, Stella-Ascariz N, Arribas JR. A safety evaluation of raltegravir for the treatment of HIV. Expert Opin Drug Saf. 2018;17(2):217-23.

Osterholzer DA, Goldman M. Dolutegravir: a next-generation integrase inhibitor for treatment of HIV infection. Clin Infect Dis. 2014;59(2):265-71.

Podany AT, Scarsi KK, Pham MM, Fletcher CV. comparative clinical pharmacokinetics and pharmacodynamics of HIV-1 integrase strand transfer inhibitors: an updated review. Clin Pharmacokinet. 2020;59(9): 1085-107.

Santos MLA, Albuquerque MG, Brito MA. Integrase: um alvo terapêutico importante no combate à infecção HIV/Aids. Rev Virtual Quim. 2014,6(4):937-54.

Scarsi KK, Havens JP, Podany AT, Avedissian SN, Fletcher CV. HIV-1 integrase inhibitors: a comparative review of efficacy and safety. Drugs. 2020;80(16):1649-76.

Tsiang M, Jones GS, Goldsmith J, Mulato A, Hansen D, Kan E, et al. Antiviral activity of bictegravir (gs-9883), a novel potent hiv-1 integrase strand transfer inhibitor with an improved resistance profile. Antimicrob Agents Chemother. 2016;60(12).

U.S. Food and Drug Administration (FDA). Biktarvy® (bictegravir, emtricitabine, and tenofovir alafenamide). 2019.

U.S. Food and Drug Administration (FDA). Descovyemtricitabine /tenofoviralafenamide [Bula]. 2017.

SEÇÃO VI

Antirretrovirais

36

Inibidores de protease

Karim Yaqub Ibrahim
Mariane Taborda
Camila Sunaitis Donini

INTRODUÇÃO

O ciclo de replicação do vírus da imunodeficiência humana (HIV) depende, sobretudo, da atividade de algumas enzimas virais oriundas de seus três principais genes: gag, env, pol.

O pol é o codificador da transcriptase reversa, ribonuclease H, integrase e protease, e tem a função de promover a clivagem dos precursores poliproteicos, liberando proteínas estruturais e enzimas necessárias para a junção das partículas virais infectantes.

Os inibidores de protease (IP) agem por meio da mimetização das poliproteínas e tem uma forte afinidade pelo sítio ativo da protease do HIV, inibindo sua atividade catalítica (Figura 1A). Para que ocorra tal inibição viral, é necessário que a concentração de IP nos tecidos seja superior ao substrato natural (protease viral). Assim, os IP, ao inibirem essa enzima, impedem a clivagem das poliproteínas e glicoproteínas do vírus, não obtendo a formação de novos vírus viáveis, que provocariam a infecção de novas células TCD4+. Na segunda metade da década de 1990, após sua descoberta, foram muito utilizados, o que modificou a evolução natural do HIV. No entanto, devido aos diversos eventos adversos, sobretudo a longo prazo, junto com o advento de novas classes de drogas com menos efeitos colaterais, como os inibidores da integrase (INI), os IP têm sido menos utilizados, principalmente como drogas de primeira linha.

Os primeiros IP a serem utilizados foram saquinavir, indinavir e ritonavir, seguidos de nelfinavir, lopinavir, atazanavir, amprenavir, fosamprenavir, tipranavir e darunavir. Atualmente, os dois inibidores mais utilizados em adultos são: atazanavir e darunavir. Junto a eles, o ritonavir, que, apesar de não ter finalidade antirretroviral, tem ação coadjuvante ao elevar o nível sérico do outro inibidor de protease utilizado no esquema recomendado, ou seja, age como *booster*, evitando o uso de doses maiores de IP, o que aumenta o risco de toxicidade.

RITONAVIR

Breve história

O ritonavir foi um dos três primeiros IP a ser utilizado na dosagem de 600 mg, duas vezes ao dia (12 comprimidos/dia), para se

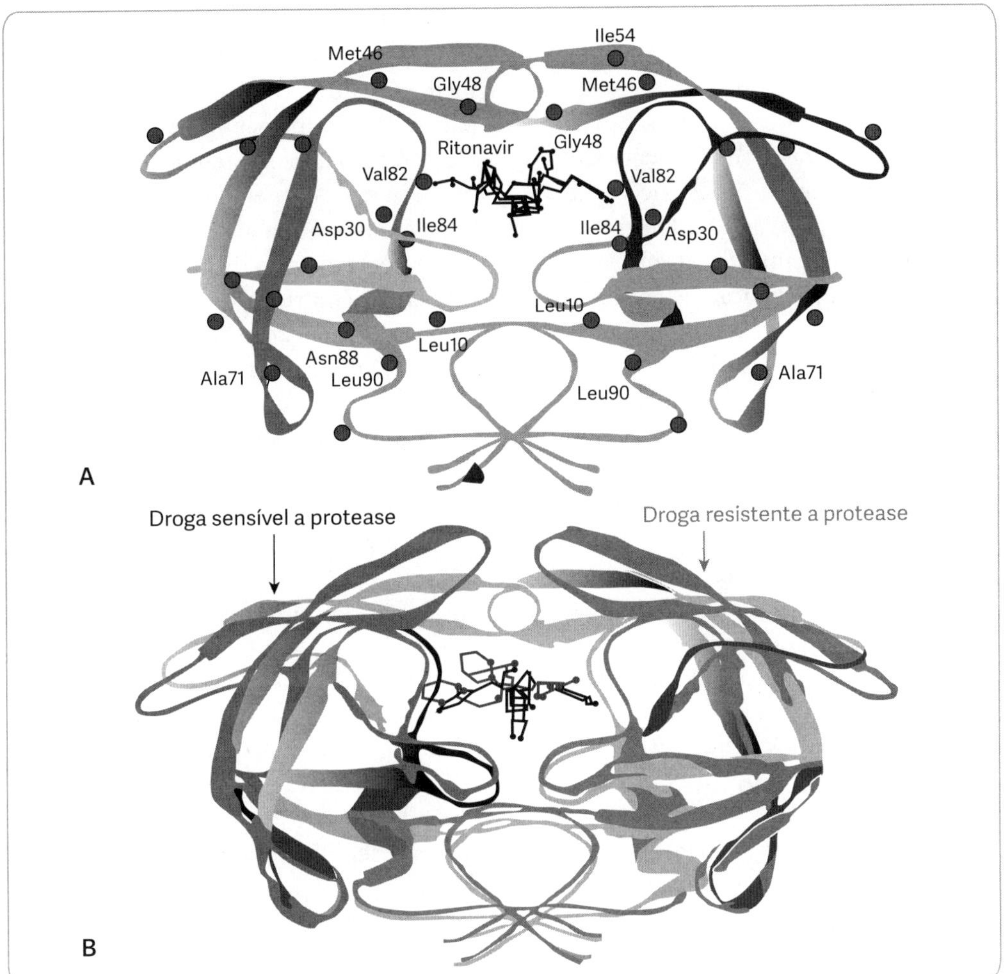

FIGURA 1 A: o ritonavir liga-se ao sítio da enzima protease de vírus selvagem; B: liga-se ao sítio da enzima protease de vírus com resistência ao ritonavir e seus homólogos.

obter o efeito de inibir a protease. No entanto, atualmente é usado para potencializar a ação dos demais INI usados na associação em baixas doses para potencializar os efeitos dos IP por meio da inibição do metabolismo via enzima citocromo P4503A4.

Mecanismo de ação

Age por mimetização das poliproteínas virais, que têm maior afinidade pelo sítio ativo da protease do HIV que a própria protease viral, e, assim, inibe sua atividade catalítica.

Suas mutações primárias e secundárias ocorrem nos mesmos códons de outros inibidores, como saquinavir e indinavir, ou seja, quando ocorria resistência ao ritonavir, esses outros dois IP tinham o efeito reduzido, a depender do número e de quais mutações ocorridas (Figura 1B). Uma vez estabelecidas, elas não são reversíveis.

Efeitos adversos

Os principais efeitos colaterais são digestivos, como náuseas, vômitos e diarreia. Pode também apresentar alterações laboratoriais, como aumento de triglicérides, colesterol, transaminases e ácido úrico.

Conforme o tempo de uso, observou-se alteração na redistribuição de gordura corporal, obesidade, aumento de gordura dorsocervical (corcunda de búfalo), emagrecimento das extremidades, ginecomastia e aparência cushingoide.

Farmacocinética e farmacodinâmica

Disponível em duas formulações orais: cápsulas e solução. A biodisponibilidade é alta e aumenta quando ingerido com os alimentos. Tem alta ligação proteica e meia-vida em torno de 3 a 5 horas.

Interações medicamentosas

Interage com uma série de medicamentos de diversas classes, reduzindo ou aumentando o nível sérico da outra droga. Observou-se que o ritonavir é extensamente metabolizado pelo sistema do citocromo hepático P450, principalmente pela isoenzima CYP3A e em menor extensão pela CYP2D6. O ritonavir tem metabolização e eliminação predominantemente hepática. Logo, o uso em portadores de insuficiência hepática moderada e grave deve ser sopesado, assim como nos casos de portadores de hepatite B e/ou C, outras doenças do fígado preexistentes, nos casos de elevações de transaminases em 5 vezes ou mais o limite superior da normalidade; hepatite clínica e icterícia já ocorreram em pacientes recebendo somente ritonavir e em combinação com outros IP.

Aplicações clínicas

A primeira aplicação clínica, que já foi abandonada, foi por sua ação antirretroviral direta. A segunda é como *booster* de outros IP, o que reduziu a dose diária, logo, melhor adesão.

Pode ser utilizado em maiores de 1 mês de idade.

TABELA 1 Parâmetros farmacológicos do ritonavir

Meia-vida média	3 a 5 h
Biodisponibilidade VO/IM	> 65%
Eliminação	Metabolização
Parâmetro PK/PD	Sem dados
Ligação proteica	99%
Volume de distribuição	Alto
Nível terapêutico no SNC	Não
Uso na gravidez	Categoria B
Uso na lactação	Não recomendada amamentação por mães HIV-positivas no Brasil
Ajuste hepático	Sem dados
Ajuste renal	Sem dados
Ajuste à obesidade	Sem dados

IM: intramuscular; SNC: sistema nervoso central; VO: via oral.
Fonte: adaptada de Gilbert et al., 2022.

TABELA 2 Formulações

Representante	Apresentação	Via de administração	Reconstituição	Diluição	Diluente	Tempo de infusão	Outros	Recomendações VO	SNE/SNG/GTT	Referências
Ritonavir	Comprimidos revestidos de 100 mg	VO	Não se aplica	Não se aplica	Não se aplica	Não se aplica	Não se aplica	Norvir (ritonavir) comprimido revestido deve ser administrado VO, com alimentos	Triturar, diluir e administrar imediatamente em 20 mL de água	Bula do medicamento: Nrvir Guia de Medicamentos Enterais Hospital Sírio-Libanês

SNE/SNG/GTT: sonda nasoenteral/nasogástrica/gastrostomia; VO: via oral.

LOPINAVIR

Breve história

Aprovado pelo Food and Drug Administration (FDA) e pela Agência Nacional de Vigilância Sanitária (Anvisa) em 2000 e, em 2001, pela Agência Europeia de Medicamentos (EMA). Foi o primeiro IP desenvolvido para ser usado em coformulação com ritonavir.

Mecanismos de ação

É um peptídeo que se liga no sítio catalítico da protease viral e bloqueia a clivagem dos precursores das proteínas virais, impedindo a maturação das partículas virais.

Mecanismos de resistência

Apresenta elevada barreira genética em pacientes *naïve*. O acúmulo de 3 ou mais mutações na protease viral favorece a resistência. As principais mutações associadas à falha virológica são: K20M/R, F53L, V82A, I54V, M46I/L. As seguintes mutações levam à redução da sensibilidade à droga: L10F/I/R/V, L24I, L33F, M36I, I54L/T, L63P, A71I/L/T/V, V82F/T, I84V e L90M. Resistência cruzada com outros IP pode ocorrer nas posições 54 e 82, especificamente ao atazanavir (ATV); foi vista com as mutações V32I, M461I/L, I47V, I50V.

Efeitos adversos

- Depressão do sistema nervoso central (SNC): pode aparecer de 1 a 6 dias após o início em pacientes prematuros, com baixo peso ou menores de 14 dias de idade.
- Gastrointestinais: diarreia, náuseas e vômitos; crianças podem apresentar náuseas e obstipação. Também pode causar pancreatite, hiperglicemia, dislipidemia, aumento do risco cardiovascular, lipodistrofia, *rash* cutâneo, sangramento em pacientes hemofílicos, aumento do intervalo PR e QT.
- Hepatotoxicidade: não parece haver reação cruzada com outros IP. A elevação leve de transaminases é comum, moderada a grave em 3 a 10% dos pacientes, normalmente de forma assintomática e com reversão espontânea mesmo mantendo a droga; monitorar em pacientes coinfectados por HBV e HCV. Insuficiência hepática aguda: evento raro e, geralmente, autolimitado, que ocorre entre 1 e 8 semanas após o início da droga, manifestando dano hepatocelular, colestático ou misto. Exacerbação de HBV ou HCV: normalmente entre 2 e 12 meses, manifesta-se como dano hepatocelular e aumento de carga viral do vírus concomitante, o que pode levar à insuficiência hepática aguda ou progressão de doença hepática para cirrose.

Farmacocinética e farmacodinâmica

Disponibilizada em comprimidos e solução oral, deve ser ingerida com alimentos para aumento de biodisponibilidade, além de ser mantida refrigerada. No caso de comprimidos, podem ser ingeridos com ou sem alimentos. O uso concomitante com ritonavir aumenta a concentração e prolonga a meia-vida. Insolúvel em água, com 98% de ligação a proteínas.

Apresentam alta penetração no SNC. Sua metabolização é hepática pelo citocromo P450 e a excreção principalmente fecal, com mínima eliminação renal.

Interações medicamentosas

Potencial interação devido à inibição de enzimas metabolizadoras, principalmente CYP3A4. Contraindicações/não recomendados: rifampicina, rifapentina, sildenafila, midazolam, triazolam, eplerenona, alfuzosina, dronedarona, elbasvir, grazoprevir, glecaprevir, pibremtasvir, voxilaprevir, ombitasvir, simeprevir, ranolazina, ivabradina, colchicina, lomitapida, carbamazepina, fenobarbital, fenitoína, bedaquilina, disulfiram, voriconazol, metronidazol, derivados de ergot, salmeterol, cisaprida, sinvastatina, lovastatina, ranolazina, rivaroxabana, clopidogrel, ticagrelor, pimozida, lurasidona, pimavanserin, ziprasidona, apalutamida e erva-de-são-joão.

Aplicações clínicas

Atualmente, no Brasil, é indicado como um antirretroviral possível em esquemas alternativos para tratamento de crianças de 14 dias até 6 anos, pela segurança e eficácia.

Em pacientes experimentados, o estudo *Titan* mostrou superioridade de DRV/r sobre LPV/r para supressão virológica e sugere que em pacientes com uma ou mais mutações na protease seja trocado LPV por DRV. Outros estudos mostraram que em pacientes com 4 ou mais mutações não houve diferença na redução de carga viral em pacientes com ATV ou LPV.

TABELA 3 Parâmetros farmacológicos do lopinavir

Meia-vida média	7 h
Biodisponibilidade VO/IM	Sem dados
Eliminação	Metabolização/fezes
Parâmetro PK/PD	Sem dados
Ligação proteica	> 99%
Volume de distribuição	Intermediário
Nível terapêutico no SNC	Sim
Uso na gravidez	Categoria C
Uso na lactação	Não recomendada amamentação por mães HIV-positivas no Brasil
Ajuste hepático	Não
Ajuste renal	Não
Ajuste à obesidade	Sem dados

IM: intramuscular; SNC: sistema nervoso central; VO: via oral.
Fonte: adaptada de Gilbert et al., 2022.

TABELA 4 Dose padrão do lopinavir

Clearance de creatinina[1]	Dose recomendada
Sem ajuste	400 mg a cada 12 h Coformulação com ritonavir

[1]ClCr: *clearance* calculado com Crockoft-Gault.
Fonte: adaptada de Gilbert et al., 2022

TABELA 5 Formulações

Representante	Apresentação	Via de administração	Reconstituição	Diluição	Diluente	Tempo de infusão	Outros	Recomendações VO	SNE/SNG/GTT	Referências
Lopinavir	Lopinavir + ritonavir: 200 mg + 50 mg comprimido revestido 80 mg/mL + 20 mg/mL solução oral (frasco 160 mL)	VO; via sonda	Não se aplica	Não se aplica	Não se aplica	Não se aplica	A dose única diária é uma alternativa à terapia convencional de 2 comprimidos 2×/dia O médico decidirá se a dose recomendada deve ser tomada 1×/dia ou dividida em 2 tomadas diárias	Os comprimidos revestidos podem ser tomados com ou sem alimentação; a solução oral deve ser administrada com alimento	Administrar a solução oral. No momento da administração, pausar a dieta enteral	Bula do medicamento referência: Kaletra® Bula do medicamento: Cristália Produtos Químicos Farmacêuticos Ltda: Lopinavir + ritonavir (comprimido 200 + 50 mg) Literatura: Medicamentos na Prática da Farmácia Clínica 2013

SNE/SNG/GTT: sonda nasoenteral/nasogástrica/gastrostomia; VO: via oral.

ATAZANAVIR

Breve história

Aprovado em 2003 pelo FDA e pela Anvisa, e em 2004 pela EMA. Inicialmente era usado sem combinação com *booster*, mas ensaios clínicos posteriores mostraram melhor resposta virológica e imunológica, além de aumento da barreira genética quando associado com ritonavir.

Mecanismos de ação

É um azapeptídeo que se liga no sítio catalítico da protease viral, bloqueia a clivagem dos precursores das proteínas virais, impedindo a maturação das partículas virais.

Mecanismos de resistência

Apresenta elevada barreira genética. Em geral, são necessárias três mutações maiores de IP para configurar resistência. Falha virológica foi vista na presença das seguintes mutações da protease viral: I50L, A71V, I84V, L90M, M46I ou N88S/D.

Efeitos adversos

- Aumento do intervalo PR: pouco comum, exceto em pacientes com prévia alteração de condução ou se associado a outras substâncias que prolonguem PR; baixo risco cardiovascular em comparação com outros IP.
- Trato gastrintestinal e geniturinário: náuseas, vômitos e diarreia, que geralmente

melhoram com o tempo de uso da medicação, menos frequente do que com lopinavir/ritonavir; nefrolitíase; nefrotoxicidade; maior risco para perda de função renal, na associação com tenofovir desoproxila, em pacientes com disfunção renal prévia, como hipertensos, diabéticos ou coinfectados por HCV; colelitíase; dislipidemia; lipodistrofia; *rash* cutâneo; hiperglicemia.

- Hepatotoxicidade: não parece haver reação cruzada com outros IP. Elevação leve ou moderada de transaminases e fosfatase alcalina, normalmente assintomáticos e com reversão espontânea mesmo mantendo a droga, sendo alguns casos elevações mais expressivas; monitorar em pacientes coinfectados por HBV e HCV.
- Hiperbilirrubinemias em outros sinais de insuficiência hepática: elevação de bilirrubina indireta em cerca de 50% dos pacientes, com icterícia em cerca de 10%, causada pela inibição da UDP-glucuronil transferase (enzima hepática responsável pela conjugação da bilirrubina); acontece em quase 50% das crianças.
- Insuficiência hepática aguda: evento raro e idiossincrático que ocorre entre 1 e 12 semanas após o início da ingestão da droga, manifestando dano hepatocelular, colestático ou misto, associado ou não com febre, *rash* cutâneo e eosinofilia; normalmente autolimitado e ocorre principalmente em pessoas com doença hepática prévia.
- Exacerbação de HBV ou HCV: normalmente ocorre entre 2 e 12 meses, manifesta-se como dano hepatocelular e aumento de carga viral do vírus concomitante, podendo ser grave e fatal.

Farmacocinética e farmacodinâmica

Rapidamente absorvido após ingestão oral, atinge concentração máxima após 3 horas. Tem absorção dependente do pH gástrico, por isso deve ser ingerido com alimentos, mas terá redução da absorção se usado concomitantemente com antiácidos, inibidor de bomba de prótons (IBP) e bloqueador-H2. Pode ser usado 2 horas antes ou após antiácidos ou bloqueador-H2 e após 12 horas de IBP. Sua distribuição tecidual, em geral, é baixa e variável, com baixa concentração no SNC.

O uso concomitante com ritonavir aumenta a concentração e prolonga a meia-vida. Apresenta metabolização hepática pelo citocromo P450 com eliminação principalmente por via biliar e pequena excreção renal.

Não deve ser usado em pessoas que realizam hemodiálise e em paciente com cirrose hepática Child-Pugh C.

Interações medicamentosas

- Potencial interação devido à inibição de enzimas metabolizadoras, principalmente CYP3A4.
- Contraindicações/não recomendados: rifampicina, rifapentina, sildenafil, midazolam, eplerenona, alfuzosina, quinidina, irinotecano, bepridil, derivados de ergot, cisaprida, grazoprevir, glecaprevir, pibrentasvir, sinvastatina, lovastatina, lomitapida, pimozida, lurasidona e erva-de-são-joão.

Aplicações clínicas

Atualmente ATV/r é recomendado como segunda linha no esquema ARV para profilaxia pós-exposição e/ou tratamento.

TABELA 6 Parâmetros farmacológicos do atazanavir

Meia-vida média	7 h
Biodisponibilidade VO/IM	Sem dados
Eliminação	Metabolização/biliar
Parâmetro PK/PD	Sem dados
Ligação proteica	86%
Volume de distribuição	Alto
Nível terapêutico no SNC	Intermediário
Uso na gravidez	Categoria B
Uso na lactação	Não recomendada amamentação por mães HIV-positivas no Brasil
Ajuste hepático	Não (contraindicado o uso em Child-Pugh C)
Ajuste renal	Não (contraindicado em pacientes sob hemodiálise)
Ajuste à obesidade	Sem dados

IM: intramuscular; SNC: sistema nervoso central; VO: via oral.
Fonte: adaptada de Gilbert et al., 2022.

TABELA 7 Dose padrão do atazanavir

Clearance de creatinina[1]	Dose recomendada
Sem ajuste	400 mg a cada 24 h (se não for coformulado com ritonavir) 300 mg a cada 24 h (se for coformulado com ritonavir)

[1]ClCr: *clearance* calculado com Crockoft-Gault.
Fonte: adaptada de Gilbert et al., 2022.

TABELA 8 Formulações

Representante	Apresentação	Via de administração	Reconstituição	Diluição	Diluente	Tempo de infusão	Outros	Recomendações VO	SNE/SNG/GTT	Referências
Atazanavir	200 mg cápsula gelatinosa dura 300 mg cápsula gelatinosa dura	Via oral	Não se aplica	Não se aplica	Não se aplica	Não se aplica	Cada cápsula contém 227,79 mg de sulfato de atazanavir, equivalente a 200 mg de atazanavir base. Cada cápsula contém 341,69 mg de sulfato de atazanavir, equivalente a 300 mg de atazanavir base. Sulfato de atazanavir deverá ser utilizado durante a gravidez somente se o benefício potencial justificar o risco potencial	Administrar com as refeições	Para segurança e eficácia, o medicamento não deve ser administrado por vias não recomendadas. A administração deve ser somente VO	Bula do medicamento (Farmanguinhos): Sulfato de atazanavir – Cápsula gelatinosa dura 200 mg e 300 mg. Literatura: Medicamentos da Prática da Farmácia Clínica, 2013 UpToDate: https://www.uptodate.com/contents/atazanavir-drug-information?search=atazanavir&source=panel_search_result&selectedTitle=1~102&usage_type=panel&kp_tab=drug_general&display_rank=1#F137332

SNE/SNG/GTT: sonda nasoenteral/nasogástrica/gastrostomia; VO: via oral.

DARUNAVIR

Breve história

Aprovado pelo FDA em 2006, foi classificado como IP de segunda geração. Reservado inicialmente para terapias de resgate em pacientes que apresentavam falha durante terapia ART no Brasil, disponível no SUS desde 2008.

Mecanismo de ação

Trata-se de um inibidor da dimerização e da atividade catalítica da protease do HIV-1, inibe seletivamente a clivagem das poliproteínas gag-pol codificadas do HIV em células infectadas pelo vírus, prevenindo a formação de partículas virais infecciosas maduras.

Apresenta resistência aos efeitos das mutações associadas com resistência (RAM) aos INI e não inibe nenhuma das 13 proteases celulares humanas testadas.

Mecanismos de resistência

O desenvolvimento de resistência *in vivo* depende principalmente de três fatores:

1. Concentração sérica da droga suficiente para sua ação inibitória.
2. Nível de resistência conferida por 1 ou múltiplas mutações virais (*major* - I50V, I54M, L76V e I84V; *minor* - V11I, V32I, L33F, I47V, I54L, G73S e L89V).
3. Influência das mutações de resistência no *fitness* viral.

Na classe de IP, o número de mutações necessárias para conferir resistência aumenta, de acordo com o aumento da concentração sérica da droga; dessa forma o nível sérico de medicamento é um parâmetro importante para determinar a barreira genética à resistência.

Há duas vias de resistência em relação ao darunavir: mutação no gen da protease nas posições I50V ou I84V. Há mutações exclusivas de cada uma das vias, assim como as que ocorrem em ambas as vias, por exemplo: I84V ligada a V32I e I50V ligada a I47V, F53L e I13V, enquanto L10F, L33F, M46I, I54L, A71V e V82I aparecem em ambas as vias, não na mesma frequência. No entanto, o darunavir atinge concentração sérica cerca de mil vezes maior que a concentração inibitória mínima necessária à sua atividade em cultura celular, o que lhe confere uma ótima barreira genética. Falha terapêutica devido a mutações de resistência envolvendo darunavir são raras e ocorrem mais frequentemente em pessoas que já apresentaram falhas a outros inibidores de proteases previamente. No geral são necessários acúmulos de 5 a 7 mutações relacionadas às vias de resistência do darunavir para conferir uma falha terapêutica.

Efeitos adversos

Os principais eventos adversos são: diarreia, náusea, vômito, cefaleia, *rash* e dor abdominal. Porém, com aumento do uso, novos eventos foram reportados:

- Sistema hepatobiliar: hepatite (0,5%), hiperbilirrubinemia (1%), colestase, icterícia e aumento de transaminases (10%).
- Sistema urinário: necrose tubular, redução do *clearance* de creatinina (< 0,1%), proteinúria e insuficiência renal aguda (1%).

- Metabólico: hipertrigliceridemia (10%), hipercolesterolemia (25%), hiperglicemia (15%), supressão ou insuficiência adrenal (< 0,1%) e toxicidade mitocondrial.
- Oftalmológico: diplopia e ptose palpebral (< 0,1%).
- Cardiovascular: aumento de CPK (1%).
- Musculoesquelético: rabdomiólise (< 1%).
- Pele e subcutâneo: *rash* generalizado (16%), prurido, dermatite esfoliante (< 0,1%), síndrome de Stevens-Johnson (< 0,1%).
- Gastrointestinal: diarreia (14%), vômito (< 10%), dor abdominal (5 a 6%), pancreatite aguda (< 1%), aumento de amilase (7%) e aumento de lipase (3%).
- Outros: cefaleia (< 10%), fadiga (< 10%) e astenia (< 1%).

Farmacocinética e farmacodinâmica

Disponível em comprimido, tem elevada afinidade às proteínas plasmáticas (principalmente a α1 glicoproteína ácida, em menor frequência a albumina); não é um produto dialisável.

Melhor absorvido quando administrado junto à alimentação; sua metabolização ocorre prioritariamente via oxidação pelo citocromo P450 (CYP) isoenzima 3A4, gerando seis metabólitos, 3 *major* e 3 *minor*, todos com menos de 90% de atividade contra o vírus selvagem. A excreção do medicamento ocorre 80% via fecal e cerca de 14% via urinária.

Interações medicamentosas

Não deve ser administrado em conjunto com rifampicina ou erva-de-são-joão, pois reduz a concentração plasmática de darunavir, podendo emergir resistência. A administração concomitante com medicamentos dependentes de CYP3A para degradação é contraindicada, em vista de risco de sérios eventos adversos (p. ex., midazolan, sinvastatina etc.), e deve-se ter cautela em uso associado a medicamentos indutores ou inibidores de CYP3A (p. ex., sildenafil, tadalafil, carbamazepina, fenobarbital e fenitoína); preferencialmente evitar o uso concomitante e avaliar a possibilidade de troca dos anticonvulsivantes para medicações sem metabolização hepática.

Aplicações clínicas

Indicado para o tratamento da infecção pelo HIV em pacientes adultos previamente expostos a tratamento e que apresentaram falha a tratamentos anteriores com outros inibidores de protease, ou início de terapia quando contraindicação ou presença de evento adverso ao uso de dolutegravir, como segunda linha. Em pacientes pediátricos, uso restrito para resgate em pacientes em falha virológica, a partir de 6 anos de idade, em associação com baixa dose de ritonavir e outros agentes antirretrovirais.

Necessário cautela no uso em pacientes com hepatites B ou C em vista de risco aumentado para desenvolvimento de hepatite induzida pela droga.

TABELA 9 Parâmetros farmacológicos do darunavir

Meia-vida média	15 h
Biodisponibilidade VO/IM	82%
Eliminação	Fecal (80%)
Parâmetro PK/PD	Sem dados
Ligação proteica	95%
Volume de distribuição	Alto
Nível terapêutico no SNC	Sim
Uso na gravidez	Categoria C
Uso na lactação	Não recomendada amamentação por mães HIV-positivas no Brasil
Ajuste hepático	Sem dados (uso com cautela em pacientes com disfunção hepática)
Ajuste renal	Não
Ajuste à obesidade	Sem dados

IM: intramuscular; SNC: sistema nervoso central; VO: via oral.
Fonte: adaptada de Gilbert et al., 2022.

TABELA 10 Dose padrão do darunavir

Clearance de creatinina[1]	Dose recomendada
Sem ajuste	800 mg a cada 24 h Ou 600 mg a cada 12 h Sempre na coformulação com ritonavir

[1]ClCr: *clearance* calculado com Crockoft-Gault.
Fonte: adaptada de Gilbert et al., 2022.

TABELA 11 Formulação

Representante	Apresentação	Via de administração	Reconstituição	Diluição	Diluente	Tempo de infusão	Outros	Recomendações VO	SNE/SNG/GTT	Referências
Daruavir	75 mg comprimido revestido, 50 mg comprimido revestido, 300 mg comprimido revestido, 600 mg comprimido revestido	VO	Não se aplica	Não se aplica	Não se aplica	Não se aplica	Cada comprimido revestido contém: 75 mg de darunavir (presentes sob a forma de 81,31 mg de etanolato de darunavir) 150 mg de darunavir (presentes sob a forma de 162,62 mg de etanolato de darunavir) 600 mg de darunavir (presentes sob a forma de 650,46 mg de etanolato de darunavir)	Administrar com alimentos	Não há dados disponíveis na literatura	Bula do medicamento referência: Prezista® Literatura: Medicamentos na Prática da Farmácia Clínica, 2013

SNE/SNG/GTT: sonda nasoenteral/nasogástrica/gastrostomia; VO: via oral.

TIPRANAVIR

Breve história

Tipranavir é o primeiro inibidor de protease não peptídeo. Aprovado para uso clínico pelo FDA em 2005 e disponível no SUS desde 2011. Pela toxicidade, em 2019, a formulação de solução oral destinada a crianças foi descontinuada, e as cápsulas, em 2020.

Mecanismo de ação

É um inibidor de protease não peptídeo, di-hidropirona que contém sulfonamida, que atua na HIV protease, com elevada potência e seletividade. É eficaz contra isolados de HIV que apresentam resistência ao ritonavir.

Mecanismos de resistência

O acúmulo de 5 ou mais mutações a IP compromete a resposta ao TPV/r. Isolados virais resistentes a atazanavir, ritonavir, nelfinavir, lopinavir e saquinavir apresentam redução na suscetibilidade ao TPV < 3 vezes. As mutações mais importantes relacionadas a falha virológica ao uso de TPV/r são: L33V/I/F, V82T e I84V. Outras mutações menores incluem: L10V/I/S, I13V, E35D/G/N, I47V, K55R, V82L e L89V/M/W.

Efeitos adversos

Os eventos adversos mais reportados ao início da terapia eram diarreia, náusea e vômitos, fadiga, cefaleia, febre e dor abdominal, bem como aumento das transaminases e dos triglicérides. Alteração cutânea também era frequente, com *rash* maculopapular, urticariforme e fotossensibilidade, alguns com artralgia e rigidez de articulação associado, além do prurido.

Farmacocinética e farmacodinâmica

- Disponível em cápsula e solução oral.
- Contraindicado para pacientes com insuficiência hepática moderada a grave (Child-Pugh Class B ou C).

Interações medicamentosas

- O uso concomitante com fluticasona aumenta o nível sérico, podendo acarretar efeito colateral relacionado ao corticoide, como síndrome de Cushing e supressão adrenal.
- Deve-se ter cuidado no uso em combinação com sildenafil, tadalafil e vardenafil devido ao potencial acúmulo dessas medicações no organismo, como também amiodarona, bepridil, propafenona, quinidina, rifampicina, di-hidroergotamina, ergonovina, ergotamina, lovastatina, sinvastatina, pimozida, midazolam e triazolam, pela possibilidade de evento adverso grave com risco de vida.
- O uso em associação com carbamazepina, fenobarbital e/ou fenitoina pode reduzir a eficácia e propiciar emergência de resistência em decorrência da redução da concentração sérica do tipranavir.
- Proscrito uso conjunto com vitamina E pelo risco aumentado de sangramento espontâneo.
- Evitar o uso em pacientes com alergia a sulfonamida.

Aplicações clínicas

Atualmente não mais recomendado. Descontinuado em 2020.

TABELA 12 Parâmetros farmacológicos do tipranavir

Meia-vida média	15 h
Biodisponibilidade VO/IM	Baixa
Eliminação	Fecal
Parâmetro PK/PD	Sem dados
Ligação proteica	99,9%
Volume de distribuição	Baixo
Nível terapêutico no SNC	Não
Uso na gravidez	Categoria C
Uso na lactação	Não recomendada amamentação por mães HIV-positivas no Brasil
Ajuste hepático	Não (contraindicado em Child-Pugh C)
Ajuste renal	Não
Ajuste à obesidade	Sem dados

IM: intramuscular; SNC: sistema nervoso central; VO: via oral.
Fonte: adaptada de Gilbert et al., 2022

TABELA 13 Dose padrão do tipranavir

Clearance de creatinina[1]	Dose recomendada
Sem ajuste	500 mg a cada 12 h Sempre na coformulação com ritonavir

[1]ClCr: *clearance* calculado com Crockoft-Gault.
Fonte: adaptada de Gilbert et al., 2022.

TABELA 14 Formulações

Representante	Apresentação	Via de administração	Reconstituição	Diluição	Diluente	Tempo de infusão	Outros	Recomendações VO	SNE/SNG/GTT	Referências
Tipranavir	250 mg cápsulas moles	VO	Não se aplica	Não se aplica	Não se aplica	Não se aplica	Aptivus deve ser sempre administrado com ritonavir em dose baixa como potenciador farmacocinético, e em combinação com outros agentes antirretrovirais	As cápsulas moles de Aptivus têm de ser engolidas inteiras e não podem ser abertas ou mastigadas	Não há dados disponíveis na literatura	Bula do medicamento referência: Aptivus®

SNE/SNG/GTT: sonda nasoenteral/nasogástrica/gastrostomia; VO: via oral.

REFERÊNCIAS

Achenbach CJ, Darin KM, Murphy RL, Katlama C. Atazanavir/ritonavir-based combination antiretroviral therapy for treatment of HIV-1 infection in adults. Future Virol. 2011;6(2):157-77.

Benzaken AS. Nota informativa complementar nº 19/2017-DDAHV/SVS/MS. In: Departamento Vigilância PeCdI, do HIV/AIDS e das hepatites virais. Brasília: Ministério da Saúde/Secretaria de Vigilância em Saúde; 2017. p. 1-8.

Brasil. Ministério da Saúde. Portaria nº 35, de 28 de setembro de 2016. Brasília: Ministério da Saúde/ Secretaria de Ciência; 2016. p. 1-19.

Casado JL, Bañón S, Moreno A, de Santiago AD, Gomez C, Perez-Elías MJ, et al. Lamivudine plus darunavir boosted with ritonavir as simplification dual regimen in HIV-infected patients. J Int AIDS Soc. 2014;17(4 Suppl 3):19801.

Chow D, Shikuma C, Ritchings C, Guo M, Rosenblatt L. Atazanavir and cardiovascular risk among human immunodeficiency virus-infected patients: a systematic review. Infect Dis Ther. 2016;5(4):473-89.

Croxtall JD, Perry CM. Lopinavir/ritonavir a review of its use in the management of HIV-1 infection. Drugs. 2010;70(14):1885-915.

Cure S, Bianic F, Espinas C, Hardy H, Rosenblatt L, Juday T. Systematic literature review and meta-analysis of renal function in human immunodeficiency virus (HIV)-infected patients treated with atazanavir (ATV)-based regimens. PLoS One. 2015;10(5):e0124666.

Curran A, Ribera Pascuet E. Darunavir as first-line therapy. The TITAN study. Enferm Infecc Microbiol Clin. 2008;26(Suppl 10):14-22.

De Meyer SM, Spinosa-Guzman S, Vangeneugden TJ, de Béthune MP, Miralles GD. Efficacy of once-daily darunavir/ritonavir 800/100 mg in HIV-infected, treatment-experienced patients with no baseline resistance-associated mutations to darunavir. J Acquir Immune Defic Syndr. 2008;49(2):179-82.

Hatleberg CI, Ryom L, Sabin C. Cardiovascular risks associated with protease inhibitors for the treatment of HIV. Expert Opin Drug Saf. 2021;20(11):1351-66.

Hicks CB, Cahn P, Cooper DA, Walmsley SL, Katlama C, Clotet B, et al. Durable efficacy of tipranavir-ritonavir in combination with an optimised background regimen of antiretroviral drugs for treatment-experienced HIV-1-infected patients at 48 weeks in the randomized evaluation of strategic intervention in multi-drug resistant patients with tipranavir (RESIST) studies: an analysis of combined data from two randomised open-label trials. Lancet. 2006; 368(9534):466-75.

Hull, MW & Montaner JSG. Ritonavir-boosted protease inhibitors in HIV therapy. Ann Med. 2011;43(5): 375-88.

LiverTox: clinical and research information on drug-induced liver injury [Internet]. Bethesda (MD): National Institute of Diabetes and Digestive and Kidney Diseases; 2012.

Menshawy A, Ismail A, Abushouk AI, Ahmed H, Menshawy E, Elmaraezy A, et al. Efficacy and safety of atazanavir/ritonavir-based antiretroviral therapy for HIV-1 infected subjects: a systematic review and meta-analysis. Arch Virol. 2017;162(8):2181-90.

Ortiz R, Dejesus E, Khanlou H, Voronin E, van Lunzen J, Andrade-Villanueva J, et al. Efficacy and safety of once-daily darunavir/ritonavir versus lopinavir/ritonavir in treatment-naive HIV-1-infected patients at week 48. Aids. 2008;22(12):1389-97.

Pereira GFM. Nota informativa nº 112/2019-CGAHV/ DCCI/SVS/MS. In: Sexualmente DdDdCCeI, Transmissíveis, editors.: Ministério da Saúde – Secretaria de Vigilância em Saúde; 2019. p. 1-2.

Pereira GFM. Nota informativa nº 19/2020-CGAHV/ DCCI/SVS/MS. In: Sexualmente DdDdCCeI, Transmissíveis, editors.: Ministério da Saúde – Secretaria de Vigilância em Saúde; 2020. p. 1-2.

Pereira GFM. NOTA INFORMATIVA Nº 5/2021-DCCI/ SVS/MS. In: Transmissíveis DdDdCCeIS, editor. http://www.aids.gov.br/: Ministério da Saúde – Secretaria de Vigilância em Saúde; 2021. p. 1-3.

Pereira GFM. NOTA INFORMATIVA Nº 7/2021-DCCI/ SVS/MS. In: Transmissíveis DdDdCCeIS, editor. http://www.aids.gov.br/: Ministério da Saúde – Secretaria de Vigilância em Saúde; 2021. p. 1-3.

Poppe SM, Slade DE, Chong KT, Hinshaw RR, Pagano PJ, Markowitz M, et al. Antiviral activity of the dihydropyrone PNU-140690, a new nonpeptidic human immunodeficiency virus protease inhibitor. Antimicrob Agents Chemother. 1997;41(5):1058-63.

Spielvogel E, Lee SK, Zhou S, Lockbaum GJ, Henes M, Sondgeroth A, et al. Selection of HIV-1 for resistance to fifth generation protease inhibitors reveals two independent pathways to high-level resistance. Elife. 2023;12.

Stanford University. HIV drug resistance database 2022-12-07 (last update). Disponível em: https://hivdb.stanford.edu/dr-summary/resistance-notes/PI/.

Tian X, Yao Y, He G, Jia Y, Wang K, Chen L. Systematic analysis of safety profile for darunavir and its boosted agents using data mining in the FDA adverse event reporting system database. Sci Rep. 2021; 11(1):12438.

37

Inibidores de transcriptase reversa análogos de nucleosídeo

Ana Catharina de Seixas Santos Nastri
Marcela Símaro Gomes
Vitor de Medeiros Milczwski

INTRODUÇÃO DA CLASSE

Os inibidores da transcriptase reversa análogos de nucleosídeos/nucleotídeos (ITRN) correspondem ao grupo de fármacos que impedem a formação da fita de DNA complementar (cDNA) a partir do RNA viral. Ao mimetizarem os compostos nitrogenados humanos, os ITRN competirão com os nucleosídeos endógenos (timidina, adenosina, guanosina) para a síntese genética viral. Uma vez captados pela transcriptase reversa (TR), enzima capaz de transcrever o RNA de fita simples em DNA fita dupla, eles impedem que a cadeia de DNA prossiga na sua montagem. O processo de polimerização de DNA viral é dependente da ação da enzima DNA polimerase, que une os nucleosídeos em cadeias. Os ITRN interrompem a formação dessas cadeias.

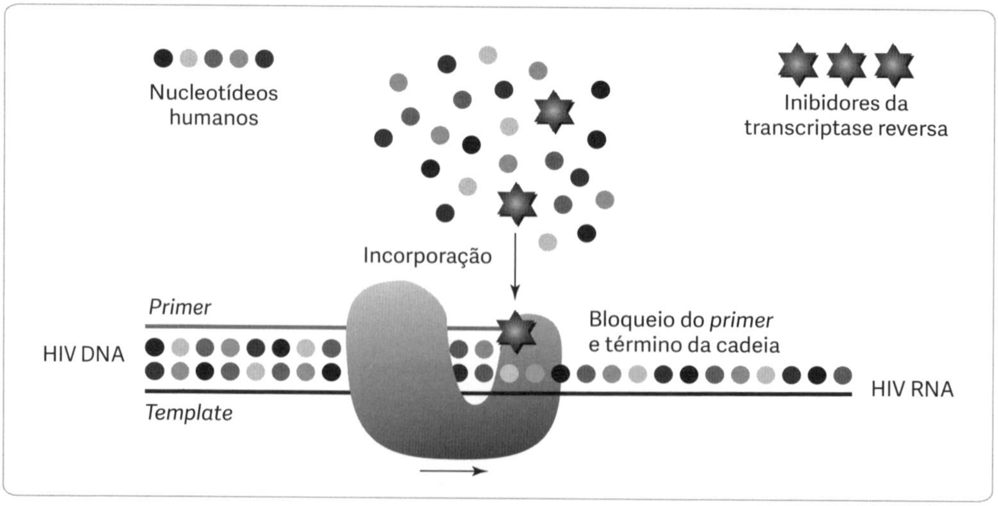

FIGURA 1 Mecanismo de ação da transcriptase reversa: nucleotídeos do hospedeiro são utilizados para a formação de uma cadeia de DNA viral.

ZIDOVUDINA

Breve história

A zidovudina (AZT) é um análogo de timidina. É o fármaco antirretroviral mais antigo aprovado pelo Food and Drug Administration (FDA) para o tratamento do HIV-1 e continua sendo amplamente utilizado em virtude de seu perfil de tolerabilidade, toxicidade conhecida e baixo custo.

Atualmente, com o advento de fármacos com maior perfil de segurança e menor prevalência de eventos adversos, o AZT deixou de ser recomendado nas diretrizes do Centers for Disease Control and Prevention (CDC) como alternativa terapêutica para o tratamento de adultos infectados pelo HIV, porém seu uso ainda é indicado no cenário de prevenção de transmissão vertical, de tratamento do recém-nascido infectado pelo HIV e em alguns esquemas terapêuticos individualizados.

Mecanismos de ação

A AZT, como outros ITRN, sofre fosforilação até seu metabólito ativo (5'-trifosfato de zidovudina), é incorporada ao DNA viral por bloqueio competitivo da captação de timidina e interrompe a formação da cadeia de DNA pró-viral.

Mecanismo de resistência

O mecanismo de resistência está relacionado com mutações de análogos de timidina nos códons 41, 44, 67, 70, 210, 215 e 219 da transcriptase reversa. Em adição a estes, podem ocorrer outros dois grupos de mutações que conferem resistência à AZT, um de alto nível (T215Y, M41L e L210W), que também está relacionado com resistência a outros fármacos dessa mesma classe, como abacavir e tenofovir; e outro menos comum, porém também relacionado a resistência cruzada (D67N, K70R, T215F e K219Q/E/N).

Efeitos adversos

Os eventos adversos mais comuns associados à AZT são: fadiga, mialgia (pode cursar com aumento dos níveis de CPK), lipoatrofia, mal-estar, anorexia, cefaleia, insônia, náuseas, diarreia, além de esteatose hepática e hepatomegalia.

Pode haver supressão da medula óssea com neutropenia e anemia graves, especialmente em pacientes com doença avançada pelo HIV e quando usada em doses elevadas por longos períodos. Há relatos de acidose láctica e hepatotoxicidade graves.

Farmacocinética e farmacodinâmica

Pode ser administrada por via oral ou endovenosa, independentemente de jejum.

Atravessa a barreira hematoencefálica. Está presente no leite materno, no sêmen e nos tecidos fetais e sofre metabolização hepática por glucoronidação.

Interações medicamentosas

Medicações como probenecida, fluconazol, ácido valproico e atovaquona podem alterar as concentrações plasmáticas de AZT.

O trimetoprim pode inibir a excreção renal de AZT, aumentando sua concentração plasmática. É contraindicado o uso conjunto de AZT e ribavirina.

Aplicações clínicas

Não é mais um fármaco de primeira linha no tratamento do HIV, porém desempenha papel importante na diminuição da transmissão vertical e também na profilaxia para as crianças expostas ao HIV intrauterino.

TABELA 1 Parâmetros farmacológicos da zidovudina

Meia-vida média	1 h
Biodisponibilidade VO/IM	64% (VO)
Eliminação	Renal
Parâmetro PK/PD	Sem dados
Ligação proteica	20 a 38%
Volume de distribuição	Alto
Nível terapêutico no SNC	Elevado
Uso na gravidez	Categoria C
Uso na lactação	Não recomendada amamentação por mães HIV-positivas no Brasil
Ajuste hepático	Sim (reduzir a dose pela metade em pacientes com hepatopatia Child-Pugh C)
Ajuste renal	Sim
Ajuste à obesidade	Sem dados

IM: intramuscular; SNC: sistema nervoso central; VO: via oral.
Fonte: adaptada de Gilbert et al., 2022.

TABELA 2 Dose padrão da zidovudina

Clearance de creatinina[1]	Dose recomendada
ClCr > 10	300 mg a cada 12 h
ClCr < 10	100 mg a cada 8 h
Hemodiálise intermitente	100 mg a cada 8 h (após HD)
Diálise peritoneal	100 mg a cada 8 h
Diálise contínua	300 mg a cada 12 h

[1]ClCr: *clearance* calculado com Crockoft-Gault.
HD: hemodiálise.
Fonte: adaptada de Gilbert et al., 2022.

TABELA 3 Formulações

Representante	Apresentação	Via de administração	Reconstituição	Diluição	Diluente	Tempo de infusão	Outros	Recomendações VO	SNE/SNG/GTT	Referências
Zidovudina	Solução injetável 10,0 mg/mL Cápsulas de 100 mg Biovir® cápsula – 150 mg (lamivudina) + 300 mg (zidovudina)	VO e IV	Não se aplica	IV: SG 5%, para uma concentração não superior a 4 mg/mL	SG 5%	IV: 1 mg por kg de peso corporal, por 1 h	Não se aplica	A cápsula de zidovudina não deve ser administrada com as refeições Biovir®: pode ser administrado com ou sem alimento	Cápsula – 150 mg (lamivudina) + 300 mg (zidovudina) Triturar e diluir em 20 mL de água Administrar imediatamente	Bula do medicamento: Zidovir®; Farmanguinhos® Guia do Farmacêutico Hospital Sírio-Libanês Manual para Administração de Medicamentos por Acessos Enterais Equipe Multidisciplinar de Terapia Nutricional (EMTN) 2013

IV: intravenoso; SG: soro glicosado; SNE/SNG/GTT: sonda nasoenteral/nasogástrica/gastrostomia; VO: via oral.

LAMIVUDINA

Breve história

A lamivudina (3TC) é um ITRN aprovado para tratamento do HIV e da hepatite B desde 1995 e 1998, respectivamente. Foi o primeiro análogo de nucleosídeo utilizado contra o vírus da hepatite B (HBV), substituindo o interferon. Além disso, apresenta baixa toxicidade dada sua pouca afinidade pelas enzimas DNA-polimerases humanas.

Mecanismos de ação

Por ser um análogo da citosina, sofre fosforilação intracelular para se tornar seu metabólito ativo (lamivudina trifosfato), que inibe a transcriptase reversa do HIV-1 e HIV-2. Mecanismo similar ocorre no contexto do tratamento da hepatite B, uma vez que causa o término da formação da cadeia de DNA do HBV por inibir sua enzima DNA-polimerase.

Mecanismo de resistência

É utilizada em conjunto com ao menos outros dois antirretrovirais no tratamento do HIV para a prevenção de rápidas mutações, especialmente da mutação de substituição de um único aminoácido: M184V ou M184I, atuando no sítio em que atua a transcriptase reversa; isso pode ocorrer em apenas 8 semanas. Se essas mutações estiverem presentes, há resistência cruzada de alto nível à entricitabina e, em menor grau, ao abacavir.

No contexto da hepatite B, a resistência ocorre com a mutação rtM204V/I na polimerase do HBV DNA.

Efeitos adversos

É muito bem tolerado. Os eventos adversos mais comuns são: cefaleia, náuseas, vômitos, diarreia, febre, neuropatia periférica, descompensação hepática, fadiga, mialgia, lipodistrofia, anemia aplásica, acidose lática, hepatomegalia e esteatose hepática, síndrome de Stevens-Johnson. Há relatos de casos de pancreatite.

Farmacocinética e farmacodinâmica

É rapidamente absorvida após a administração oral. Quando ingerido junto a alimentação, sua absorção é retardada em aproximadamente 40%. É metabolizada no compartimento intracelular na sua porção ativa lamivudina 5'-trifosfato.

Interações medicamentosas

Não deve ser associada com emtricitabina e trimetoprim (devido à via compartilhada de excreção renal). A principal interação é com medicamentos contendo sorbitol, porque essa substância diminui a concentração máxima de lamivudina.

Aplicações clínicas

Disponível para o tratamento de infecção pelo HIV-1 e HIV-2 em indivíduos a partir dos 3 meses de idade e em pacientes com hepatite B crônica. Pode ser usada também na profilaxia preemptiva em pacientes imunodeprimidos com baixo risco de reativação, porém nas diretrizes do Ministério da Saúde não há autorização no Brasil para esse fim atualmente.

É uma das medicações incluída no tratamento de primeira linha para HIV no Brasil, em conjunto com tenofovir e dolutegravir.

TABELA 4 Parâmetros farmacológicos da lamivudina

Meia-vida média	5 a 7 h
Biodisponibilidade VO/IM	82% em adultos, 68% em crianças (VO)
Eliminação	Renal
Parâmetro PK/PD	Sem dados
Ligação proteica	< 35%
Volume de distribuição	Alto
Nível terapêutico no SNC	Intermediário
Uso na gravidez	Categoria C
Uso na lactação	Não recomendada amamentação por mães HIV-positivas no Brasil
Ajuste hepático	Não
Ajuste renal	Sim
Ajuste à obesidade	Sem dados

IM: intramuscular; SNC: sistema nervoso central; VO: via oral.
HD: hemodiálise.
Fonte: adaptada de Gilbert et al., 2022.

TABELA 5 Dose padrão da lamivudina

Clearance de creatinina[1]	Dose recomendada
ClCr > 50	150 mg a cada 12 h ou 300 mg a cada 24 h
ClCr 30 a 50	150 mg a cada 24 h
ClCr 15 a 29	150 mg, seguido de 100 mg a cada 24 h
ClCr 5 a 14	150 mg, seguido de 50 mg a cada 24 h
ClCr < 5	50 mg, seguido de 25 mg a cada 24 h
Hemodiálise intermitente	25 a 50 mg a cada 24 h (após HD)
Diálise peritoneal	25 a 50 mg a cada 24 h
Diálise contínua	150 mg, seguido de 50 mg a cada 24 h

[1]ClCr: *clearance* calculado com Crockoft-Gault.
HD: hemodiálise.
Fonte: adaptada de Gilbert et al., 2022.

TABELA 6 Formulações

Representante	Apresentação	Via de administração	Reconstituição	Diluição	Diluente	Tempo de infusão	Outros	Recomendações VO	SNE/SNG/GTT	Referências
Lamivudina	150 mg comprimido revestido 10 mg/mL solução oral	VO; via sonda	Não se aplica	Não se aplica	Não se aplica	Não se aplica	Pacientes com diminuição da função do fígado: não há necessidade de ajustes de doses, uma vez que a lamivudina é excretada quase exclusivamente pelos rins	Podem ser administrados com ou sem alimento. Caso haja dificuldade de engolir os comprimidos, eles podem ser amassados e misturados a líquidos ou a uma pequena quantidade de comida semissólida (pastosa), e consumidos imediatamente. A solução oral é indicada para pacientes que não consigam engolir comprimidos	Administrar a solução oral via sonda, preferencialmente por sonda gástrica. Pausar a dieta enteral	Bula do medicamento (Farmanguinhos): lamivudina® Bula do medicamento referência: Epivir® Literatura: Medicamentos na Prática da Farmácia Clínica, 2013 UpToDate: https://www.uptodate.com/contents/lamivudine-drug-information?

SNE/SNG/GTT: sonda nasoenteral/nasogástrica/gastrostomia; VO: via oral.

TENOFOVIR

Breve história

O tenofovir é um nucleotídeo, análogo à adenosina. Inicialmente desenvolvido na formulação do fumarato de tenofovir desoproxila (TDF), teve seu uso autorizado nos Estados Unidos em 2001, pelo Food and Drug Administration (FDA) e em 2003 no Brasil, pela Agência Nacional de Vigilância Sanitária (Anvisa).

Mesmo com poucos efeitos adversos, complicações como disfunção renal e perda de densidade mineral óssea serviram como estímulo para o desenvolvimento de formulações com menos efeitos colaterais. Nesse contexto, foi desenvolvido o tenofovir alafenamida (TAF), liberado para uso em 2015 pelo FDA, também já aprovado pela Anvisa. O TAF apresenta menor toxicidade renal e óssea.

Mecanismo de ação

Diferente dos demais ITRN, passa apenas por dois processos de fosforilação para atingir sua forma ativa, o difosfato de tenofovir. O TDF e o TAF interrompem o processo de polimerização do DNA pela ausência de anel de ribose; logo, impede a ação da DNA polimerase. Também age por competição, inibindo a transcriptase reversa viral.

Mecanismo de resistência

Há perda de atividade do tenofovir em cepas de HIV marcadas pela mutação-substituição K65R. Nota-se também aumento da resistência a tenofovir em pacientes infectados por cepas de HIV resistentes à zidovudina e à estavudina. Contudo, há evidência de retorno parcial de suscetibilidade ao tenofovir na vigência da mutação M184V; em contrapartida, confere resistência à lamivudina e à emtricitabina.

Em relação ao VHB, recentemente duas mutações simples: rtS78T e rtA194T, e duas mutações quádruplas: CYEI (rtS106C, rtH126Y, rtD134E e rtL269I) e MLVV (rtL180M, rtT184L, rtA200V e rtM204V foram associadas à resistência ao TDF, porém ainda sem comprovação.

Efeitos adversos

Apresenta lactose em sua formulação, por isso frequentemente provoca sintomas gastrointestinais, entre eles náuseas, vômitos, diarreia e flatulências.

Mais significativamente, o TDF possui relação com piora de função renal em nefropatas crônicos e desenvolvimento de injúria renal em pacientes previamente não nefropatas. Tal associação é mais comum em pacientes portadores do HIV por longa data (especialmente mulheres), baixo IMC, HIV com imunodeficiência em estágio avançado, negros e naqueles em uso concomitante de inibidor de protease associado a potencializador antiviral (ritonavir). A tubulopatia proximal (inclusive na forma de síndrome de Fanconi) pode levar a fosfatúria, calciúria, proteinúria e glicosúria, além de prejuízo no metabolismo da vitamina D. Consequentemente, pacientes em uso de TDF podem sofrer com relevante diminuição de densidade mineral óssea. É importante, durante seguimento terapêutico, dosagem rotineira da função renal, assim como monitoramento da densidade óssea com densitometria óssea.

Farmacocinética e farmacodinâmica

O TDF e o TAF apresentam aumento da biodisponibilidade oral quando ingerido após refeição rica em lipídios.

O TAF atinge a mesma concentração intracelular de tenofovir difosfato (metabólito ativo), com níveis plasmáticos 90% inferiores aos atingidos pelo TDF.

Interações medicamentosas

O nível sérico de TDF aumenta quando administrado em conjunto com ritonavir, velpatasvir e ledipasvir. O uso concomitante de TDF e didanosina acarretava aumento das concentrações de didanosina. Por outro lado, a administração em conjunto com atazanavir diminui seu nível sérico.

TAF interage e tem seus níveis séricos diminuídos quando do uso concomitante com oxcarbamazepina, fenobarbital, fenitoína, rifampicina, rifabutina, rifapentina e erva-de-são-joão, logo essa combinação deve ser evitada.

Aplicações clínicas

Ambos (TDF e TAF) fazem parte dos ITRN elencados como primeira linha para o tratamento de pacientes infectados pelo HIV-1 e HIV-2, e pelo HBV, inclusive em gestantes, segundo as diretrizes estadunidenses. Não há liberação do uso de TAF para pessoas que vivem com HIV nas normas técnicas brasileiras até o momento. Recentemente foi liberado o uso de TAF para os pacientes que apresentam piora da função renal e osteoporose.

O TDF, em conjunto com a entricitabina, é a proposta farmacológica de escolha para profilaxia pré-exposição (PrEP) em indivíduos com alto risco de exposição ao HIV.

TABELA 7 Parâmetros farmacológicos do fumarato de tenofovir desoproxila e tenofovir alafenamida

	TDF	TAF
Meia-vida média	12 a 17 h	0,5 h
Biodisponibilidade VO/IM	25% jejum	Sem dados
Eliminação	Renal	Fezes e renal
Parâmetro PK/PD	Sem dados	
Ligação proteica	< 7%	80%
Volume de distribuição	Alto	Sem dados
Nível terapêutico no SNC	Baixo	Sem dados
Uso na gravidez	Categoria B	
Uso na lactação	Não recomendada amamentação por mães HIV-positivas no Brasil	
Ajuste hepático	Não	Não (porém não recomendado uso em pacientes hepatopatas Child-Pugh C)
Ajuste renal	Sim	Não (porém, não é recomendado em pacientes com ClCr < 15 sem hemodiálise)
Ajuste à obesidade	Sem dados	Sem dados

IM: intramuscular; SNC: sistema nervoso central; TAF: tenofovir alafenamida. TDF: furamato de tenofovir desoproxila; VO: via oral.
Fonte: adaptada de Gilbert et al., 2022.

TABELA 8 Dose padrão do fumarato de tenofovir desoproxila e tenofovir alafenamida

Clearance de creatinina[1]	Dose recomendada	
	TDF	TAF
ClCr > 50	300 mg a cada 24 h	25 mg a cada 24 h
ClCr 30 a 50	300 mg a cada 48 h	
ClCr 15 a 29	300 mg a cada 72 ou 96 h	
ClCr 10 a 15	300 mg a cada 72 ou 96 h	Não recomendado
ClCr < 10	300 mg a cada 7 dias	Não recomendado
Hemodiálise intermitente	300 mg a cada 3 sessões de diálise	25 mg após sessões de diálise
Diálise peritoneal	Sem dados	Sem dados
Diálise contínua	Sem dados	Sem dados

[1]ClCr: *clearance* calculado com Crockoft-Gault.
TAF: tenofovir alafenamida. TDF: furamato de tenofovir desoproxila.
Fonte: adaptada de Gilbert et al., 2022.

TABELA 9 Formulações: fumarato de tenofovir desoproxila

Representante	Apresentação	Via de administração	Reconstituição	Diluição	Diluente	Tempo de infusão	Outros	Recomendações VO	SNE/ SNG/GTT	Referências
Fumarato de tenofovir desoproxila	Tenofovir 300 mg + lamivudina 300 mg + efavirenz 600 mg comprimido revestido 300 mg comprimido Fumarato de tenofovir desoproxila 300 mg + lamivudina 300 mg	VO	Não se aplica	Não se aplica	Não se aplica	Não se aplica	Não deve ser partido, aberto ou mastigado	Administrar com ou sem alimento	Sem dados na bula	Bula do medicamento: Fumarato de tenofovir desoproxila + lamivudina, Farmanguinhos® Bula do medicamento fumarato de tenofovir desoproxila Medicamento genérico Lei 9.787/99

SNE/SNG/GTT: sonda nasoenteral/nasogástrica/gastrostomia; VO: via oral.

TABELA 10 Formulações: tenofovir alafenamida

Representante	Apresentação	Via de administração	Reconstituição	Diluição	Diluente	Tempo de infusão	Outros	Recomendações VO	SNE/SNG/ GTT	Referências
Tenofovir alafenamida	Comprimidos revestidos 25 mg	VO	Não se aplica	Não se aplica	Não se aplica	Não se aplica	Medicamento não deve ser partido ou mastigado	Fazer uso com com alimento	Sem dados na bula	Bula do medicamento: Vemlidy®

SNE/SNG/GTT: sonda nasoenteral/nasogástrica/gastrostomia; VO: via oral.

ABACAVIR

Breve história

O abacavir (ABC) foi autorizado para uso, em 1998, pelo FDA como alternativa mais segura e eficaz que os ITRN disponíveis à época. Desde então, tornou-se uma opção de primeira linha para o tratamento para o HIV.

Mecanismo de ação

O ABC é um análogo de guanosina. Necessita passar por sucessivas reações intracelulares de fosforilação para assumir a forma de anabólito ativo, carbovir-5'fosfato. Quando incorporado ao DNA viral, o ABC interrompe a ação da DNA polimerase viral já que é privado de grupo 3-hidroxil necessário para continuar a polimerização de DNA viral.

Mecanismo de resistência

Perda de ação em cepas de HIV com as mutações K65R, L74V, V115F, M184V.

Efeitos adversos

Entre os efeitos adversos mais comuns estão cefaleia, náusea e vômitos. Um dos principais e mais graves efeitos colaterais é a reação de hipersensibilidade (2,3 a 9%) em pacientes que iniciam uso de abacavir. Apresenta alta predição em indivíduos com presença do gene codificador de HLA-B5701, que leva à liberação massiva de TNF-a após exposição linfocitária ao ABC. O quadro clínico de hipersensibilidade aparece até a sexta semana de uso e apresenta sintomas inespecíficos, como febre, astenia, mialgia, cefaleia, exantema maculopapular, dor abdominal, tosse, dispneia, odinofagia e, menos frequentemente, parestesias. Caso o paciente apresente febre, exantema e dor abdominal, deve haver suspensão imediata da droga. Não se recomenda a reintrodução de ABC após reação de hipersensibilidade, dado o risco de desfechos negativos, inclusive óbito.

O ABC está relacionado com acidose láctica, hepatopatia e aumento de incidência de infarto agudo do miocárdio em subgrupo de alto risco cardiovascular.

Farmacocinética e farmacodinâmica

Boa biodisponibilidade via oral independentemente de alimentação no momento de administração. Penetra bem no sistema nervoso central (SNC), atingindo concentrações satisfatórias no líquido cefalorraquidiano (LCR).

Sofre metabolismo hepático com glucoronidação e carboxilação pela ação da enzima álcool-desidrogenase.

Interações medicamentosas

Há poucas interações medicamentosas, entretanto pode diminuir níveis séricos de

TABELA 11 Parâmetros farmacológicos da abacavir

Meia-vida média	1,5 h
Biodisponibilidade VO/IM	80% (VO)
Eliminação	Renal (16% via TGI)
Parâmetro PK/PD	Sem dados
Ligação proteica	50%
Volume de distribuição	Alto
Nível terapêutico no SNC	Intermediário
Uso na gravidez	Categoria C (porém, no PCDT, é opção terapêutica na contraindicação ao TDF e AZT)
Uso na lactação	Não recomendada amamentação por mães HIV-positivas no Brasil
Ajuste hepático	Sim 200 mg a cada 12 h, se Child-Pugh A Contraindicado em Child-Pugh B e C
Ajuste renal	Não
Ajuste à obesidade	Sem dados

AZT: zidovudina ; IM: intramuscular; PCDT: protocolos clínicos e diretrizes terapêuticas; SNC: sistema nervoso central; TDF: furamato de tenofovir desoproxila; TGI: trato gastrointestinal; VO: via oral.
Fonte: adaptada de Gilbert et al., 2022.

metadona e aumentar a concentração plasmática com eventual necessidade de ajuste de dose. O ABC tem sua concentração aumentada por consumo alcoólico em vigência terapêutica, sem efeito clínico significativo.

Aplicações clínicas

O ABC age contra o HIV-1. Não é recomendado para tratamento de pacientes infectados por HIV-2. Assim, nos protocolos clínicos e diretrizes terapêuticas (PCDT), o ABC é indicado apenas na contraindicação ao uso de 3TC/TDF.

Antes de iniciar o uso de ABC, há necessidade de testagem para a detecção de HLA-B5701. O ABC tem baixa associação com desenvolvimento de doença renal, por isso é uma alternativa valiosa em pacientes com injúria renal.

TABELA 12 Dose padrão da abacavir

Clearance de creatinina[1]	Dose recomendada
Sem ajuste	300 mg a cada 12 h ou 600 mg a cada 24 h

[1]ClCr: *clearance* calculado com Crockoft-Gault.
Fonte: adaptada de Gilbert et al., 2022.

TABELA 13 Formulações

Representante	Apresentação	Via de administração	Reconstituição	Diluição	Diluente	Tempo de infusão	Outros	Recomendações VO	SNE/SNG/GTT	Referências
Abacavir	300 mg comprimido 20 mg/mL solução oral – frasco 240 mL	VO e via sonda	Não se aplica	Não se aplica	Não se aplica	Não se aplica	Não se aplica	Pode ser administrado com ou sem alimento. O NIOSH recomenda o uso de luvas únicas para administração de comprimidos ou cápsulas intactas	Utilizar solução oral	Bula do medicamento: Ziagenavir® (GlaxoSmithKline) Referência bibliográfica: Guimaraes ACR et al. Elaboração e implantação de Procedimento de solicitação de medicamentos manipulados personalizados. Rev Adm Saúde. 2018 Jan-Mar;18(70) (http://dx.doi.org/10.23973/ras.70.93; Spezia IA, Matheus FC. Evaluation of prescription containing medication via enteral feeding tubes in an adult emergency unit. Rev Bras Farm Hosp Serv Saude. 2020;11(4):0497; Durham SH, Badowski ME, Liedtke MD, et al. Acute care management of the HIV-infected patient: a report from the HIV practice and research network of the American College of Clinical Pharmacy. Pharmacotherapy. 2017;37(5):611-29. UpToDate: https://www.uptodate.com/contents/abacavir-drug-information? =1

NIOSH: National Institute for Occupational Safety and Health; SNE/SNG/GTT: sonda nasoenteral/nasogástrica/gastrostomia; VO: via oral.

ENTRICITABINA

Breve história

Entricitabina (FTC) é um nucleosídeo análogo da citidina desenvolvido na década de 1990 e liberado pelo FDA, em 2003, para tratamento da infecção pelo HIV. A FTC, além do papel terapêutico, foi usada pioneiramente na estratégia de profilaxia pré-exposição, em conjunto de TDF, como pilar preventivo da infecção pelo HIV.

Mecanismo de ação

É análoga à citidina e se diferencia da lamivudina pela presença de flúor em sua composição. A FTC passa pela membrana celular por difusão passiva e é subsequentemente fosforilada até formação de sua forma ativa, entricitabina 5'-trifosfato, que impede o processo de polimerização de DNA viral.

Mecanismos de resistência

A resistência documentada ocorre na presença da mutação M184V, também ocasionadora de resistência à lamivudina. Aparentemente, ocorre em menor frequência nos usuários de FTC que naqueles tratados com 3TC. Em contrapartida, a mutação M184V, ao conferir perda de sensibilidade à FTC e 3TC, restabelece a atividade de zidovudina em cepas AZT-resistentes e restaura parcialmente a sensibilidade ao tenofovir em cepas contendo a mutação K65R.

Efeitos adversos

São documentados sintomas de cefaleia, depressão, insônia, fadiga, *rash*, astenia, piora da tosse, náusea, vômitos e diarreia como possíveis efeitos adversos relacionados ao uso da FTC, porém geralmente descritos como leves a moderados, com menos de 1% de interrupção do tratamento. Pode haver hiperpigmentação palmoplantar e em áreas de maior exposição à luz com seu uso.

A interrupção do uso de ITRN contra HBV pode ocasionar piora clínica significativa, com exacerbação da hepatite e novo descontrole de replicação do vírus B.

Farmacocinética e farmacodinâmica

Excelente biodisponibilidade quando administrada na forma oral, via cápsula ou solução. Não sofre interferência com ingestão concomitante de alimentos.

Possui boa penetração no SNC e cursa com tempo de meia-vida intracelular elevado (24 a 40 horas).

Interações medicamentosas

Não apresenta descrição de interação medicamentosa clinicamente relevante.

Aplicações clínicas

É colocado como um dos ITRN de escolha inicial pelo CDC estadunidense, em conjunto com outro ITRN não análogo de citosina, como primeira linha de tratamento do HIV tanto pelo sorotipo HIV-1 quanto HIV-2, indicado inclusive para gestantes infectadas pelo HIV independentemente do trimestre gestacional, além de ser recomendado como integrante de esquema terapêutico naqueles indivíduos coinfectados com HIV e HBV. No Brasil, a FTC só é aprovada como profilaxia pré-exposição ao HIV em indivíduos com alto risco de exposição ao vírus.

TABELA 14 Parâmetros farmacológicos da entricitabina

Meia-vida média	10 h
Biodisponibilidade VO/IM	93% comprimido, 75% solução oral (VO)
Eliminação	Renal (86%), fezes (14%)
Parâmetro PK/PD	Sem dados
Ligação proteica	< 5%
Volume de distribuição	Sem dados
Nível terapêutico no SNC	Intermediário
Uso na gravidez	Categoria B
Uso na lactação	Não recomendada amamentação por mães HIV-positivas no Brasil
Ajuste hepático	Não (sem dados em pacientes com Child-Pugh C)
Ajuste renal	Sim
Ajuste à obesidade	Sem dados

IM: intramuscular; SNC: sistema nervoso central; VO: via oral.
Fonte: adaptada de Gilbert et al., 2022.

TABELA 15 Dose padrão da entricitabina

Clearance de creatinina[1]	Dose recomendada	
	Cápsulas	**Solução oral**
ClCr > 50	200 mg a cada 24 h	240 mg a cada 24 h
ClCr 30 a 50	200 mg a cada 48 h	120 mg a cada 24 h
ClCr 15 a 29	200 mg a cada 72 h	80 mg a cada 24 h
ClCr < 15	200 mg a cada 96 h	60 mg a cada 24 h
Hemodiálise intermitente	200 mg a cada 24 h	60 mg a cada 24 h
Diálise peritoneal	Sem dados	Sem dados
Diálise contínua	Sem dados	Sem dados

[1]ClCr: *clearance* calculado com Crockoft-Gault.
Fonte: adaptada de Gilbert et al., 2022.

DIDANOSINA

Breve história

A didanosina (DDI) é um análogo nucleosídeo da purina, inibidor da transcriptase reversa, que, ao longo dos anos, foi substituída por fármacos menos tóxicos.

Mecanismos de ação

O DDI interrompe o alongamento do DNA pró-viral e, com isso, impede a ação da DNA polimerase.

Mecanismo de resistência

A aquisição de resistência está associada a mutações nos códons 65 e 74 da transcriptase reversa.

Efeitos adversos

Os eventos adversos relatados associados ao uso de DDI incluem neuropatia periférica e pancreatite, consequências de toxicidade mitocondrial, podendo, inclusive, ocorrer neuropatia irreversível, caso o uso

TABELA 16 Formulações

Representante	Apresentação	Via de administração	Reconstituição	Diluição	Diluente	Tempo de infusão	Outros	Recomendações VO	SNE/SNG/GTT	Referências
Entricitabina	Entricitabina + fumarato de tenofovir desoproxila Comprimidos revestidos 200 mg + 300 mg	VO	Não se aplica	Não se aplica	Não se aplica	Não se aplica	Esse medicamento não deve ser partido ou mastigado	Pode ser administrado com ou sem uma refeição	O comprimido pode ser triturado e dissolvido em aproximadamente 100 mL de água, suco de uva ou suco de laranja Administrar imediatamente	Bula do medicamento: entricitabina + fumarato de tenofovir desoproxila Farmanguinhos® Administração de fármacos antirretrovirales en pacientes com problemas de deglutição e portadores de sondas de alimentação
	Emtriva 10 mg/mL solução oral	VO	Não se aplica	Não se aplica	Não se aplica	Não se aplica	Se tiver passado menos de 1 h da tomada de emtriva, tomar outra dose. Em caso de vômito, depois de 1 h da ingestão, não tomar novamente	Pode ser administrado com ou sem uma refeição	Utilizar dose preconizada da solução via sonda	EMA, entracitabina: as informações pormenorizadas sobre esse medicamento estão no *site* da Agência Europeia de Medicamentos: http://www.ema.europa.eu
	Cada cápsula contém 200 mg de emtricitabina	VO	Não se aplica	Não se aplica	Não se aplica	Não se aplica	Emtriva não deve ser tomada com quaisquer outros medicamentos que contenham emtricitabina ou medicamentos que contenham l amivudina	Se o doente vomitar no espaço de 1 h após tomar emtriva, deve tomar outra dose se o doente vomitar depois de mais de 1 h após, não necessita tomar outra dose	Sem informações em bula	EMA, entracitabina: as informações pormenorizadas sobre esse medicamento estão no *site* da Agência Europeia de Medicamentos: http://www.ema.europa.eu

SNE/SNG/GTT: sonda nasoenteral/nasogástrica/gastrostomia; VO: via oral.

do medicamento seja continuado depois de surgirem os primeiros sintomas.

Pode ocorrer elevação de transaminases hepáticas, acidose lática, resistência insulínica, aumento do risco de doença cardiovascular, cefaleia, hiperuricemia e hipertensão portal. Também é responsável pela lipoatrofia, principalmente quando associado à estavudina.

Farmacocinética e farmacodinâmica

É um fármaco instável em meio ácido e degradada em pH gástrico baixo, portanto a presença de alimento interfere em sua biodisponibilidade oral (40%). Ultrapassa a barreira placentária.

Interações medicamentosas

Medicamentos, quando administrados em conjunto com a DDI, podem ter suas absorções diminuídas por conta dos agentes de tamponamento incluídos nas formulações dessa droga, como é o caso do ciprofloxacino, cetoconazol e itraconazol. Ademais, ganciclovir oral, alopurinol e tenofovir podem aumentar as concentrações plasmáticas de didanosina.

Aplicações clínicas

Está em desuso na prática clínica pelos inúmeros efeitos colaterais, mas apresenta atividade contra o HIV-1 e o HIV-2, além de outros retrovírus que incluem o HTLV-1 (vírus lintrofotrópico de células T humano tipo 1).

TABELA 17 Parâmetros farmacológicos da didanosina

Meia-vida média	1,5 h
Biodisponibilidade VO/IM	40% (VO)
Eliminação	Renal (50%)
Parâmetro PK/PD	Sem dados
Ligação proteica	< 5%
Volume de distribuição	Alto
Nível terapêutico no SNC	Intermediário
Uso na gravidez	Categoria B
Uso na lactação	Não recomendada amamentação por mães HIV-positivas no Brasil
Ajuste hepático	Não
Ajuste renal	Sim
Ajuste à obesidade	Sem dados

IM: intramuscular; SNC: sistema nervoso central; VO: via oral.
Fonte: adaptada de Gilbert et al., 2022.

TABELA 18 Dose padrão da didanosina

Clearance de creatinina[1]	Dose recomendada
ClCr > 50	400 mg a cada 24 h
ClCr 10 a 50	125 a 200 mg a cada 24 h
ClCr < 10	Contraindicado
Hemodiálise intermitente	Sem dados

[1]ClCr: *clearance* calculado com Crockoft-Gault.
Fonte: adaptada de Gilbert et al., 2022.

TABELA 19 Formulação

Representante	Apresentação	Via de administração	Reconstituição	Diluição	Diluente	Tempo de infusão	Outros	Recomendações VO	SNE/SNG/GTT	Referências
Didanosina	25 mg comprimido 50 mg comprimido 100 mg comprimido	VO	Não se aplica	Não se aplica	Não se aplica	Não se aplica	Alimentos: reduzem a biodisponibilidade da didanosina	Didanosina deve ser administrada pelo menos 30 min antes ou 2 h depois das refeições, devendo-se evitar associação com líquidos ácidos. Os comprimidos devem ser mastigados	Sem dados na bula do medicamento	Bula do medicamento: Didanosina Farmanguinhos®

SNE/SNG/GTT: sonda nasoenteral/nasogástrica/gastrostomia; VO: via oral.

ESTAVUDINA

Breve história

A estavudina (d4T) é um análogo de nucleosídeo de timidina de primeira geração e inibidor da transcriptase reversa.

Mecanismos de ação

Inibidor da enzima transcriptase reversa.

Mecanismo de resistência

O mecanismo de resistência está relacionado com mutações nos códons 41, 44, 67, 70, 210, 215 e 219 da transcriptase reversa, bem como o que é observado na resistência à zidovudina.

Efeitos adversos

Os eventos adversos mais comuns são neuropatia periférica, além de acidose lática, esteatose hepática, disfunção hepática, resistência insulínica, dislipidemia, lipo-hipertrofia e lipoatrofia.

Farmacocinética e farmacodinâmica

A biodisponibilidade oral não é afetada pela presença de alimentos.

Interações medicamentosas

Não está sujeita a interações medicamentosas metabólicas, porém, em virtude de sua capacidade de desenvolver neuropatia periférica, ao ser utilizada, recomenda-se evitar o uso concomitante de fármacos como etambutol, isoniazida, fenitoína e vincristina.

O D4T e o DDI não devem ser utilizados em conjunto por conta do risco aumentado de gravidade no desenvolvimento de neuropatia periférica.

Aplicações clínicas

A estavudina está em desuso na prática clínica e não está mais entre as alternativas terapêuticas elencadas pelo PCDT, no Brasil, e pelo CDC, nos EUA.

TABELA 20 Parâmetros farmacológicos da stavudina

Meia-vida média	1,1 a 1,4 h
Biodisponibilidade VO/IM	86% (VO)
Eliminação	Renal (40%)
Parâmetro PK/PD	Sem dados
Ligação proteica	< 5%
Volume de distribuição	Alto
Nível terapêutico no SNC	Intermediário
Uso na gravidez	Categoria C
Uso na lactação	Não recomendada amamentação por mães HIV-positivas no Brasil
Ajuste hepático	Não
Ajuste renal	Sim
Ajuste à obesidade	Sem dados

IM: intramuscular; SNC: sistema nervoso central; VO: via oral.
Fonte: adaptada de Gilbert et al., 2022

TABELA 21 Dose padrão da estavudina

Clearance de creatinina[1]	Dose recomendada
ClCr > 50	30 a 40 mg a cada 12 h
ClCr 10 a 50	15 a 20 mg a cada 12 h
ClCr < 10	20 mg a cada 24 h
Hemodiálise intermitente	20 mg a cada 24 h (após HD)
Diálise peritoneal	Sem dados
Diálise contínua	30 a 40 mg a cada 12 h

[1]ClCr: *clearance* calculado com Crockoft-Gault.
HD: hemodiálise.
Fonte: adaptada de Gilbert et al., 2022.

TABELA 22 Formulações

Representante	Apresentação	Via de administração	Reconstituição	Diluição	Diluente	Tempo de infusão	Outros	Recomendações VO	SNE/SNG/GTT	Referências
Estavudina	Pó para solução oral 1 mg/mL 20 mg cápsula 30 mg cápsula 40 mg cápsula	VO	Solução oral: para obter a eficácia adequada do produto, a reconstituição deve ser feita exclusivamente em farmácias hospitalares ou de manipulação	Não se aplica	Não se aplica	Não se aplica	Evitar o uso de bebidas alcoólicas	Pode ser ingerida com ou sem alimento, a qualquer hora, respeitando o intervalo de 12 h entre as doses	Sem dados em bula	Bula do medicamento: Svudin® Bula estavidina Farmanguinhos® Administração de fármaco antirretroviral em pacientes com problemas de deglutição ou portadores de sondas de alimentação

SNE/SNG/GTT: sonda nasoenteral/nasogástrica/gastrostomia; VO: via oral.

REFERÊNCIAS

Brasil. Ministério da Saúde. Protocolo clínico e diretrizes terapêuticas para hepatite B e coinfecções. Brasília: Ministério da Saúde; 2017.

Brasil. Ministério da Saúde. Protocolo clínico e diretrizes terapêuticas para manejo da infecção pelo HIV em adultos. Brasília: Ministério da Saúde; 2018.

Brasil. Ministério da Saúde. Protocolo clínico e diretrizes terapêuticas para profilaxia pré-exposição (prep) de risco à infecção pelo HIV. Brasília: Ministério da Saúde; 2018.

Brasil. Ministério da Saúde. Protocolo clínico e diretrizes terapêuticas para manejo da infecção pelo HIV em crianças e adolescentes. Brasília: Ministério da Saúde; 2018.

Brasil. Ministério da Saúde. Protocolo clínico e diretrizes terapêuticas para prevenção da transmissão vertical de HIV, sífilis e hepatites virais. 2. ed. rev. Brasília: Ministério da Saúde; 2022.

Brunton L, Knollmann B. Goodman & Gilman's the pharmacological basis of therapeutics. 13. ed. Philadelphia: McGraw-Hill Education; 2018. p. 1137-44.

Chaponda M, Pirmohamed M. Hypersensitivity reactions to HIV therapy. Br J Clin Pharmacol. 2011; 71(5):659-71.

Edwards Z, Azmat CE. Zidovudine [Internet]. PubMed. Treasure Island (FL): StatPearls Publishing; 2021. Disponível em: https://www.ncbi.nlm.nih.gov/books/NBK554419/ (acesso 22 jul 2022).

Faulds D, Brogden RN. Didanosine. Drugs. 1992;44(1): 94-116.

Gilbert DN, Chambers HF, Saag MS, Pavia AT, Boucher HW, Sanford JP. The Sanford guide to antimicrobial therapy 2022. Sperryville: Antimicrobial Therapy, Inc.; 2022.

Katzung B, Vanderah T. Basic & Clinical Pharmacology. 15 ed. Philadelphia: McGraw-Hill Education; 2021. p. 1297-306.

Kumar PN, Patel P. Lamivudine for the treatment of HIV. Expert Opin Drug Metab Toxicol. 2009;13;6(1): 105-14.

Liaw Y-F, Sung JJY, Chow WC, Farrell G, Lee C-Z, Yuen H, et al. Lamivudine for patients with chronic hepatitis b and advanced liver disease. N Engl J Med. 2004;351(15):1521-31.

Liotta D, Painter G. Discovery and development of the anti-human immunodeficiency virus drug, emtricitabine (Emtriva, FTC). Acc Chem Res. 2016;49(10): 2091-8.

Liu T, Sun Q, Gu J et al. Characterization of the tenofovir resistance-associated mutations in the hepatitis B virus isolates across genotypes A to D. Antiviral Res. 2022;203:105348.

Martin M, Kroetz D. Abacavir pharmacogenetics – from initial reports to standard of care. Pharmacotherapy: The Journal of Human Pharmacology and Drug Therapy. 2013;33(7):765-75.

Roediger R, Smyth EK, Dieterich D. Adefovir for lamivudine-resistant hepatitis B. Antiviral Therapy. 2022;27(2):135965352110676.

Taylor K, Fritz K, Parmar M. Lamivudine [Internet]. PubMed. Treasure Island (FL): StatPearls Publishing; 2021. Disponível em: https://www.ncbi.nlm.nih.gov/books/NBK559252/ (acesso 22 jul 2022).

USA. National Institute of Allergy and Infectious Diseases. Antiretroviral drug discovery and development. [online]. Niaid.nih.gov. 2018. Disponível em: https://www.niaid.nih.gov/diseases-conditions/antiretroviral-drug-development (acesso 4 jun 2022).

USA. National Library of Medicine. PubChem. Didanosine [Internet]. Disponível em: https://pubchem.ncbi.nlm.nih.gov/compound/Didanosine (acesso 22 jul 2022).

USA. National Library of Medicine. PubChem. Stavudine [Internet]. Disponível em: https://pubchem.ncbi.nlm.nih.gov/compound/Stavudine (acesso 22 jul 2022).

USA. Panel on Antiretroviral Guidelines for Adults and Adolescents. Guidelines for the use of antiretroviral agents in adults and adolescents with HIV. Department of Health and Human Services. Disponível em: https://clinicalinfo.hiv.gov/sites/default/files/guidelines/documents/AdultandAdolescentGL.pdf (acesso 22 jul 2022).

Wassner C, Bradley N, Lee Y. A review and clinical understanding of tenofovir: tenofovir disoproxil fumarate versus tenofovir alafenamide. Journal of the International Association of Providers of AIDS Care. 2020.

Whalen K. Lippincott illustrated reviews: pharmacology. Philadelphia: Lippincott Williams & Wilkins; 2019. p. 445-7.

38

Inibidores da transcriptase reversa não nucleosídeos

Camila Rodrigues
Jorge Salomão Moreira
Gabriel Trova Cuba

INTRODUÇÃO

Os inibidores transcriptase reversa não nucleosídeos (ITRNN) são antivirais sintéticos pertencentes à classe dos antirretrovirais que agem no ciclo do HIV pela inibição da enzima transcriptase reversa (TR). São moléculas que se ligam a um sítio hidrofóbico próximo ao domínio catalítico da enzima e, dessa forma, alteram a conformação geométrica da enzima, impedindo o funcionamento adequado, uma vez que interrompem a síntese de material genético – RNA – do HIV e evitam a transcrição viral. Diferentemente dos ITRN (inibidores da transcriptase reversa), os ITRNN não precisam de metabolização intracelular para se tornarem ativos. E, apesar da heterogeneidade dos ITRNN, todos eles se ligam no mesmo sítio da TR, na subunidade p66 da proteína heterodimérica.

Desde que mutações de resistência à transcriptase reversa estejam ausentes, espera-se ação completa contra todos os subtipos do vírus HIV-1. No HIV-2 há resistência intrínseca para a classe, assim como não são efetivos contra outros retrovírus. Até 2017, faziam parte do esquema inicial padrão no Brasil, porém foram substituídos por drogas mais potentes, com melhor barreira genética e melhor tolerabilidade. Atualmente, podem ser utilizados em esquemas alternativos ou de resgate. E seu uso fica restrito somente após a realização de testes de resistência. São representantes dessa classe: nevirapina, efavirenz, etravirina, doravirina, rilpivirina, entretanto estão disponíveis no Brasil apenas nevirapina, efavirenz e etravirina.

NEVIRAPINA

Breve história

A nevirapina, um derivado da dipiridodiazepinona, foi a primeira droga da classe dos inibidores da ITRNN a ser licenciada. Liberada em 1996 nos Estados Unidos e em 1998 na Europa, no Brasil foi aprovada em 2001.

Mecanismo de ação

A molécula da nevirapina inibe a atividade da enzima transcriptase reversa após ligação com o sítio hidrofóbico; assim, altera a sua conformação estrutural e impede a transcrição do ácido ribonucleico viral.

Mecanismo de resistência

A sensibilidade do HIV a esse ITRNN é considerada dicotômica, isto é, sem atividade intermediária. Por esse motivo, é considerada uma droga de baixa barreira genética. Ademais, as mutações mais comuns – K103N, Y181C, Y188C – são compartilhadas por todas as drogas de primeira geração e causam resistência cruzada.

Efeitos adversos

O efeito adverso mais frequente dessa medicação é o *rash* cutâneo, que ocorre mais comumente dentro das primeiras seis semanas de uso; entretanto, raros pacientes podem evoluir para reações cutâneas mais graves, como a síndrome de Stevens-Johnson. Outro efeito adverso possível é a hepatotoxicidade, cujos fatores de risco são a contagem elevada de CD4 e as transaminases aumentadas no exame de base. É contraindicado para mulheres com CD4 $\geq$ 250 cel/mm^3 e homens com CD4 $\geq$ 400 cel/mm^3.

Farmacocinética e farmacodinâmica

Apresentação oral, com boa disponibilidade, sem interferência de medicações antiácidas ou alimentos.

Tem um alto volume de distribuição. Seu metabolismo é principalmente hepático, por isso é necessário cautela quando a função hepática está alterada.

Interações medicamentosas

Pela indução das enzimas da família do citocromo CYP3A4, pode reduzir o nível de outras drogas concomitantes, principalmente metadona e estradiol. Sugere-se também cautela no uso de anticonvulsivantes.

A coadministração com rifampicina não é recomendada, pois reduz de forma significativa os níveis de nevirapina.

Aplicações clínicas

A transcriptase reversa de outros retrovírus, incluindo o HIV-2, não é inibida pela

TABELA 1 Parâmetros farmacológicos da nevirapina

Meia-vida média	25 a 30 h
Biodisponibilidade VO/IM	90% (VO)/não se aplica (IM)
Eliminação	Renal (80%), fezes (10%)
Parâmetro PK/PD	Sem dados
Ligação proteica	60%
Volume de distribuição	Alto
Nível terapêutico no SNC	Sim
Uso na gravidez	Categoria B
Uso na lactação	Não recomendada amamentação por mães HIV-positivas no Brasil
Ajuste hepático	Não (contraindicado em Child-Pugh > 6)
Ajuste renal	Não
Ajuste à obesidade	Sem dados

IM: intramuscular; SNC: sistema nervoso central; VO: via oral.
Fonte: adaptada de Gilbert et al., 2022.

TABELA 2 Dose padrão da nevirapina

Clearance de creatinina[1]	Dose recomendada
Sem ajuste	200 mg a cada 24 h por 14 dias, seguido de 200 mg a cada 12 h

[1]ClCr: *clearance* calculado com Crockoft-Gault.
Fonte: adaptada de Gilbert et al., 2022.

TABELA 3 Formulações

Representante	Apresentação	Via de administração	Reconstituição	Diluição	Diluente	Tempo de infusão	Outros	Recomendações VO	SNE/SNG/GTT	Referências
Nerivapina	200 mg comprimido Suspensão oral 10 mg/mL, frascos com 100 mL	VO	Não se aplica	Não se aplica	Não se aplica	Não se aplica	Em pacientes com disfunção renal sob tratamento com hemodiálise, sugere-se a suplementação com uma dose adicional de 200 mg após cada hemodiálise	O comprimido não deve ser partido, aberto ou mastigado	Utilizar suspensão oral	Bula do medicamento: Nevirapina, Farmanguinhos®

SNE/SNG/GTT: sonda nasoenteral/nasogástrica/gastrostomia; VO: via oral.

nevirapina. Dessa forma, sua ação se restringe ao HIV-1. Era indicado para compor os esquemas antirretrovirais de HIV associado a outro ITRN e, assim como todos os outros antirretrovirais, não deve ser utilizado em monoterapia pelo rápido surgimento de resistência.

Devido à posologia, a sua baixa barreira genética e ao perfil de tolerância, não é atualmente recomendado o uso por pacientes adultos, pois há melhores drogas disponíveis.

Na pediatria, ainda é utilizada, especialmente na composição do esquema de profilaxia pós-exposição em crianças expostas.

EFAVIRENZ

Breve história

O efavirenz, terceiro medicamento desenvolvido dessa classe, foi aprovado pelo Food and Drug Administration (FDA), dos EUA, em 1998 e pelo EMA (Agência Europeia de Medicamentos) em 1999. No Brasil, foi introduzido em 2001 e, até 2017, foi o principal medicamento na composição da terapia inicial do tratamento de HIV. Sua estrutura envolve a presença de um núcleo benzoxazinona que contém os grupamentos trifluorometila e ciclopropilacetinila ligados ao carbono C-4 da molécula.

Mecanismo de ação

É um inibidor não competitivo seletivo não nucleosídeo da transcriptase reversa do HIV-1. Impede a atividade da enzima TR após ligação com o sítio hidrofóbico; assim, altera a sua conformação estrutural e impede a transcrição do ácido ribonucleico viral.

Mecanismos de resistência

Apresenta atividade antiviral *in vitro* adequada, porém estudos demonstraram o rápido surgimento de mutações de resistência na vigência de replicação viral persistente. A mutação K103N é a mais frequente e a primeira a ser selecionada, no entanto outras mutações adicionais também são habituais: L100I, V106M, V108I, 181C/I, 188L, 190 A/S e P225H. A resistência cruzada entre os medicamentos dessa classe é comum.

Efeitos adversos

Apresenta alta incidência de efeitos adversos no sistema nervoso central (SNC), como cefaleia, insônia, amnésia, tonturas, dificuldade de concentração, sonhos anormais e alucinações. Outros eventos reportados incluem *rash* cutâneo, efeitos gastrointestinais, aumento dos níveis de colesterol total e triglicérides.

Farmacocinética e farmacodinâmica

Disponível apenas em apresentação oral, com boa disponibilidade, sem interferência de medicações antiácidas ou alimentos.

Apresenta metabolização hepática, pela via oxidativa de CYP2B6 e CYP3A4. Indivíduos com disfunção hepática e coinfecções com hepatite B e C devem ter sua função hepática monitorizada nos primeiros meses de início de tratamento.

Interações medicamentosas

Por utilizar a via oxidativa de CYP2B6 e CYP3A4, é considerado um potente indutor dessas enzimas. Dessa forma, deve ser utilizado com cautela conjuntamente com medicações metabolizadas pela mesma via.

Aplicações clínicas

Apresenta atividade antiviral contra a maioria dos subtipos não *clade* B do HIV-1 e atividade reduzida contra o grupo O do HIV-1. Não apresenta atividade contra o HIV-2 e outros retrovírus.

Liberado para uso em mulheres, homens e crianças com mais de 3 anos de idade. A dose habitual é de 600 mg ao dia, preferencialmente à noite para evitar efeitos colaterais. Quase sempre conformado com tenofovir e lamivudina em uma única pílula.

TABELA 4 Parâmetros farmacológicos do efavirenz

Meia-vida média	40 a 55 h
Biodisponibilidade VO/IM	42% (VO)/não se aplica (IM)
Eliminação	Renal e fezes
Parâmetro PK/PD	Sem dados
Ligação proteica	99%
Volume de distribuição	Alto
Nível terapêutico no SNC	Intermediário
Uso na gravidez	FDA: evitar no primeiro trimestre OMS: seguro
Uso na lactação	Não recomendada amamentação por mães HIV-positivas no Brasil
Ajuste hepático	Não (não recomendado em disfunção hepática)
Ajuste renal	Não
Ajuste à obesidade	Sem dados

FDA: Food and Drug Administration; IM: intramuscular; OMS: Organização Mundial da Saúde; SNC: sistema nervoso central; VO: via oral.
Fonte: adaptada de Gilbert et al., 2022.

TABELA 5 Dose padrão do efavirenz

Clearance de creatinina[1]	Dose recomendada
Sem ajuste	600 mg a cada 24 h

[1]ClCr: *clearance* calculado com Crockoft-Gault.
Fonte: adaptada de Gilbert et al., 2022.

TABELA 6 Formulações

Representante	Apresentação	Via de administração	Reconstituição	Diluição	Diluente	Tempo de infusão	Outros	Recomendações VO	SNE/SNG/GTT	Referências
Efavirenz	600 mg comprimido 30mg/mL solução oral	VO	Não se aplica	Não se aplica	Não se aplica	Não se aplica	Não se aplica	Podem ser administrados com ou sem alimento	Preferência para solução oral O comprimido por ser triturado e diluído em 15 mL de água	Bula do medicamento (Farmanguinhos): Efavirenz Bula do medicamento referência: Stocrin® Bula do medicamento (Cristália Prod. Quím. Farm. Ltda .): Efavirenz solução oral Literatura: Medicamentos na Prática da Farmácia Clínica, 2013

SNE/SNG/GTT: sonda nasoenteral/nasogástrica/gastrostomia; VO: via oral.

ETRAVIRINA

Breve história

A etravirina é uma diaril-pirimidina, um ITRNN de segunda geração, com uma barreira genética maior que a dos ITRNN de primeira geração. Aprovado pelo FDA em 2008 e pela Anvisa em 2010.

Mecanismo de ação

A etravirina se liga ao sítio alostérico da TR, próximo ao sítio catalítico; assim, bloqueia a atividade tanto da DNA como RNA polimerase e evita a síntese do DNA viral.

Mecanismos de resistência

Apresenta uma capacidade adaptativa caracterizada pela flexibilidade na ligação ao sítio, o que explica sua potente atividade antiviral *in vitro* contra cepas com mutações de resistência. Conforme descrito no estudo DUET, foi desenvolvido um sistema de escore de peso das mutações; assim, quando escores entre 0 e 2, infere-se que a etravirina apresenta atividade máxima; escores entre 2,5 e 3,5, atividade intermediária; e escore ≥ 4, atividade reduzida. É importante ressaltar ainda que a mutação mais prevalente nos ITRNN, a K103N, não afeta a atividade antiviral da etravirina.

Efeitos adversos

Os eventos adversos mais comuns são diarreia, febre, erupção cutânea, fadiga, cefaleia e náuseas.

As erupções cutâneas (leves e moderadas), não relacionadas à dose, aparecem geralmente durante as primeiras 2 a 4 semanas de tratamento e são resolvidas em cerca de 1 a 2 semanas com uso continuado da dose.

Podem ocorrer ainda eventos adversos psiquiátricos, incluindo alterações de humor, pesadelos, sonhos anormais, ansiedade e depressão, entretanto não há recomendação de interromper o tratamento por esses motivos.

Farmacocinético e farmacodinâmica

Disponível apenas em suspensão oral, deve ser administrada em conjunto com as refeições para melhor absorção.

Seu metabolismo ocorre via citocromo P450, por meio das enzimas CYP3A4, CYP2C9 e CYP2C19, assim como pela via da UDPGT, portanto precisa ser utilizada com cuidado em paciente com hepatopatia avançada.

Interações medicamentosas

Como seu metabolismo utiliza a via do citocromo P450, todas as drogas que afetam a expressão das enzimas dessa mesma via devem ser utilizadas com cautela e suas interações devem ser checadas em aplicativos adequados.

Aplicações clínicas

Indicado para o tratamento de pessoas vivendo com HIV-1 que apresentem mutações de resistência a outras classes de terapia antirretroviral (TARV). Inclusive, é efetivo contra cepas resistentes a efavirenz e nevirapina.

No Brasil, ela é indicada para adultos acima de 18 anos, combinada com outras classes de ARV (medicamentos antirretrovirais), para indivíduos previamente expostos a outras classes de ARV ou com resistência documentada por testes de genotipagem.

TABELA 7 Parâmetros farmacológicos da etravirina

Meia-vida média	40 h
Biodisponibilidade VO/IM	Sem dados (VO)/não se aplica (IM)
Eliminação	Fezes
Parâmetro PK/PD	Sem dados
Ligação proteica	99%
Volume de distribuição	Sem dados
Nível terapêutico no SNC	Intermediário
Uso na gravidez	Categoria B
Uso na lactação	Não recomendada amamentação por mães HIV-positivas no Brasil
Ajuste hepático	Não (uso com precaução se Child-Pugh > 9)
Ajuste renal	Não
Ajuste à obesidade	Sem dados

IM: intramuscular; SNC: sistema nervoso central; VO: via oral.
Fonte: adaptada de Gilbert et al., 2022.

TABELA 8 Dose padrão da etravirina

Clearance de creatinina[1]	Dose recomendada
Sem ajuste	200 mg a cada 12 h ou 400 mg a cada 24 h

[1]ClCr: *clearance* calculado com Crockoft-Gault.
Fonte: adaptada de Gilbert et al., 2022.

TABELA 9 Formulações

Representante	Apresentação	Via de administração	Reconstituição	Diluição	Diluente	Tempo de infusão	Outros	Recomendações VO	SNE/SNG/GTT	Referências
Etravirina	200 mg comprimido 100 mg comprimido	VO	Não se aplica	Não se aplica	Não se aplica	Não se aplica	Em pacientes com disfunção renal sob tratamento com hemodiálise, sugere-se a suplementação com uma dose adicional de 200 mg após cada hemodiálise	Tomar após refeição O comprimido pode ser dissolvido em um copo de água, para aqueles com dificuldade de ingestão O uso de bebidas carbonatadas (p. ex., refrigerantes) ou aquecidas (> 40°C) deve ser evitado	Dissolver em água e aplicar via sonda	Bula do medicamento: Intelence®

SNE/SNG/GTT: sonda nasoenteral/nasogástrica/gastrostomia; VO: via oral.

REFERÊNCIAS

de Béthune MP. Non-nucleoside reverse transcriptase inhibitors (NNRTIs), their discovery, development, and use in the treatment of HIV-1 infection: a review of the last 20 years (1989–2009). Antiviral Res. 2010; 85(1):75-90.

Deeks ED, Keating GM. Etravirine. Drugs. 2008;68(16): 2357-72.

Fumero E, Podzamczer D. The role of nevirapine in the treatment of HIV-1 disease. Expert Opin Pharmacother. 2001;2(12):2065-78.

Jamie D. Croxtall. Etravirine: a review of its use in the management of treatment-experienced patients with HIV-1 Infection. Drugs. 2012;72(6):847-69.

Sluis-Cremer N. The emerging profile of cross-resistance among the nonnucleoside HIV-1 reverse transcriptase inhibitors. Viruses. 2014;6(8): 2960-73.

Usach I, Melis V, Peris JE. Non-nucleoside reverse transcriptase inhibitors: a review on pharmacokinetics, pharmacodynamics, safety and tolerability. J Int AIDS Soc. 2013;16(1):18567.

Vrouenraets SME, Wit FWNM, van Tongeren J, Lange JMA. Efavirenz: a review. Expert Opin Pharmacother. 2007;8(6):851-71.

39

Outras classes de antirretrovirais

Camila Rodrigues
Jorge Salomão Moreira
Gabriel Trova Cuba

INIBIDORES DE ENTRADA

Essa classe de drogas tem como principal mecanismo de ação o bloqueio da ligação do HIV aos correceptores de entrada do vírus na célula: CXCR4, CCR5 ou a ambos. O maraviroque, por exemplo, é um antagonista de correceptores CCR5. Entre os inibidores de entrada estão os chamados "inibidores de fusão", representados pela droga enfuvirtida, um peptídeo sintético, que, por competição, impede a fusão entre as membranas viral e celular, logo atrapalha a entrada do vírus no interior da célula hospedeira.

Efuvirtida e maraviroque são os únicos representantes disponíveis dessa classe. O maraviroque é liberado para pacientes que apresentam o CCR5 como correceptor no teste de genotípico, uma vez que não é efetivo naquele com tropismo CXR4 ou misto. O uso da enfuvirtida é restrito a pacientes multiexperimentados, sem opção terapêutica de medicamentos orais ou com esquemas extremamente individualizados.

ENFUVIRTIDA

Breve história

Foi o primeiro inibidor de entrada a ser aprovado, em 2003, pelo Food and Drug Administration (FDA) e, em 2005, pela Agência Nacional de Vigilância Sanitária (Anvisa). Também denominado T20, com mecanismo de ação único. Primeiro agente parenteral desenvolvido para o tratamento do HIV-1, é um inibidor de fusão, formado por um complexo peptídeo sintético desenvolvido em larga escala, indicado para pacientes multiexperimentados, com extensa resistência a outras classes de medicamentos antirretrovirais (ARV) e com o uso de outras classes.

Mecanismo de ação

Apresenta-se sob a forma de um peptídeo sintético constituído por 36 aminoácidos análogos à região HeptadRepeat 2 (HR2) da glicoproteína transmembrana 41 (gp41) do HIV-1. Atua de forma competitiva, impedindo a interação das regiões HR1/HR2, necessárias à fusão entre as membranas viral e celular, para permitir a entrada do vírus no interior da célula hospedeira.

Como apresenta um mecanismo de ação único, não demonstra resistência cruzada com outras classes de ARV. Caracteriza-se pela alta potência, porém com baixa barreira genética.

Efeitos adversos

A maioria dos eventos adversos nos estudos clínicos foi relacionada ao local da aplicação do fármaco, como nodulações, eritema, dor e endurecimento, leves ou moderados.

Farmacocinética e farmacodinâmica

A única forma de aplicação é subcutânea, visto que a apresentação é sob a forma de pó liofilizado branco ou acinzentado. O gênero e o índice de massa corpórea apresentam efeitos pouco significativos na ação da droga, assim não são necessários ajustes para essas particularidades.

Por ser é um peptídeo, espera-se que após metabolização seja quebrada nos aminoácidos que a compõem, com subsequente reciclagem dos aminoácidos no organismo. Estudos realizados *in vitro* com microssomas humanos e hepatócitos indicam que a enfuvirtida não é um inibidor das enzimas do citocromo P450. Verificou-se que não inibiu o metabolismo de substratos pelo CYP3A4, CYP2D6, CYP1A2, CYP2C19 e CYP2E1.

Interações medicamentosas

Como não apresenta metabolização pelo citocromo P450, pouca interação medicamentosa é esperada.

Aplicações clínicas

Indicado no tratamento de indivíduos infectados pelo HIV-1 com falência a regimes terapêuticos que incluam, pelo menos, um medicamento de cada uma das seguintes classes: inibidores de protease, inibidores não nucleosídeos da transcriptase reversa e inibidores nucleosídeos da transcriptase reversa, ou que sejam intolerantes a regimes anteriores, sempre em associação com outros ARV.

TABELA 1 Parâmetros farmacológicos da enfuvirtida

Meia-vida média	4 h
Biodisponibilidade SC	84% (SC)
Eliminação	Sem dados
Parâmetro PK/PD	Sem dados
Ligação proteica	99%
Volume de distribuição	Baixo
Nível terapêutico no SNC	Não
Uso na gravidez	Categoria B
Uso na lactação	Não recomendada amamentação por mães HIV-positivas no Brasil
Ajuste hepático	Não
Ajuste renal	Não
Ajuste à obesidade	Sem dados

IM: intramuscular; SC: subcutâneo; SNC: sistema nervoso central; VO: via oral.
Fonte: adaptada de Gilbert et al., 2022.

TABELA 2 Dose padrão da enfuvirtida

Clearance de creatinina[1]	Dose recomendada
Sem ajuste	90 mg a cada 12 h

[1]ClCr: *clearance* calculado com Crockoft-Gault.
Fonte: adaptada de Gilbert et al., 2022.

TABELA 3 Formulações

Representante	Apresentação	Via de administração	Reconstituição	Diluição	Diluente	Tempo de infusão	Outros	Recomendações VO	SNE/SNG/GTT	Referências
Enfuvirtida	108 mg em pó liofilizado, enfurvertida	SC	AD 1,1 mL	Não se aplica	Não se aplica	Não se aplica	Concentração 90 mg/mL	Não se aplica	Não se aplica	Bula do medicamento: Fuzeon®

AD: água destilada; SC: subcutâneo; SNE/SNG/GTT: sonda nasoenteral/nasogástrica/gastrostomia; VO: via oral.

MARAVIROQUE

Breve história

Maraviroque é um antagonista do correceptor de CCR5, único com esse mecanismo aprovado para o tratamento de pessoas vivendo com HIV, que tem como alvo uma proteína humana. Ao inibir o correceptor CCR5 humano na célula hospedeira, evita que a glicoproteína (gp) 120 viral se ligue à superfície da célula. Foi aprovado pelo FDA em 2007 e pela Anvisa em 2008.

Mecanismo de ação

No ciclo da replicação do HIV é necessária a ligação do vírus a correceptores na célula do hospedeiro, no caso, os receptores CCR5 e CXR4. A ligação da glicoproteína gp120 do HIV-1 ao CCR5 resulta em uma alteração conformacional na proteína do envelope gp41 que permite a fusão entre o envelope viral e a membrana da célula do hospedeiro e, consequentemente, a entrada do vírus na célula. Com esse mecanismo de ação, interfere em um estágio inicial do ciclo replicativo do HIV; assim, evita que cepas virais que utilizem esse correceptor ingressem na célula CD4.

Efeitos adversos

Trata-se de uma droga com boa tolerabilidade. Os efeitos colaterais descritos são leves a moderados, entre eles: hepatotoxicidade (relacionado a reação de hipersensibilidade), infecção do trato respiratório, vertigens, febre, náuseas, cefaleia e hipotensão ortostática em pacientes com acometimento da função renal.

Farmacocinética e farmacodinâmica

Sua absorção oral é variada e reduzida se tomada junto a refeições com grande quantidade de gordura, porém, em estudos clínicos, não existe restrição alimentar para o uso.

Sua metabolização ocorre principalmente via citocromo hepático P450 (enzima CYP3A4).

Não deve ser utilizado em pacientes com *clearance* de creatinina menor que 30 mg/dL.

Interações medicamentosas

Sua metabolização ocorre principalmente via citocromo hepático P450, relacionado à enzima CYP3A4; assim, fármacos com potencial de inibir ou induzir essa via devem ter sua dose terapêutica ajustada dada a possibilidade de ter sua absorção alterada.

Aplicações clínicas

É eficaz somente contra os vírus HIV-1 que possuam tropismo R5, ou seja, vírus que somente penetram na célula através do correceptor CCR5. Nas estirpes virais que apresentam como mecanismo de entrada na célula do hospedeiro o uso do correceptor CXCR4 ou do CXCR4/CCR5 misto, o maraviroque não terá eficácia.

O maraviroque deve ser indicado para pacientes, maiores de 18 anos, multiexperimentados a outras classes de ARV que apresentem teste de genotropismo, com a presença de correceptor CCR5 confirmada (esse teste tem validade de seis meses).

TABELA 4 Parâmetros farmacológicos de paraviroque

Meia-vida média	14 a 18 h
Biodisponibilidade VO/IM	76% (VO)/não se aplica (IM)
Eliminação	Renal e fezes
Parâmetro PK/PD	Sem dados
Ligação proteica	76%
Volume de distribuição	Alto
Nível terapêutico no SNC	Sem dados
Uso na gravidez	Categoria B
Uso na lactação	Não recomendada amamentação por mães HIV-positivas no Brasil
Ajuste hepático	Não
Ajuste renal	Sim
Ajuste à obesidade	Sem dados

IM: intramuscular; SNC: sistema nervoso central; VO: via oral.
Fonte: adaptada de Gilbert et al., 2022.

TABELA 5 Ajuste de dose de maraviroque de acordo com *clearance* renal

Clearance de creatinina[1]	Dose recomendada
ClCr > 50	300 mg a cada 12 h
ClCr < 50	Sem dados

[1]ClCr: *clearance* calculado com Crockoft-Gault.
Fonte: adaptada de Gilbert et al., 2022.

TABELA 6 Formulações

Representante	Apresentação	Via de administração	Reconstituição	Diluição	Diluente	Tempo de infusão	Outros	Recomendações VO	SNE/SNG/GTT	Referências
Maraviroque	150 mg comprimido	VO	Não se aplica	Não se aplica	Não se aplica	Não se aplica	Não se aplica	Pode ser administrado com ou sem alimentos	Sem dados na literatura	Bula do medicamento: Celsentri®

SNE/SNG/GTT: sonda nasoenteral/nasogástrica/gastrostomia; VO: via oral.

REFERÊNCIAS

Brasil. Ministério da Saúde. Protocolo Clínico e Diretrizes Terapêuticas para Manejo da Infecção pelo HIV em Adultos. Brasília: Ministério da Saúde; 2018.

Duffalo ML, James CW. Enfuvirtide: a novel agent for the treatment of HIV-1 infection. Ann Pharmacother. 2003;37:1448-56.

Joly V, Jidar K, Tatay M, Yeni P. Enfuvirtide: from basic investigations to current clinical use. Expert Opin. Pharmacother. 2010;11(16):2701-13.

Parra P, Portilla J, Pulido F, Sanchez-de la Rosa R, Alonso--Villaverde C, Berenguer J, et al. Clinical utility of maraviroc. Clin Drug Investig. 2011;31 (8):527-42.

Pau AK, George JM. Antiretroviral therapy: current drugs. Infect Dis Clin North Am. 2014;28(3):371-402.

Perry CM. Maraviroc: a review of its use in the management of CCR5-tropic HIV-1 infection. Drugs. 2010; 70(9):1189-213.

USA. Clinical Info HIV.Org. Panel on antiretroviral guidelines for adults and adolescents. Guidelines for the use of antiretroviral agents in adults and adolescents with HIV. Department of Healthand Human Services. Disponível em: https://clinicalinfo.hiv.gov/sites/default/files/guidelines/documents/ AdultandAdolescentGL.pdf (acesso 20 jun 2022).

Woollard SM, Kanmogne GD. Maraviroc: a review of its use in HIV infection and beyond. Drug Des Devel Ther. 2015;9:5447-68.

40

Antivirais de ação direta

Aluísio Augusto Cotrim Segurado
Luciana Vilas Boas Casadio
Marcela Símaro Gomes
Beatriz Nobre Monteiro Paiatto
Juliana Cavadas
Juliana Yamashiro

INTRODUÇÃO

Desde 2011, os antivirais de ação direta (*direct-acting antivirals* – DAA) são utilizados no tratamento da infecção pelo vírus da hepatite C (HCV), cujos alvos terapêuticos são: protease NS3/4A, proteína NS5A e RNA polimerase NS5B (Figura 1 e Tabela 1).

A combinação de DAA de diferentes classes para o tratamento da infecção pelo HCV permite maior chance de cura, menor risco de emergência de resistência, redução do tempo de tratamento e poucos efeitos colaterais.

As principais causas da falha terapêutica aos DAA são: não adesão ao tratamento medicamentoso, interações medicamentosas, imunossupressão associada, menor concentração plasmática de DAA em decorrência da malabsorção em pacientes com cirrose e substituições de aminoácidos associadas à resistência (RAS) que levam às variantes virais associadas à resistência (RAV), que podem ser preexistentes em pacientes com infecção crônica pelo HCV ou foram selecionadas com o uso prévio de DAA. Entretanto, nem todas as RAS são relevantes para predizer a resposta aos DAA, e a prevalência dependerá também do genótipo e do subtipo do HCV.

SOFOSBUVIR

Breve história

É o único inibidor de polimerase NS5B disponível até o momento. Aprovado pelo Food and Drug Administration (FDA) em dezembro de 2013 e pela Agência Nacional de Vigilância Sanitária (Anvisa) em 2014 para o tratamento da infecção pelo HCV. Os primeiros estudos mostraram que a associação do sofosbuvir com interferon peguilado e ribavirina aumentou as taxas de cura da infecção por HCV para 90%; mais tarde, outros estudos evidenciaram que, em combinação com os inibidores de NS5A e/ou inibidor de protease NS3/N4 descritos, alcançava uma taxa de cura de 96 a 98%.

Mecanismo de ação

Análogo de nucleotídeo uridina que inibe a polimerase NS5B do HCV, necessária para a replicação e transcrição do genoma viral.

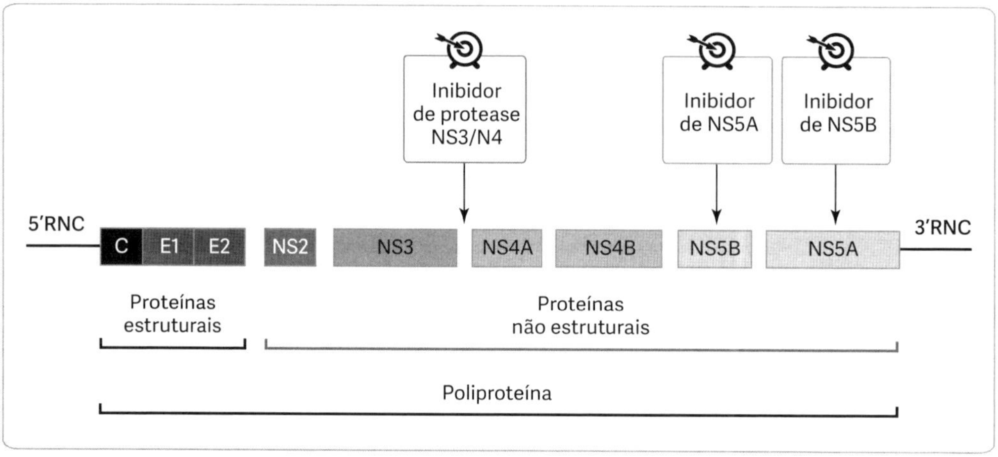

FIGURA 1 Representação esquemática dos antivirais de ação direta (DAA) e seus alvos terapêuticos no genoma do vírus da hepatite C.

Fonte: adaptada de Manns e Maasoumy, 2022; Hanif et al., 2022.

TABELA 1 Antivirais de ação direta de acordo com a classe

Inibidor de protease NS3/N4 (sufixo PREVIR)	Inibidor NS5A (sufixo ASVIR)	Inibidor polimerase NS5B (sufixo BUVIR)
Glecaprevir	Velpatasvir	Sofosbuvir
Voxilaprevir	Pibrentasvir	

Fonte: adaptada pelos autores com base nas recomendações do Ofício Circular nº 6/2022/CGAHV/DCCI/SVS/MS – São Paulo (Estado), 2022; Organização Mundial da Saúde, 2018.

Trata-se de uma pró-droga nucleotídica, que sofre metabolismo intracelular para formar o análogo de uridina trifosfato farmacologicamente ativo, que é incorporado ao RNA do HCV e atua como um terminador de cadeia.

Mecanismos de resistência

Possui alta barreira genética ao desenvolvimento de resistência. Acredita-se que menos de 2% de RAS preexistentes são capazes de gerar resistência significativa aos DAA pangenotípicos. Porém, já foram detectadas as seguintes RAS associadas a uma sensibilidade inferior ao sofosbuvir: S282T/G/C/R, I293L, I434M, L159F, M289L, V321A, LF320F, LF321A, T179A e C316N/H/F. Apesar disso, vale destacar que não é recomendada a realização de teste de resistência em pacientes com infecção pelo HCV, mesmo que o paciente já tenha usado previamente o sofosbuvir.

Espectro de ação

Ativo contra todos os genótipos 1 a 6 do HCV.

Efeitos adversos

Os eventos adversos mais comuns relatados são da combinação do sofosbuvir com outros DAA: fadiga, cefaleia, náuseas e diarreia.

Farmacocinética e farmacodinâmica

É metabolizado no fígado a uma forma ativa denominada GS-331007, que compete com o trifosfato de uridina por sua incorporação no RNA do HCV pela polimerase NS5B.

Interações medicamentosas

A coadministração de sofosbuvir com indutores potentes de P-gp, antiarrítmicos, anticonvulsivantes, suplementos fitoterápicos erva-de-são-joão, inibidores de protease (ARV), rifabutina, rifampicina e rifapentina pode reduzir a absorção do antiviral, portanto essas associações são desencorajadas.

Aplicações clínicas

A droga em composição pode ser usada em esquema antiviral pangenotípico para o tratamento ou retratamento de infecção pelo HCV, conforme Protocolos Clínicos e Diretrizes Terapêuticas (PCDT) vigentes.

TABELA 2 Parâmetros farmacológicos do sofosbuvir

Meia-vida média	0,5 a 0,75 h
Biodisponibilidade VO/IM	Sem dados (VO)/não se aplica (IM)
Eliminação	Fezes (80%), renal (20%)
Parâmetro PK/PD	Sem dados
Ligação proteica	61 a 65%
Volume de distribuição	Sem dados
Nível terapêutico no SNC	Sem dados
Uso na gravidez	Categoria B (X se coadministrado com ribavirina)
Uso na lactação	Sem dados (evitar o uso, se possível)
Ajuste hepático	Não
Ajuste renal	Não (sem dados em pacientes com ClCr < 30)
Ajuste à obesidade	Sem dados

IM: intramuscular; SNC: sistema nervoso central; VO: via oral.
Fonte: adaptada de Gilbert et al., 2022.

TABELA 3 Dose padrão de sofosbuvir

Clearance de creatinina[1]	Dose recomendada
Sem ajuste	400 mg a cada 24 h

[1]ClCr: *clearance* calculado com Crockoft-Gault.
Fonte: adaptada de Gilbert et al., 2022.

TABELA 4 Formulações

Representante	Apresentação	Via de administração	Reconstituição	Diluição	Diluente	Tempo de infusão	Outros	Recomendações VO	SNE/SNG/GTT	Referências
Sofosbuvir	400 mg comprimido revestido	VO	Não se aplica	Não se aplica	Não se aplica	Não se aplica	Cada comprimido revestido contém 400 mg de sofosbuvir	Podem ser administrados com ou sem alimento	Dados não disponíveis na literatura	Bula do medicamento: sovaldi® UpToDate: 11/2022

SNE/SNG/GTT: sonda nasoenteral/nasogástrica/gastrostomia; VO: via oral.

VELPATASVIR

Breve história

Segunda geração de inibidores da proteína NS5A do HCV. Aprovado pelo FDA em 2016 e pela Anvisa em 2020 para o tratamento da infecção pelo HCV.

Mecanismo de ação

É um inibidor da proteína NS5A do HCV, essencial para a replicação do RNA e para a agregação de vírions do HCV.

Mecanismos de resistência

Possui alta barreira genética ao desenvolvimento de resistência e alta atividade antiviral em combinação com sofosbuvir. As seguintes RAS detectadas têm sido associadas a uma sensibilidade inferior ao velpatasvir: Q30R/H, L31I/V/M, Y93N/H/C/R/W, C92T, P32A/L/Q/R, A30K, M28G, A92K, L28M/V, L30R, M31L/V e T58S.

Os testes de resistência, quando disponíveis, podem ajudar a otimizar o tratamento de pacientes com HCV genótipos 1 e 3 e/ou cirrose. Outro benefício dessa ciência sobre genes de resistência está relacionado à adição de ribavirina no regime terapêutico ou extensão do tempo de tratamento para 24 semanas, conforme o resultado.

Espectro de ação

Ativo contra todos os genótipos 1 a 6 do HCV.

Efeitos adversos

Os eventos adversos mais comuns relatados são da combinação com sofosbuvir: fadiga, cefaleia, náusea, diarreia e insônia.

Há, ainda, possível efeito teratogênico, por isso é contraindicado durante a gestação.

Farmacocinética e farmacodinâmica

É um substrato de CYP2B6, CYP2C8 e CYP3A4 com conversão lenta. Não há interferência da alimentação na absorção.

TABELA 5 Parâmetros farmacológicos de velpatasvir

Meia-vida média	15 h
Biodisponibilidade VO/IM	Sem dados (VO)/não se aplica (IM)
Eliminação	Biliar
Parâmetro PK/PD	Sem dados
Ligação proteica	99,5%
Volume de distribuição	Sem dados
Nível terapêutico no SNC	Sem dados
Uso na gravidez	Sem dados (categoria X, se coadministrado com ribavirina)
Uso na lactação	Sem dados (evitar o uso, se possível)
Ajuste hepático	Não
Ajuste renal	Não
Ajuste à obesidade	Sem dados

IM: intramuscular; SNC: sistema nervoso central; VO: via oral.
Fonte: adaptada de Gilbert et al., 2022.

Interações medicamentosas

Como a combinação contém sofosbuvir ou sofosbuvir + voxilaprevir, as interações medicamentosas estão associadas a combinação de medicamentos: antilipêmicos, antirretrovirais, fármacos cardiovasculares, fármacos do sistema nervoso central (SNC), imunossupressores, antiácidos, antagonistas dos receptores H2, inibidores da bomba de prótons, anticoagulantes, antifúngicos, rifampicina, rifabutina, rifapentina e erva-de-são-joão.

Aplicações clínicas

A droga em composição pode ser usada em esquema antiviral pangenotípico para o tratamento ou retratamento de infecção por HCV, conforme PCDT vigente.

GLECAPREVIR

Breve história

Aprovado pelo FDA e pela Anvisa em 2018 para o tratamento da infecção pelo HCV.

Mecanismo de ação

É um inibidor pangenotípico da protease NS3/4A, necessária para a clivagem proteolítica da poliproteína codificada pelo HCV, essencial para replicação viral.

Mecanismos de resistência

Possui alta barreira genética ao desenvolvimento de resistência e alta atividade antiviral em combinação com pibrentasvir. As seguintes RAS têm sido associadas a uma sensibilidade inferior ao glecaprevir: A156V/G, Y56F/H, S122G, Q80R/K/L e Q168L/R.

No genótipo 3, os pacientes podem ter menor taxa de cura em comparação com outros genótipos do HCV, especialmente para pacientes com uso prévio de DAA. Apesar disso, não é necessária a realização de teste de resistência para todos os pacientes com infecção pelo HCV.

Espectro de ação

Ativo contra genótipos 1 a 6 do HCV.

TABELA 6 Dose padrão de velpatasvir

Clearance de creatinina	Dose recomendada
Sem ajuste	100 mg a cada 24 h (coformulado com sofosbuvir com ou sem voxilaprevir)

Fonte: adaptada de Gilbert et al., 2022.

TABELA 7 Formulações

Representante	Apresentação	Via de administração	Reconstituição	Diluição	Diluente	Tempo de infusão	Outros	Recomendações VO	SNE/SNG/GTT	Referências
Sofosbuvir/velpatasvir	Comprimidos revestidos 400 mg/100 mg	VO	Não se aplica	Não se aplica	Não se aplica	Não se aplica	Com ou sem alimentos	Não deve ser partido, aberto ou mastigado	Sem dados	Bula do medicamento: Epclusa®
Sofosbuvir/velpatasvir/voxilaprevir	400 mg/100 mg/100 mg comprimidos revestidos por película	VO	Não se aplica	Não se aplica	Não se aplica	Não se aplica	Contém lactose monoidratada	Ingerir com alimentos. Não deve mastigado ou esmagado	Sem dados	Bula do medicamento: Vosevi®

SNE/SNG/GTT: sonda nasoenteral/nasogástrica/gastrostomia; VO: via oral.

Efeitos adversos

Os eventos adversos mais comumente reportados são da associação de glecaprevir e pribentasvir: cefaleia, fadiga, prurido, náusea, astenia e aumento na bilirrubina total.

Farmacocinética e farmacodinâmica

Administração com refeição moderada a rica em gordura aumenta a exposição ao glecaprevir em 83 a 163%.

Interações medicamentosas

Como essa medicação está disponível em combinação com o pribentasvir, é necessário considerar as interações medicamentosas associadas aos demais medicamentos: antilipêmicos, antirretrovirais, fármacos cardiovasculares, fármacos do SNC, imunossupressores, erva-de-são-joão, antagonistas da vitamina K, medicamentos contendo etinilestradiol, inibidores da bomba de prótons e etexilato de dabigatrana.

Aplicações clínicas

Componente de regime antiviral pangenotípico para o tratamento da infecção pelo HCV em pacientes sem cirrose ou com cirrose hepática Child-Pugh A, com ou sem uso prévio de DAA, conforme PCDT vigente. Não é recomendado para pacientes com cirrose hepática Child-Pugh B ou C.

TABELA 8 Parâmetros farmacológicos de glecaprevir

Meia-vida média	6 h
Biodisponibilidade VO/IM	Sem dados (VO)/não se aplica (IM)
Eliminação	Biliar e fezes
Parâmetro PK/PD	Sem dados
Ligação proteica	97,5%
Volume de distribuição	Sem dados
Nível terapêutico no SNC	Sem dados
Uso na gravidez	Sem dados
Uso na lactação	Sem dados (evitar o uso se possível)
Ajuste hepático	Sim (contraindicado em pacientes com Child-Pugh B ou C)
Ajuste renal	Não
Ajuste à obesidade	Sem dados

IM: intramuscular; SNC: sistema nervoso central; VO: via oral.
Fonte: adaptada de Gilbert et al., 2022.

TABELA 9 Dose padrão de glecaprevir

Clearance de creatinina	Dose recomendada
Sem ajuste	300 mg a cada 24 h (coformulado com pibrentasvir)

Fonte: adaptada de Gilbert et al., 2022.

TABELA 10 Formulações

Representante	Apresentação	Via de administração	Reconstituição	Diluição	Diluente	Tempo de infusão	Outros	Recomendações VO	SNE/SNG/GTT	Referências
Glecaprevir/ pibrentasvir	100/40 mg comprimidos revestidos	VO	Não se aplica	Não se aplica	Não se aplica	Não se aplica	Administrar com alimentos	Ingeridos inteiros. Não deve ser mastigado, partido, triturado ou quebrado	Sem dados	Bula do medicamento: Maviret®

SNE/SNG/GTT: sonda nasoenteral/nasogástrica/gastrostomia; VO: via oral.

PIBRENTASVIR

Breve história

Aprovado pelo FDA e pela Anvisa em 2018 para o tratamento da infecção pelo HCV.

Mecanismo de ação

É um inibidor pangenotípico de protease NS5A, essencial para replicação viral e montagem do vírion.

Mecanismos de resistência

Possui alta barreira genética ao desenvolvimento de resistência e alta atividade antiviral em combinação com glecaprevir. As seguintes RAS têm sido associadas a uma sensibilidade inferior ao pribentasvir: Q30R, L31M/F, H58D, Y93N/H, L31M/F, P32del, F28C, M28G, A30K/G.

No genótipo 3, os pacientes podem ter menor taxa de cura em comparação com outros genótipos do HCV, especialmente para pacientes com uso prévio de DAA. Os testes de resistência, quando disponíveis, podem ajudar a otimizar o tratamento em pacientes com genótipo 3, cirrose compensada e uso prévio de DAA. Apesar disso, não é necessária a realização de teste de resistência para todos os pacientes com infecção pelo HCV.

Espectro de ação

Ativo contra genótipos 1 a 6 do HCV.

Efeitos adversos

Os eventos adversos mais comumente reportados são oriundos da associação de glecaprevir e pribentasvir: cefaleia, fadiga, prurido e fadiga, náusea, astenia e aumento na bilirrubina total.

Farmacocinética e farmacodinâmica

A biodisponibilidade aumenta 3 vezes quando administrado com glecaprevir.

Administração com refeição moderada a rica em gordura aumenta a exposição ao pibrentasvir em 40 a 53%.

Interações medicamentosas

Como essa medicação é disponível em combinação com glecaprevir, é necessário considerar as interações medicamentosas associadas aos demais medicamentos: antilipidêmicos, antirretrovirais, fármacos cardiovasculares, fármacos do SNC, imunossupressores, erva-de-são-joão, antagonistas da vitamina K, medicamentos contendo etinilestradiol, inibidores da bomba de prótons e etexilato de dabigatrana.

Aplicações clínicas

Componente de regime antiviral pangenotípico para o tratamento da infecção pelo HCV em pacientes sem cirrose ou com

TABELA 11 Parâmetros farmacológicos de pibrentasvir

Meia-vida média	6 h
Biodisponibilidade VO/IM	Sem dados (VO)/não se aplica (IM)
Eliminação	Biliar e fezes
Parâmetro PK/PD	Sem dados
Ligação proteica	99,9%
Volume de distribuição	Sem dados
Nível terapêutico no SNC	Sem dados
Uso na gravidez	Sem dados
Uso na lactação	Sem dados (evitar o uso, se possível)
Ajuste hepático	Sim (contraindicado em pacientes com Child-Pugh B ou C)
Ajuste renal	Não
Ajuste à obesidade	Sem dados

IM: intramuscular; SNC: sistema nervoso central; VO: via oral.
Fonte: adaptada de Gilbert et al., 2022

TABELA 12 Dose padrão de pibrentasvir

Clearance de creatinina	Dose recomendada
Sem ajuste	120 mg a cada 24 h (coformulado com glecaprevir)

Fonte: adaptada de Gilbert et al., 2022.

TABELA 13 Formulações

Representante	Apresentação	Via de administração	Reconstituição	Diluição	Diluente	Tempo de infusão	Outros	Recomendações VO	SNE/SNG/GTT	Referências
Glecaprevir/pibrentasvir	100/40 mg comprimidos revestidos	VO	Não se aplica	Não se aplica	Não se aplica	Não se aplica	Administrados com alimentos	Ingeridos inteiros. Não devem ser mastigados, partidos, triturados ou quebrados	Sem dados	Bula do medicamento: Maviret®

SNE/SNG/GTT: sonda nasoenteral/nasogástrica/gastrostomia; VO: via oral.

cirrose hepática Child-Pugh A com ou sem uso prévio de DAA. Não é recomendado para pacientes com cirrose hepática Child-Pugh B ou C.

VOXILAPREVIR

Breve história

Aprovado pelo FDA em 2017 e pela Anvisa em 2020. É um componente do regime antiviral pangenotípico com velpatasvir e sofosbuvir para retratamento de pacientes que não curaram com o uso prévio de DAA.

Mecanismo de ação

É um inibidor da protease NS3/4A envolvida na replicação viral. Atua como um inibidor reversível de ligação não covalente da protease NS3/4A.

Mecanismos de resistência

Possui alta barreira genética ao desenvolvimento de resistência e alta atividade antiviral em combinação com sofosbuvir e velpatasvir, mesmo na presença de RAS.

As seguintes RAS têm sido associadas a uma sensibilidade inferior ao voxilaprevir: Q41H, A156V/T/L/S, D168E/H/Y e Q80K. Apesar disso, não é necessária a realização de teste de resistência em pacientes com indicação de retratamento.

Espectro de ação

Ativo contra genótipos 1 a 6 do HCV.

Efeitos adversos

Os eventos adversos mais comuns relatados são em decorrência da combinação com sofosbuvir e velpatasvir: fadiga, cefaleia, náusea, diarreia e insônia.

Farmacocinética e farmacodinâmica

É essencialmente um substrato de CYP3A4 com lenta conversão. A administração com alimentos aumenta sua concentração plasmática máxima em 147 a 680%.

A segurança e a eficácia de voxilaprevir + velpatasvir + sofosbuvir não foram avaliadas em pacientes com insuficiência renal grave ou doença renal dialítica.

Interações medicamentosas

Como a combinação contém sofosbuvir + voxilaprevir velpatasvir, considerar as interações medicamentosas associadas a ambos os medicamentos: antilipêmicos, antirretrovirais, fármacos cardiovasculares, fármacos do SNC, imunossupressores, antiácidos, antagonistas dos receptores H2, inibidores da bomba de prótons, anticoagulantes, antifúngicos, rifampicina, rifabutina, rifapentina e erva-de-são-joão.

Aplicações clínicas

Componente de regime antiviral pangenotípico (sofosbuvir + velpatasvir + voxilaprevir) para o retratamento da infecção pelo HCV, em pacientes com idade ≥ 18 anos, sem insuficiência renal grave ou doença renal dialítica e sem cirrose hepática Child-Pugh B ou C.

TABELA 14 Parâmetros farmacológicos de voxilaprevir

Meia-vida média	33 h
Biodisponibilidade VO/IM	Sem dados (VO)/não se aplica (IM)
Eliminação	Biliar e fezes
Parâmetro PK/PD	Sem dados
Ligação proteica	> 99%
Volume de distribuição	Sem dados
Nível terapêutico no SNC	Sem dados
Uso na gravidez	Sem dados
Uso na lactação	Sem dados (evitar o uso se possível)
Ajuste hepático	Sim (contraindicado em pacientes com Child-Pugh B ou C)
Ajuste renal	Não
Ajuste à obesidade	Sem dados

IM: intramuscular; SNC: sistema nervoso central; VO: via oral.
Fonte: adaptada de Gilbert et al., 2022.

TABELA 15 Dose padrão de voxilaprevir

Clearance de creatinina	Dose recomendada
Sem ajuste	100 mg a cada 24 h (coformulado com sofosbuvir e velpatasvir)

Fonte: adaptada de Gilbert et al., 2022.

TABELA 16 Formulações

Representante	Apresentação	Via de administração	Reconstituição	Diluição	Diluente	Tempo de infusão	Outros	Recomendações VO	SNE/SNG/GTT	Referências
Sofosbuvir/velpatasvir/voxilaprevir	400 mg/100 mg/100 mg comprimidos revestidos por película	VO	Não se aplica	Não se aplica	Não se aplica	Não se aplica	Contém lactose monoidratada	Ingerir com alimentos. Não deve ser mastigado ou esmagado	Sem dados	Bula do medicamento: Vosevi®

SNE/SNG/GTT: sonda nasoenteral/nasogástrica/gastrostomia; VO: via oral.

REFERÊNCIAS

Bennett J, Dolin R, Blaser M. Mandell, Douglas, and Bennett's principles and practice of infectious diseases. Philadelphia: Elsevier; 2010.

Bourliere M, Gordon SC, Flamm SL, Cooper CL, Ramji A, Tong M, et al. Sofosbuvir, velpatasvir, and voxilaprevir for previously treated HCV infection. N Engl J Med. 2017;376(22):2134-46.

Brunton LL, Hilal-Dandan R, Knollmann BC. As bases farmacológicas da terapêutica de Goodman e Gilman. 13. ed. Porto Alegre: Artmed; 2018.

Curry MP, O'Leary JG, Bzowej N, Muir AJ, Korenblat KM, Fenkel JM, et al. Sofosbuvir and velpatasvir for HCV in patients with decompensated cirrhosis. N Engl J Med. 2015;373(27):2618-28.

European Association for the Study of the Liver. EASL recommendations on treatment of hepatitis C: final update of the series. J Hepatol. 2020;73(5):1170-218.

Hanif FM, Majid Z, Luck NH, Tasneem AA, Laeeq SM, Mubarak M. Revolution in the diagnosis and management of hepatitis C virus infection in current era. WJH. 2022;14(4):647-69.

Heo Y-A, Deeks ED. Sofosbuvir/velpatasvir/voxilaprevir: a review in chronic hepatitis C. Drugs. 2018;78(5): 577-87.

Lin C-W, Dutta S, Zhao W, Asatryan A, Campbell A, Liu W. Pharmacokinetic interactions and safety of coadministration of glecaprevir and pibrentasvir in healthy volunteers. Eur J Drug Metab Pharmacokinet. 2018;43(1):81-90.

Lok AS, Sulkowski MS, Kort JJ, Willner I, Reddy KR, Shiffman ML, et al. Efficacy of glecaprevir and pibrentasvir in patients with genotype 1 hepatitis C virus infection with treatment failure after NS5A inhibitor plus sofosbuvir therapy. Gastroenterol. 2019;157(6): 1506-17.e1.

Mangia A, Milligan S, Khalili M, Fagiuoli S, Shafran SD, Carrat F, et al. Global real-world evidence of sofosbuvir/velpatasvir as simple, effective HCV treatment: analysis of 5552 patients from 12 cohorts. Liver Int. 2020;40(8):1841-52.

Manns MP, Maasoumy B. Breakthroughs in hepatitis C research: from discovery to cure. Nat Rev Gastroenterol Hepatol. Published online May 20, 2022.

Rose L, Bias TE, Mathias CB, Trooskin SB, Fong JJ. Sofosbuvir: a nucleotide NS5B inhibitor for the treatment of chronic hepatitis C infection. Ann Pharmacother. 2014;48(8):1019-29.

Ryan ET, Hill DR, Solomon T. Hunter's tropical medicine and emerging infectious diseases. 10. ed. Philadelphia: Elsevier; 2020.

São Paulo (Estado). Secretaria de Estado da Saúde. Nota Técnica Conjunta CAF/SES-SP e PEHV/CVE/CCD/SES-SP nº 04, de 19 de julho de 2022. [cited 2022 Jul 21]. Disponível em: https://saude.sp.gov.br/wp-content/uploads/2022/07/Nota-Tecnica-CAF-e-CCD-04_2022.pdf.

Sarrazin C. Treatment failure with DAA therapy: importance of resistance. J Hepatol. 2021;74(6):1472-82.

Sofosbuvir/velpatasvir/voxilaprevir for hepatitis C. Aust Prescr. 2019;42(3):108-109.

Spengler U. Direct antiviral agents (DAAs) – A new age in the treatment of hepatitis C virus infection. Pharmacol Ther. 2018;183:118-26.

University of Liverpool. Liverpool HEP Interactions. Hepatitis Drug Interactions. Published July 4, 2022. Disponível em: https://hep-druginteractions.org/ (acesso 4 jul 2022).

USA. Food and DrugsAdministration. Center for drug evaluation and research. Drugs@FDA. New York: FDA; 2004. Disponível em: https://www.accessdata.fda.gov/scripts/cder/daf/ (acesso 3 jul 2022).

World Health Organization. Guidelines for the care and treatment of persons diagnosed with chronic hepatitis C virus infection. Genebra: WHO; 2018.

41

Outros antivirais

Ana Catharina de Seixas Santos Nastri
Caio Trevelin Sambo
Lara Silva Pereira Guimarães
Pedro Henrique Silveira Carvalho

INTRODUÇÃO

A Organização Mundial da Saúde (OMS) estima que 1 bilhão de pessoas são infectadas anualmente pelos influenza vírus (majoritariamente A e B), causando entre 300 e 500 mil mortes a cada ano. Há duas classes de antivirais para tratamento da gripe (infecção causada pelos influenza vírus A e B): os adamantanos (bloqueadores dos canais iônicos M2) e os inibidores da enzima neuraminidase (NA).

Os adamantanos, primeiros a serem desenvolvidos, possuíam ação somente contra o influenza vírus A, visto que apenas essas cepas possuem a proteína M2. Desde 1980, buscavam-se alternativas para o tratamento da gripe e, em 1999, os inibidores de neuraminidase foram aprovados pelo Food and Drug Administration (FDA).

Os influenza vírus A e B são vírus RNA de cadeia simples compostos por oito segmentos de RNA que codificam as várias proteínas virais, entre elas a proteína M2 e a enzima NA. A NA cliva o ácido siálico, que é o receptor na membrana celular do hospedeiro que se liga à hemaglutinina viral. Isso permite que o vírus recém-produzido possa deixar a célula infectada e se espalhar pelo organismo do hospedeiro, ou seja, ela facilita a mobilidade do vírus.

AMANTADINA

Breve história

A amantadina (cloridrato de 1-adamantanamina) faz parte de um grupo de fármacos conhecidos como adamantanos. Aprovada pelo FDA em outubro de 1966, passou a ser usada para profilaxia de infecção por influenza, a partir de 1976. No entanto, devido a um aumento acentuado na resistência no início dos anos 2000, não é mais usada com essa finalidade. Desde 2011, o Centers for Disease Control and Prevention (CDC) não recomenda mais o seu uso. Por sua ação agonista dopaminérgica, atualmente é indicada para tratamento da doença de Parkinson. Há também estudos sobre seu uso contra a fadiga da esclerose múltipla.

Mecanismo de ação

Atua na inibição de uma etapa inicial da replicação viral, o desnudamento. Inibe o canal iônico formado pela proteína M2 viral, que promove a alteração do pH necessário para iniciar o desrevestimento do vírus.

Outra ação descrita é interferir na etapa final da montagem do vírus, provavelmente mediada por uma alteração no processo de expressão e ligação da hemaglutinina viral.

Mecanismo de resistência

A resistência ocorre com uma mutação pontual nas posições 26, 27, 30 e 31 ou 34 da proteína M2, e podem acontecer espontaneamente sem pressão seletiva.

Espectro de ação

Possui ação especificamente contra o influenza vírus A.

Efeitos adversos

É normalmente bem tolerada e os sintomas apresentados geralmente são moderados e ocorrem no início do uso. Os efeitos colaterais mais comuns consistem em queixas gastrointestinais, hipotensão, xerostomia e do sistema nervoso central (SNC), incluindo nervosismo, tontura, dificuldade de concentração, insônia, perda do apetite e náuseas. Ocorrem efeitos colaterais do SNC em 5 a 33%.

Farmacocinética e farmacodinâmica

É bem absorvida por via oral; indivíduos idosos necessitam de metade da dose ajustada para o peso para alcançar níveis plasmáticos.

É excretada, em grande parte, na forma não metabolizada na urina, através de filtração glomerular e secreção tubular; assim, há necessidade de ajuste da dose em pacientes com injúria renal.

Interações medicamentosas

Deve-se ter cautela quando administrar amantadina em conjunto com medicamentos estimulantes do SNC. Fármacos

TABELA 1 Parâmetros farmacológicos da amantadina

Meia-vida média	9 a 31 h
Biodisponibilidade VO/IM	90% (VO)
Eliminação	Renal
Parâmetro PK/PD	Sem dados
Ligação proteica	67%
Volume de distribuição	Alto
Nível terapêutico no SNC	Sem dados
Uso na gravidez	Categoria C
Uso na lactação	Contraindicado
Ajuste hepático	Não
Ajuste renal	Sim
Ajuste à obesidade	Sem dados

IM: intramuscular; SNC: sistema nervoso central; VO: via oral.
Fonte: adaptada de Gilbert et al., 2022.

anticolinérgicos, antidepressivos tricíclicos, anti-histamínicos, fenotiazinas, quinidina, quinina, trimetoprima e sulfametoxazol podem potencializar efeitos colaterais anticolinérgicos da amantadina.

A associação com clotrimoxazol e com quinidina pode prejudicar o *clearance* renal da amantadina, logo aumenta suas concentrações plasmáticas.

O uso associado com álcool parece reduzir a tolerância ao álcool e pode potencializar o efeito depressor do SNC.

Aplicações clínicas

Foi inicialmente utilizada como antiviral no tratamento e profilaxia da influenza A. Como consequência do aparecimento do alto número de cepas virais resistentes, seu uso para esse fim não é mais recomendado. Atualmente, sua principal aplicação é no tratamento da doença de Parkinson.

INIBIDORES DE NEURAMINIDASE (ZANAMIVIR E OSELTAMIVIR)

Breve história

O fosfato de oseltamivir e zanamivir são análogos de ácido siálico que inibem as neuraminidases ao interagirem competitivamente com o sítio enzimático ativo dos influenza vírus A e B. Dessa forma, os inibidores da neuraminidase, zanamivir e o fosfato de oseltamivir atuam na fase de liberação/brotamento do vírus da progênie dos influenza vírus, agindo na prevenção de agregados virais e na disseminação do vírus no trato respiratório.

Mecanismo de ação

Os inibidores de neuraminidase (oseltamivir e zanamivir) são análogos do ácido siálico; assim, são capazes de atuar como inibidores das neuraminidases presentes

TABELA 2 Dose padrão da amantadina

Clearance de creatinina[1]	Dose recomendada
ClCr ≥ 50	100 mg a cada 12 h
ClCr 30 a 50	200 mg, seguido de 100 mg a cada 24 h
ClCr 15 a 29	200 mg, seguido de 100 mg a cada 48 h
ClCr < 10	200 mg a cada 7 dias
Hemodiálise intermitente	200 mg a cada 7 dias
Diálise contínua	Sem dados

[1]ClCr: *clearance* calculado com Crockoft-Gault.
Fonte: adaptada de Gilbert et al., 2022.

TABELA 3 Formulações

Representante	Apresentação	Via de administração	Reconstituição	Diluição	Diluente	Tempo de infusão	Outros	Recomendações VO	SNE/SNG/GTT	Referências
Amantadina	100 mg comprimido	VO	Não se aplica	Não se aplica	Não se aplica	Não se aplica	Dose máxima: 400 mg/dia	Não deve ser partido ou mastigado	Sem dados na bula	Guia do Farmacêutico Hospital Sírio-Libanês

SNE/SNG/GTT: sonda nasoenteral/nasogástrica/gastrostomia; VO: via oral.

nos influenza vírus A e B. Dessa forma, impedirão a liberação da progênie viral das células infectadas, diminuindo a disseminação viral no trato respiratório superior.

Mecanismo de resistência

A mutação específica da histidina por tirosina na neuraminidase (NA), mutação H275Y, confere resistência ao oseltamivir. A maioria das cepas circulantes identificadas antes da pandemia de H1N1 em 2009 era relacionada a essa mutação. Porém, todas se mantinham suscetíveis ao zanamivir. Foram identificadas resistências esporádicas (0,8% das cepas isoladas) pelo vírus H1N1 de 2009, porém com transmissão limitada. Cerca de 98% das cepas do H1N1 de 2009 testadas era suscetível ao oseltamivir e 100% ao zanamivir, segundo o CDC americano.

Espectro de ação

Diferentemente de seus antecessores, rimantadina e amantadina, que tinham ação restrita sobre o influenza tipo A, o espectro de ação dos inibidores de NA compreende os influenza vírus A e B.

Efeitos adversos

Os principais efeitos adversos são: dor abdominal, náuseas, vômitos, diarreia, arritmias, epistaxe (principalmente em crianças), dor de cabeça e dores musculares. Porém, a maioria é leve e sem necessidade de descontinuação. Outros efeitos colaterais um pouco mais preocupantes podem ocorrer, como exantema intenso e distúrbios neuropsiquiátricos – entre eles, alteração do comportamento, confusão mental e convulsões (com frequência maior em crianças e adolescentes).

O oseltamivir também não apresenta evidência de teratogenicidade em estudos com animais.

O zanamivir pode causar efeitos adversos transitórios, principalmente no trato respiratório, como tosse, broncoespasmo e decréscimo de função pulmonar. Além disso, são descritas reações alérgicas (urticária, *rash*, edema facial) e arritmias. No entanto, tais eventos adversos se apresentam em menos de 1,5% dos casos.

De maneira geral, deve-se evitar a prescrição de zanamivir para pacientes com patologias subjacentes de trato respiratório, como asma ou doença pulmonar obstrutiva crônica, por poder causar eventos graves nesses grupos.

Farmacocinética e farmacodinâmica

O fosfato de oseltamivir é uma pró-droga com alta biodisponibilidade oral e não há descrição de interferência de alimentos na absorção da droga. É convertido na sua forma ativa, carboxilato de oseltamivir, após ação de enzimas (esterases) majoritariamente no fígado. Após sua distribuição no organismo, atinge altas concentrações nos tecidos pulmonar, traqueal, ouvido médio e mucosa respiratória.

O zanamivir apresenta baixa biodisponibilidade oral, por isso é administrado em forma de pó inalatório (deposição de 15% da droga em vias aéreas inferiores e 80% em orofaringe). Sua concentração nas vias aéreas é estimada em cerca de mil vezes a concentração inibitória de 50% para a neuramidase.

Interações medicamentosas

Os inibidores de NA não são substratos para as isoenzimas do citocromo P450, não tendo descritas interações medicamentosas relevantes para a prática clínica. Não

TABELA 4 Parâmetros farmacológicos do oseltamivir e do zanamivir

	Oseltamivir	Zanamivir
Meia-vida média	6 a 10 h	2,5 a 5 h
Biodisponibilidade VO/IM	80% (VO)	4 a 20% (inalatório)
Eliminação	Renal	Renal
Parâmetro PK/PD	Sem dados	Sem dados
Ligação proteica	3%	< 10%
Volume de distribuição	Moderado	Baixo
Nível terapêutico no SNC	Sem dados	Sem dados
Uso na gravidez	Categoria B	Categoria C
Uso na lactação	Dados sugerem segurança	Evitar o uso (considerar risco-benefício)
Ajuste hepático	Não (sem dados em Child-Pugh C)	Não
Ajuste renal	Sim	Não
Ajuste à obesidade	Não	Sem dados

IM: intramuscular; SNC: sistema nervoso central; VO: via oral.
Fonte: adaptada de Gilbert et al., 2022.

TABELA 5 Dose padrão do oseltamivir e zanamivir

Clearance de creatinina[1]	Dose recomendada	
	Oseltamivir	Zanamivir
ClCr ≥ 60	75 mg a cada 12 h (tratamento) 75 mg a cada 24 h (profilaxia)	10 mg (inalatório oral) a cada 12 h (tratamento) 10 mg (inalatório oral) a cada 24 h (profilaxia)
ClCr 30 a 60	30 mg a cada 12 h (tratamento) 30 mg a cada 24 h (profilaxia)	
ClCr 10 a 30	30 mg a cada 24 h (tratamento) 30 mg a cada 48 h (profilaxia)	
ClCr < 10	Não recomendado	
Hemodiálise intermitente	30 mg, seguido de 30 mg após cada HD (tratamento) 30 mg, seguido de 30 mg a cada 2 HD (profilaxia)	
Diálise contínua	Sem dados	

[1]ClCr: *clearance* calculado com Crockoft-Gault.
HD: hemodiálise.
Fonte: adaptada de Gilbert et al., 2022.

há consenso sobre interação com varfarina, devendo ser vigiada a administração das duas drogas em conjunto.

Aplicações clínicas

Principal indicação para o uso dos inibidores de NA é para casos de suspeita ou confirmação de síndrome gripal aguda em pacientes, preferencialmente em até 48 horas do início dos sintomas ou conforme julgamento clínico, em caso de sintomas há mais de cinco dias para pacientes com alto risco de progressão para doença grave. Os pacientes desse grupo são: grávidas em qualquer idade gestacional, puérperas até duas semanas após o parto (incluindo as que tiveram aborto ou perda fetal); adultos

≥ 60 anos; crianças < 5 anos (menores de 2 anos têm maior risco de hospitalização, especialmente as menores de 6 meses, com maior taxa de mortalidade); população indígena aldeada ou com dificuldade de acesso; indivíduos menores de 19 anos em uso prolongado de ácido acetilsalicílico (risco de síndrome de Reye); indivíduos que apresentem pneumopatias (incluindo asma); pacientes com tuberculose de todas as formas (há evidências de maior complicação e possibilidade de reativação); cardiovasculopatas (exceto hipertensão arterial sistêmica); nefropatas; hepatopatas; doenças hematológicas (incluindo anemia falciforme); distúrbios metabólicos (incluindo *diabetes mellitus*); transtornos neurológicos e do desenvolvimento, que podem comprometer a função respiratória ou aumentar o risco de aspiração (disfunção cognitiva, lesão medular, epilepsia, paralisia cerebral; síndrome de Down, acidente vascular encefálico e doenças neuromusculares); imunossupressão associada a medicamentos, (corticoterapia com dose ≥ 20 mg/dia de prednisona por mais de duas semanas, quimioterápicos, inibidores de TNF-alfa), neoplasias, HIV/aids ou outros; obesidade (especialmente aqueles com índice de massa corporal ≥ 40 em adultos).

O tratamento preconizado é de cinco dias, mas em casos especiais, como em pacientes imunossuprimidos, o tratamento poderá ser prolongado.

A quimioprofilaxia com inibidores de NA não é indicada indiscriminadamente e não deve ser feita após 48 horas do último contato com pessoa suspeita ou infectada por influenza vírus.

Pode ser usado em adultos e crianças a partir de duas semanas de vida. Alguns estudos demonstram que o uso dos inibidores de NA pode diminuir o tempo de sintomas em 0,5 a 1,5 dia, o risco de hospitalização e de morte.

O zanamivir não deve ser usado em menores de cinco anos (há dúvidas sobre segurança) e em pacientes com doença pulmonar crônica pelo risco de broncoespasmo importante.

RIBAVIRINA

Breve história

A ribavirina é um análogo de nucleosídeo, sintetizado em 1972. Tem ação *in vitro* contra diversos RNA vírus e DNA vírus, porém com uso restrito na prática clínica.

Em 1986, foi aprovada pelo FDA para uso contra o vírus sincicial respiratório (VSR) por via inalatória. No mesmo ano, estudos sugeriram sua efetividade no tratamento da febre de Lassa. Ao final da década de 1990, foi aprovado na terapêutica contra a hepatite C, por administração oral, inicialmente em combinação com interferon-alfa.

Mecanismo de ação

Até hoje, há lacunas no conhecimento sobre os mecanismos de ação da ribavirina; a depender do vírus analisado e da linhagem de célula utilizada pode haver mudança nos mecanismos de ação envolvidos. Os cinco mecanismos de ação prováveis descritos são:

- Interferir nas enzimas responsáveis pelo *capping* do RNA viral, responsável por sua tradução.
- Inibir a RNA polimerase dependente de RNA viral (RdRp), por meio de interação direta com a ribavirina-5'-trifosfato.
- É capaz de fazer emparelhamento de bases ambíguas, levando a um efeito mutagênico no RNA, onde está incorporada.

TABELA 6 Formulações: oseltamivir

Representante	Apresentação	Via de administração	Reconstituição	Diluição	Diluente	Tempo de infusão	Outros	Recomendações VO	SNE/SNG/GTT	Referências
Oseltamivir	30 mg cápsula 45 mg cápsula 75 mg cápsula Pó para suspensão oral 12 mg/mL	VO e via sonda	Suspensão oral: a reconstituição deve ser feita logo após a abertura do frasco. Adicione 52 mL de água ao frasco com o pó de suspensão oral, feche-o e agite durante 15 segundos	Não se aplica	Não se aplica	Não se aplica	Cápsulas de 30 mg: cada cápsula contém 39,40 mg de fosfato de oseltamivir, equivalente a 30 mg de oseltamivir. Cápsulas de 45 mg: cada cápsula contém 59,10 mg de fosfato de oseltamivir, equivalente a 45 mg de oseltamivir. Cápsulas de 75 mg: cada cápsula contém 98,5 mg de fosfato de oseltamivir, equivalente a 75 mg de oseltamivir	Podem ser administrados com ou sem alimento. A suspensão reconstituída apresenta sabor *tutti-frutti*	Sonda: abrir as cápsulas e transferir todo o conteúdo para uma pequena quantidade (no máximo 1 colher de chá) de alimentos adocicados, como calda de chocolate, mel (apenas para crianças com 2 anos ou mais velhas), açúcar mascavo ou refinado dissolvido em água, cobertura de sobremesa, leite condensado, calda de frutas ou iogurte, para mascarar o sabor amargo	Bula do medicamento referência: Tamiflu® Referência bibliográfica: Lima G, Negrini NMM. Assistência farmacêutica na administração de medicamentos via sonda: escolha da forma farmacêutica adequada. Einstein. 2009; 7(1): 9-17

SNE/SNG/GTT: sonda nasoenteral/nasogástrica/gastrostomia; VO: via oral.

TABELA 7 Formulações: zanamivir

Representante	Apresentação	Via de administração	Reconstituição	Diluição	Diluente	Tempo de infusão	Outros	Recomendações VO	SNE/SNG/GTT	Referências
Zanamivir	Pó para inalação oral 5 mg	Inalação oral com o uso do dispositivo Diskhaler	Não se aplica	Não se aplica	Não se aplica	Não se aplica	Excipiente: lactose monoidratada (contém proteína do leite)	Não se aplica	Não se aplica	Bula do medicamento: Relenza®

SNE/SNG/GTT: sonda nasoenteral/nasogástrica/gastrostomia; VO: via oral.

Essas mutações podem levar ao aumento de erros catastróficos na síntese do material genético viral.

- Inibir a via inosina monofosfato desidrogenase, responsável pela síntese *de novo* dos metabólitos da guanina (GTP), precursores necessários para a síntese do RNA viral.
- Efeito imunomodulatório indireto capaz de aumentar a resposta de genes estimulados por interferon e sua produção, melhorando a resposta imune Th1 antiviral.

Mecanismo de resistência

A resistência à ribavirina geralmente ocorre por mutações na enzima RdRp viral.

Espectro de ação

Possui ação antiviral de amplo espectro tanto sobre vírus RNA quanto sobre vírus DNA, com ação *in vitro* e/ou *in vivo* em 15 famílias de vírus e dezenas de espécies, como vírus da febre de Lassa, hantavírus, vírus da febre hemorrágica Crimeia-Congo (CCHF), coronavírus, vírus da dengue, vírus da febre amarela, vírus da hepatite B, C, D e E, vírus respiratório sincicial humano (VRS), influenza vírus A e B, metapneumovírus, ortopoxvírus, HIV, vírus Chikungunya, entre outros.

Efeitos adversos

Anemia hemolítica e reações de hipersensibilidade são os efeitos adversos mais relevantes. Há descrição de hiperbilirrubinemia, leucopenia, dor abdominal, náuseas, inapetência, artralgia e sintomas respiratórios (tosse principalmente).

Devido ao risco de anemia hemolítica, seu uso deve ser extremamente cauteloso em cardiopatas.

É proscrito para gestantes ou mulheres com intenção de gestar nos próximos seis meses, bem como em portadores de hemoglobinopatias (principalmente anemia falciforme e talassemia). Também é contraindicado o uso em homens cujas parceiras desejem engravidar ou estejam gestantes.

Farmacocinética e farmacodinâmica

É rapidamente absorvida após administração oral.

Possui metabolização predominantemente hepática e intracelular. Aproximadamente 15% é excretado nas fezes dentro de 72 horas. Em hepatopatas, é excretada tanto pela urina (60%) quanto pelas fezes (10 a 15%).

Uso cauteloso em nefropatas (ClCr < 50 mL/min), especialmente quando ClCr é menor que 30 mL/min.

A meia-vida terminal da ribavirina após a dose oral de 200 mg é de 120 a 170 horas.

Interações medicamentosas

O uso deve ser evitado em combinação com ITRN (inibidores da transcriptase reversa) e azatioprina (aumenta a mielotoxicidade). Também pode diminuir a ação de antagonistas da vitamina K (varfarina).

Aplicações clínicas

Na hepatite C, pode ser usada no tratamento de todos os genótipos virais, especialmente em pessoas que já fizeram tratamento prévio com antivirais de ação direta, e em pacientes cirróticos.

Foi aprovada pelo FDA para tratamento da febre de Lassa, porém ainda não há dose preestabelecida e seu uso permanece controverso.

TABELA 8 Parâmetros farmacológicos da ribavirina

Meia-vida média	5 h
Biodisponibilidade VO/IM	64% (VO)
Eliminação	Renal
Parâmetro PK/PD	Sem dados
Ligação proteica	Baixa
Volume de distribuição	Alto
Nível terapêutico no SNC	Sem dados
Uso na gravidez	Categoria X
Uso na lactação	Contraindicado
Ajuste hepático	Não
Ajuste renal	Não (porém, uso com cautela em ClCr < 50)
Ajuste à obesidade	Sem dados

IM: intramuscular; SNC: sistema nervoso central; VO: via oral.
Fonte: adaptada de Gilbert et al., 2022.

TABELA 9 Formulações

Representante	Apresentação	Via de administração	Reconstituição	Diluição	Diluente	Tempo de infusão	Outros	Recomendações VO	SNE/SNG/GTT	Referências
Ribavirina	250 mg/ cápsula	VO	Não se aplica	Não se aplica	Não se aplica	Não se aplica	Não se aplica	Administrar com as refeições	Não deve ser partido, aberto ou mastigado	Guia do Farmacêutico Hospital Sírio-Libanês Bula do medicamento: Ribavirin®

SNE/SNG/GTT: sonda nasoenteral/nasogástrica/gastrostomia; VO: via oral.

Atualmente há recomendação ao uso para tratamento de VSR em imunossuprimidos transplantados de medula óssea (TCTH), após confirmação molecular (PCR positivo para VSR), nos casos com alterações tomográficas sugestivas de acometimento viral, ou então para pacientes que se enquadrem no grupo de alto risco após análise do escore de imunodeficiência (pontuação entre 7 e 12).

Foi utilizada também para tratamento em alguns casos de vírus da CCHF e em alguns casos de infecção por outros arenavírus.

Nos estudos com hantaviroses, o possível uso da ribavirina seria para os casos de hantavírus do Velho Mundo, isto é, febre hemorrágica com síndrome renal, sem benefícios na síndrome pulmonar por hantavírus.

Seu uso também é aventado para tratamento em infecção pelo coronavírus da síndrome respiratória do Oriente Médio (MERS-CoV), porém dados ainda permanecem controversos.

Em casos de infecção por vírus da hepatite E em imunossuprimidos, o uso de ribavirina pode ser sugerido.

REFERÊNCIAS

Air GM, Laver WG. The neuraminidase of influenza virus. Proteins.1989;6(4):341-56.

Aronson JK. Ribavirin. Meyler's side effects of drugs. 2016:115-29.

Beaucourt S, Vignuzzi M. Ribavirin: a drug active against many viruses with multiple effects on virus replication and propagation. Molecular basis of ribavirin resistance. Curr Opin Virol. 2014;8:10-5.

Brasil. Ministério da Saúde. Secretaria de Ciência, Tecnologia, Inovação e Insumos Estratégicos em Saúde. Departamento de Assistência Farmacêutica e Insumos Estratégicos. Uso racional dos medicamentos fosfato de oseltamivir e zanamivir para os casos de infecção pelo vírus da Influenza [recurso eletrônico]. Brasília: Ministério da Saúde, Secretaria de Ciência, Tecnologia, Inovação e Insumos Estratégicos em Saúde; 2022.

Center for Disease Control and Prevention. Influenza (Flu): Flu Treatment [Internet]. 2021. Disponível em: https://www.cdc.gov/flu/treatment/index.html-Link (acesso 2 jul 2022).

Chang C, Ramphul K. Amantadine. [Updated 2022 Jun 14]. In: StatPearls [Internet]. Treasure Island (FL): StatPearls Publishing; 2022.

Cooper NJ, Sutton AJ, Abrams KR, Wailoo A, Turner D, Nicholson KG. Effectiveness of neuraminidase inhibitors in treatment and prevention of influenza A and B: systematic review and meta-analyses of randomised controlled trials. BMJ. 2003;326(7401): 1235.

Dong G, Peng C, Luo J, Wang C, Han L, Wu B, et al. Adamantane-resistant influenza a viruses in the world (1902-2013): frequency and distribution of M2 gene mutations. PLoS One. 2015;10(3):e0119115.

Enria DS, Briggiler AM, Levis S, Vallejos D, Maiztegui JI, Canonico PG. Tolerance and antiviral effect of ribavirin in patients with Argentine hemorrhagic fever. Antiviral Res. 1987;7:353-9.

FDA. Approved drug products: rebetol (ribavirin) oral capsules. Disponível em: https://www.accessdata.fda.gov/drugsatfda_docs/label/2022/020903s057,021546s013lbl.pdf

Gilbert DN, Chambers HF, Saag MS, Pavia AT, Boucher HW, Sanford JP. The Sanford guide to antimicrobial therapy 2022. Sperryville: Antimicrobial Therapy, Inc.; 2022.

Graci JD, Cameron CE. Mechanisms of action of ribavirin against distinct viruses. Rev Med Virol. 2006; 16(1):37-48.

Hay AJ, Wolstenholme AJ, Skehel JJ, Smith MH. The molecular basis of the specific anti-influenza action of amantadine. EMBO J. 1985;4(11):3021-4.

Jefferson T, Jones MA, Doshi P, Del Mar CB, Hama R, Thompson MJ, et al. Neuraminidase inhibitors for preventing and treating influenza in adults and children. Cochrane Database Syst Rev. 2014;2014(4): CD008965.

Kamar N, Izopet J, Tripon S. Ribavirin for chronic hepatitis E virus infection in transplant recipientes. N Engl J Med. 2014;370(25):2447-8.

Krammer F, Smith GJD, Fouchier RAM, Peiris M, Kedzierska K, Dohert PC. Influenza. Nat Rev Dis Primers. 2018;4(1):3.

Loustaud-Ratti V, Debette-Gratien M, Jacques J, Alain S, Marquet P, Sautereau D, et al. Ribavirin: past, present and future. World J Hepatol. 2016;8(2):123-30.

Muthuri SG, Venkatesan S, Myles PR, Leonardi-Bee J, Khuwaitir TSAA, Mamunet AA, PRIDE Consortium Investigators, et al. Effectiveness of neuraminidase inhibitors in reducing mortality in patients admitted to hospital with influenza A H1N1pdm09 virus infection: a meta-analysis of individual participant data. Lancet Respir Med. 2014;2:395-404.

Ramírez-Olivencia G, Estébanez M, Membrillo FJ, Ybarra MDC. Use of ribavirin in viruses other than hepatitis C. A review of the evidence. Enferm Infecc Microbiol Clin (Engl Ed). 2019;37(9):602-8.

São Paulo. Secretaria de Estado da Saúde. Nota Técnica Conjunta CAF/SES-SP e PEHV/CVE/CCD/SES-SP nº 01, de 10 de março de 2022. São Paulo: Prefeitura São Paulo [Internet]; 2022. Disponível em: https://www.prefeitura.sp.gov.br/cidade/secretarias/upload/saude/Nota_Tecnica_Conjunta_01_2022%20-%20Hepatite%20C_v3.pdf (acesso 3 jul 2022).

Shah SP, Patel KM, Subedi R, Gambhir HS. Review of potential drug interaction between Oseltamivir and Warfarin and why it is important for emergency medicine physicians. Am J Emerg Med. 2017;35(8): 1207.e3-1207.e4.

Shun-Shin M, Thompson M, Heneghan C, Perera R, Harnden A, Mant D. Neuraminidase inhibitors for treatment and prophylaxis of influenza in children: systematic review and meta-analysis of randomised controlled trials. BMJ. 2009;339:b3172.

Small I Written summary of the clinical documentation for Tamiflu® (oseltamivir phosphate) in the treatment and prophylaxis of Influenza. Research Report 1003218, January 12, 2001.

Takashita E, Meijer A, Lackenby A, Gubareva L, Andrade HR, Besselaar T, et al. Global update on the susceptibility of human influenza viruses to neuraminidase inhibitors, Antiviral Res. 2015; 117:27-38.

Thomas E, Ghany MG, Liang TJ. The application and mechanism of action of ribavirin in therapy of hepatitis C. Antivir Chem Chemother. 2012;23(1):1-12.

Uyeki TM, Bernstein HH, Bradley JS, Englund J, File TM, Fry AM, et al. Clinical practice guidelines by the Infectious Diseases Society of America: 2018 update on diagnosis, treatment, chemoprophylaxis, and institutional outbreak management of seasonal influenza A. Clin Infect Dis. 2019;68(6):895-902.

SEÇÃO VII

Antifúngicos

42

Anfotericinas

William Kazunori Sekiguchi
Vítor Falcão de Oliveira
Marcello Mihailenko Chaves Magri

ANFOTERICINA B

A anfotericina B faz parte dos poliênicos, uma classe de antifúngicos caracterizada pela presença de um anel de lactona com uma subunidade composta por ligações duplas conjugadas em posição trans e outra composta por um número variável de grupos hidroxilas. No caso da anfotericina B, há sete ligações duplas conjugadas em posição trans (heptaênico) e um anel de micosamina ligado ao anel principal de lactona. A anfotericina B é um produto natural do *Streptomyces nodosus*, um actinomiceto presente no solo.

Breve história

O primeiro antifúngico desse grupo a ser produzido foi a anfotericina B em sua formulação desoxicolato. Lançada em 1958, marcou um importante avanço na história da medicina com seu amplo espectro de ação. Durante anos, persistiu como única opção terapêutica até o advento de outros antifúngicos na década de 1970. A partir da década de 1990, novas formulações de anfotericina B passaram a ser produzidas, mantendo seu amplo espectro de ação, mas conferindo sobretudo menor nefrotoxicidade.

Mecanismo de ação

O mecanismo de ação mais relatado é o de formação de poros na membrana devido às suas características hidrofílica (subunidade de poliol, com hidroxilas) e hidrofóbica (subunidade poliênica) simultaneamente. A interação com a membrana celular se dá preferencialmente pelo ergosterol. A formação desses poros ocasiona um desbalanço no gradiente eletroquímico da célula, o que causa sua morte.

Outros mecanismos hipotetizados que alteram a homeostase celular envolvem a formação de espécies reativas de oxigênio e o efeito inibitório direto em transportadores de glicose e aminoácidos.

Mecanismos de resistência

Os mecanismos de resistência intrínseca ainda não são totalmente elucidados, mas, no caso do *Aspergillus terreus*, especula-se que esteja relacionado aos seus altos níveis de catalase quando comparados às demais espécies do gênero.

Scedosporium spp. e *Fusarium* spp. também estão associados a elevadas concentrações inibitórias mínimas (CIM).

Espectro de ação

Todas as formulações apresentam atividade contra a maioria das micoses, o que as diferencia é a concentração em sítios anatômicos distintos. Ademais, possui ação contra parasitas do gênero *Leishmania*.

Interações medicamentosas

Como não há atuação das enzimas do citocromo P450, há baixa quantidade de interações medicamentosas com o seu uso. Usado concomitantemente com digoxina, pode aumentar sua toxicidade se o paciente estiver hipocalêmico.

Atenção especial, no entanto, deve ser dada a imunossupressores como tacrolimo e ciclosporina, devido ao risco aumentado de injúria renal e distúrbios hidroeletrolíticos.

Aplicações clínicas

As principais aplicações clínicas envolvem o tratamento de infecções fúngicas invasivas, em especial nos casos mais graves e ameaçadores à vida, como criptococose, candidíase, aspergilose, mucormicose, paracoccidioidomicose, histoplasmose, esporotricose, blastomicose, coccidioidomicose, peniciliose e leishmaniose. Vale ressaltar que a anfotericina B também é usada na terapia empírica em pacientes neutropênicos febris, e há atenção especial ao grupo de gestantes, em virtude da contraindicação ao uso de azólicos.

Há atualmente liberadas três formulações de anfotericina: anfotericina B convencional – anfotericina B desoxicolato (D-AmB) –, anfotericina B complexo lipídico (ABLC) e anfotericina B lipossomal (L-AmB). Todas as formulações possuem mecanismo e espectro de ação semelhantes, embora haja algumas características farmacocinéticas distintas.

ANFOTERICINA B CONVENCIONAL – DESOXICOLATO (D-AmB)

Breve história

A formulação convencional foi lançada em 1958 e é composta por um complexo da anfotericina B (insolúvel em água) com o desoxicolato (sal biliar). Esse complexo forma um coloide em água, com partículas de tamanho < 400 nm.

Efeitos adversos

Os principais efeitos adversos da D-AmB incluem os relacionados à infusão, lesão renal aguda, acidose tubular renal, distúrbios hidroeletrolíticos e distúrbios hematológicos.

Os efeitos adversos relacionados à infusão incluem febre, calafrios, tremores, taquicardia, hipotensão, náuseas e vômitos, hipóxia e taquipneia. Estudos *in vitro* e em modelos animais indicam que a gênese desses efeitos é proveniente do reconhecimento da D-AmB por *Toll-like receptor* 2 (TLR-2) e 4 (TRL-4) e proteína CD14 da superfície de monócitos e outros leucócitos, que deflagram uma cascata de produção de prostaglandinas e citocinas como IL1B, IL6 e TNF-alfa. Como tentativa de diminuir esses efeitos, uma série de medicações pode ser usada pré-infusão. Apesar da eficácia questionável, as combinações mais usadas são analgésicos simples (como dipirona e acetaminofeno), difenidramina e/ou corticoide (p. ex., hidrocortisona). As reações tipicamente diminuem com infusões subsequentes.

A azotemia é uma complicação bastante frequente durante o uso da D-AmB; o risco é proporcional ao aumento da dose, duração do tratamento e uso concomitante de outras medicações sabidamente nefrotóxicas. Gênero masculino, peso maior ou igual a 90 kg e uso de diuréticos também foram fatores de risco associados à nefrotoxicidade. A patogênese da lesão renal aguda envolve a vasoconstrição das arteríolas aferentes por *feedback* tubuloglomerular com consequente hipoperfusão renal, porém suas particularidades ainda não são totalmente esclarecidas e parecem ser multifatoriais. Tende a ser transitória, sem comprometimento funcional residual após o término da terapia, porém uma dose total acumulada acima de 4 g foi mais associada à doença renal crônica. A administração de 1 litro de solução fisiológica tem sido relacionada a menor nefrotoxicidade, independentemente da capacidade de ingestão de líquidos pelo paciente, contanto que não haja restrições do ponto de vista de sobrecarga volêmica.

A acidose tubular renal tipo I e a espoliação urinária de potássio e magnésio, com consequente hipocalemia e hipomagnesemia, são observadas com o uso da D-AmB. A expansão volêmica com um litro de solução fisiológica não se demonstrou eficaz na prevenção da acidose tubular renal. Os eletrólitos devem ser monitorados e a suplementação de potássio é recomendada rotineiramente.

Distúrbios hematológicos como anemia e plaquetopenia também são eventos adversos possíveis. A anemia possivelmente é resultante de distúrbios na produção de eritropoietina, enquanto a plaquetopenia seria por mecanismo de supressão da produção.

Bradicardia e arritmias ventriculares são eventos adversos relatados principalmente em crianças com altas doses de D-AmB e em adultos com doenças cardíacas preexistentes, independentemente da dose, velocidade de infusão ou níveis séricos de potássio e magnésio.

Farmacodinâmica e farmacocinética

A administração da anfotericina B (em todas as suas formulações) deve ser realizada por via parenteral, devido à sua limitação quanto à solubilidade e biodisponibilidade oral.

É amplamente distribuída pelo organismo e acumula principalmente no fígado e no baço e, em menor grau, em órgãos como rins, pulmões, miocárdio e sistema nervoso central (SNC).

Aplicações clínicas

Como já citado, as formulações de anfotericina B são recomendadas no tratamento de diversas infecções fúngicas. Embora mais tóxica, a D-AmB ainda permanece como primeira linha, em associação à 5-flucitosina, para o tratamento da meningite criptocócica, em situações em que haja limitação financeira, com exceção dos transplantados de órgãos sólidos, em que as formulações lipídicas são preferenciais devido ao risco aumentado de lesão renal.

Na candidíase invasiva, a classe de escolha é das equinocandinas, em virtude de sua maior segurança. Como alternativa terapêutica, a anfotericina B desoxicolato pode ser usada na refratariedade às equinocandinas, no acometimento do SNC, especialmente caso não haja disponibilidade das formulações lipídicas. A dose usual para tratamento é de 0,7 a 1 mg/kg/dia. Nos casos de candidúria, pode ser usada para tratamento em dose única endovenosa ou no esquema de irrigação vesical, quando indicada.

TABELA 1 Parâmetros farmacológicos da anfotericina B convencional – desoxicolato

Meia-vida média	24 h
Biodisponibilidade VO/IM	Não se aplica (droga IV)
Eliminação	Renal
Parâmetro PK/PD	Cmáx/CIM
Ligação proteica	91 a 95%
Volume de distribuição	Alto
Nível terapêutico no SNC	Sem dados
Uso na gravidez	Categoria B
Uso na lactação	Sem dados
Ajuste hepático	Não
Ajuste renal	Não
Ajuste à obesidade	Ajuste por peso

Cmáx/CIM: concentração máxima/concentração inibitória mínima; IM: intramuscular; IV: intravenoso; SNC: sistema nervoso central; VO: via oral.
Fonte: adaptada de Gilbert et al., 2022.

TABELA 2 Dose padrão de anfotericina B convencional – desoxicolato

Clearance de creatinina[1]	Dose recomendada
Sem ajuste	0,3 a 1,0 mg/kg a cada 24 h

[1]ClCr: *clearance* calculado com Crockoft-Gault.
Fonte: adaptada de Gilbert et al., 2022.

TABELA 3 Formulações

Representante	Apresentação	Via de administração	Reconstituição	Diluição	Diluente	Tempo de infusão	Outros	Recomendações VO	SNE/SNG/GTT	Referências
Anfotericina B deoxicolato	50 mg frasco-ampola Pó liófilo injetável	IV e intravesical	Reconstituir em 10 mL do diluente que acompanha o frasco-ampola para obter uma solução de 5 mg/mL	IV: adicionar 490 mL de SG 5%, para obter uma solução com volume final de 500 mL e concentração final de 0,1 mg/mL Intravesical: solução para irrigação na concentração final: solução de 0,05 mg/mL	SG 5%	IV: infusão lenta, de 2 a 6 h	A concentração recomendada para infusão é de 0,1 mg/mL (1 mg/10 mL)	Não se aplica	Não se aplica	UpToDate: Anfoterecin Bula do medicamento referência: Anforicin B®

IV: intravenoso; SG: soro glicosado; SNE/SNG/GTT: sonda nasoenteral/nasogástrica/gastrostomia; VO: via oral.

ANFOTERICINA B COMPLEXO LIPÍDICO (ABLC)

Breve história

A ABLC foi a primeira formulação lipídica aprovada pelo FDA (Food and Drug Administration), em 1995. Trata-se de formulação com estrutura multilamelar *ribbon-like*, composto por anfotericina B, diesteroilfosfatidilcolina (DMPC) e diesteroilfosfatidilglicerol (DMPG). Suas partículas variam de 1.600 a 11.000 nm.

Efeitos adversos

Comparativamente à formulação desoxicolato, a ABLC tem sido associada a menor expressão de citocinas pró-inflamatórias. Apesar de os estudos comparativos mais robustos terem sido realizados com a formulação lipossomal, a ABLC também parece ter risco menor de desenvolvimento de reações relacionadas à infusão à D-AmB.

Outra semelhança entre as formulações lipídicas é a menor capacidade de ligação às células tubulares renais, logo reduz de forma significativa a toxicidade renal. A administração de solução fisiológica e o monitoramento de eletrólitos como potássio e magnésio também são indicados. A eficácia do uso de pré-medicações também pode ser usada no tratamento com ABLC. A incidência de anemia parece ser semelhante à formulação convencional.

Farmacodinâmica e farmacocinética

A ABLC possui menor concentração máxima e maior tempo de meia-vida quando comparada à formulação desoxicolato. Além disso, atinge concentrações maiores no espaço intracelular, em órgãos do sistema reticuloendotelial e no pulmão. Essas diferenças quanto à farmacocinética possuem pouca relevância prática.

Aplicações clínicas

As aplicações clínicas para o uso da ABLC são as mesmas da formulação convencional.

TABELA 4 Parâmetros farmacológicos da anfotericina B complexo lipídico

Meia-vida média	173 h
Biodisponibilidade VO/IM	Não se aplica (droga IV)
Eliminação	Renal
Parâmetro PK/PD	Cmáx/CIM
Ligação proteica	Sem dados
Volume de distribuição	Alto
Nível terapêutico no SNC	Sem dados
Uso na gravidez	Categoria B
Uso na lactação	Sem dados
Ajuste hepático	Não
Ajuste renal	Não
Ajuste à obesidade	Ajuste por peso

Cmáx/CIM: concentração máxima/concentração inibitória mínima; IM: intramuscular; IV: intravenoso; SNC: sistema nervoso central; VO: via oral.
Fonte: adaptada de Gilbert et al., 2022.

TABELA 5 Dose padrão de anfotericina B complexo lipídico

Clearance de creatinina[1]	Dose recomendada
Sem ajuste	5 mg/kg a cada 24 h

[1]ClCr: *clearance* calculado com Crockoft-Gault.
Fonte: adaptada de Gilbert et al., 2022.

TABELA 6 Formulações

Representante	Apresentação	Via de administração	Reconstituição	Diluição	Diluente	Tempo de infusão	Outros	Recomendações VO	SNE/SNG/GTT	Referências
Anfotericina B complexo lipídico	Suspensão injetável: 5 mg/mL a 20 mL, 100 mg/20 mL	IV	Não se aplica	Diluir a uma concentração final para infusão de 1 mg/mL. Para pacientes pediátricos, com doença cardiovascular e/ou restrição hídrica pode ser diluído até uma concentração final máxima de 2 mg/mL	SG 5%	IV: 2,5 mg/kg/h	Se a infusão durar mais de 2 h, a solução deve ser agitada a cada 2 h	Não se aplica	Não se aplica	Bula do medicamento referência: Abelcet® Anvisa: informações técnicas 2018 (http://antigo.anvisa.gov.br/informacoes-tecnicas)

IV: intravenoso; SG: soro glicosado; SNE/SNG/GTT: sonda nasoenteral/nasogástrica/gastrostomia; VO: via oral.

A dose média usada para tratamento é de 3 a 5 mg/kg/dia. As formulações de anfotericina B são recomendadas no tratamento de diversas infecções fúngicas, sendo de primeira linha, em associação à 5-flucitosina, para o tratamento da meningite criptocócica dos transplantados de órgãos sólidos, em que as formulações lipídicas são preferenciais pelo risco aumentado de lesão renal.

ANFOTERICINA B LIPOSSOMAL (L-AmB)

Breve história

A L-AmB foi aprovada pelo FDA em 1997. Trata-se de preparação com lipossomos esféricos unilamelares, compostos de anfotericina B, fosfatidilcolina hidrogenada de soja, colesterol e DMPG. Suas partículas têm diâmetro médio < 100 nm.

Efeitos adversos

A exposição à L-AmB foi associada *in vitro* com maior expressão de TLR-4 e menor expressão de TLR-2, IL-6 e TNF-alfa quando comparada à formulação convencional. Isso pode explicar suas menores taxas de reações adversas relacionadas à infusão do fármaco. Como explicado anteriormente, o uso de formulação lipídica é associada a menor nefrotoxicidade. Apesar do menor acometimento renal, a hidratação com solução fisiológica também é indicada. O uso da L-AmB também demonstrou redução na hipocalemia e hipomagnesemia, porém o monitoramento desses eletrólitos deve ser realizado.

Farmacodinâmica e farmacocinética

A L-AmB possui maior concentração máxima sérica que a ABL e menor tempo de meia-vida inicial que as demais formulações.

Apresenta importante penetração SNC, o que justifica sua indicação como primeira linha em algumas neuroinfecções.

Aplicações clínicas

A L-AmB é a formulação preferencial para o tratamento da mucormicose e da meningite e endoftalmite por *Candida*, dada sua alta penetração no SNC.

Outras indicações incluem aspergilose invasiva, uso na neutropenia febril, meningite criptocócica, histoplasmose e leishmaniose visceral.

Assim como a ABLC, a formulação lipossomal tem alto custo, resultando em sua baixa acessibilidade. A dose média usada para tratamento com a formulação lipossomal é de 3 a 5 mg/kg/dia. No caso específico da mucormicose, doses de até 10 mg/kg/dia podem ser recomendadas.

TABELA 7 Parâmetros farmacológicos da anfotericina B lipossomal

Meia-vida média	7 h
Biodisponibilidade VO/IM	Não se aplica (droga IV)
Eliminação	Renal
Parâmetro PK/PD	Cmáx/CIM
Ligação proteica	Sem dados
Volume de distribuição	Baixo
Nível terapêutico no SNC	Sem dados
Uso na gravidez	Categoria B
Uso na lactação	Sem dados
Ajuste hepático	Não
Ajuste renal	Não
Ajuste à obesidade	Sim (considerar dose máxima para pacientes acima de 100 kg – 500 mg a cada 24 h)

Cmáx/CIM: concentração máxima/concentração inibitória mínima; IM: intramuscular; IV: intravenoso; SNC: sistema nervoso central; VO: via oral.
Fonte: adaptada de Gilbert et al., 2022.

TABELA 8 Dose padrão de anfotericina B lipossomal

Clearance de creatinina[1]	Dose recomendada
Sem ajuste	3 a 5 mg/kg a cada 24 h

[1]ClCr: *clearance* calculado com Crockoft-Gault.
Fonte: adaptada de Gilbert et al., 2022.

TABELA 9 Formulações

Representante	Apresentação	Via de administração	Reconstituição	Diluição	Diluente	Tempo de infusão	Outros	Recomendações VO	SNE/SNG/GTT	Referências
Anfotericina B lipossomal	50 mg em pó para solução para infusão IV	IV	Reconstituir em 12 mL em água estéril para injeção, sem agente bacteriostático	Diluir a uma concentração final de 1 a 2 mg/mL Para crianças podem ser utilizadas concentrações de 0,2 a 0,5 mg/mL	SG 5%	IV: infusão lenta entre 2 e 6 h	Cada frasco-ampola contém anfotericina B (50.000 unidades) 50 mg	Não se aplica	Não se aplica	Bula do medicamento referência: Ambisome® Anvisa: informações técnicas 2018 (http://antigo.anvisa.gov.br/informacoes-tecnicas)

IV: intravenoso; SG: soro glicosado; SNE/SNG/GTT: sonda nasoenteral/nasogástrica/gastrostomia; VO: via oral.

REFERÊNCIAS

Adler-Moore JP, Proffitt RT. Amphotericin B lipid preparations: what are the differences? Clin Microbiol Infect. 2008;14(Suppl 4):25-36.

Bassetti M, Aversa F, Ballerini F, Benedetti F, Busca A, Cascavilla N, et al. Amphotericin B lipid complex in the management of invasive fungal infections in immunocompromised patients. Clin Drug Investig. 2011;31(11):745-58.

Gilbert DN, Chambers HF, Saag MS, Pavia AT, Boucher HW, Sanford JP. The Sanford guide to antimicrobial therapy 2022. Sperryville: Antimicrobial Therapy, Inc.; 2022.

Góralska K, Blaszkowska J, Dzikowiec M. Neuroinfections caused by fungi. Infection. 2018.

Hawkins JL, Baddour LM. Candida lusitaniae Infections in the Era of Fluconazole Availability. Clin Infect Dis. 2003;36(2):14-18.

Kristanc L, Božič B, Jokhadar SZ, Dolenc MS, Gomišček G. The pore-forming action of polyenes: from model membranes to living organisms. Biochim Biophys Acta Biomembr. 2019;1861(2):418-30.

Laniado-Laborín R, Cabrales-Vargas MN. Amphotericin B: side effects and toxicity. Rev Iberoam Micol. 2009.

Lass-Flörl C. Treatment of infections due to Aspergillus terreus species complex. J Fungi (Basel). 2018.

Lepak AJ, Andes DR. Antifungal pharmacokinetics and pharmacodynamics. Cold Spring Harb Perspect Med. 2014;10.

Nett JE, Andes DR. Antifungal agents: spectrum of activity, pharmacology, and clinical indications. Infect Dis Clin North Am. 2016;30(1):51-83.

Safdar A, Ma J, Saliba F, Dupont B, Wingard JR, Hachem RY, et al. Drug-induced nephrotoxicity caused by amphotericin B lipid complex and liposomal amphotericin B: a review and meta-analysis. Medicine (Baltimore). 2010;89(4):236-44.

Scardina T, Fawcett AJ, Patel SJ. Amphotericin – associated infusion – related reactions: a narrative review of pre-medications. Clin Ther. 2021;43(10):1689-704.

Steimbach LM, Tonin FS, Virtuoso S, Borba HHL, Sanches ACC, Wiens A, et al. Efficacy and safety of amphotericin B lipid-based formulations: a systematic review and meta-analysis. Mycoses. 2017; 60(3):146-54.

Stone NR. Bicanic T, Salim R, Hope W. Liposomal amphotericin B (AmBisome(®)): a review of the pharmacokinetics, pharmacodynamics, clinical experience and future directions. Drugs. 2016;76(4):485-500.

43
Azólicos

Julia Ferreira Mari
Vítor Falcão de Oliveira
Edson Abdalla

INTRODUÇÃO

Os azólicos são antifúngicos heterocíclicos aromáticos. Neles, os átomos de carbono são substituídos por átomos de nitrogênio. Podem ser classificados de acordo com o número de átomos de nitrogênio presente no anel azólico:

- Imidazólicos: representam dois anéis (cetoconazol, miconazol, econazol e clotrimazol).
- Triazólicos: representam três anéis (fluconazol, itraconazol [de primeira geração] e isavuconazol, posaconazol e voriconazol [de segunda geração]).

Breve história

O primeiro relato de atividade antifúngica de um azólico foi reportada na década de 1940, por Woolley que mostrou a atividade antimicótica do benzimidazol, sendo seguido por diversos outros cientistas nos anos posteriores. Contudo, foi só em 1958 que o primeiro fármaco azólico foi produzido, o clotrimazol, pelo laboratório Chemie Grünenthal. Atualmente, existem cerca de 40 fármacos com estrutura azólica, sendo um grupo de grande interesse médico e farmacêutico.

Mecanismo de ação

Os azólicos têm amplo espectro de atividade, tendo ação como grupo contra leveduras, hifas e micoses endêmicas. A similaridade de estruturas das células de mamíferos e dos fungos faz com que a criação de antifúngicos não tóxicos seja um desafio. O principal efeito sistêmico dos azólicos é a inibição do lanosterol 14-alfa-desmetilase, uma enzima microssomal do citocromo P450, que inibe a biossíntese de ergosterol para a membrana citoplasmática fúngica e resultando no acúmulo de 14-alfa-metilesteróis. Esses compostos prejudicam o funcionamento de sistemas enzimáticos da membrana, como da ATPase e de transportadores de elétrons, inibindo o crescimento fúngico. Os triazóis apresentam diferentes afinidades pela 14-alfa-desmetilase, responsável pela variação em potência e espectro de atividade antifúngica. Além disso, a inibição cruzada de diferentes enzimas do CYP (CYP3A4, CYP2C9 e CYP2C19) é responsável pela maioria dos efeitos adversos dessa classe.

Os imidazólicos têm atualmente seu uso restrito a dermatofitoses, sendo utilizado unicamente pela via tópica. Já os triazólicos são a classe de antifúngicos mais empregados na prática clínica, devido ao seu amplo espectro contra fungos causadores de sistêmicas graves.

- Fármacos disponíveis no Brasil: cetoconazol, miconazol, fluconazol, itraconazol, isavuconazol, posaconazol e voriconazol.

FLUCONAZOL

Breve história

É um antifúngico introduzido em 1982, sendo o primeiro triazólico sintetizado.

Mecanismo de resistência

O principal mecanismo de resistência aos azóis envolve a regulação dos transportadores de vários fármacos e da modificação da enzima-alvo; o citocromo P450 (ERG11) está envolvido na 14-alfa-desmetilação do ergosterol. O fluconazol atua na 14-alfa-desmetilase do lanosterol do citocrono P450, que é codificado pelo gene ERG11 para Erg11P. Algumas mutações que acontecem no gene Erg11P podem conferir resistência ao fluconazol, provavelmente pela diminuição de ligação dos azóis às enzimas.

Espectro de ação

Tem atividade limitada a leveduras e a algumas micoses endêmicas, como *Histoplasma*, *Blastomyces* e *Coccidioides*. O fluconazol tem excelente atividade contra *Cryptococcus* spp. e *Candida* spp., mas sem efeito contra *C. krusei* e pode ser dose-dependente ou resistente para *C. glabrata*.

Efeitos adversos

O fluconazol, no geral, é bem tolerado, tendo efeitos adversos mais comuns no trato gastrointestinal, como náuseas, vômitos, dor abdominal e diarreia. Efeitos adversos menos comuns incluem anafilaxia, hepatotoxicidade, mialgia, prolongamento do intervalo QT, entre outros.

Farmacocinética e farmacodinâmica

O fluconazol é totalmente absorvido no trato gastrointestinal. Pela via oral ou endovenosa, as concentrações plasmáticas atingidas são as mesmas, com a biodisponibilidade não alterada pela comida ou pelo pH gástrico. O fármaco se difunde rapidamente para fluidos orgânicos, como a saliva e o leite materno, e no líquido cefalorraquidiano (LCR) pode chegar a 50 a 90% da concentração plasmática.

Interações medicamentosas

Por ser um inibidor do citocromo P450, o fluconazol aumenta as concentrações plasmáticas de fenitoína, ciclosporina, varfarina, tacrolimo, entre outros fármacos. A rifampicina reduz a AUC (área sob a curva) do fluconazol em cerca de 25%.

Aplicações clínicas

Esse azólico é usado no tratamento de infecções causadas por *Candida*. Para candidíase orofaríngea, é usada a dose 100 a 200 mg por 7 a 14 dias, que no caso da candidíase esofágica se prolonga por 14 a 21 dias. A dose única de 150 mg é eficaz na candidíase vaginal. Na meningite criptocócica, o fluconazol é usado nas fases de consolidação, com 400 a 800 mg/dia por 8 semanas e na de manutenção, com 200 mg/dia, quando a contagem de CD4 se mantiver maior que 100, por pelo menos seis meses.

TABELA 1 Parâmetros farmacológicos de fluconazol

Meia-vida média	20 a 50 h
Biodisponibilidade VO/IM	90% (VO)
Eliminação	Renal
Parâmetro PK/PD	AUC/CIM
Ligação proteica	10%
Volume de distribuição	Alto
Nível terapêutico no SNC	Sim
Uso na gravidez	Categoria C (se dose única) Categoria B (se tratamentos com mais de uma dose)
Uso na lactação	Baixo risco
Ajuste hepático	Não
Ajuste renal	Sim
Ajuste à obesidade	Provável necessidade de aumento de dose (poucos dados)

AUC/CIM: área sob a curva/concentração inibitória mínima; IM: intramuscular; SNC: sistema nervoso central; VO: via oral.
Fonte: adaptada de Gilbert et al., 2022.

TABELA 2 Ajuste de dose de fluconazol de acordo com *clearance* renal

***Clearance* de creatinina**[1]	**Dose recomendada**
ClCr > 50	100 a 400 mg a cada 24 h
ClCr < 50	50 a 200 mg a cada 24 h
Hemodiálise intermitente	50 a 200 mg a cada 24 h (nos dias sem HD) 100 a 400 mg a cada 24 h (nos dias com HD)
Diálise peritoneal	50 a 200 mg a cada 24 h
Diálise contínua	200 a 400 mg a cada 24 h

[1]ClCr: *clearance* calculado com Crockoft-Gault.
HD: hemodiálise.
Fonte: adaptada de Gilbert et al., 2022.

ISAVUCONAZOL

Breve história

O isavuconazol foi lançado no Brasil em 2019, sendo o mais recente derivado triazólico.

Mecanismo de ação

Assim como os outros representantes da classe, é um inibidor da 14-alfa-desmetilase.

Mecanismo de resistência

A suscetibilidade reduzida a agentes antifúngicos triazólicos foi associada a mutações dos genes cyp51A e cyp51B fúngicos, que codificam a proteína-alvo 14-alfa-lanosterol demetilase envolvida na biossíntese do ergosterol. Foram identificadas estirpes fúngicas com reduzida suscetibilidade *in vitro* ao isavuconazol, e não é de excluir a resistência cruzada ao voriconazol e outros agentes antifúngicos triazólicos.

TABELA 3 Formulações

Representante	Apresentação	Via de administração	Reconstituição	Diluição	Diluente	Tempo de infusão	Outros	Recomendações VO	SNE/SNG/GTT	Referências
Fluconazol	50 mg cápsula – 100 mg cápsula – 150 mg cápsula – 2 mg/mL – 100 mL solução para infusão	VO; via sonda; IV	Pronto para uso, na concentração final de 2 mg/mL	Pronto para uso, na concentração final de 2 mg/mL	Pronto para uso, na concentração final de 2 mg/mL	Infundir em 1 a 2 h Não exceder a velocidade de 10 mL/min	As propriedades farmacocinéticas do fluconazol são similares após administração IV e VO. Após administração oral, o fluconazol é bem absorvido e os níveis plasmáticos e de biodisponibilidade sistêmica estão acima de 90% dos níveis obtidos após administração IV	Pode ser administrado com ou sem alimento	Abrir a cápsula e misturar o pó em água para administração via sonda, ou para preparar a suspensão oral. No momento da administração, pausar a dieta	Bula do medicamento (EMS): fluconazol 150 mg Bula do medicamento (Eurofarma): fluconazol 150 mg UpToDate: https://www.uptodate.com/contents/fluconazole-drug-information?search=-fluconazol&source=panel_search_result&selectedTitle=1~148&usage_type=panel&kp_tab=-drug_general&display_rank=1#F171656. Literatura: Medicamentos na Prática da Farmácia Clínica, 2013

IV: intravenosa; SNE/SNG/GTT: sonda nasoenteral/nasogástrica/gastrostomia; VO: via oral.

Espectro de ação

Como outros azólicos de segunda geração, tem amplo espectro de ação: leveduras, hifas, fungos dimórficos, agindo também, inclusive, contra *Mucorales*.

Efeitos adversos

Os mais comuns são náuseas, vômitos, diarreia, cefaleia, aumento de transaminases e hipocalemia. Diferentemente de outros triazóis, o isavuconazol está associado ao encurtamento de QT, o que pode ser útil em pacientes já recebendo múltiplas drogas que prolongam o intervalo QT.

Farmacocinética e farmacodinâmica

É uma pró-droga, o sulfato de isavuconazônio, sendo rapidamente hidrolisada em isavuconazol. É amplamente distribuída pelos tecidos, contudo, há dados limitados sobre concentração no sistema nervoso central (SNC). Menos de 1% do fármaco está presente na urina.

Interações medicamentosas

Apresenta interações medicamentosas significativas com drogas metabolizadas pelo CYP, como metotrexato, aumentando seu metabólito tóxico 7-hidroximetotrexato e ampliando o nível sérico de tacrolimo e sirolimo.

Aplicações clínicas

O isavuconazol tem atividade semelhante ao voriconazol no tratamento de doenças invasivas causadas por hifas, como por *Aspergillus* e outros fungos filamentosos, com menor incidência de efeitos adversos. Apresenta atividade contra fungos causadores de mucormicose. Pode também ser usado no tratamento de infecções por *Candida*, tendo inclusive ação contra *C. krusei* e *C. glabrata*. A atividade em micoses endêmicas, como *Histoplasma*, *Blastomyces*, *Paracoccidioides* e *Coccidioides* e contra a criptococose necessita ser mais bem estudada clinicamente.

TABELA 4 Parâmetros farmacológicos do isavuconazol

Meia-vida média	130 h
Biodisponibilidade VO/IM	98% (VO)
Eliminação	Metabolização
Parâmetro PK/PD	AUC/CIM
Ligação proteica	99%
Volume de distribuição	Alto
Nível terapêutico no SNC	Sem dados
Uso na gravidez	Sem dados (não utilizar)
Uso na lactação	Não utilizar
Ajuste hepático	Sim (redução de 50% da dose em Child-Pugh C)
Ajuste renal	Não
Ajuste à obesidade	Não

AUC/CIM: área sob a curva/concentração inibitória mínima; IM: intramuscular; SNC: sistema nervoso central; VO: via oral.
Fonte: adaptada de Gilbert et al., 2022.

TABELA 5 Ajuste de dose do isavuconazol de acordo com *clearance* renal

Clearance de creatinina[1]	Dose recomendada
Sem ajuste	Ataque: 372 mg a cada 8 h (6 doses) Manutenção: 372 mg a cada 24 h

[1]ClCr: *clearance* calculado com Crockoft-Gault.
Fonte: adaptada de Gilbert et al., 2022.

TABELA 6 Formulações

Representante	Apresentação	Via de administração	Reconstituição	Diluição	Diluente	Tempo de infusão	Outros	Recomendações VO	SNE/SNG/GTT	Referências
Isavuconazol	100 mg cápsula dura 200 mg frasco-ampola com pó liofilizado para solução para infusão	VO; SNE; IV	Reconstituir em 5 mL de água para preparações injetáveis	Diluir em 250 mL de SF 0,9% para injeção ou solução de dextrose a 50 mg/mL (5%)	SF 0,9%; solução de dextrose 5%	Infundir em 1 h no mínimo Não administrar como uma injeção IV *in bolus*	Cada frasco para injetáveis contém 200 mg (sob a forma de 372,6 mg de sulfato de isavuconazónio) Cada cápsula contém 100 mg (sob a forma de 186,3 mg de sulfato de isavuconazônio)	As cápsulas devem ser tomadas inteiras Podem ser ingeridas com ou sem alimentos	Após administrar a dose, lavar a SNG com três lavagens de 5 mL de água	UpToDate: https://www.uptodate.com/contents/isavuconazole-isavuconazonium-sulfate-drug-information?search=isavuconazol&source=panel_search_result&selectedTitle=1~48&usage_type=panel&kp_tab=drug_general&display_rank=1#F27749202 Bula: https://www.ema.europa.eu/en/documents/product-information/cresemba-epar-product-information_pt.pdf

IV: intravenosa; SF: soro fisiológico; SNE/SNG/GTT: sonda nasoenteral/nasogástrica/gastrostomia; VO: via oral.

ITRACONAZOL

Breve história

O itraconazol foi lançado em 1983, sendo um triazólico de primeira geração.

Mecanismo de ação

Assim como os outros representantes da classe, é um inibidor da 14-alfa-desmetilase.

Mecanismo de resistência

Apresenta o mesmo mecanismo de resistência descrito dos demais triazólicos.

Espectro de ação

Tem amplo espectro de atividade antifúngica, contra *Candida* spp. (exceto *C. krusei* e *C. glabrata*), *Blastomyces dermatitidis* e *Histoplasma capsulatum*.

Efeitos adversos

O itraconazol pode gerar hepatotoxicidade e prolongamento do intervalo QT. Devido à inibição da enzima 11-beta-hidroxiesteroide-desidrogenase, que gera um aparente excesso de mineralocorticoide, causando hipertensão, hipocalemia e edema periférico. Apresenta efeito inotrópico negativo, devendo ser usado com cautela em pacientes com disfunção ventricular.

Farmacocinética e farmacodinâmica

A cápsula de itraconazol tem biodisponibilidade de aproximadamente 55%, com absorção favorecida com ingestão de comida e de compostos mais ácidos. Níveis máximos séricos são atingidos após 2 a 6 horas após a dose. O *steady state* é alcançado em cerca de 14 dias. A metabolização é hepática, produzindo cerca de 30 metabólitos. Não apresenta boa penetração em SNC, mas clinicamente se mostrou eficaz no tratamento de meningites fúngicas.

Interações medicamentosas

É um forte inibidor do CYP3A4, com interações medicamentosas significativas com drogas metabolizadas por ele. Além disso, o uso com drogas indutoras do CYP3A4 pode levar ao aumento do *clearance* do itraconazol e concentrações plasmáticas subterapêuticas. A monitorização dos níveis séricos é indicada, devido à absorção errática e baixa biodisponibilidade das formulações utilizadas, com alvo de nível sérico > 0,5 mg/L.

Aplicações clínicas

O itraconazol apresenta atividade contra a maioria das micoses cutâneas e invasivas. Pode ser usado no tratamento de aspergilose broncopulmonar alérgica e também de aspergilose invasiva. Também é útil no tratamento de coccidioidomicose, histoplasmose, esporotricose, blastomicose, paracoccidioidomicose, talaromicose e feo-hifomicose. É tratamento de segunda linha para onicomicose e dermatofitoses. É indicado como profilaxia em pacientes neutropênicos de alto risco, apesar de outros agentes serem preferíveis, como o posaconazol. Por fim, pode ser usado em pacientes intolerantes ou refratários ao uso de fluconazol na candidíase oral ou esofágica.

TABELA 7 Parâmetros farmacológicos do itraconazol

Meia-vida média	30 a 40 h
Biodisponibilidade VO/IM	55% (VO)
Eliminação	Metabolização
Parâmetro PK/PD	AUC/CIM
Ligação proteica	99,8%
Volume de distribuição	Alto
Nível terapêutico no SNC	Sem dados
Uso na gravidez	Sem dados (não utilizar)
Uso na lactação	Sem dados (não utilizar)
Ajuste hepático	Sem dados
Ajuste renal	Sim
Ajuste à obesidade	Sem dados

AUC/CIM: área sob a curva/concentração inibitória mínima; IM: intramuscular; SNC: sistema nervoso central; VO: via oral.
Fonte: adaptada de Gilbert et al., 2022.

TABELA 8 Ajuste de dose do itraconazol de acordo com *clearance* renal

Clearance de creatinina[1]	Dose recomendada
ClCr > 10	100 a 200 mg a cada 12 h
ClCr < 10	50 a 100 mg a cada 12 h
Hemodiálise intermitente	100 mg a cada 12 ou 24 h
Diálise peritoneal	100 mg a cada 12 ou 24 h
Hemodiálise contínua	100 mg a cada 12 ou 24 h

[1]ClCr: *clearance* calculado com Crockoft-Gault.
Fonte: adaptada de Gilbert et al., 2022.

TABELA 9 Formulações

Representante	Apresentação	Via de administração	Reconstituição	Diluição	Diluente	Tempo de infusão	Outros	Recomendações VO	SNE/SNG/GTT	Referências
Itraconazol	100 mg cápsula	VO; via sonda gástrica	Não se aplica	Não se aplica	Não se aplica	Não se aplica	É rapidamente absorvido após administração oral Os picos de concentração plasmática são atingidos de 2 a 5 h após administração oral. Requer acidez gástrica para melhor absorção	Administrar com alimentos Pode ser ingerido com bebidas ácidas (sucos cítricos e refrigerantes à base de cola)	Pode-se preparar uma suspensão oral a partir das cápsulas com quantidade suficiente de água	Bula do medicamento Literatura: Medicamentos na Prática da Farmácia Clínica, 2013 UpToDate: https://www.uptodate.com/contents/itraconazole-drug-information? search=itraconazol&source=panel_search_result&selectedTitle=1~148&usage_type=panel&kp_tab=drug_general&display_rank=1

SNE/SNG/GTT: sonda nasoenteral/nasogástrica/gastrostomia; VO: via oral.

CETOCONAZOL

Breve história

É um imidazólico, que foi introduzido para uso clínico em 1978 e à época representou um avanço no tratamento de micoses sistêmicas, já que tem ampla cobertura antifúngica, é absorvido pela via oral e é menos lipofílico, mantendo bons níveis séricos. Contudo, com o advento de antifúngicos com melhor perfil de tolerabilidade e eventos adversos, tem seu uso limitado atualmente ao tratamento em terapias tópicas.

Mecanismo de ação

Como os outros azólicos, o cetoconazol inibe a enzima do citocromo P450, a 14-alfa-desmetilase. Além dela, liga-se competitivamente a receptores de androgênio, como de testosterona e di-hidrotestosterona, reduzindo a sua concentração. Além disso, inibe as enzimas 17-alfa-hidroxilase e 17,20-liase, necessárias para a síntese de esteroides no córtex adrenal, incluindo a testosterona. Inibe a atividade também da enzima 21-hidroxilase, que é essencial para a síntese de mineralocorticoides e glicocorticoides.

Mecanismo de resistência

Apresenta o mesmo mecanismo de resistência dos demais triazólicos.

Espectro de ação

É ativo contra dermatófitos: *Trichophyton, Epidermophyton, Microsporum*; e também *Pityrosporum ovale, Malassezia furfur, Candida albicans, Cryptococcus neoformans, Histoplasma capsulatum, Blastomyces dermatis, Pseudallescheria boydii, Paracoccidioides brasiliensis* e *Coccidioides immitis.*

Efeitos adversos

Os efeitos adversos mais comuns são gastrointestinais, como náuseas, vômitos, constipação, dor abdominal, xerostomia e flatulência. Pode causar insuficiência adrenal, pois inibe enzimas na via de síntese de esteroides, podendo gerar hipotensão ortostática. Em altas doses, gera ginecomastia em homens, além de osteopenia e aumento do risco de fratura óssea. Outros efeitos adversos são plaquetopenia, epistaxe, fadiga, hiperlipidemia, insônia, mialgia e edema periférico. O uso de cetoconazol tópico pode causar prurido e xerose do local de aplicação.

Farmacocinética e farmacodinâmica

É rapidamente absorvido pela via oral, variando a absorção com a acidez gástrica, que é maior quanto menor o pH. O pico sérico do medicamento é atingido após 2 a 4 horas e apresenta ampla distribuição pelos tecidos corporais. É metabolizado no fígado em compostos inativos e excretado principalmente pelas fezes e em pequena quantidade pela urina.

Interações medicamentosas

Não há muitas interações descritas para uso tópico deste medicamento.

Aplicações clínicas

A principal indicação de uso atual é na forma de xampu, para o tratamento de dermatite seborreica causada pelo

TABELA 10 Parâmetros farmacológicos do cetoconazol

Meia-vida média	8 h
Biodisponibilidade VO/IM	Variável (VO)
Eliminação	Metabolização, biliar
Parâmetro PK/PD	AUC/CIM
Ligação proteica	99%
Volume de distribuição	Alto
Nível terapêutico no SNC	Sem dados
Uso na gravidez	Categoria C
Uso na lactação	Sem dados (não utilizar)
Ajuste hepático	Não
Ajuste renal	Não
Ajuste à obesidade	Sem dados

AUC/CIM: área sob a curva/concentração inibitória mínima; IM: intramuscular; SNC: sistema nervoso central; VO: via oral.
Fonte: adaptada de Gilbert et al., 2022.

TABELA 11 Ajuste de dose do cetoconazol de acordo com *clearance* renal

Clearance de creatinina[1]	Dose recomendada
Sem ajuste	200 a 400 mg a cada 24 h

[1]ClCr: *clearance* calculado com Crockoft-Gault.
Fonte: adaptada de Gilbert et al., 2022.

TABELA 12 Formulações

Representante	Apresentação	Via de administração	Reconstituição	Diluição	Diluente	Tempo de infusão	Outros	Recomendações VO	SNE/SNG/GTT	Referências
Cetoconazol	Creme em bisnaga de 30 g, contendo 20 mg/g de cetoconazol	Tópico	Não se aplica	Não se aplica	Não se aplica	Não se aplica	Conservar à temperatura ambiente (15 a 30°C) Proteger da luz e manter em lugar seco	Não se aplica	Não se aplica	Bula do medicamento Cetoconazol EMS

SNE/SNG/GTT: sonda nasoenteral/nasogástrica/gastrostomia; VO: via oral.

Pityrosporum ovale. O cetoconazol é aprovado para uso de tratamento de infecções fúngicas de pele e sistêmicas, como blastomicose, histoplasmose, paracoccidioidomicose, coccidioidomicose e cromomicose – contudo, com o advento de antifúngicos mais modernos, não é um medicamento de primeira escolha nesses casos. O uso deve ser evitado para o tratamento de onicomicose, dermatofitoses e infecções por *Candida*. Tem uso *off label* na síndrome de Cushing e câncer de próstata.

POSACONAZOL

Breve história

É um triazólico de segunda geração, derivado do itraconazol, aprovado para uso médico em 2006.

Mecanismo de ação

Apresenta o mesmo mecanismo de ação dos demais triazólicos.

Mecanismo de resistência

Apresenta o mesmo mecanismo de resistência dos demais triazólicos.

Espectro de ação

Tem ação contra: *C. albicans, C. glabrata, C. parapsilosis, C. tropicalis, C. krusei, C. lusitaniae, Cryptococcus neoformans, Aspergillus* spp., *Fusarium* spp., zigomicetos e micoses endêmicas.

Efeitos adversos

São principalmente gastrointestinais, como náusea, vômitos e diarreia. Hepatotoxicidade e toxicidade cardíaca, com alargamento de QTc intervalo também foram descritos. Pseudo-hipoaldosteronismo, devido à inibição da 11-beta-hidroxiesteroide-desidrogenase e/ou 11-beta-hidroxilase, resultando em edema, hipocalemia e hipertensão também podem ocorrer.

Farmacocinética e farmacodinâmica

O uso após refeições aumenta a absorção na forma de suspensão oral. A droga penetra bem na maioria dos sítios, exceto no LCR, apesar de bons resultados terem sido observados clinicamente em infecções no SNC.

Interações medicamentosas

O posaconazol passa pelo metabolismo hepático via glicuronidação e inibe as enzimas do CYP3A4, interagindo com outros fármacos também metabolizados por ele, aumentando os níveis, por exemplo, de tacrolimo e ciclosporina. É contraindicado com medicamentos que também aumentam o QTc. Em especial aos antineoplásicos como venotoclax e midostaurin.

TABELA 13 Parâmetros farmacológicos do posaconazol

Meia-vida média	20 a 66 h
Biodisponibilidade VO/IM	50% (VO)
Eliminação	Metabolização, biliar
Parâmetro PK/PD	AUC/CIM
Ligação proteica	98 a 99%
Volume de distribuição	Alto
Nível terapêutico no SNC	Possivelmente
Uso na gravidez	Sem dados (evitar o uso)
Uso na lactação	Sem dados (não utilizar)
Ajuste hepático	Não
Ajuste renal	Não
Ajuste à obesidade	Ajuste em pacientes com > 140 kg para 400 mg a cada 24 h (EV), sem dados para ajuste de droga VO

AUC/CIM: área sob a curva/concentração inibitória mínima; EV: endovenoso; IM: intramuscular; SNC: sistema nervoso central; VO: via oral.
Fonte: adaptada de Gilbert et al., 2022.

TABELA 14 Ajuste de dose do posaconazol de acordo com *clearance* renal

Clearance de creatinina[1]	Dose recomendada
Sem ajuste	300 mg a cada 12 h/2 doses, seguida de 300 mg a cada 24 h

[1]ClCr: *clearance* calculado com Crockoft-Gault.
Fonte: adaptada de Gilbert et al., 2022.

TABELA 15 Formulações

Representante	Apresentação	Via de administração	Reconstituição	Diluição	Diluente	Tempo de infusão	Outros	Recomendações VO	SNE/SNG/GTT	Referências
Posaconazol	40 mg/mL suspensão oral 100 mg comprimidos gastrorresistentes	VO, via sonda	Não se aplica	Não se aplica	Não se aplica	Não se aplica	Cada mL da suspensão oral contém 40 mg de posaconazol	Suspensão oral: deve ser administrado com alimento ou com um suplemento nutricional Comprimido gastrorresistente: pode ser tomado com ou sem alimentos. Os comprimidos devem ser tomados inteiros, com água e não devem ser esmagados, mastigados ou partidos	Suspensão oral: após a administração do volume necessário de posaconazol, a sonda deve ser lavada com pelo menos 10 mL de água	Bula do medicamento referência: Noxafil® Bula do medicamento: Posaconazole Accord

SNE/SNG/GTT: sonda nasoenteral/nasogástrica/gastrostomia; VO: via oral.

Aplicações clínicas

Pode ser usado na candidíase orofaríngea, com efetividade igual ao fluconazol e com menos recaídas. É efetivo no tratamento de micoses invasivas, como aspergilose, fusariose, micetoma, cromoblastomicose e feo-hifomicose, além de coccidioidomicose e histoplasmose, apesar de haver poucos dados no tratamento de outras micoses endêmicas. Após melhora inicial em pacientes com mucormicose, pode ser usado como terapia de *step down*. O posaconazol, usado profilaticamente, reduz a incidência de infecções fúngicas em pacientes de alto risco após transplante de medula óssea. Também como medida profilática, é usado na neutropenia pós-quimioterapia e também em receptores de transplante de medula óssea com doença do enxerto *versus* hospedeiro.

VORICONAZOL

Breve história

É um derivado do fluconazol. Apresentado em 1995, foi o primeiro triazólico de segunda geração de uso clínico.

Mecanismo de ação

Apresenta o mesmo mecanismo de ação dos demais triazólicos.

Mecanismo de resistência

Apresenta o mesmo mecanismo de resistência dos demais triazólicos.

Espectro de ação

O voriconazol tem amplo espectro de ação, agindo mesmo em baixas concentrações contra *Candida, Aspergillus, Penicillium, Cryptococcus* spp., *Histoplasma capsulatum, Paracoccidioides brasiliensis* e *Coccidioides immitis.*

Efeitos adversos

Os efeitos adversos incluem hepatotoxicidade e prolongamento do intervalo QT. Além desses, o voriconazol apresenta também outros efeitos não compartilhados por outros triazóis, como alterações visuais (fotopsia e fotofobia), mudança na percepção de cores, que são reversíveis. Alucinações visuais e auditivas, mioclonias, confusão e agitação podem ocorrer com níveis séricos > 5,5 µg/mL. O uso a longo prazo do fármaco já foi relacionado a *rashes* cutâneos, alopecia, xerose, fotossensibilidade e carcinoma de pele. O voriconazol é o único antifúngico trifluorado usado na prática clínica, e seu uso a longo prazo também foi associado a periostite e exostose, gerando dor óssea e elevação de fosfatase alcalina, que tendem a melhorar após cessar o uso.

Farmacocinética e farmacodinâmica

Apresenta ampla distribuição nos tecidos corporais, incluindo o SNC e no humor vítreo e humor aquoso. O voriconazol tem uma farmacocinética não linear, com meia-vida variável. É metabolizado no fígado, sendo menos de 2% excretado de forma inalterada na urina. É recomendável que a terapia com voriconazol seja monitorizada pelo nível sérico da medicação, que deve ter como alvo terapêutico, no geral, entre 1 e 5,5 µg/mL.

Interações medicamentosas

Como é um inibidor dos CYP2C19, CYP2C9 e CYP3A4, apresenta interações medicamentosas importantes com os medicamentos também metabolizados por essas vias. Em especial aos antineoplásicos como venotoclax e midostaurin.

TABELA 16 Parâmetros farmacológicos do voriconazol

Meia-vida média	Variável
Biodisponibilidade VO/IM	80% (VO)
Eliminação	Metabolização
Parâmetro PK/PD	AUC/CIM
Ligação proteica	65%
Volume de distribuição	Alto
Nível terapêutico no SNC	Sim
Uso na gravidez	Categoria D
Uso na lactação	Sem dados (não utilizar)
Ajuste hepático	Sim (Child-Pugh A e B – reduzir dose de manutenção em 50%, sem recomendações para pacientes com Child-Pugh C)
Ajuste renal	Não (porém, evitar uso de droga EV em pacientes com disfunção renal)
Ajuste à obesidade	Ajuste por peso ideal

AUC/CIM: área sob a curva/concentração inibitória mínima; EV: endovenoso; IM: intramuscular; SNC: sistema nervoso central; VO: via oral.
Fonte: adaptada de Gilbert et al., 2022.

TABELA 17 Ajuste de dose do voriconazol de acordo com *clearance* renal

Clearance de creatinina[1]	Dose recomendada
ClCr > 50	EV: 6 mg/kg a cada 12 h por 2 doses, seguida de 4 mg/kg a cada 12 h VO: 400 mg a cada 12 h por 2 doses, seguida de 200 mg a cada 12 h
ClCr < 50	EV: contraindicado uso (acúmulo de ciclodextrina) VO: 400 mg a cada 12 h por 2 doses, seguida de 200 mg a cada 12 h
Hemodiálise intermitente	
Diálise peritoneal	
Hemodiálise contínua	EV: contraindicado uso (acúmulo de ciclodextrina) VO: 4 mg/kg a cada 12 h

[1]ClCr: *clearance* calculado com Crockoft-Gault.
EV; endovenoso; VO: via oral.
Fonte: adaptada de Gilbert et al., 2022.

TABELA 18 Formulações

Representante	Apresentação	Via de administração	Reconstituição	Diluição	Diluente	Tempo de infusão	Outros	Recomendações VO	SNE/SNG/GTT	Referências
Voriconazol	50 mg comprimido revestido 100 mg comprimido revestido	VO	Não se aplica	Não se aplica	Não se aplica	Não se aplica	Não se aplica	Não recomendado partir ou triturar o comprimido	Não recomendado partir ou triturar o comprimido	Bula do medicamento: VFEND
	200 mg em pó liofilizado para solução injetável	IV	Reconstituir em 19 mL de água para injetáveis (10 mg/mL)	Diluir em 250 mL de SF 0,9%, SG 5% ou RL (concentração máxima de 5 mg/mL) Não administrar *in bolus*		Infundir de 60 a 120 min	Não se aplica	Não se aplica	Não se aplica	Bula do medicamento: VFEND

IV: intravenoso; RL: ringer lactato; SF: soro fisiológico; SG: soro glicosado; SNE/SNG/GTT: sonda nasoenteral/nasogástrica/gastrostomia; VO: via oral.

Aplicações clínicas

O voriconazol pode ser usado no tratamento da aspergilose invasiva, inclusive com acometimento de SNC e da aspergilose broncopulmonar alérgica. Apresenta ação na candidíase mucocutânea e na invasiva. É eficaz no tratamento da criptococose e de micoses endêmicas, exceto contra *Sporothrix* spp. Pode ser usado no tratamento de endoftalmites fúngicas. O uso empírico na neutropenia febril pode ser considerado.

REFERÊNCIAS

Bennett J, Dolin R, Blaser M. Mandell, Douglas, and Bennett's principles and practice of infectious diseases. Philadelphia: Elsevier; 2010.

Carrillo-Muñoz AJ, Giusiano G, Ezkurra PA, Qindos G. Antifungal agentes: mode of action in yeast cells. Rev Esp Quimioterap. 2006;19(2):130-9.

Enna S, Bylund D. XPharm. 1 ed. Amsterdam: Elsevier; 2008. p. 1-6.

Gavarkar PS, Rahul SA, Shrinivas KM. An overview of azole antifungals. Int J Pharm Sci Ver. 2013;4(11):4083.

Gilbert DN, Chambers HF, Saag MS, Pavia AT, Boucher HW, Sanford JP. The Sanford guide to antimicrobial therapy 2022. Sperryville: Antimicrobial Therapy, Inc.; 2022.

Hoffmann WJ, McHardy I, Thompson GR. Itraconazole induced hypertension and hypokalemia: mechanistic evaluation. Mycoses. 2018;61(5):337-9.

Misti E, Ostrosky-Zeichner L. Isavuconazole: mechanism of action, clinical efficacy, and resistance. J Fungi. 2020;6(4):324.

Moore JN, Healy JR, Kraft WK. Pharmacologic and clinical evaluation of posaconazole. Expert Rev Clin Pharmacol. 2015;8(3):321-34.

44
Equinocandinas

Vitor Ciampone Arcieri
Vítor Falcão de Oliveira
Marcello Mihailenko Chaves Magri

INTRODUÇÃO

As equinocandinas atualmente disponíveis são anidulafungina, caspofungina, micafungina e, mais recentemente, rezafungina. Apresentam estrutura lipopeptídica de alto peso molecular, superior a 1.200 Da. Tais antifúngicos são semissintéticos, pois são obtidos naturalmente a partir de alguns fungos e, posteriormente, modificados em laboratório. A estrutura química central apresenta uma composição de aminoácidos semelhantes. Além disso, a caspofungina possui um ácido graxo dimetil-oxo-tetradecil, a micafungina um sulfoxi e um difenil-isoxazol e anidulafungina um alcoxi-trifenil. Essas diferenças estruturais ocasionam diferenças na farmacocinética, efeitos adversos e a capacidade de produzir interações.

Mecanismo de ação

As equinocandinas compartilham o mesmo mecanismo de ação e com espectro antifúngico semelhante. Inibem a síntese de beta-(1,3)-D-glucana na parede celular do fungo por meio da inibição não competitiva do complexo enzimático beta-(1,3)-D-glucana sintase. Esse fato explica sua ação limitada em relação aos fungos dos gêneros *Mucorales, Fusarium* e *Trichosporon*, que possuem predomínio de beta-(1,6)-D-glucana em vez de beta-(1,3)-D-glucana em suas paredes celulares. A parede celular de *Cryptococcus neoformans* consiste principalmente em alfa-glucanas (alfa-(1,3) ou alfa-(1,6)-D-glucana), o que dificulta a ação das equinocandinas.

Mecanismo de resistência

Do mesmo modo para todas as equinocandinas, o complexo enzimático que está envolvido com a síntese beta-(1,3)-D-glucana da parede celular fúngica é codificado pelos genes FKS1 e FKS2. O principal mecanismo de resistência é a mutação nesses genes, e isso pode ocasionar o complexo enzimático beta-(1,3)-D-glucana sintase mais resistente ao efeito das equinocandinas do que a enzima do tipo selvagem. As mutações são capazes de gerar, simultaneamente, resistência contra as três formulações de equinocandinas disponíveis.

Espectro de ação

As equinocandinas exibem atividade fungicida contra espécies de *Candida*, incluindo isolados resistentes a azólicos e atividade fungistática contra espécies de *Aspergillus*.

- Fármacos disponíveis no Brasil: anidulafungina, caspofungina e micafungina

As principais interações medicamentosas encontram-se listadas na Tabela 3.

Farmacodinâmica e farmacocinética

As equinocandinas disponíveis no mercado possuem diversos aspectos semelhantes em relação a suas características farmacocinéticas. Até hoje, todas possuem baixa biodisponibilidade via oral, de modo que ambas as drogas estão disponíveis apenas por formulações intravenosas. As equinocandinas distribuem-se bem pelos tecidos, apresentando boa penetração hepática, esplênica, pulmonar e em parênquima renal, porém, dado seu alto peso molecular e sua alta ligação às proteínas plasmáticas, sua penetração é limitada na urina, no sistema nervoso central e nos olhos. Estudos recentes têm demonstrado menor concentração em líquido peritoneal.

A meia-vida dessa classe depende da formulação, variando de 9 a 11 horas para a caspofungina, de 11 a 17 horas para a micafungina e de 24 a 26 horas para a

TABELA 1 Parâmetros farmacológicos das equinocandinas (anidulafungina, micafungina e caspofungina)

	Anidulafugina	Micafugina	Caspofungina
Meia-vida média	24 a 26 h	11 a 17 h	9 a 11 h
Biodisponibilidade VO/IM	Não se aplica (droga IV)	Não se aplica (droga IV)	Não se aplica (droga IV)
Eliminação	Biliar	Biliar	Biliar
Parâmetro PK/PD	AUC/CIM	AUC/CIM	AUC/CIM
Ligação proteica	> 99%	> 99%	97%
Volume de distribuição	Baixo	Baixo	Baixo
Nível terapêutico no SNC	Não	Não	Não
Uso na gravidez	Categoria C	Categoria C	Categoria C
Uso na lactação	Sem dados	Sem dados	Sem dados
Ajuste hepático	Não	Não	Sim (reduzir dose para 35 mg a cada 24 h, em caso de insuficiência hepática moderada)
Ajuste renal	Não	Não (exceto diálise continua)	Não
Ajuste à obesidade	Sim (aumentar dose em 25%, em caso de peso acima de 140 kg)	Sim (200 mg a cada 24 h, para peso superior a 125 kg)	Sim (em pacientes obesos, optar por dose por peso – 2 mg/kg de dose de ataque, seguido de 1,25 mg/kg como dose de manutenção)

AUC/CIM: área sob a curva/concentração inibitória mínima; IM: intramuscular; IV: intravenoso; SNC: sistema nervoso central; VO: via oral.
Fonte: adaptada de Gilbert et al., 2022.

anidulafungina, de modo que a aplicação uma vez ao dia é a posologia recomendada para todas as formulações.

A anidulafungina é degradada quase que inteiramente no plasma, com pouca participação hepática. Já a caspofungina e a micafungina apresentam maior metabolização hepática. A excreção das equinocandinas é majoritariamente biliar. Nenhum dos componentes é dialisável e, dadas as características descritas, não há necessidade de correção de dose em relação à função renal do paciente. A correção de dose para alterações de função hepática é recomendada apenas para a caspofungina.

Aplicações clínicas

Atualmente as equinocandinas são as escolhidas para tratamento das candidemias e da maioria das infecções invasivas. Essas recomendações baseiam-se na ampla segurança apresentada por esses fármacos, na sua rápida atividade antifúngica, na emergência de espécies de *Candida* resistentes aos azólicos e em estudos que demonstraram uma tendência a melhores desfechos nos pacientes tratados com equinocandinas, quando comparadas às diferentes classes de antifúngicos. Para a candidíase esofágica, essa classe é considerada segunda linha de

TABELA 2 Dose padrão das equinocandinas (anidulafungina, micafungina e caspofungina) de acordo com *clearance* renal

Clearance de creatinina[1]	Dose recomendada		
	Anidulafungina	Micafugina	Caspofungina
Sem ajuste	200 mg/dia na primeira dose, seguida de 100 mg a cada 24 h	100 mg a cada 24 h[2]	70 mg/dia na primeira dose, seguida de 50 mg a cada 24 h

[1]ClCr: *clearance* calculado com Crockoft-Gault.
[2]Em caso de diálise contínua, aumentar dose para 150 a 200 mg a cada 24 horas.
Fonte: adaptada de Gilbert et al., 2022.

TABELA 3 Principais interações medicamentosas

Drogas	Caspofungina	Anidulafungina	Micafungina
Tacrolimo	AUC, pico e concentração 12 h do tacrolimo reduzida em ~20%	Sem efeito significativo	Sem efeito significativo
Sirolimo	Sem dados	Sem dados	AUC do sirolimo aumentada em 21%
Ciclosporina	AUC da caspofungina aumentada em ~35%	AUC da anidulafungina aumentada em 22%	*Clearance* de ciclosporina reduzido em 16%
Nifedipina	Sem dados	Sem dados	AUC da nifedipina aumentada em 18%
Rifampicina	Concentração *steady state* da caspofungina reduzida	Sem efeito significativo	Sem efeito significativo
Voriconazol	sem dados	Sem efeito significativo	Sem efeito significativo

AUC: área sob a curva.
Fonte: adaptada de Gilbert et al., 2022.

tratamento; os azólicos são a terapia de escolha. Essa recomendação se justifica por estudos comparativos entre essas duas classes que demonstram, apesar de taxas similares de resposta clínica, maiores taxas de recidiva naqueles que usaram equinocandinas. Em relação ao seu uso na aspergilose, os *guidelines* colocam as equinocandinas como alternativas de menor eficácia para o tratamento, em relação aos azólicos. Nas situações de resistência aos azólicos, alguns guias de tratamento internacionais recomendam seu uso em terapia combinada. As equinocandinas também são as drogas de escolha para terapia empírica em pacientes neutropênicos febris que falham em responder ao esquema inicial de antibióticos de amplo espectro. Também se mostram efetivas como profilaxia contra candidíase invasiva após transplante de medula óssea e em outras situações de risco elevado. É considerada alternativa de tratamento intravenoso para pacientes com aspergilose crônica. Alguns trabalhos demonstraram vantagem na associação de equinocandinas à anfotericina lipossomal no tratamento da mucormicose. Posteriormente, essa associação deixou de ser recomendada por falta de evidências. Alguns trabalhos retrospectivos e uma metanálise mostraram vantagens na associação de caspofungina ao cotrimoxazol nos pacientes com pneumocistose com ou sem HIV/aids.

CASPOFUNGINA

Breve história

No final dos anos 1980, descobriu-se uma molécula natural derivada de *Glarea lozoyensis,* precursora da caspofungina. É o primeiro antifúngico da classe das equinocandinas a receber aprovação de comercialização pelo Food and Drug Administration (FDA). Sua introdução foi em 2001, aprovada para uso em adultos e pacientes pediátricos (3 meses de idade ou mais).

Efeitos adversos

A caspofungina apresenta incidência relativamente baixa de eventos adversos. Os eventos mais comumente relatados incluem calafrios, febre, flebite/tromboflebite, taquicardia, náuseas, vômitos, erupção cutânea, dor abdominal, cefaleia e diarreia. Em menor frequência, podem causar aumento de transaminases. Entretanto, a caspofungina mostra maior frequência de disfunção hepática (1 a 15%) em comparação com outras equinocandinas.

MICAFUNGINA

Breve história

A micafungina é um lipopeptídeo semissintético substanciado pela modificação química de um produto de fermentação do *Coleophoma empetri.* A aprovação da micafungina pelo FDA foi em março de 2005.

Efeitos adversos

É geralmente bem tolerada por pacientes adultos e pediátricos em vários ensaios clínicos. Os eventos adversos mais comuns são náuseas, elevação fosfatase alcalina, flebite, vômitos, febre e níveis elevados de transaminases. A incidência de problemas relacionados ao tratamento de eventos adversos foi menor em pacientes pediátricos. A relevância desse achado ainda é desconhecida. É aconselhável que a função do fígado seja monitorada cuidadosamente durante o tratamento, e, se houver elevação significativa e persistente de aspartato aminotransferase/alanina aminotransferase, é recomendado que a terapia seja descontinuada.

ANIDULAFUNGINA

Breve história

Em 1974, por meio de produtos da fermentação de *Aspergillus nidulans*, isolou-se o primeiro precursor das equinocandinas, a equinocandina B, componente posteriormente utilizado na formulação da anidulafungina – aprovada pelo FDA em fevereiro de 2006.

Efeitos adversos

Os efeitos adversos mais comuns são hipotensão (13%), vômito (13%), constipação (11%), náusea (11%) e pirexia (11%). A frequência dos efeitos adversos não é dose-dependente.

TABELA 4 Formulações

Representante	Apresentação	Via de administração	Reconstituição	Diluição	Diluente	Tempo de infusão	Outros	Recomendações VO	SNE/SNG/GTT	Referências
Caspofungina	50 mg em pó liofilizado para solução injetável 70 mg em pó liofilizado para solução injetável	IV		Diluir em 250 mL ou concentração máxima de 0,5mg/mL de SF 0,9% ou RL	SF 0,9%; RL	IV: infusão lenta durante aproximadamente 1 h		Não se aplica	Não se aplica	Bula do medicamento: Berk Bula do medicamento: Cancidas Literatura: Medicamentos na Prática da Farmácia Clínica, 2013

IV: intravenoso; RL: ringer lactato; SF: soro fisiológico; SG: soro glicosado; SNE/SNG/GTT: sonda nasoenteral/nasogástrica/gastrostomia; VO: via oral.

TABELA 5 Formulações

Representante	Apresentação	Via de administração	Reconstituição	Diluição	Diluente	Tempo de infusão	Outros	Recomendações VO	SNE/SNG/GTT	Referências
Micafugina	100 mg em pó liofilizado para solução injetável	IV	Reconstituir em 5 mL de SF 0,9% (20 mg/mL). Não agitar vigorosamente o frasco	Diluir em 100 mL de SF 0,9% ou SG 5%	SF 0,9%	IV: infundir em 60 min	Não se aplica	Não se aplica	Não se aplica	Bula do medicamento: Mycamine

IV: intravenoso; SF: soro fisiológico; SG: soro glicosado; SNE/SNG/GTT: sonda nasoenteral/nasogástrica/gastrostomia; VO: via oral.

TABELA 6 Formulações

Representante	Apresentação	Via de administração	Reconstituição	Diluição	Diluente	Tempo de infusão	Outros	Recomendações VO	SNE/SNG/GTT	Referências
Anidulafungina	100 mg pó liofilizado para solução injetável	IV	Reconstituir em 30 mL de água para injetáveis (3,33 mg/mL)	Diluir em 100 mL de SF 0,9% ou SG 5%. A solução diluída deve ser administrada em até 24 h	SF 0,9%	IV: infundir 100 mg em 90 min e 200 mg em 180 min		Não se aplica	Não se aplica	Bula do medicamento: Ecalta

IV: intravenoso; SF: soro fisiológico; SG: soro glicosado; SNE/SNG/GTT: sonda nasoenteral/nasogástrica/gastrostomia; VO: via oral.

REFERÊNCIAS

Aguilar-Zapata D, Petraitiene R, Petraitis V. Echinocandins: the expanding antifungal armamentarium. Clin Infect Dis. 2015;61(Suppl 6):S604-11.

Beyda ND, John J, Kilic A, Alam MJ, Lasco TM, Garey KW. FKS mutant Candida glabrata: risk factors and outcomes in patients with candidemia. Clin Infect Dis. 2014;59(6):819-25.

Chen K, Wang Q, Pleasants RA, Ge L, Liu W, Peng K, Zhai S. Empiric treatment against invasive fungal diseases in febrile neutropenic patients: a systematic review and network meta-analysis. BMC Infect Dis. 2017;17(1):159.

Denning DW. Echinocandin antifungal drugs. Lancet. 2003;362(9390):1142-51.

Gilbert DN, Chambers HF, Saag MS, Pavia AT, Boucher HW, Sanford JP. The Sanford guide to antimicrobial therapy 2022. Sperryville: Antimicrobial Therapy, Inc.; 2022.

Kauffman CA, Carver PL. Update on echinocandin antifungals. Semin Respir Crit Care Med. 2008;29(2): 211-9.

Mroczyńska M, Brillowska-Dąbrowska A. Review on current status of echinocandins use. Antibiotics (Basel). 2020;9(5):227.

Pappas PG, Kauffman CA, Andes DR, Clancy CJ, Marr KA, Ostrosky-Zeichner L, et al. Clinical practice guideline for the management of candidiasis: 2016 update by the Infectious Diseases Society of America. Clin Infect Dis. 2016;62(4):e1-50.

Patil A, Majumdar S. Echinocandins in antifungal pharmacotherapy. J Pharm Pharmacol. 2017;69(12): 1635-60.

Ullmann AJ, Aguado JM, Arikan-Akdagli S, Denning DW, Groll AH, Lagrou K, et al. Diagnosis and management of Aspergillus diseases: executive summary of the 2017 ESCMID-ECMM-ERS guideline. Clin Microbiol Infect. 2018;24(Suppl 1):e1-e38.

45

Outros antifúngicos

Adriana Satie Gonçalves Kono Magri
Patrick Leon de Godoy Macedo

GRISEOFULVINA

Breve história

Isolada a partir do *Penicillium griseofulvum* em 1939 por Oxford et al., a griseofulvina inicialmente foi utilizada na horticultura como tratamento de plantas infectadas por *Botrytis* spp. e *Alternaria* spp. Apenas em 1958, pesquisadores demonstraram sua eficácia contra infecções cutâneas por *Microsporum canis* e *Trichophyton mentagrophytes* em porquinhos-da-índia. Posteriormente, no mesmo ano, Williams, Blank e Riehl descreveram seu uso no tratamento das dermatofitoses no homem; assim, em 1962, a droga foi lançada ao mercado.

Mecanismo de ação

A griseofulvina apresenta ação fungistática mesmo em doses elevadas. Seu mecanismo envolve a ligação às tubulinas e proteínas associadas ao microtúbulo; com isso, interfere na divisão mitótica e paralisa a célula fúngica ao final da metáfase e início da anáfase da divisão celular. A droga se concentra nas células precursoras da queratina, principalmente nas células infectadas, razão de sua eficácia no tratamento das dermatofitoses.

Mecanismos de resistência

Pode ocorrer por meio das bombas de efluxo relacionados a fatores mutagênicos.

Espectro de ação

Apresenta espectro de ação contra os principais fungos dermatófitos, especialmente *Trichophyton* spp., *Microsporum* spp. e *Epidermophyton* spp.

Não apresenta atividade contra leveduras (*Candida* spp., *Cryptococcus* spp., *Trichosporon* spp., *Malassezia* spp., *Rhodotorula* spp. e *Saccharomyces* spp.) e fungos dimórficos (*Paracoccidioides brasiliensis, Histoplasma capsulatum, Coccidioides* spp., *Blastomyces dermatitidis, Penicillium marneffei, Sporothrix schenckii e Fonsecae pedrosoi*).

Efeitos adversos

Os principais efeitos adversos incluem náuseas, vômitos, diarreia, fotossensibilidade, eritema fixo, prurido e urticária. Raramente pode provocar agudização em pacientes lúpicos, além de porfiria.

Farmacocinética e farmacodinâmica

A absorção oral da droga é variável e depende de sua formulação – a ultramicronizada apresenta maior superfície de contato e, portanto, melhor absorção. Apresenta tropismo pelas células precursoras da queratina; dessa forma, tem boa distribuição em tecidos ricos em queratina.

O fármaco é metabolizado no fígado, onde sofre desmetilação e é convertido em seu metabólito inativo, 6-dimetil griseofulvina.

Interações medicamentosas

Deve ser administrado com cautela em conjunto com varfarina, por reduzir a ação dos cumarínicos. As drogas barbitúricas, por sua vez, diminuem a eficácia do antifúngico.

Aplicações clínicas

A griseofulvina foi a primeira droga efetiva usada no tratamento da *tinea capitis* e ainda pode ser utilizada, principalmente, na população pediátrica. Também é indicada no tratamento das outras tíneas e onicomicoses, porém antifúngicos mais recentes como a terbinafina e o itraconazol são utilizados como primeira escolha nessas afecções.

FLUCITOSINA

Breve história

Originalmente estudada como uma droga antitumoral e produzida em 1957, a flucitosina foi aprovada pelo Food and Drug Administration (FDA) em 1971 para o tratamento de infecção grave por *Candida* spp. e doença criptocócica. Seu uso atual é limitado à combinação com anfotericina B no tratamento da meningite por *Cryptococcus* spp., em decorrência de sua toxicidade e de seu uso como monoterapia ser indutor de resistência.

Mecanismo de ação

Por ser um análogo da pirimidina, a flucitosina é captada pela célula fúngica por meio da citosina permease e convertida pela citosina deaminase em 5-fluorouracil, cujos metabólitos interferem na síntese de DNA e, consequentemente, na síntese proteica.

Mecanismos de resistência

Pode estar relacionada à diminuição dos níveis de qualquer das enzimas que convertem 5FC em 5 fluorouracil (5FU) ou pelo aumento da síntese de citosina.

Espectro de ação

Seu espectro de ação inclui as principais leveduras do gênero *Candida,* como *C. albicans, C. glabrata, C. parapsilosis* e *C. tropicalis*. As espécies *C. krusei* e *C. lusitaniae* também são suscetíveis ao fármaco mesmo com uma concentração inibitória mínima elevada (MIC). No entanto, sua utilização

TABELA 1 Parâmetros farmacológicos da griseofulvina

Meia-vida média	9 a 24 h
Biodisponibilidade VO/IM	27 a 72% (VO)/não se aplica (IM)
Eliminação	Renal, fezes e suor
Parâmetro PK/PD	Sem dados
Ligação proteica	Sem dados
Volume de distribuição	Sem dados
Nível terapêutico no SNC	Sem dados
Uso na gravidez	Categoria X
Uso na lactação	Sem dados (evitar uso)
Ajuste hepático	Contraindicado em falência hepática
Ajuste renal	Não
Ajuste à obesidade	Sem dados

IM: intramuscular; SNC: sistema nervoso central; VO: via oral.
Fonte: adaptada de Gilbert et al., 2022.

TABELA 2 Dose padrão de griseofulvina

Clearance de creatinina[1]	Dose recomendada
Sem ajuste	500 a 1.000 mg a cada 24 h ou dividido a cada 12 h

[1]ClCr: *clearance* calculado com Crockoft-Gault.
Fonte: adaptada de Gilbert et al., 2022.

TABELA 3 Formulações

Representante	Apresentação	Via de administração	Reconstituição	Diluição	Tempo de infusão	Outros	Recomendações VO	SNE/SNG/GTT	Referências
Griseofulvina	500 mg comprimido	VO	Não se aplica	Não se aplica	Não se aplica	Evitar a exposição ao sol (risco de fotossensibilidade)	Administrar com alimentos ricos em lipídios. Podem ser engolidos inteiros ou esmagados e polvilhados em 1 colher de sopa de compota de maçã e engolidos imediatamente sem mastigar	Dados não disponíveis na literatura	Bula do medicamento referência: Sporostatin® UpToDate 2022

SNE/SNG/GTT: sonda nasoenteral/nasogástrica/gastrostomia; VO: via oral.

em monoterapia contra tais patógenos não é recomendada em decorrência do surgimento rápido de resistência por redução da absorção da droga pela citosina permease e mutações nos genes das enzimas conversoras da flucitosina em 5-fluorouracil e 5-monofosfato de fluoridina. Apresenta atividade contra *Cryptococcus* spp., sendo coadministrada com anfotericina B. Seu espectro não inclui os fungos dimórficos e filamentosos.

Efeitos adversos

Supressão medular, nefrotoxicidade e hepatotoxicidade são os efeitos adversos graves relacionados ao seu uso e geralmente ocorrem com concentrações séricas maiores ou iguais a 125 mg/mL. Essas concentrações podem ser atingidas com doses menores nos pacientes com insuficiência renal, devido à excreção renal da droga. Por isso, hemograma completo, função hepática, função renal e transaminases devem ser monitorados durante o tratamento, e, na vigência de alterações desses parâmetros, a redução da dose da droga, ou mesmo a interrupção do tratamento precisam ser consideradas. A monitorização do nível sérico é aconselhável em pacientes que recebem altas doses ou ao longo de tratamentos prolongados. Intolerância gastrointestinal e *rash* cutâneo são as reações adversas mais comuns.

Farmacocinética e farmacodinâmica

Apresenta somente formulação oral, tem elevada biodisponibilidade e apresenta alta concentração em diversos compartimentos, principalmente no líquido cefalorraquidiano (LCR) e no fluido vítreo. Por ser majoritariamente excretado pelos rins, apresenta boa atividade antifúngica na urina; dessa forma, hemodiálise e diálise peritoneal são opções terapêuticas nos casos de intoxicação e efeitos adversos graves.

Interações medicamentosas

Uma vez que a droga é excretada pela filtração glomerular, drogas nefrotóxicas como a anfotericina B podem afetar os níveis séricos e o risco de toxicidade. A fluocitosina não é um substrato ou inibidor da CYP450, portanto apresenta poucas interações medicamentosas.

Aplicações clínicas

Atualmente, a 5-fluocitosina é indicada como primeira linha de tratamento em associação com anfotericina B durante a fase de indução da terapia da meningoencefalite criptocócica.

Apesar de apresentar atividade contra várias espécies de *Candida*, o uso só pode ser indicado para o tratamento de cistite em pacientes com contraindicação ao fluconazol, graças ao tempo curto de terapia e elevada concentração urinária do fármaco.

TABELA 4 Parâmetros farmacológicos da flucitosina

Meia-vida média	3 a 5 h
Biodisponibilidade VO/IM	78 a 90% (VO)/não se aplica (IM)
Eliminação	Renal, fezes e suor
Parâmetro PK/PD	Sem dados
Ligação proteica	Sem dados
Volume de distribuição	Sem dados
Nível terapêutico no SNC	Sem dados
Uso na gravidez	Categoria X
Uso na lactação	Sem dados (evitar uso)
Ajuste hepático	Contraindicado em falência hepática
Ajuste renal	Sim
Ajuste obesidade	Sim (ajuste por peso)

IM: intramuscular; SNC: sistema nervoso central; VO: via oral.
Fonte: adaptada de Gilbert et al., 2022.

TABELA 5 Ajuste de dose de flucitosina de acordo com *clearance* renal

Clearance de creatinina[1]	Dose recomendada
ClCr > 50	25 mg/kg a cada 6 h
ClCr 10 a 50	25 mg/kg a cada 12 h
ClCr < 10	25 mg/kg a cada 24 h
Hemodiálise intermitente	25 mg/kg a cada 24 h (administrar dose após diálise)
Diálise peritoneal	500 a 1.000 mg a cada 24 h
Diálise contínua	25 mg/kg a cada 12 h

[1]ClCr: *clearance* calculado com Crockoft-Gault.
Fonte: adaptada de Gilbert et al., 2022.

TABELA 6 Formulações

Representante	Apresentação	Via de administração	Reconstituição	Diluição	Tempo de infusão	Outros	Recomendações VO	SNE/SNG/GTT	Referências
Flucitosina (5-fluorcitosina)	500 mg comprimido	VO	Não se aplica	Não se aplica	Não se aplica	Não se aplica	Administrar com água	Diluir em 20 mL de água	Bula do medicamento referência: Ancotil®

SNE/SNG/GTT: sonda nasoenteral/nasogástrica/gastrostomia; VO: via oral.

TERBINAFINA

Breve história

Pertencente ao grupo das alilaminas, a terbinafina é um antifúngico bactericida aprovado para o tratamento de onicomicoses, inicialmente no Reino Unido e nos Estados Unidos, durante a década de 1990. Apresenta semelhança estrutural ao seu análogo naftifina e possui eficácia superior a griseofulvina, fluconazol e itraconazol no tratamento das dermatofitoses e onicomicoses, conforme evidenciado em diversos ensaios clínicos randomizados ao longo dos anos. Quando comparada ao itraconazol, a terbinafina mostrou-se não inferior.

Mecanismo de ação

Seu efeito fungicida ocorre a partir da inibição da enzima esqualeno oxidase (EO), responsável pela via de síntese do ergosterol, importante componente da parede celular dos fungos. Dessa forma, ocorre elevação da concentração intracelular de esqualeno a níveis tóxicos, o que interfere no funcionamento da membrana e na síntese da parede celular. A terbinafina apresenta elevada potência na inibição da EO, com concentração inibitória de 50% (CIM-50) correspondente a 15,8 nM, valor muito inferior se comparado às drogas também inibitórias da mesma enzima, como naftifina, tiocarbamato e tolnaftato.

Principais mecanismos de resistência

Pode ocorrer por meio da expressão de genes que alteram proteínas transportadoras ou efluxo de drogas.

Espectro de ação

Apresenta alta eficácia contra os dermatófitos dos gêneros *Trichophyton*, *Microsporum*, *Epidermophyton* e *Scopulariopsis*.

Tem atividade *in vitro* contra fungos não dermatófitos, como *Fusarium* spp.,

Paecilomyces spp., *Pythium* spp., *Aspergillus* spp., *Cryptococcus* spp., *Scedosporium* spp., *Penicillium marneffei*, *Pneumocystis jirovecii*, *Sporothrix* spp. e *Candida* spp. (incluindo espécies resistentes aos azóis). No entanto, ainda carece de padronização para as CIM a serem testadas nessas espécies de fungos não dermatófitos.

Efeitos adversos

Os principais efeitos adversos relacionados ao uso oral envolvem intolerância gastrointestinal: diarreia, dor abdominal, náuseas e flatulência, além de cefaleia, *rash* cutâneo e prurido. Em casos raros, pode ocorrer trombocitopenia, neutropenia e insuficiência hepática, principalmente em pacientes portadores de múltiplas comorbidades. O fármaco deve ser evitado nos pacientes com lúpus eritematoso sistêmico, especialmente aqueles com anticorpos anti-histona, anti-RO (SS-A) e FAN positivo, pelo risco de agudização da doença.

Farmacocinética e farmacodinâmica

Após sua administração oral, a terbinafina é rapidamente absorvida pelo trato gastrointestinal. Ao alcançar a circulação, difunde-se no estrato córneo lipofílico; assim, concentra-se em cabelos, unhas e tecido adiposo. Com uma dose diária de 250 mg, o nível sérico varia de 0,8 a 1,5 mg/L, enquanto a concentração nas unhas varia de 250 a 550 ng/mg, atingida geralmente de 3 a 18 semanas após o início do tratamento.

Em pacientes com *clearance* de creatinina inferior a 50 mL/min ou disfunção hepática, a eliminação da droga é retardada. Apresenta metabolização hepática.

Interações medicamentosas

Como sua metabolização hepática envolve menos de 5% do CYP450, a terbinafina apresenta poucas interações medicamentosas. Deve ser administrada com cautela em indivíduos que estejam em uso de drogas metabolizadas pelo CYP2D6, como os antidepressivos tricíclicos, os inibidores seletivos da recaptação de serotonina, betabloqueadores e inibidores da monoamino oxidases. Seu *clearance* é aumentado quando administrada junto com rifampicina e reduzido com cimetidina.

Aplicações clínicas

A aplicação clínica mais comum do fármaco é no tratamento das onicomicoses (via oral), indicada nas seguintes situações: acometimento de 3 ou mais unhas, comprometimento subungueal proximal e lesão distal correspondendo a pelo menos 50% da unha, com comprometimento da matriz. A dose diária é de 250 mg, por 6 a 12 semanas. Além disso, é aprovada para o tratamento das tíneas, com dados de superioridade à griseofulvina quando causadas por *Trichophyton* spp. Estudos com animais demonstraram elevada eficácia da terbinafina oral e tópica contra fungos dermatófitos. Em porquinhos-da-índia infectados com *Trichophyton* spp. e *Microsporum* spp., a terbinafina apresentou eficácia superior em comparação com griseofulvina e cetoconazol.

Na candidíase cutânea em porquinhos-da-índia e candidíase vaginal em ratos, apesar de a terbinafina tópica apresentar boa resposta, clotrimazol e miconazol apresentaram superioridade no estudo. Em dois modelos animais de aspergilose pulmonar invasiva em ratos, a terapia com terbinafina em altas doses (80 mg/kg/dia) não apresentou aumento de sobrevida.

TABELA 7 Parâmetros farmacológicos da terbinafina

Meia-vida média	36 h
Biodisponibilidade VO/IM	> 70% (VO)/não se aplica (IM)
Eliminação	Renal
Parâmetro PK/PD	Sem dados
Ligação proteica	99%
Volume de distribuição	Alto
Nível terapêutico no SNC	Sem dados
Uso na gravidez	Categoria B
Uso na lactação	Sem dados (evitar uso)
Ajuste hepático	Não (evitar, em caso de doença hepática de base)
Ajuste renal	Não (evitar se ClCr < 50)
Ajuste à obesidade	Sem dados

IM: intramuscular; SNC: sistema nervoso central; VO: via oral.
Fonte: adaptada de Gilbert et al., 2022.

TABELA 8 Dose padrão de terbinafina

Clearance de creatinina[1]	Dose recomendada
Sem ajuste	250 mg a cada 24 h

[1]ClCr: *clearance* calculado com Crockoft-Gault.
Fonte: adaptada de Gilbert et al., 2022.

TABELA 9 Formulações

Representante	Apresentação	Via de administração	Reconstituição	Diluição	Tempo de infusão	Outros	Recomendações VO	SNE/SNG/GTT	Referências
Terbinafina	125 mg comprimido 200 mg comprimido 250 mg comprimido	VO	Não se aplica	Não se aplica	Não se aplica	Não se aplica	Os comprimidos podem ser tomados com o estômago vazio ou após a refeição	Dados não disponíveis na literatura	Bula do medicamento: Cloridrato de terbinafina – Aché® Literatura: Medicamentos na Prática da Farmácia Clínica, 2013

IV: intravenoso; SNE/SNG/GTT: sonda nasoenteral/nasogástrica/gastrostomia; VO: via oral.

REFERÊNCIAS

Araujo OE, Flowers FP, King MM. Griseofulvin: a new look at an old drug. DICP. 1990;24(9):851-4.

Bermudez R, Maxfield L, Preuss CV. Terbinafine StatPearls. Treasure Island (FL): StatPearls Publishing; 2022.

Darkes MJM, Scott LJ, Goa KL. Terbinafine. Am J Clin Dermatol. 2003;4(1):39-65.

De Carli L, Larizza L. Griseofulvin. Mutat Res/Reviews in Genetic Toxicology. 1988;195(2):91-126.

Geronikaki A, Kartsev V, Petrou A, Akrivou MG, Vizirianakis IS, Chatzopoulou FM, et al. Antibacterial activity of griseofulvin analogs as example of drug repurposing. Int J Antimicrob Agents. 2020;55(3): 105884.

Kano R, Hsiao YH, Han HS, Chen C, Hasegawa A, Kamata H. Resistance mechanism in a terbinafine--resistant strain of Microsporum canis. Mycopathologia. 2018;183(3):623-7.

Krishnan-Natesan S. Terbinafine: a pharmacological and clinical review. Exp Opin Pharmacother. 2009; 10(16), 2723-33.

Lana AJD. Atividade antifúngica da terbinafina, griseofulvina e saponinas extraídas de Chenopodium quinoa contra isolados de dermatófitos multirresistentes [dissertação]. Porto Alegre, 2014.

Nett JE, Andes DR. Antifungal agents. Infect Dis Clin North Am. 2016;30(1),51-83.

Olson JM, Troxell T. Griseofulvin. StatPearls Treasure Island (FL): StatPearls Publishing; 2022.

Padda IS, Parmar M. Flucytosine. StatPearls. Treasure Island (FL): StatPearls Publishing; 2022.

Petersen AB, Rønnest MH, Larsen TO, Clausen MH. The chemistry of griseofulvin. Chem Rev. 2014;114(24): 12088-107.

SEÇÃO VIII

Outras terapias antimicrobianas

46

Imunoglobulinas específicas e anticorpos monoclonais contra agentes infecciosos

Esper Georges Kallas
Adriana Coracini Tonacio de Proença
Bianca Leal de Almeida
Laína Bubach Carvalho

IMUNOGLOBULINA HUMANA ANTITETÂNICA

Breve história

O desenvolvimento de um soro antitetânico, purificado de cavalo ou boi, para uso em humanos foi descrito em 1897. Em meados dos anos 1950, dada a rápida excreção da antitoxina e o risco de reações alérgicas pela imunoglobulina heteróloga, iniciou-se o uso de gamaglobulina preparada a partir do plasma de doadores de sangue imunizados com toxoide, denominada imunoglobulina humana antitetânica (IGHAT).

Mecanismo de ação

Trata-se da imunização passiva temporária por meio da solução purificada de imunoglobulinas contendo anticorpos específicos, extraídos do plasma de outros indivíduos com resposta de anticorpos subsequentes à vacinação ativa prévia, que se ligam diretamente à toxina produzida pelo *Clostridium tetani*. Sua ação garante um nível protetor de antitoxina até que o sistema imune desenvolva imunidade ativa induzida pela vacina contra o tétano, que deve ser aplicada concomitantemente com a imunoglobulina antitetânica.

Efeitos adversos

Os efeitos adversos mais comuns ocorrem no local da administração, como eritema, enduração e dor de intensidade leve. Porém, são possíveis também efeitos sistêmicos como febre, sintomas gastrointestinais, mal-estar, cefaleia e exantema. A anafilaxia é rara.

Farmacodinâmica e farmacocinética

É apresentada sob a forma líquida ou liofilizada em frasco-ampola. A administração deve ser por via intramuscular em grupo muscular diferente daquele onde for aplicada a vacina que contenha o toxoide tetânico.

O nível sérico mínimo de anticorpos para proteger contra o tétano é de 0,01 UI/mL.

A imunoglobulina humana tem meia-vida de 21 a 28 dias, em indivíduos sem imunização prévia e em indivíduos imunocompetentes; por outro lado, pacientes com imunodeficiência podem ter resposta insatisfatória na produção de anticorpos após vacinação. Assim, não há experiência sobre a produção de níveis protetores de antitoxina, bem como o tempo de duração dessa proteção.

Pode ser administrada em qualquer idade. Alimentação ou ingestão de álcool não interferem na ação. Gravidez e imunodepressão não constituem contraindicações.

Deve ser conservada entre 2 e 8°C e não deve ser congelada.

Interações medicamentosas

Nenhuma medicação concomitante constitui contraindicação para o uso da imunoglobulina antirrábica.

Aplicações clínicas

A IGHAT é recomendada nas diretrizes atuais para casos de tétano e em pacientes com risco elevado de tétano, isto é, indivíduos com ferimentos com história de imunização antitetânica desconhecida, incompleta ou vacinados com três doses, sendo a última dose há mais de 10 anos. Indicada também para recém-nascidos em situações de risco para tétano cujas mães sejam desconhecidas ou não tenham sido adequadamente vacinadas e para recém-nascidos prematuros com lesões potencialmente tetanogênicas, independentemente da história vacinal da mãe.

IMUNOGLOBULINA HUMANA ANTIRRÁBICA

Breve história

A imunoglobulina humana antirrábica (IGHAR) é uma globulina hiperimune preparada a partir do plasma de humanos que foram imunizados contra a raiva e tem títulos altos de anticorpos contra a raiva. Os primeiros registros de soro antirrábico são datados no final do século XIX (soro antirrábico de cães imunizados). Posteriormente, nas décadas de 1930 e 1940 séries de casos em humanos e experimentos em animais foram publicadas, sugerindo maior benefício do uso do soro em associação com a vacinação antirrábica.

Apenas em 1957 a Organização Mundial da Saúde (OMS), após um acidente que virou um ensaio clínico de vida real, recomendou a combinação de uma única aplicação de soro antirrábico associado ao esquema de vacinação como tratamento ideal pós-exposição. Desde 1992, a OMS recomendou que a maior parte da gamaglobulina seja aplicada dentro e ao redor do ferimento, pois facilita a neutralização local do vírus rábico.

Mecanismo de ação

Trata-se de imunização passiva temporária por meio de solução purificada de imunoglobulinas contendo anticorpos específicos contra o vírus da raiva extraídos do plasma de outros indivíduos que apresentem resposta de anticorpos subsequentes à vacinação ativa prévia. Sua ação aumenta o período de incubação da doença, proporcionando um tempo mais longo para a instalação da imunidade ativa induzida pela vacina antirrábica, que deve ser aplicada concomitantemente.

Fatores associados à falha terapêutica

Os fatores associados à perda de ação das imunoglobulinas são: administração da

IGHAR mais de 24 horas antes da administração da vacina, limpeza incorreta do local da mordedura, administração da vacina em nádega em vez da região deltoide e início tardio da imunização.

Efeitos adversos

Os principais efeitos adversos ocorrem no local da administração: eritema, enduração e dor de intensidade leve são comuns. Ocasionalmente pode haver efeitos sistêmicos como febre, sintomas gastrointestinais, mal-estar, cefaleia e exantema. Anafilaxia é rara.

Farmacodinâmica e farmacocinética

A IGHAR é apresentada sob forma liofilizada em frascos-ampola. A via de administração da maior parte da imunoglobulina deve ser dentro ou ao redor do ferimento, se houver sobra pela impossibilidade de infiltração no local anatômico da ferida; o restante deve ser aplicado por via intramuscular na região glútea, em local diferente da vacina antirrábica que será administrada no mesmo momento. Nunca deve ser aplicada na mesma seringa.

A conservação desta imunoglobulina deve ser entre 2 e 8 °C, não podendo ser congelada.

Gravidez, amamentação e imunodepressão não constituem contraindicações para uso da IGHAR. Da mesma forma, não há contraindicação ou ajuste quanto às funções renal e hepática.

O tempo de meia-vida dos anticorpos é de aproximadamente 21 dias.

Interações medicamentosas

Nenhuma medicação concomitante constitui contraindicação para o uso de imunoglobulina antirrábica.

Aplicações clínicas

A conduta a ser adotada na profilaxia pós-exposição para raiva com IGHAR deve seguir rigorosamente as normas e orientações do Ministério da Saúde e depende da classificação do acidente e da avaliação do animal envolvido. Deve ser indicada preferencialmente ao soro antirrábico por sua menor reatogenicidade para indivíduos vítimas de acidentes graves, isto é, ferimento nas mucosas, no segmento cefálico, nas mãos ou nos pés; ferimento profundo (mesmo que puntiforme), ferimentos múltiplos ou extensos, em qualquer região do corpo, lambedura de lesões profundas ou de mucosas, mesmo que intactas, causadas por cães ou gatos que não puderem ser observados por mais de dez dias ou que, se dentro do período de observação, apresentarem comportamento suspeito de infecção pelo vírus da raiva, ou ainda se o ferimento foi causado por morcego ou outros mamíferos silvestres, mesmo que domesticados.

Vale lembrar que, se mais de 8 dias se passaram desde a primeira dose da vacina antirrábica e a imunoglobulina não foi feita, sua administração é desnecessária porque uma resposta ativa de anticorpos à vacina provavelmente já terá começado.

A única contraindicação é anafilaxia na dose anterior.

IMUNOGLOBULINAS E ANTICORPOS MONOCLONAIS ESPECÍFICOS PARA AGENTES INFECCIOSOS

Imunoglobulinas específicas para agentes infecciosos

HEPATITE B

Breve história

A imunoglobulina específica para hepatite B (HBIG) é preparada a partir de plasma humano com altos títulos de anti-HBs (anticorpo específico contra o vírus da hepatite B). Sua primeira utilização relatada se deu em 1974, para o tratamento de quadros agudos de hepatite B. Sua produção inicialmente foi realizada pelo processo de fracionamento de Cohn-Oncley, que envolve uma série de etapas de precipitação pelo frio com diferentes concentrações de etanol, mostrando-se um método seguro e livre de risco de transmissão de agentes infecciosos, incluindo os vírus das hepatites e retrovírus. Os primeiros *trials* que validaram sua utilização como forma de prevenção pós-exposição foram publicados em revistas de alto impacto no ano de 1975 (inicialmente profissionais de saúde acidentados e pacientes dialíticos contaminados nas clínicas de diálise).

Mecanismo de ação

Trata-se de um método passivo de prevenção, indicado essencialmente como profilaxia pós-exposição. Acredita-se que age neutralizando o vírus da hepatite B e o AgHbs circulante. É internalizada em hepatócitos, infectados ou não, por endocitose. Naqueles infectados pelo HBV (vírus da hepatite B) foi demonstrada redução significativa na liberação de novos vírus.

Farmacocinética

Trata-se de imunoglobulina humana e, portanto, permanece em níveis detectáveis e acima de 50 a 100 UI/mL por cerca de pelo menos 3 meses, embora, a depender da indicação e concentração sérica alvo, a repetição da dose se faça em 4 semanas.

Será degradado, como outros anticorpos, pelo sistema reticuloendotelial, especialmente em tecido esplênico.

Efeitos adversos

No geral, é uma imunoglobulina muito bem tolerada. Reações no local de aplicação, como dor e aumento da sensibilidade local, podem ser relatadas, quando a imunoglobulina é injetada via intramuscular.

Ocasionalmente são relatados: febre, reações cutâneas e calafrios. Em raras ocasiões foram descritas: náuseas, vômitos, hipotensão, taquicardia e reações alérgicas ou anafiláticas, incluindo o choque. As reações anafiláticas podem ocorrer muito raramente em indivíduos com hipogamaglobulinemia, especialmente aqueles com deficiência de IgA ou aqueles que apresentam reações adversas com outros hemocomponentes.

É considerado bastante seguro com relação ao risco de transmissão de agentes infecciosos, em razão dos métodos de fabricação, que podem utilizar o etanol e/ou a pasteurização, além do rastreio de doenças infecciosas realizado na seleção do doador. As medidas tomadas podem ter um valor limitado para vírus não encapsulados, como o parvovírus B19.

GESTAÇÃO E LACTAÇÃO

Categoria C

Pelo potencial risco, para o recém-nascido, de exposição ao vírus da hepatite B, a gestação não é considerada critério de contraindicação ao uso de HBIG.

O Comitê de Imunizações do Centers for Disease Control and Prevention (CDC) definiu que não há riscos conhecidos associados ao uso de imunização passiva com imunoglobulinas em gestantes.

Não são esperados eventos adversos específicos para gestante, feto e neonato, uma vez que é, inclusive, indicado para sua utilização em recém-nascidos de mães AgHbs-positivas.

Não há dados sobre excreção de HBIG no leite materno.

Interações medicamentosas

Como outras imunoglobulinas, não se recomenda a tomada de vacinas de vírus vivo até 3 meses a partir da infusão.

Aplicações clínicas

Há indicação de uso pós-transplante hepático em paciente com hepatite B crônica para prevenção da infecção do enxerto e para prevenção de hepatite B do recém-nascido de mãe AgHbs-positiva.

A dose de HBIG deve ser preferencialmente realizada nas primeiras 12 a 24 horas do nascimento em grupamento muscular distinto daquele onde foi aplicada a vacina de hepatite B. Lembrar que é importante que a criança complete o esquema vacinal indicado (3 ou 4 doses, a depender do peso de nascimento).

Se o *status* de AgHbs da mãe não for conhecido, deve-se solicitar e aguardar resultado para decisão da necessidade de HIBG, com prazo de até 7 dias do nascimento da criança para a sua utilização, mantendo a eficácia.

Outras indicações são para prevenção pós-acidente com material biológico em profissional de saúde, bem como para profilaxia pós-exposição sexual em indivíduos não vacinados, com vacinação incompleta ou sem resposta vacinal.

As profilaxias com HIBG devem ser feitas idealmente em até 24 horas da exposição, com limite de 7 dias após exposição parenteral ou percutânea e 14 dias após exposição sexual.

IMUNOGLOBULINA ESPECÍFICA PARA CITOMEGALOVÍRUS

Breve história

O uso da imunoglobulina específica anti-CMV (citomegalovírus) data de meados da década de 1980 para o tratamento de infecções graves por CMV, em pacientes imunossuprimidos, especialmente os quadros de pneumonite em pacientes transplantados de células-tronco hematopoiéticas.

Mecanismo de ação

É composta por imunoglobulinas humanas coletadas em plasma de indivíduos saudáveis. O preparado deve conter um título de anticorpos anti-CMV > 1:7.000 (mensurado por ELISA). Esse título é cerca de 4 a 8 vezes maior do que aquele encontrado em preparações de imunoglobulinas gerais. Os anticorpos presentes exercem a função de neutralização e também podem funcionar para a citotoxicidade mediada por células dependente de anticorpos (ADCC). Após a infecção, estando o vírus no interior das células, a neutralização direta pode não ser o mecanismo mais eficaz para contenção da doença, mas sim a citotoxicidade mediada por células, que pode, então, ser potencializada pelos anticorpos anti-CMV presentes.

A inativação viral realizada no plasma coletado pode ser feita com etanol. Algumas substâncias utilizadas com esse objetivo podem não preservar tão bem a porção Fc dos anticorpos, reduzindo o efeito ADCC possível, como a b-propiolactona.

A proporção de imunoglobulinas é de aproximadamente 96% de IgG, e desta: 65% de IgG1, 30% de IgG2, 3% de IgG3 e 2% de IgG4. A concentração máxima de IgA é de 2 mg/mL e de anticorpos anti-CMV 100 UI/mL.

Aplicações clínicas

A indicação aprovada em bula, em agências reguladoras fora do Brasil, é a profilaxia de CMV em pacientes imunossuprimidos transplantados de órgãos sólidos (rim, pulmão, pâncreas, fígado e coração).

- Transplante de órgãos sólidos: a infusão deve ser iniciada no dia do transplante, em geral, nas primeiras 6 horas da colocação do novo órgão. Recomenda-se utilização na prevenção de doença pelo CMV nos pacientes transplantados de alto risco, em associação com ganciclovir. A periodicidade de tomada varia para cada tipo de transplante; em geral, gira em torno de 2 a 4 semanas nos primeiros 4 meses pós-transplante.
- Transplantados de células-tronco hematopoiéticas: ensaios clínicos em transplante de medula óssea (TMO) falharam, até o momento, em demonstrar inequívoco benefício da utilização profilática da imunoglobulina específica para CMV. Relatos e séries de casos, especialmente nos pacientes de alto risco (IgG positivo para CMV com doador IgG negativo), sugeriram potencial benefício. As doses utilizadas foram:
  - Uso como terapia de resgate ou preemptivo: 400 UI/kg nos dias 1, 4, 8, seguido de 200 UI/kg nos dias 12 e 16.
  - Prevenção de reativação: 200 UI/kg.

Gestantes com primoinfecção por citomegalovírus

O uso ainda é controverso em gestantes com primoinfecção por CMV e não foi aprovado pelas principais agências reguladoras (European Medicines Agency [EMA] e FDA) para essa finalidade. Foi proposto que a imunoglobulina específica para CMV poderia tanto auxiliar na prevenção da infecção fetal quanto no seu tratamento. Para as gestantes que se infectaram por CMV nas primeiras 20 semanas de gestação, mas ainda sem evidência de infecção fetal, foi testada a dose profilática de 100 UI/kg/mês para prevenção de infecção fetal e o estudo foi interrompido por futilidade. Outro ensaio clínico, de fase 3, com o mesmo objetivo: avaliar a prevenção da transmissão materno-fetal, com protocolo de uso mais precoce (< 14 semanas de gestação), está em andamento (NCT05170269).

Com finalidade de terapia da infecção fetal (200 UI/kg/mês) em gestantes com comprovação desta, por amniocentese, foram utilizadas também doses adicionais de 400 UI/kg de peso fetal injetadas via cordão umbilical ou líquido amniótico. Nesse estudo não randomizado e com limitado número de participantes, houve a sugestão de benefício.

Efeitos adversos

Hipersensibilidade a alguns dos excipientes, anafilaxia em pacientes com deficiência de IgA (embora a quantidade de IgA presente seja limitada a < 2.000 mcg/mL). Algumas reações durante a infusão podem ser relatadas (cefaleia, tremores, mialgia, taquicardia, broncoespasmo, dor lombar, náusea e hipotensão), e geralmente estão relacionadas à velocidade de infusão.

Assim como a infusão de imunoglobulina humana endovenosa, a IHCMV pode estar relacionada a fenômenos tromboembólicos por aumento da viscosidade sanguínea, meningite asséptica (em geral relacionada a utilização de doses muito elevadas, como 2 g/kg de imunoglobulina intravenosa [IVIG]), anemia hemolítica; insuficiência renal, em geral atribuída aos excipientes que podem estar presentes, como sucrose, maltose e glucose; neutropenia e leucopenia; lesão pulmonar aguda relacionada a transfusão (TRALI).

Contraindicações

- Deficiência seletiva de IgA.
- História de reação prévia a qualquer preparação de imunoglobulinas.
- Gestação: categoria C.

Interações medicamentosas

- Assim como com a utilização de outras imunoglobulinas, não se recomenda a tomada de vacinas de vírus vivo até 3 meses a partir da infusão, pela redução de imunogenicidade, especialmente para as vacinas tríplice viral e varicela.
- Evitar o uso concomitante de diuréticos de alça.

ANTICORPOS MONOCLONAIS CONTRA AGENTES INFECCIOSOS – VÍRUS SINCICIAL RESPIRATÓRIO: PALIVIZUMABE

Breve história

O palivizumabe teve seu registro aprovado nos Estados Unidos, pelo FDA, em 1998, e na Europa, pelo EMA, em 1999, para prevenção de doença pelo vírus sincicial respiratório (VSR) em crianças de alto risco. No Brasil foi registrado pela Agência Nacional de Vigilância Sanitária (Anvisa) em 1999 e incorporado ao Sistema Único de Saúde (SUS) em 2012, após parecer da Comissão Nacional de Incorporação de Tecnologias no Sistema Único de Saúde (Conitec).

Mecanismo de ação

Trata-se de anticorpo monoclonal humanizado (95% humano/5% murino) IgG1 produzido pela técnica de DNA recombinante, que se liga à proteína F na superfície viral, no epítopo correspondente ao sítio de ligação II. A proteína F é responsável pela fusão do vírus à célula do hospedeiro para estabelecer a infecção. Foram descritos diversos sítios de ligação possíveis nessa proteína (sítio de ligação: 0, I, II, IV) e diferentes moléculas capazes de se ligar, com diferentes potenciais de neutralização viral, entre as quais o palivizumabe.

Espectro de ação

Tem atividade contra VSR-A e VSR-B para a prevenção de quadros graves. São descritas cepas de VSR-A e VSR-B com mutações nos aminoácidos correspondentes ao sítio II de ligação da proteína F, que reduzem a sensibilidade ao palivizumabe, bem como podem conferir resistência, impedindo sua ligação. Algumas das mutações que foram descritas no sítio de ligação do palivizumabe: N262D, N268I, K272E/M/N/Q/T e S275F/L.

Efeitos adversos

- Não deve ser utilizado em crianças com história de reação anterior grave à sua aplicação ou a qualquer de seus excipientes ou a outros anticorpos monoclonais humanizados.
- As reações adversas mais comuns são: infecções do trato respiratório superior, otite média, rinite, faringite, erupção cutânea e dor no local da injeção.
- Reações alérgicas podem ocorrer e, muito raramente, anafilaxia.
- Não foram identificados eventos clínicos significativos após a administração de doses elevadas de até 22 mg/kg a pacientes pediátricos.
- Não foram conduzidos estudos formais de interação medicamentosa, porém até o momento não foram descritas interações com outros medicamentos, alimentos ou exames laboratoriais.
- Como o anticorpo monoclonal é específico para VSR, não se espera que o palivizumabe interfira na resposta imunológica às vacinas, incluindo vacinas de vírus vivos.
- Por se tratar de droga intramuscular, deve-se ter atenção a crianças com alterações de coagulação ou plaquetas.
- Gestantes e nutrizes: não é indicado para uso em mulheres em período reprodutivo.
- Crianças: não se testou eficácia e segurança em crianças com mais de 24 meses de vida.

Farmacocinética e farmacodinâmica

Em crianças menores de 24 meses de vida, a meia-vida é de aproximadamente 20 dias. Crianças que precisaram de *bypass* cardiopulmonar apresentaram redução de concentração sérica de cerca de 58% na mensuração após o desvio vascular, no entanto, até o momento, sem significado clínico desse declínio.

Embora não tenham sido realizados com esse objetivo primário, nos estudos realizados não se identificou diferença na exposição sistêmica do palivizumabe de acordo com gênero, raça, idade e peso corpóreo.

A biodisponibilidade é de 70% após aplicação intramuscular.

Aplicações clínicas

A única utilização clínica aprovada é de profilaxia pré-exposição, durante as estações de maior prevalência do VSR, em crianças de alto risco para quadros graves.

A definição de alto risco para doença grave pelo VSR entre as crianças varia um pouco entre os países, mas basicamente se concentra na prematuridade (< 29 semanas ou < 32 semanas ou < 35 semanas), na presença de doenças cardíacas congênitas e doenças pulmonares.

A incorporação do palivizumabe no SUS foi aprovada pela Conitec para a prevenção da infecção pelo VSR de acordo com os seguintes critérios, observando a sazonalidade definida para cada região do país:

- Crianças prematuras nascidas com idade gestacional ≤ 28 semanas (até 28 semanas e 6 dias) com idade inferior a 1 ano (até 11 meses e 29 dias).
- Crianças com idade inferior a 2 anos (até 1 ano, 11 meses e 29 dias) com doença pulmonar crônica da prematuridade, displasia broncopulmonar ou doença cardíaca congênita com repercussão hemodinâmica demonstrada.

E com as seguintes observações:

- Em recém-nascidos internados, com critério de uso, a administração de palivizumabe poderá ser iniciada a partir de 7 dias de vida, desde que se apresente estável (sem uso de drogas vasoativas para tratamento de choque séptico, cardiogênico ou hipovolêmico; sem uso de antibióticos ou outras drogas para tratamento de infecção grave e sem uso de parâmetros elevados de ventilação mecânica).
- A definição de doença pulmonar crônica da prematuridade (displasia broncopulmonar) se dá pela constatação da dependência de oxigênio em prematuros a partir de 28 dias de vida, acompanhada de alterações típicas na radiografia pulmonar ou dependência de oxigênio com 36 semanas de idade gestacional corrigida, em prematuro extremo.

No segundo ano de vida a profilaxia com palivizumabe não está recomendada com base em história de prematuridade isolada. Deve ser considerada nas seguintes condições:

- Crianças com cardiopatia congênita com repercussão hemodinâmica e que permanece com repercussão clínica da doença, com necessidade de uso de medicamentos específicos.
- Crianças que preencheram critério de doença pulmonar crônica da prematuridade e continuam necessitando de tratamento de suporte como o uso de corticoide para doença pulmonar crônica, diurético ou suplemento de oxigênio durante os seis últimos meses, antes do início da segunda sazonalidade do VSR.
- A definição de sazonalidade do VSR no Brasil se baseia nos dados do Sistema de Informação da Vigilância Sentinela de Influenza e outros vírus respiratórios – Sivep-Gripe.

A posologia recomendada de palivizumabe é de 15 mg/kg de peso corporal, administrados uma vez por mês, durante o período de maior prevalência do VSR previsto na respectiva comunidade, no total de, no máximo, cinco aplicações mensais consecutivas, dentro do período sazonal. A primeira dose deve ser administrada um mês

TABELA 1 Sazonalidade do vírus sincicial respiratório (VSR) e períodos de aplicação do palivizumabe no Brasil, por regiões geográficas

Região	Sazonalidade	Período de aplicação
Norte	Fevereiro a junho	Janeiro a junho
Nordeste	Março a julho	Fevereiro a julho
Centro-oeste	Março a julho	Fevereiro a julho
Sudeste	Março a julho	Fevereiro a julho
Sul	Abril a agosto	Março a agosto

antes do início do período de sazonalidade do VSR e as quatro doses subsequentes devem ser administradas com intervalos de 30 dias, durante esse período, no total de até cinco doses.

O palivizumabe deve ser administrado exclusivamente por via intramuscular (IM), com técnica asséptica, de preferência na face anterolateral da coxa. O músculo glúteo não deve ser utilizado rotineiramente como local de administração devido ao risco de dano ao nervo ciático.

Deve-se atentar também ao fato de que o palivizumabe pode interferir negativamente na positividade de testes diagnósticos que se utilizam dos métodos imunocromatográficos ou imunoenzimáticos ou de imunofluorescência, que têm como alvo a proteína F do vírus. Nos pacientes em uso de palivizumabe, deve ser recomendado o diagnóstico por PCR.

OUTROS ANTICORPOS MONOCLONAIS EM DESENVOLVIMENTO OU AINDA NÃO REGISTRADOS NO BRASIL

Anti-HIV

- 3BNC117 e 10-1074: propostos para supressão virológica de pacientes com início de terapia antirretroviral (TARV) precoce e, portanto, com menores reservatórios virais; ou pacientes virgens de tratamento em estágio inicial de infecção. Possibilidade de encontrar cepas naturalmente resistentes; dessa maneira há sugestão de triagem genotípica pré-utilização. Estudo de fase I publicado em junho de 2022.
- GSK3810109A: em ensaio clínico de fase II para pacientes HIV virgens de tratamento. Duas formulações em estudo: endovenosa e subcutânea. (NCT04871113)
- Ibalizumab (Trogarzo®): aprovado pelo FDA em 2018 para supressão virológica em pacientes em falência terapêutica por HIV-1 multidroga resistente. O uso é endovenoso, com dose de ataque de 2.000 mg, seguida de 800 mg, a cada 2 semanas.

Anti-VSR

- Nirsevimab (MEDI8897): dose única sazonal. Liga-se à proteína F do VSR, sítio de ligação 0, com meia-vida mais longa que palivizumabe, sendo possível a aplicação única sazonal, com maior potência de neutralização. Destina-se à prevenção da bronquiolite causada pelo VSR em crianças. Ensaios clínicos de fase III mostraram benefício com redução importante de hospitalização e de busca por atendimento médico no primeiro ano de vida de crianças sadias, não somente prematuros, pneumopatas ou cardiopatas. Submetido para avaliação do FDA em junho de 2023.

Antimalária

- L9LS: liga-se à proteína CSP-1 do esporozoíto do *Plasmodium falciparum*, evitando sua clivagem e posterior adesão aos hepatócitos, prevenindo o estabelecimento da infecção após a transmissão do parasita pela picada do mosquito. Possui maior afinidade que seu precursor e, portanto, uma potência 3 vezes maior. Apresenta meia-vida mais longa, de cerca de 2 meses, o que permitirá, provavelmente, aplicação única por período de sazonalidade da malária. Foi capaz de prevenir o desenvolvimento de parasitemia em infecção experimental assistida em humanos por *plasmodium falciparum* em 88% dos indivíduos desafiados no estudo de fase I. Ensaios clínicos de fase II em áreas de alta endemicidade de malária (Mali-NCT05304611; Kenya-NCT05400655) estão em andamento. Testado em formulação endovenosa e subcutânea, com bom desempenho.

- CIS43LS: anticorpo monoclonal IgG1 que se liga à proteína CSP-1 do esporozoíto do *Plasmodium falciparum*, evitando a sua clivagem e posterior adesão aos hepatócitos, prevenindo o estabelecimento da infecção após a transmissão do parasita pela picada do mosquito. Ensaio clínico de fase II demonstrou proteção, por 6 meses, após dose única intravenosa, de 88%, na dose de 40 mg.

Antifebre amarela

- TY014: anticorpo IgG1 que se liga a um epítopo presente na proteína do envelope (E) do vírus da febre amarela. Testado para neutralização do vírus vacinal em estudo fase I em indivíduos sadios. Apresentou boa tolerância e neutralização do vírus vacinal.
- MBL-YFV-01 e MBL-YFV-02: anticorpos selecionados a partir do soro de pacientes infectados na epidemia de febre amarela ocorrida no Brasil no período de 2016 a 2018. Dentre cerca de 1.200 anticorpos neutralizantes, esses dois foram selecionados por possuírem maior capacidade de neutralização e atuarem em epítopos diferentes do vírus da febre amarela. Foram testados em *hamsters* e macacos Rhesus infectados experimentalmente com as variantes do vírus da febre amarela selvagem que circularam no Brasil na referida epidemia, com ótima capacidade de suprimir viremia nos animais.

Antivírus do ebola

- Ansuvimab (Ebanga®): aprovado nos EUA em dezembro de 2020 para o tratamento de infecções causadas pelo *Zaire ebolavirus* em adultos, crianças e neonatos. Foi isolado inicialmente do soro de um paciente infectado sobrevivente, em 1995, na epidemia de Kikwit. O anticorpo tipo IgG1 se liga à glicoproteína do vírus, impedindo a sua entrada nas células do hospedeiro. Deve ser utilizado na dose de 50 mg/kg em infusão única intravenosa de 60 minutos. O uso precoce esteve relacionado a melhor desfecho.
- REGN-EB3 (INMAZEB®) aprovado nos EUA em outubro de 2020. Trata-se de um coquetel de três anticorpos monoclonais que se ligam a três epítopos não sobreponíveis da glicoproteína do *Ebolavirus* [(atoltivimab (REGN3470), maftivimab (REGN3479) e odesivimab (REGN3471)], impedindo a sua ligação e a entrada nas células do hospedeiro. Por se tratar de um composto de três anticorpos com sítios de ligação diferentes, está menos sujeito ao surgimento de variantes mutantes que escapem à terapia. Utilizado na dose única de 150 mg/kg via intravenosa. O uso precoce esteve relacionado a melhor desfecho.

IMUNOGLOBULINA VARICELA-ZÓSTER

Breve história

A varicela, doença infectocontagiosa comum na infância, resulta da infecção primária produzida por vírus da família *Herpesviridae*, denominado vírus varicela-zóster (VVZ). Após a primoinfecção, o VVZ pode permanecer latente no organismo humano por longo período. Sua reativação resulta em herpes-zóster, enfermidade que ocorre com maior frequência em indivíduos imunodeprimidos e em idosos. A profilaxia da varicela deve ser feita preferencialmente pré-exposição, por intermédio de vacina. A vacina também pode ser utilizada pós-exposição para indivíduos imunocompetentes suscetíveis. Para indivíduos imunodeprimidos, é indicado para profilaxia pós-exposição o uso de imunoglobulina humana específica (IGHAVZ). A imunoglobulina humana antivaricela (IGHAVZ) é obtida de plasma humano contendo títulos altos de IgG contra o vírus da varicela; possui de 10 a 18% de globulina e timerosal como conservante. A imunoglobulina humana antivaricela (IGHAVZ) é obtida de plasma humano contendo títulos altos de IgG contra o vírus da varicela; possui de 10 a 18% de globulina e timerosal como conservante.

Mecanismo de ação

Trata-se de um método passivo de prevenção, indicado exclusivamente para profilaxia pós-exposição. Reduz a gravidade das manifestações da varicela, mas a prevenção da doença não é total. Deve ser aplicada o mais precocemente possível, preferencialmente nas primeiras 24 a 48 horas após a exposição. Indicação preventiva e não terapêutica.

Efeitos adversos

Os eventos locais como eritema, enduração e dor de intensidade leve são comuns. Já os eventos sistêmicos como febre, sintomas gastrointestinais, mal-estar, cefaleia e exantema ocorrem ocasionalmente. Manifestações graves, como anafilaxia, são extremamente raras.

Nos pacientes com trombocitopenia grave ou qualquer distúrbio da coagulação em que seja contraindicada a injeção intramuscular, deve ser avaliado com cautela o uso desse medicamento, a menos que o paciente esteja recebendo tratamento adequado para essas condições.

Contraindicação: anafilaxia na dose anterior.

Farmacocinética e farmacodinâmica

Os anticorpos neutralizadores específicos reconhecem e se ligam ao antígeno invasor da varicela-zóster formando um complexo, que é removido pelo organismo tanto por ativação de complemento como por fagocitose.

Níveis mensuráveis de anticorpos para a varicela-zóster são encontrados no soro aproximadamente 20 minutos após a administração intramuscular.

Os picos de níveis séricos são alcançados 2 ou 3 dias mais tarde.

A meia-vida biológica desse produto é de 21 a 22 dias (tempo gasto na redução de 50% do pico de concentração no plasma).

Aplicações clínicas

Deve ser utilizada até 96 horas após o contato, para as três condições seguintes: suscetibilidade, contato significativo e condição especial de risco, conforme definidas a seguir.

Suscetibilidade do comunicante

- Pessoas imunocompetentes e imunodeprimidas sem história bem definida da doença e/ou de vacinação anterior.
- Pessoas com imunodepressão celular grave, independentemente de história anterior de varicela.

Contato significativo com o vírus varicela-zóster

- Contato domiciliar contínuo: permanência com o doente durante pelo menos uma hora em ambiente fechado.
- Contato hospitalar: pessoas internadas no mesmo quarto do doente ou que tenham mantido com ele contato direto prolongado, de pelo menos uma hora.

O suscetível deve ser pessoa com risco especial de varicela grave

- Crianças ou adultos imunodeprimidos.
- Menores de um ano em contato hospitalar com VVZ.
- Gestantes.
- Recém-nascidos de mães que tiveram o início da varicela nos cinco últimos dias de gestação ou até 48 horas depois do parto.
- Recém-nascidos prematuros, com 28 ou mais semanas de gestação, cuja mãe nunca teve varicela.
- Recém-nascidos prematuros, com menos de 28 semanas de gestação (ou com menos de 1.000 g ao nascimento), independentemente de história materna de varicela.

É importante salientar que a imunoglobulina somente é indicada para profilaxia e não terapêutica.

Dose única de 125 UI para cada 10 kg de peso (a dose mínima é de 125 UI e a dose máxima de 625 UI), administrada nas primeiras 96 horas após ocorrido o contato, intramuscular, com intervalo de 5 meses. Geralmente as apresentações contêm 125 unidades por frasco, com o volume variando de 1,25 a 2,5 mL; observar as orientações do fabricante a cada nova partida do produto.

ACTOXUMAB + BEZLOTOXUMAB

Breve história

A infecção por *Clostridioides difficile* (ICD) é uma das infecções associadas à assistência à saúde mais comumente encontradas. Alguns trabalhos relatam que as terapias antibióticas padrão para ICD podem resultar em recorrências de difícil manejo; dessa forma, novas estratégias terapêuticas para ICD são necessárias. Uma dessas estratégias consiste no uso de terapia imunológica, anticorpo monoclonal contra as toxinas de *C. difficile*, sendo a adição de anticorpos monoclonais contra toxinas de *C. difficile* aos agentes antibióticos capaz de reduzir a recorrência da infecção por *C. difficile*. Alguns anticorpos monoclonais vêm sendo estudados com essa finalidade, os anticorpos monoclonais humanos antitoxina A (actoxumab) e antitoxina B (bezlotoxumab), por exemplo. Embora apenas o bezlotoxumabe seja indicado para reduzir a recorrência de ICD, estudos experimentais usando uma combinação de actoxumabe e bezlotoxumabe mostraram que reforçar a resposta imune do hospedeiro contra ambas as toxinas de *C. difficile* pode ser eficaz em ICD (prevenção primária e secundária), além de neutralizar ambos os principais fatores de virulência. No entanto, como o desenvolvimento do actoxumab foi interrompido, a imunoterapia passiva com actoxumabe/bezlotoxumabe. Dessa forma, neste capítulo será pormenorizado somente o uso do bezlotoxumab, anticorpo humano monoclonal, produzido em células de ovários de *hamsters* por tecnologia de DNA recombinante.

Mecanismo de ação

Bezlotoxumab é um anticorpo monoclonal humano antitoxina que se liga com elevada afinidade à toxina B de *C. difficile* e neutraliza a sua atividade. Bezlotoxumab previne a recorrência de ICD por fornecer imunidade passiva contra a toxina produzida pelo crescimento de esporos de *C. difficile* persistentes ou adquiridos de novo.

Efeitos adversos

Cefaleia, náuseas, diarreia e pirexia são frequentes.

Farmacocinética e farmacodinâmica

- É administrado por via intravenosa e por isso fica imediata e completamente biodisponível. Após uma dose única IV de 10 mg/kg de bezlotoxumab, a AUC(0-∞) e Cmáx médias foram de 53.000 μg.h/mL e 185 μg/mL, respectivamente, em doentes com ICD. A exposição de indivíduos saudáveis ao bezlotoxumab aumentou de forma proporcional à dose ao longo de um intervalo de doses de 0,3 a 20 mg/kg.
- O bezlotoxumab tem distribuição extravascular limitada.
- O volume médio de distribuição de bezlotoxumab foi de 7,33 l (CV: 16%).
- É catabolizado por processos de degradação proteica; o metabolismo não contribui para a sua depuração.
- O bezlotoxumab é eliminado do organismo principalmente por degradação proteica.
- A depuração média foi de 0,317 L/dia (CV: 41%) e o tempo de meia-vida (t½) foi de aproximadamente 19 dias (28%).

Aplicações clínicas

É indicado para a prevenção da recorrência da infecção por CDI em adultos com risco elevado de recorrência.

Frasco Zinplava® 25 mg/mL concentrado para solução para perfusão. Deve ser administrado por perfusão intravenosa única de 10 mg/kg, dose única por episódio, não pode ser administrado concomitantemente com outros medicamentos na mesma linha de perfusão e não deve ser administrado como injeção intravenosa ou *bolus*.

REFERÊNCIAS

Alsuliman T, Kitel C, Dulery R, Guillaume T, Larosa F, Cornillon J, et al. Cytotect® CP as salvage therapy in patients with CMV infection following allogeneic hematopoietic cell transplantation: a multicenter retrospective study. Bone Marrow Transplant. 2018;53(10):1328-35.

Baldy JLS. Tétano. In: Farhat CK, Carvalho ES, Weckx LY, Carvalho LHFR, Succi RCM. Imunizações: fundamentos e prática. 4 ed. São Paulo: Atheneu; 2000. p. 319-30.

Bennett J, Dolin R, Blaser M. Mandell, Douglas, and Bennett's principles and practice of infectious diseases. Philadelphia: Elsevier; 2010.

Bergeron HC, Tripp RA. Breakthrough therapy designation of nirsevimab for the prevention of lower respiratory tract illness caused by respiratory syncytial virus infections (RSV). Expert Opin Investig Drugs. 2022;31(1):23-9.

Brasil. Ministério da Saúde. Secretaria de Vigilância em Saúde. Departamento de Vigilância Epidemiológica. Manual dos centros de referência para imunobiológicos especiais. Brasília: Ministério da Saúde; 2006. 188 p.

Brasil. Secretaria de Atenção à Saúde. Secretaria de Ciência, Tecnologia e Insumos Estratégicos/ Ministério da Saúde. Portaria Conjunta n. 23, de 3 de outubro de 2018. Aprova o protocolo de uso do palivizumabe para a prevenção da infecção pelo vírus sincicial respiratório. Brasília: Ministério da Saúde; 2018.

Bula Cytotect CP Biotest. https://www.medicines.org.uk/emc/product/11030/smpc#gref (acesso 16 mar 2023).

Bula FDA: Cytogam. Revisado 08/2020.

Bula: Gama Anti-Hepatite B Grifols® 100 UI/0,5 mL, 600 UI/3 mL e 1000 UI/5 mL.

Bulas. Med. https://www.bulas.med.br/p/bulas-de-medicamentos/bula/7532/imunoglobulina-humana-anti-varicela-zoster.htm

Chahine EB, Durham SH. Ibalizumab: the first monoclonal antibody for the treatment of HIV-1 infection. Ann Pharmacother. 2021;55(2):230-9.

Drugs.com – Hepatitis B Immune Globulin (Monograph). Reviewed on Sep 21, 2022. Written by American Society of Health-System Pharmacists (ASHP).

Drugs and Lactation Database (LactMed®) [Internet]. Bethesda (MD): National Institute of Child Health and Human Development; 2006. Hepatitis B Immune Globulin (Human). [Updated 2023 Jan 15].

European Medicines Agency. https://www.ema.europa.eu/en/documents/product-information/zinplava--epar-product-information_pt.pdf.

Gálvez JAV, Kelly CP. Bezlotoxumab: anti-toxin B monoclonal antibody to prevent recurrence of Clostridium difficile infection. Expert Rev Gastroenterol Hepatol. 2017;11(7):611-22.

Gerber F, Tetchi M, Kallo V, Léchenne M, Hattendorf J, Bonfoh B, et al. Rabies immunoglobulin: brief history and recent experiences in Côte d'Ivoire. Acta Tropica. 2020;211:105629.

Grady G, Lee V. Prevention of hepatitis from accidental exposure among medical workers. N Engl J Med. 1975;293(21):1067-70.

Griffin MP, Yuan Y, Takas T, Domachowske JB, Madhi SA, Manzoni P, et al. Single-dose nirsevimab for prevention of RSV in preterm infants. N Engl J Med. 2020;383(5):415-25.

Hammitt LL, Dagan R, Yuan Y, Cots MB, Bosheva M, Madhi SA, et al. Nirsevimab for prevention of rsv in healthy late-preterm and term infants. N Engl J Med. 2022;386:837-46.

Hashimoto K, Hosoya M. Neutralizing epitopes of RSV and palivizumab resistance in Japan. Fukushima J Med Sci. 2017;63(3).

Hughes BL, Clifton RG, Rouse DJ. A trial of hyperimmune globulin to prevent congenital cytomegalovirus infection. N Engl J Med. 2021;385:436-44.

Kayentao K, Ongoiba A, Preston AC, Healy SA, Doumbo S, Doumtabe D, et al. Safety and efficacy of a monoclonal antibody against malaria in Mali. N Engl J Med. 2022;387:1833-42.

Kroger AT, Pickering LK, Wharton M, Mawle A, Hinman AR, Orenstein WA. Immunization. In: Bennett JE, et al., eds. Mandell, Douglas, and Bennett's principles and practice of infectious diseases, 8. ed. Philadelphia: Saunders; 2015.

Lee A. Ansuvimab: first approval. Drugs. 2021;81(5):595-8.

Low JG, Ng JHJ, Ong EZ, Kalimuddin S, Wijaya L, Chan YFZ, et al. Phase 1 trial of a therapeutic anti–yellow fever virus human antibody. N Engl J Med. 2020; 383:452-9.

Lundstrom R, Ramgren O, Thoren C, Ullberg-Olsson K. Immune globulin against tetanus. Acta Paediatr Suppl (Upps). 1963;140:100-2.

Markham A. REGN-EB3: first approval. Drugs. 2021; 81:175-8.

Nigro G, Adler SP, La Torre R, Best ALM, Congenital Cytomegalovirus Collaborating Group. Passive immunization during pregnancy for congenital cytomegalovirus infection. N Engl J Med. 2005;353: 1350-62.

Pickering LK. Red Book: report of the Committee on Infectious Diseases. 26. ed. Elk Grove Village: American Academy of Pediatrics; 2003.

Posteraro B, Pea F, Masucci L, Posteraro P, Sanguinetti M. Actoxumab + bezlotoxumab combination: what promise for Clostridium difficile treatment? Expert Opin Biol Ther. 2018;18(4):469-76.

Prince AM, Szmuness W, Mann M. Efficacy of prophylactic HBIG against dialysis-associated hepatitis. N Engl J Med. 1975;293:1063-6.

Rhee P, Nunley MK, Demetriades D, Velmahos G, Doucet JJ. Tetanus and trauma: a review and recommendations. J Trauma. 2005;58(5):1082-8.

Ricciardi MJ, Rust LN, Pedreño-Lopez N, Yusova S, Biswas S, Webb GM, et al. Therapeutic neutralizing monoclonal antibody administration protects against lethal yellow fever virus infection. Sci Transl Med. 2023;15(689):eade5795.

São Paulo. Secretaria de Estado da Saúde de São Paulo. Norma técnica de profilaxia da raiva humana. Disponível em: https://www.saude.sp.gov.br/resources/instituto-pasteur/pdf/nota-tecnica-2016/profilaxia-daraivahumana-normatecnicaatualizadaemjulho-de2021.pdf (acesso 5 mar 2023).

São Paulo. Secretaria de Estado da Saúde de São Paulo. Varicela: vigilância epidemiológica e imunoprofilaxia. Disponível em: Saude.sp.gov.br/resources/cve-centro-de-vigilancia-epidemiologica/areas-de-vigilancia/doencas-de-transmissao-respiratoria/doc/ 2010/if10_varicela.pdf.

Seeff LB, Wright EC, Finkelstein JD. Efficacy of hepatitis B immune serum globulin after accidental exposure. Lancet. 1975;2:939-41.

Siehm ER, Keltr MA. Passive immunization. In: Feigin RD. Textbook of pediatric infectious diseases. 5. ed. Philadelphia: Saunders; 2004.

Wu RL, Idris AH, Berkowitz NM, Happe M, Gaudinski MR, Buettner C, et al. Low-dose subcutaneous or intravenous monoclonal antibody to prevent malaria. N Engl J Med. 2022;387(5):397-407.

Zuckerman JN. Review: hepatitis b immune globulin for prevention of hepatitis b infection. J Med Virol. 2007; 79:919-21.

Índice remissivo